现代中医实用临床护理规范化管理手册

杨桂华　常宗霞　袁　玮　主编

中医古籍出版社

图书在版编目（CIP）数据

现代中医实用临床护理规范化管理手册/杨桂华，常宗霞，袁玮主编．–北京：中医古籍出版社，2015.11

ISBN 978 – 7 – 5152 – 1078 – 0

Ⅰ.①现…　Ⅱ.①杨…②常…③袁…　Ⅲ.①中医学 – 护理学 – 技术操作规程 – 手册

Ⅳ.①R248 – 65

中国版本图书馆 CIP 数据核字（2015）第 275624 号

现代中医实用临床护理规范化管理手册

杨桂华　常宗霞　袁　玮　主编

责任编辑　朱定华　刘从明
封面设计　陈　娟
出版发行　中医古籍出版社
社　　址　北京东直门内南小街 16 号（100700）
印　　刷　三河市德辉印刷有限公司
开　　本　787mm×1092mm　1/16
印　　张　31
字　　数　700 千字
版　　次　2015 年 11 月第 1 版　2015 年 11 月第 1 次印刷
ISBN　978 – 7 – 5152 – 1078 – 0
定　　价　78.00 元

编 委 会

序

  《中国护理事业发展规划纲要（2011～2015）》明确要求："大力发展中医护理，提高中医护理水平，发挥中医护理特色和优势，注重中医技术在护理工作中的应用。"随着我国经济社会的快速发展，亚健康状态和慢性病增多，医药费用日趋昂贵，人们的养生保健需求日益增长，因此预防为主，价廉可及，疗效可靠的中医和中医护理在当今和未来社会发展中具有极大的发展潜力，越来越受到社会的关注和老百姓的喜爱。

  中医文化是社会主义先进文化的重要体现。系统阐发中医文化的核心价值，保护利用中医药非物质文化遗产，宣传普及中医文化和知识，不仅是中医药事业全面发展的有力支撑，也是"建设优秀传统文化传承体系"的题中之义。因为中医药学蕴含着与时俱进的时代精神，在任何时期的发展都汲取了当时中华文化的先进理念。近代以来，中医药理论的丰富和实践的发展，融合了以人为本、改革创新等社会主义核心价值，凝聚着中华民族从传统走向现代的智慧。基于此，作者编写了《现代中医实用临床护理规范化管理手册》一书，旨在从传播和弘扬中医文化的角度，发展中医医学。

  《现代中医实用临床护理规范化管理手册》主要针对做好中医护理工作的关键环节，从中医临床护理行政管理、护理管理制度、护理管理岗位职责及质量评价标准、中医优势病种护理方案及中医护理技术规范及意外情况预防与处理五大方面进行了系统概括，在总结全国中医医院经验基础并广泛征求意见基础上，结合中医护理工作的基本要求而制定，以指导综合医院的中医护理工作。

  期待本书能给广大中医护理工作者带来一些启示和帮助，共同将中医护理水平提高到一个新的高度，为弘扬中医药传统文化，提高人民的健康水平做出新的贡献。由于水平所限，书中定有纰漏，欢迎广大读者批评指正。

编者

2014 年 9 月 16 日

目 录

第一章 中医临床护理行政管理

中医护理工作,是体现中医特色优势的重要方面。为推动综合医院中医护理工作扎实开展,提高综合医院中医护理科学管理水平和服务水平,促进中医护理工作健康、可持续发展,遵循中医护理自身发展规律,加快继承与创新,突出特色和优势。结合实际,成立了中医护理重点专科管理小组,制定了中医护理学学科发展规划。在全院范围内发挥中医护理特色,加强中医护理内涵建设。提高学科人员的专业理论和服务水平,发挥重点专科的辐射、示范、带头作用,积极开展中医特色疗法,充分发挥中医预防保健特色优势。

1. 组织结构

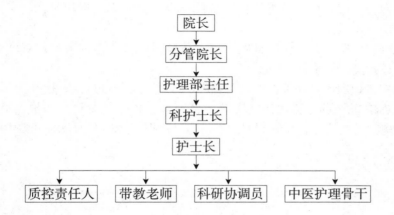

2. 成员职责

(1)分管院长

在院长直接领导下,负责医院中医护理管理工作。指导护理管理部门制定相关中医护理工作计划、规章制度、操作规程等,督促其组织实施和落实;组织护理管理部门制定并实施中医护理人员培养计划,指导开展中医护理科研工作等。

(2)护理部主任

在分管院长的领导下,全面负责医院的中医护理行政与业务管理。拟定全院中医护理工作计划,并负责组织、实施、总结;组织制定并完善中医护理常规、技术操作规程等;组织对中医护理质量进行检查,并及时组织研究讨论,制定改进措施;负责拟定全院各级护理人员的中医护理教育工作计划,并开展培训和考核;组织护理人员开展中医护理科研工作。

(3)科护士长

在护理部主任的领导和科主任的业务指导下,负责本系统中医护理的行政、业务管理。制定本系统中医护理工作计划,报护理部审批后组织实施;组织实施中医护理常规、技术操作规程；对本系统的中医护理质量进行检查并提出改进措施；指导危重患者中医护理，解决本系统中医护理工作中的疑难问题；制定并落实本系统中医护理的培训计划等。

（4）护士长

在护理部主任、科护士长及科主任领导下负责科室中医护理工作。根据护理部及科室内工作计划，制定本科室工作计划并组织实施；实施中医护理常规、技术操作规程；指导护士或亲自操作复杂中医护理技术；组织护理查房，参加科主任或主治医师查房，全面掌握本科室中医护理工作情况与患者动态，解决临床实际问题，指导并做好危重患者的中医护理；组织护理人员学习中医护理理论，实施辨证施护；负责科室的护理安全，对中医护理质量进行检查并及时提出改进措施；组织并监督护理人员完成中医护理继续教育任务等。

3. 管理小组主要工作内容

（1）管理小组成员制定中医专科护士培训计划，邀请院内外专家授课，系统提高中医护理人员中医药理论与技能水平，使护士能熟练运用中医知识以指导临床护理工作。

（2）每年对新入院护理人员加强中医技能培训，组织观看操作录像、实地指导、中医护理技能考核。

（3）组织开展中医科研工作，鼓励护理人员申报中医药计划项目，对已申报成功的课题组成员召开会议，督导研究进度。

（4）制定中医护理质量评价标准，对院内中医重点专科进行检查指导。

（5）对院内中医重点专科优势病种开展情况进行检查、总结、评价。每半年一次，讨论中医优势病种实施情况，及时制定改进措施，根据开展情况，及时调整中医优势病种数量。

第二章 护理工作制度

第一节 护理管理制度

一、护理部工作制度

（一）制定工作计划

根据《中国护理事业发展规划纲要（2011～2015年）》、《山东省护理事业发展规划》及医院整体发展规划年度工作计划，结合临床医疗护理发展实际水平和临床护理质量评价指标的本底数据，制订医院护理工作中长期规划及年度工作计划，内容包括护士配置及增补、专业发展、人才培养、护理质量持续改进等，报请主管院长批准后，具体组织实施。

（二）完善规章制度

依据相关法律法规，建立完善医院护理工作制度、护理质量评价标准、护理技术规范、护理常规及各级护理人员工作职责，定期评价运行效果，不断完善规章制度，提高科学管理水平，促进护理质量持续改进。

（三）加强护士人力资源管理

建立足量、均衡、能级对应、权益保障、减负增护的临床护士人力资源管理策略，并根据以人为本、结构合理、动态调整的原则，按照护理岗位的任务、所需业务技术水平、实际护理工作量等要素科学配置护士，加强对护士人力资源的科学管理。

（四）建立行政查房工作制度

护理管理者要定期深入临床，加强对护士长工作的具体指导，充分发挥护士长的作用，组织护士长查房。对护士长护理管理质量进行督导和定期评价。用机制和政策引导高年资、高职称、高学历护士进入临床一线岗位。

（五）建立前瞻性护理质量管理制度

建立前瞻性和患者安全为本的护理质量管理制度，把问责制和非惩罚制度相结合，建立患者安全文化，有效降低不良事件的发生。要确保护理质量管理重心前移，在临床科室建立临床护理质量三级质控组织。

（六）建立非惩罚性不良事件报告制度

把问责制和非惩罚制度有机结合，建立患者安全文化。组织护理质量管理委员会有效开展信息交流，及时通报质量信息，指导护士避免不良事件发生，将患者的意外伤害降低到最低程度。

（七）建立护理质量指标监测制度

要用失效模式分析（FMEA）和根本原因分析（RCA）等方法，分析"护理质量监控指标"的数据，及时发现不良事件的可能性、频率、严重程度，建立高危监测目标和危急值，及时采取前瞻性的防范措施，保证安全和质量。定期向主管院长及上级行政管理部门报告。

（八）建立持续的临床护士培训教育制度

建立从态度到知识、技能的临床教育体系，高度重视护士的职业素质和对护理专业的认同。要把护士的临床教育训练与分层级管理、岗位职责、核心工作制度的落实结合起来，形成长效的临床教育机制。督促落实教育委员会的职责，实施三基三严、专业护士核心能力训练和专科护理训练计划，不断提高护士专业技术水平。

（九）加强护理工作的技术管理，开展护理科研工作

（十）创造良好的工作氛围

严格执行《劳动合同法》、《妇女权益保障法》，关心护士工作、职业安全及生活，根据护理工作的特点和护士的需要，积极创造良好的工作氛围和环境，充分调动广大护士的积极性。

（十一）配合医院整体行动，协调、指导、指挥全院护理人力资源应急调配

（十二）重视医院护理文化建设

坚持护理工作"贴近患者、贴近临床、贴近社会"。注重护士社会形象，规范服务语言、服务态度、服务礼仪，以各种形式向社会宣传护士和护理工作的科学化、规范化、专业化和精细化水平。

二、护理工作会议制度

（一）护理部例会制度

由护理部主任主持，参加人员为护理部的全体人员，每周一次。

主要内容：汇报及总结上周工作任务完成情况，布置本周工作任务；传达医院会议或工作的要求；护理部主任提出工作的重点和任务要求。

（二）科护士长例会制度

由护理部主任主持，参加人员为科护士长、护理部干事，每2周一次。

主要内容：研究讨论护理工作计划和有关护理工作的决策；科护士长汇报护理工作开展情况，主要存在问题以及解决问题的措施和建议；对存在较为严重的护理质量事件进行通报和讨论处理结果。护理部主任布置近期工作安排并提出具体要求。

（三）护士长例会制度

1. 全院护士长例会：由护理部主任主持，参加人员为各临床科室护士长、护理班组长和部分护理骨干，每月一次。

主要内容：传达上级指示，总结护理工作，布置工作计划；分析讲评护理质量，护理缺陷分析和疑难护理问题讨论；介绍护理管理经验，交流护理管理信息。

2. 片区护士长例会：由科护士长主持，本系统各临床科室护士长参加。每2周一次。

主要内容：科护士长总结和布置本科月工作；传达上级会议精神；分析本科的护理缺陷及急需解决的问题；汇报专科护理工作情况。

（四）护士大会

1. 科护士大会：由科护士长主持，全科护士参加，每半年一次。

主要内容：总结工作，表扬好人好事，分析存在问题，布置工作重点。

2. 全院护士大会：由护理部主任主持，院领导和相关职能科室领导出席，全院护士

参加，每年一次。

主要内容：总结年度工作，部署工作计划、任务及目标，表彰先进集体和个人等。

（五）临床科室护理科会

由临床科室护士长主持，全体护士参加，每月一次。

主要内容：传达护理部或科部的工作计划和要求；总结护理工作，分析讲评护理质量；护理安全教育，护理缺陷分析和疑难护理问题讨论等。

三、护理行政查房制度

（一）行政查房人员

护理行政查房由护理部主任、科护士长组织。

（二）行政查房目的

提高护士长的行政管理能力，改善护理工作管理质量。

（三）行政查房内容

1. 对照卫生、护理管理政策的目标、任务和要求，组织落实。

2. 根据卫生部及省、市卫生行政部门有关要求，重点考察护士长、组长、专科护士职责，护士人力配置，持续跟进临床护士分层级管理、弹性排班和整体护理责任制的实施。考察临床支持中心、药学、信息等部门对临床的保障支持作用；临床护士工作模式；护理质量评价指标的落实情况；患者对护理工作满意程度等。

3. 考察护理文书记录质量、专科护理项目开展情况。

4. 临床科室环境的管理。运用五常法督促护士站、治疗室、抢救车、药柜、无菌物品储存柜等的规范管理。

5. 核心工作制度的落实情况。

6. 护士的岗位培训和特殊岗位专业护士核心能力培养。

7. 前瞻性护理质量管理。质量监测检查，是否建立本科室护理质量指标的高危监测指标及本底数据，对高危护理流程中发生失效模式的可能性、严重程度等的分析，采取预防性措施，保持临床护理质量的持续改进。

（四）行政查房方法和步骤

1. 护理部主任行政查房：科护士长、护士长、组长参加，每周一次，有专题内容，重点检查护理工作的落实情况。护理部主任定期到各临床科室或门、急诊、手术室、消毒供应中心等重点科室进行指导。做好行政查房记录，并及时跟进工作落实情况。

2. 科护士长行政查房：每周至少一次，检查本系统各护理单元护理管理工作质量、服务态度及护理工作计划贯彻执行及护理教学情况。

四、护士长夜值班制度

（一）值班安排

1. 护士长夜值班由护理部对全院护士长统一进行排班，每晚设两名护士长值班，值班时间随医院上班时间调整。冬季17：30至次日8：00，夏季18：00至次日8：00。

2. 值班地点：本病区值班室。

（二）夜班职责

1. 夜班护士长接班后，首先通过医院信息系统查看各个护理单元基本情况，以了解患者动态，掌握危重特殊患者情况。

2. 值夜班期间，每位护士长至少巡视病房两次，上半夜一次，下半夜一次。每次至少巡视 9 个护理单元（急诊、ICU 为必到科室），巡视内容包括：

（1）值班护士人力、在岗情况及工作状态；各护理单元一线、二线听班护士通讯工具 24h 畅通情况。

（2）查看各护理单元危重/特殊、手术、特殊检查、用药、治疗、输液、输血患者巡视及床边双人核对制度落实情况。夜班交接班的形式与内容、危重患者床边交接班情况及夜班护理措施落实情况。

（3）接到各护理单元夜班护士遇到特殊护理问题的汇报后，及时赶到现场，给予业务上的指导，必要时组织协调护理力量。

（4）协调各护理单元物品的紧急调配。

（5）发现突发公共卫生事件及某些特殊情况应及时上报医院总值班和护理部，根据突发公共卫生事件应急预案进行相应组织、协调、处理。启动紧急状态下护理人力资源调配方案，并在夜值班记录本上作详细记录。

（三）值班要求

1. 夜班护士长值班期间应坚守工作岗位，履行工作职责；护理部对护士长夜值班履行职责情况纳入护士长考核内容之一。

2. 夜间值班护士长统一配备护理会诊手机，内线号码 8932，保持 24h 通畅。

3. 夜班护士长巡视护理单元时，认真填写《夜班护理工作督导检查记录表》，包括巡查过程中发现的共性或主要问题、需要护理部协调解决的事项与建议。

4. 夜班护士长将督导、检查情况现场反馈给夜班护士，并由夜班护士签字。次日，将《夜班护理工作督导检查记录本》和会诊手机送到护理部进行汇报交接，并将存在问题由医院管理信息系统反馈至各科室。

5. 周日上午护理部专门安排主任值班，了解周六夜间督导情况，保持夜间督导工作的连续性。

五、护士管理工作制度

（一）正确理解护士角色的法定身份。

护士是指接受过护理专业 3 年及以上全日制教育，经国家护士执业考试合格并经当地卫生行政部门登记注册取得护士执业证书的卫生技术人员。

（二）教育护士认识自身的权利、责任及义务。

1. 护士执业是国家赋予护士的权利。

2. 护士依法履行职责，受法律保护。

3. 护士应当依照《护士条例》规定从事护理活动，履行保护生命、减轻痛苦、增进健康的职责。

4. 护士执业应当遵守法律、法规、规章和诊疗技术规范的规定。护士在执业活动中，发现患者病情危急，应当立即通知医生；在紧急情况下为抢救垂危患者生命，应当先实施必要的紧急救护。

5. 护士发现医嘱违反法律、法规、规章或诊疗技术规范规定的，应当及时向开具医嘱的医生提出，必要时，应当向该医师所在科室负责人或者医疗卫生机构负责医疗服务的管理人员报告。

6. 护士有义务参与公共卫生和疾病预防控制工作。发生自然灾害、公共卫生事件等严重威胁公众健康的突发事件时，护士应当服从县级以上人民政府卫生主管部门或者所在医疗卫生机构的安排，参加医疗救护。

（三）为护士队伍建立以患者为中心，以持续改善护理质量和团队精神为核心的护理文化。护士要尊重、关心、爱护患者，保护患者的隐私。

（四）要履行护士岗位职责。因不履行职责或违反职业道德受到投诉的，护理部、系统、病区要进行调查。经查证属实的，主管部门对护士做出处理，并将调查处理情况告知投诉人。

（五）医院根据《护士条例》精神，落实责任，将护理队伍纳入医院核心医疗团队和核心岗位，加强护理队伍建设。

（六）医院要执行国家有关工资、福利待遇等规定，按照国家有关规定为护士足额缴纳社会保险费用，保障护士获得与其提供的专业技术、服务相当的生活条件。

（七）医院要注重护理人才的培养，制定、实施护士在职培训计划，并保证护士接受培训。要根据临床专科护理发展和专科护理岗位的需要，开展专科护理培训，以使护士及时获得疾病诊疗、护理及与履行护理职责相关的信息。

（八）医院要为所有护士提供机会获得与本人业务能力和学术水平相应的专业技术、职务、职称；并支持护士参加专业培训、从事学术研究和交流。

六、临床护士工作制度

（一）按照护理程序开展护理工作

护士应当根据卫生部《综合医院分级护理指导原则》（2009 年）《临床护理实践指南》（2011 版）的要求，遵守临床护理技术规范和疾病护理常规，并根据患者的护理级别和医师制订的诊疗计划；按照护理程序开展护理工作。护士实施的护理工作包括：

1. 密切观察患者的生命体征和病情变化。
2. 正确实施治疗、给药及护理措施，并观察、了解患者的反应。
3. 根据患者病情和生活自理能力提供照顾和帮助。
4. 提供护理相关的健康指导。

（二）建立整体护理责任制

根据责任制整体护理的要求，落实护士管床责任制和护士床边工作制。

具体要求是：

1. 原则上每一个注册护士都是责任护士。
2. 所有的责任护士都应分管一定的床位或患者，即每个责任护士都有"我的患者"。
3. 责任护士应该有独立完成工作的能力。管床责任护士当班期间，对同一患者所有治疗、护理、记录等尽量由其一人独立或合作完成。护士长可以根据护士的能力协调人力。责任护士既要对自己的执业行为负责，也要对所分管的患者在住院期间与护理工作有关的全部事务负责。
4. 原则上每个责任护士每班（日班）管理患者数不超过 8 人，夜班不超过 15 人。
5. 保证低年资护士在毕业后转科 3 年内，能接受相对固定的临床导师制培训，即专业护士核心能力的规范化训练。

（三）实施临床护士床边工作制度。

护士在常态情况下在病房及患者身边工作的临床护士工作模式。

（四）实施临床护士床边记录制度

根据《临床护理文书规范》的要求，调整护理记录的内容、方式、场所和时间，运用 PDA 进行床边数据采集，保证护理记录的即时和动态，保证护士能够及时观察、发现患者病情变化，并有效处理和记录。

（五）实行高级护理实践工作模式

护士长、专科护士等都可以对一定服务人群或/及在一定的专科护理领域从事高级护理实践。高级护理实践的形式可以是直接管床、管患者，也可以通过查房、会诊、专科护理门诊等方式进行。

（六）做到质控前移的临床三级质控制度

临床三级质控组织是由责任护士、护理质控小组和护士长组成的质控网络，要通过三级查房实现三级质控，确保护理工作过程及动态的质控。通过质控前移，及时发现或前瞻性预测护理风险，保证护理工作安全和质量。

（七）落实临床护士岗位培训制度

结合病例学习，培养护士临床思维和解决问题的能力。要在患者管理和临床护理实践中组织专业学习，持续不断地培养护士的临床思维，使护士在个案护理中巩固知识、创新技术、获取经验，能够根据护理个案，正确评估患者问题和护理需要，实施有针对性的护理措施，获得有效的护理结果。

（八）全面履行对住院患者的基础护理责任

要负责安排好患者的基础护理服务，优先保障对危重患者、大手术后和生活不能自理的患者提供照顾。

七、夜班护理二线值班制度

（一）为解决夜间护理力量相对不足的问题，保证病人得到及时有效的治疗和护理，确保护理安全，特制定本制度，各病区参照执行。

（二）护理二线值班人员以护士长和居住在医院周围的高年资护士为主。

（三）护理二线值班人员要具有奉献精神，熟练掌握本专科专业知识和操作、各专科常见护理技术及急救技术，协调组织能力强，具备良好的突发事件处理能力。

（四）护理二线值班护士参与一线正常排班，夜间轮流二线值班。值班时间：夏季 18：00～次日早 8：00，冬季 17：30～次日早 8：00。

（五）护理二线值班护士提前将联系方式告知一线夜班护士，并确保电话畅通。无紧急情况时，在家待命；一线值班护士呼叫请求帮助时，必须 15 分钟内到位。处理问题后，在《护理二线值班情况记录本》上详细记录，一线值班护士签名确认。

（六）护理二线值班护士作为工作繁忙时的补充，负责解决护理疑难问题，组织或协助抢救。

（七）遇大型突发事件或病区内出现多个危重病人，处理问题困难或人手不足时，值班护士应及时向夜值班护士长报告请示。

（八）各病区应按照护理二线值班护士值班次数、工作强度等，发放夜班费、奖金等待遇。

八、护理人力资源调配制度

（一）医院按照《三级综合医院评审标准》有关要求并结合护理单元实际工作量及专业技术要求等要素，为护理单元配置相应的护理人员。

（二）每个护理单元中须有 1~2 名 5 年以上临床护理经验且通过规范化培训的护士作为机动护士（护理急救小分队），以备医院应对突发事件、接受临时性的工作任务等紧急调配使用。

（三）各护士长应将下周护士排班于周五下班前网上直报护理部，便于护理部根据各护理单元的实际工作量实行弹性人力资源调配，保证护理质量。

（四）遇突发事件紧急状态下，护理部立即集合急救小分队人员进行抢救及护理。

（五）调配流程

1. 日常调配

病区护士长报告科护士长，科护士长在系统内调配（机动护士库），不能解决报告护理部，护理部进行全院调配。

2. 紧急任务调配

护理部启动急危重症人才库、护理急救小分队、机动护士库，全院范围内调配。

（六）要求

护士长及护理人员应积极配合、服从医院的调配。对于无故不配合调配的护士长，医院将视情节严重程度给予警告或停职；对于无故不服从调配的护理人员，医院将根据情节严重程度给予警告或待岗 6 个月~1 年，直至上报卫生厅吊销其护士执业证书。各级护理人员资质审核规定与程序（涵盖在护士工作制度内）。

九、护理人员绩效管理制度

（一）已取得护士执业注册证书、能独立值班并超过一年实习期的 N1~N4 级护士均可参加绩效分配。

（二）护理部根据《护士条例》、《优质护理服务》、《三级综合医院评审标准细则》等文件要求，制定《护理绩效考核分配方案指导原则》，各护理单元按工作数量、质量、风险、满意度、岗位及能力等考评指标制定详细《绩效考核方案》。

（三）针对制定的《绩效考核方案》广泛征求护理人员意见，并能通过多种途径方便护理人员查询，知晓率在 80% 以上。

（四）将护理单元实行绩效考核情况纳入科室目标管理。

十、护理人员休假制度

为科学配置人力资源，规范劳动纪律，保障护理工作正常运行，满足护理人员休假需要，特制定本制度。

（一）护理人员休假待遇及审批

严格按照《聊城市人民医院各种休假待遇及审批制度》执行。

（二）休假审批流程

1. 婚假、产假

（1）请婚假需持《聊城市人民医院职工请假本》，由本人提出申请，护士长、科护士长审核签字，护理部登记备案同意并签字后，报送人事处。护士长如实登记考勤。

（2）休产假人员及时间在内网护士排班本上记录，网上直报。提前休产假时间原则上不宜超过二周，并记入产假总时间。

2. 计划生育假：

需持相关诊断证明，申请计划生育假。休假前，持《聊城市人民医院职工请假本》，由本人提出申请，护士长、科护士长审核签字，护理部登记备案同意后，方可休假。

3. 病假

（1）非住院病假：

①3 天以内（包含 3 天）病假，由科室护士长审核批准后，可休假。

②3 至 7 天（包含 7 天）病假，应提供以下材料：三级以上医院出具的诊断证明，诊断证明必须由专业副主任医师以上人员开具，经门诊部盖章生效；门诊（急诊）病历、辅助检查报告单（B 超、化验单、X 光片等）；用药收费单等。持《聊城市人民医院职工请假本》，由本人提出申请，护士长、科护士长审核签字，护理部登记备案同意后，方可休假。

③7 天以上病假，除执行（2）条外，报人事处批准后方可休假。

④护士长如实登记考勤。

（2）住院病假

①需住院的护理人员由护士长持住院证或病历、辅助检查报告单等到科护士长请假备案，同意后方可休假。

②出院后持所住医院出具的诊断证明，并持《聊城市人民医院职工请假本》，由本人提出申请，护士长、科护士长审核签字，到护理部补办请假手续，护理部登记备案并签字同意后，报送人事处。护士长如实登记考勤。

③急症住院，科室护士长于两天内电话报告科护士长登记备案，说明住院理由及所在医院。出院后补办手续同上条。

4. 事假、探亲假

（1）休假 3 天以内（含 3 天）者，由科室护士长审核批准。

（2）休假 3 至 7 天（包含 7 天）者，本人提出申请，持《聊城市人民医院职工请假本》，需护士长、科护士长批准备案后，方可休假。

（3）休假超过 7 天者，应持《聊城市人民医院职工请假本》，本人提出申请，护士长、科护士长审核签字，护理部登记备案并审批，报送人事处批准同意后，方可休假。

（4）一次性事假不得超过两周。

5. 公务外出假

（1）护理人员外出进修按照《聊城市人民医院护理人员进修管理流程》执行。

（2）护士长公务外出 24 小时内，由科护士长审批；48 小时内，由护理部审批；超过 48 小时，由分管院长审批。

（3）科护士长公务外出 48 小时内，由护理部审批；超过 48 小时，由分管院长审批。

（三）有关事宜

1. 凡需请假者，除急症住院或其他突发意外情况外，须提前一天告知护士长。经护士长同意后方可休假。不准电话请假。

2. 因疾病或其他突发意外情况不能上班者，白班需至少提前 2 小时报告护士长，夜班至少需提前 4 小时报告护士长，以免影响工作和人员安排。

3. 原则上个人进行业余学习，不能占用工作时间，护士长根据工作情况适当安排休息时间，安排不开以工作为重，不能因学习影响工作。

4. 科护士长、护士长休病、事、探亲、计划生育假除履行以上规定外，需由上一级主管领导在《聊城市人民医院职工请假本》上审核签字，分管院长批准并报人事处备案后，方可休假。

5. 除法定休假外，其他病事假每年累计超过两个月者，护士长报告护理部，将其纳入护士机动库管理，归岗后根据情况重新安排或自行选择岗位，并延缓职称晋升、聘任或调资。

6. 严格按照批准的假期休假，逾期未归岗者，视为自动离职，停发一切待遇。

7. 凡不请假擅自休班者视为旷工，按规定旷工超过 15 天（含 15 天）者，医院予以除名。

8. 护士长严格按照批准的休假名称、时间上报考勤（见科室内网护士排班表），发现考勤与实际不符者，追究护士长责任。

十一、请示报告制度

凡有下列情况，必须及时向护理部、有关部门或院领导请示报告：

（一）收治甲类传染病，发生群伤如重大交通事故、中毒、严重工伤等，需要紧急调动护理人员抢救患者时。

（二）收治有自杀迹象及涉及法律、政治问题的患者。

（三）发生医疗纠纷、护理意外事件、严重的护理差错、输液输血反应，患者发生院内压疮、跌倒、走失、医院感染暴发以及其他严重影响患者安全的问题。

（四）贵重器材损坏或毒、麻、精神药品丢失，以及发现成批药品、医疗用品质量问题等。

（五）首次开展护理新技术和创新护理用具首次在临床应用。

（六）增补、修改护理规章制度、技术操作常规、文书书写表格等。

（七）护士因公出差，国内外进修、学习、学术会议等，科室接受非常规来院进修、参观的护理人员等。

（八）护士发生职业暴露或其他护理工作方面的重大问题。

十二、护理制度、职责、常规修订规定与程序

为规范护理规章制度和文件的制定和修改，建立和完善护理规章制度体系，保障护理各项工作有序进行，特制订本规定。

（一）护理部制度和文件的制定或修改应遵循以下程序：

1. 护理部根据国家法律法规和医院护理工作运行需要起草征求意见稿，由护理管理委员会充分论证后修订形成送审稿；

2. 分管院领导对送审稿进行审核把关，护理管理委员会根据意见进行修改、完善；

3. 院领导和护理管理委员会讨论通过后，由分管院领导批准生效，生效日期一般为签发日期。

（二）各护理单元在遵循医院制度和文件的基础上，制定适用于本部门的制度和工作

规程，经过护理部负责人审批并签名后在部门内部实施。护理部负责人负责本部门制度和工作规程的定期复审和落实。

（三）制度和文件制定或修改的原则：

1. 符合医院宗旨、目标；

2. 符合医院文件格式；

3. 至少每两年或根据需要复审和修改；凡注明"试行"或"暂行"的，应在试用一年后及时修订形成正式制度或文件。

4. 存放在各相关部门制度和工作规程手册内，以便于相关员工查看；

5. 过期、修改或删除的制度和工作规程必须按规定归挡，并保存15年。

十三、护理档案管理制度

（一）护理部设立资料档案室，并制定专人负责管理。建立健全资料管理制度，并严格贯彻执行，确保各种资料档案齐全完整。

（二）收集资料：应指定专人负责资料的收集工作。收集的范围除上述资料，应特别注意易流失零星材料的收集。

（三）资料登记：资料收集到后应分类做好登记。登记本的格式可根据需要自行设计。

（四）资料整理：各种资料应建立索引分类、分卷、分档存放并根据分类按年度装订成册。零散的资料应单独建立索引，附于书后，以便于查找。

（五）资料保管：

1. 装订好的档案资料应放在固定的架子上或者柜子里。不同的资料应放在不同的地方，要有清晰的标记。资料档案存放处也应建立索引表，便于查找及管理。

2. 档案的排列应按照一定的顺序。如护理技术资料，可按照年度顺序排列；护理业务工作档案，可根据项目的不同分别排列。

3. 对有些护理业务工作档案内容，如护理人员的好人好事、出勤、科研成果、论文等，可专门建立登记表，并每月统计一次，每年汇总制成总表。

4. 资料借阅时应办理借阅手续，并督促借阅人按期归还。所有的资料不得丢失、涂改或拆散。

十四、护理质量管理委员会工作制度

（一）护理质量管理委员会在分管院长领导下，行使护理质量管理职责。

（二）制定医院护理制度并根据工作需要适时修订、有修订标识，修订后的文件有试行—修改—批准—培训—执行的程序。

（三）制定护理质量检查标准，根据《护理质量管理目标计划》，进行护理质量检查与督导，结合临床工作实际不断修订各项护理质量检查标准，针对存在问题，制定改进措施，并督促落实，以达到护理质量持续改进。

（四）指导各护理单元的质量管理小组建立健全病区护理质量管理制度，开展护理质量教育，树立质量至上观念，提高护理人员的质量意识。

（五）负责护士资格准入考核及年终评优推荐考核。

（六）负责对护理新技术准入考核、实施过程中的监管及年终新技术奖的评选。

（七）加强对护理人员规章制度、护理质量与安全及法律知识的培训，提高其护理安全与管理意识，保证护理安全。

（八）负责调查、讨论分析护理缺陷、差错及事故发生的原因并判定其性质，提出处理意见。

（九）定期召开会议，分析护理质量与安全问题，找出隐患，提出防范措施，并实施质量监控。

（十）护理质量管理委员会下设若干专项护理质量检查小组，负责专项护理质量的督导。

（十一）护理质量管理委员会下设办公室，办公室设在护理部，负责组织护理质量管理委员会及专项护理质量检查小组进行质量管理活动并做好记录。

十五、护理质量管理制度

（一）护理质量实行医院、系统、护理单元三级管理。医院成立由分管院长、护理部主任、科护士长组成的护理质量管理委员会，负责制定各项质量控制评价标准并检查与督导，下设若干质控小组。护理单元质控小组由护士长、带教老师及高年资护士组成。护士长任组长，负责本单元护理质量的控制与评价。

（二）护理部组织护理质量管理委员会每月按照《护理质量目标管理计划》对护理质量进行检查或抽查。护理部全面总结后，在护士长例会上进行反馈、提出整改措施并督促落实，以达到护理质量持续改进的目的。

（三）质控办法：

1. 病区控制：

护士严格执行各项质量评价标准，落实岗位职责，做到日常日清。各护理单元质控小组结合本病区实际，按照《护理单元护理质量目标管理计划》每周不定时对病区护理质量进行检查，并针对上月检查的薄弱环节重点检查，汇总《护士长月护理质量持续改进记录》。根据责任制护理落实情况，对每名护士进行护理质量评价，并与个人绩效挂钩，护士长在每月病区护士例会上，对检查中存在的问题、薄弱环节进行分析，提出整改措施并落实。

2. 系统控制

（1）科护士长每日上午深入病区按照《护理质量目标管理计划》，结合本系统近期薄弱环节，进行护理质量的督导。

（2）科护士长每月组织护士长对本系统的护理质量进行督导检查。

3. 医院控制

（1）日常督导：护理质量督导组每日、护理部主任/副主任每周至少三次深入病区，进行护理质量的督导与检查。

（2）夜班督导：夜值班护士长每晚巡视病区，督导与检查夜班护理质量并做好相关记录。

（3）护理质量专项指标检查：护理部每月组织护理质量管理委员会进行专项指标检查，将检查结果汇总。

（4）每月将党委办公室对出院患者的满意度调查结果与护理部每季度对住院患者满意度调查结果结合一起进行汇总。

对检查中存在的一般问题现场反馈指导，较严重的护理缺陷护理部发放《护理质量持续改进建议书》，责令护士长分析原因，限期整改。护理质量管理委员会定期召开会议，总结质量检查中存在的问题，分析原因，提出改进措施，修订工作制度和流程，并反馈到全体护士。

（四）护理质量检查结果与护理单元、个人及护士长绩效挂钩。考核实行百分制，考核指标权重：

1. 服务效果：（40%）

（1）患者满意度：≥96%，每提高1个百分点加1分，降低1个百分点减1分

（2）患者投诉：每发生一起护理投诉，经查实后扣1分。

2. 服务效率：（20%）

（1）平均住院床日数：每天加1分（10%）

（2）平均病危患者床日数：每天加1分（10%）

3. 服务质量（40%）

护理质量：按《护理质量监控评价标准》检查实际扣分。

4. 护理安全专项指标，实行单项否决。

无菌物品灭菌合格率100%，急救仪器（物品）完好率100%，压疮发生率0（难免压疮除外），无过期药品，不良事件上报率100%，严重护理差错（纠纷）发生率0，上述指标单项未达标，一票否决，取消当年评先树优资格，扣除护士长当月津贴。

5. 护理质量专项加分项目：

（1）通过及时干预，及时终止或防范重大不良事件的发生，加5分/例。

（2）对于压疮评分≤9分（极度危险）患者，经精心护理，未发生压疮者，加2分/例。

（3）治愈院外带入或其他科室产生压疮

Ⅰ度：痊愈　　　加1分

Ⅱ度：痊愈　　　加2分

Ⅲ度：痊愈　　　加3分

Ⅳ度：痊愈　　　加4分

（五）考核与奖罚

1. 护理部每月将护理质量考核成绩汇总在质量信息平台上公示。

2. 护理质量考核成绩将作为年终评先树优的主要依据。对出现严重护理差错（纠纷）者扣除护士长、科护士长当月津贴。

3. 护理质量检查的成绩作为护士长聘用及职称晋升的重要依据之一。

十六、特殊护理单元管理制度

特殊护理单元指除普通病房外的急诊、手术室、监护室、供应室、血透室、导管室、产房等护理单元，这些科室都是医院的重要部门，必须加强管理，保证质量和安全。

（一）由护理部副主任分管特殊护理单元的管理工作，年度有特殊单元的管理计划并落实。

（二）护理部根据各护理单元的特点及上级要求，对护理单元定岗、定编，配备护理人员数量。

（三）特殊单元的护理人员必须经过资质准入方能进入，并经过动态的考试和考核，以保证胜任工作。

（四）特殊护理单元的护理人员根据培训学习的要求，每年选派一定的护理人员参加专科护士的培训学习或进修。

十七、护理部与相关部门工作协调机制

（一）与医务处协调机制

1. 定期请医务科安排中级职称以上医生讲授相关专业知识（实习生、医生、护士参加听课）。

2. 与医务处共同参与每周两次的医疗行政大查房。

3. 定期与医务处进行全院医疗护理工作大检查。

4. 医务科协作，参与突发意外事件及公益活动。

（二）与质控科协调机制

1. 定期与质控科沟通，关于护理文书标准的制定。

2. 每月与质控科沟通，了解终末护理文书存在的问题，制定改进措施。

（三）与药剂科协调机制

1. 与药剂科工作人员协调药物的配制、配送。

2. 药剂科工作人员参与药物反应的调查、取证。

（四）与后勤部门的协调机制

1. 物资配置，确保临床一线被服正常运转，清洗。

2. 后勤保障，积极配合前勤做好水、电、物品维修，保障工作正常运转。

（五）与设备科协调机制

1. 根据临床需要积极配合购置医疗设备、物品。

2. 定期进行医疗设备、器械的维修、维护，保证功能正常。

（六）院周会上对重大事情实行各种协调。

十八、护理人员资质审核规定与程序

（一）护理部每年对全院护士执业资质进行审核，按照上级要求及时组织护士首次注册和延续注册。

（二）护理部负责审核进修护士的身份证、毕业证、《中华人民共和国护士执业证书》。

（三）护理部负责组织新入院护士的注册变更，在有效变更注册前不得在临床单独值班。

（四）实习护士、进修护士、未取得《中华人民共和国护士执业证书》、未有效注册的新护士不能单独工作，必须在执业护士的指导下进行护理工作。

（五）对 N1～N3 级护士经科室综合考评合格后，填写《聊城市人民医院护理人员准入申请审核表》，经护理部审核同意后，方可上岗。

（六）对 N4 级护士需取得国家级或省级专科护士培训证书，或经省级以上医院进修学习取得相应资质，在某一学科领域有专长，能解决本专业复杂、疑难护理问题，经专科护理发展管理委员会考核同意后，方可上岗。

（七）对产假、进修、病事假等超过 3 个月以上返岗者，科室对新增制度、流程、标

准和床边综合能力等进行培训考核，考核合格后，填写《聊城市人民医院护理人员准入申请审核表》，经护理部审核同意后，方可上岗。

（八）护理人员严格执行上述规范，加强依法执业管理。

第二节　护理工作核心制度

一、交接班制度

（一）值班人员必须坚守工作岗位，履行岗位须职责，保证各项治疗、护理工作准确及时进行。

（二）每班必须按时交接班，接班者提前 10 ~ 15 分钟到病房。了解并掌握患者情况及进行药品、物品的交接，在接班者未接清楚之前，交班者不得离开岗位。

（三）交班者必须在交班前完成本班的各项工作，处理好用过的物品，并为下一班做好必要的准备工作。遇到特殊情况应详细交待，与接班者共同做好交接班工作方可离去。因特殊原因造成本班工作无法完成须移交下一班时，除口头交班外，应当有书面记录。

（四）接班者应清点急救药品和其他医疗器械，若数量不符应及时与交班者核对。

（五）交班中发现患者病情、治疗及护理器械等不符时，应立即查询。接班时间发现问题应由交班者负责。

（六）集体交班内容：

1. 患者数量：住院患者总数、出入院、转科（院）、手术（分娩）、病危、病重、死亡人数。

2. 病情：新入院、当日手术、明日手术、分娩、抢救、病危、病重患者诊断、病情、治疗、护理问题、护理措施及特殊检查治疗的患者等内容。

3. 对危急值、请假患者、有争议患者实行"零"报告。

（七）床边交接内容：

1. 病情

2. 输液及滴速、穿刺周围有无渗漏、红肿

3. 查看全身皮肤，有无红肿、皮疹、破损、压疮、烫伤等

4. 检查各种导管是否通畅及有无脱出，观察引流液的颜色、性状和量

5. 检查敷料包扎、渗出情况

6. 专科需特殊观察的内容

7. 床单位是否整洁、干燥

（八）交、接班者共同巡视、检查病房清洁、整齐、安静、安全的情况。

附：晨间交接班规范

（一）科主任、护士长对科室人员仪表进行岗前监测。

（二）全体医护人员参加交接班，站位：医护人员分成两行，科主任，护士长分别站于排首，交班者站于两排首中央。

（三）夜班护士、夜班医生用普通话口述交班。

（四）科主任、护士长点评内容：针对夜班患者情况和病房情况，提示应注意的事项，特别是急、危、重症患者情况和有纠纷苗头患者的处理。具体安排到人，如仍有困

难，上报到医务处或护理部，同时安排当天或近日工作。

（五）床边交接站位：交班者在前、下级护士在后，站于患者左侧；护士长在前、接班者在后，站于患者右侧；其他人员站于患者床尾。

（六）交班者重点交接患者夜间病情变化、采取的措施及效果，下一班需注意的问题。

（七）交接班顺序：每个病室必到，重点患者重点交接，体现个性化。

（八）交接班应以夜班护士与接班护士为主，分组交接，护士长可重点询问及交代有关内容。

（九）交接班时不做与交接班无关内容的工作。

（十一）床边交接时须携带快速手消毒剂，检查两个患者之间须进行手消毒。

（十二）床边交接结束后，护士长对交接工作进行点评。

二、查对制度

在临床诊疗过程中，须严格确认患者身份，履行"查对制度"，至少同时使用姓名、住院号（门诊号）两项核对患者身份。为了确保安全也可另加年龄、性别、床号等信息进一步确认患者身份，禁止仅以房间或床号作为识别的唯一依据。确认患者身份时应让患者或其近亲属陈述患者姓名。对新生儿、意识不清、语言交流障碍等原因无法向医务人员陈述自己姓名的患者，让患者陪同人员陈述患者姓名。为无名患者进行诊疗活动时，须双人核对，确保对正确的患者实施正确的治疗。

（一）医嘱查对制度

1. 医生录入医嘱后，值班护士必须认真阅读医嘱内容，无误后打印各种执行单。

2. 执行护士接医嘱执行单后，双人核对。严格按照医嘱的内容、时间等要求准确执行。

3. 医嘱做到班班核对（核对有无违犯法律、法规、规章或者诊疗技术规范规定，有无遗漏医嘱，有无超常规用药等），发现有疑问医嘱向开具医嘱的医师提出，及时更正补救后执行。护士长每周总查对一次，并在《医嘱核对本》上签名。

4. 除紧急抢救急危重症患者外不得执行口头医嘱。执行口头医嘱时，护士应向医生复述一遍，双方确认无误后，方可执行。同时将抢救时的药物名称、剂量用法及各项紧急处置的内容和时间记录在《抢救记录本》上。保留空安瓿至抢救结束，经两人核对无误后方可弃去。抢救结束后医生据实补录医嘱，护士审核后签署实际执行时间。

5. 医嘱执行后，应认真观察疗效与不良反应，必要时进行记录并及时与医生反馈。

6. 一般情况下，无医嘱，护士不得对患者做对症处理。但遇抢救危重患者的紧急情况下，医师不在场，护士可针对病情临时给予必要处理，但应做好记录并及时向经治医师报告，及时补录医嘱。

7. 护理部对医嘱查对和执行情况不定期进行督查，并提出改进意见，保证医嘱质量持续改进。

（二）输血查对制度

1. 血样采集查对制度

（1）应由两名医务人员（一人值班时由值班医生协助）认真核对医嘱和输血申请单上的患者床号、姓名、性别、年龄、临床科室、住院号、编号，并将带有患者信息的条码撕下贴在输血专用试管上。

（2）采血标本前，先请患者或家属陈述患者的姓名，再用 PDA 扫描患者腕带，无误后抽血注入试管，抽完后再次核对，采血者在《输血申请单》上签字。

（3）核对者、采血者及患者或家属确认无误后，在《血标本采集登记本》上签字。

（4）一次只采集一人血样，禁止同时取两人或以上的血液标本。

（5）抽血时如对输血申请单与患者身份有疑问时，应与主管医生重新核对，不能在错误的申请单和标签上直接修改，应重新填写正确化验单及标签。

2. 取血查对制度

（1）护士或经专业培训的人员到输血科取血时，与发血者双方查对。

（2）查对内容：一查输血记录单，包括受血者科室、床号、姓名、住院号、血袋号、血制品的种类、血型、有无凝集反应；二查血袋标签，包括血型、血袋编号、血制品的种类、输血数量、血液有效期；三查质量，包括血袋有无破损渗漏，血袋内血液有无变色及凝块。

（3）遇有下列情形之一，一律不得发取：①标签破损、字迹不清；②血袋破损、漏血；③血液中有明显的凝块；④血浆呈乳糜状或暗灰色；⑤血浆中有明显气泡、絮状物或粗大颗粒；⑥未摇动时血浆层与红细胞的界面不清；⑦红细胞层呈紫红色；⑧过期或其他须查证的情况。

（4）取血者与发血者核对无误后，注明发血和取血时间，双方签全名。

3. 输血查对制度

（1）输血前，检查采血日期，血袋有无外渗，血液外观质量，确认无溶血、凝血、变质。

（2）输血时，由两名医护人员携带输血记录单，共同到患者床旁确认受血者，用 PDA 扫描腕带，确认患者床号、姓名、住院号，并查对血型、血液成分、血量、供血者编号及凝集反应结果等，无误后方可输入。

（3）输血后再次查对以上内容，将血袋标签取下，粘贴在《输血记录单》上，并记录输血开始时间。

（4）输血过程中严密观察，若有输血反应，详细填写《患者输血（不良）反应回报单》，报至输血科。同时，在内网填写《护理不良事件报告表》。

（5）输血结束后，在《输血记录单》上记录输血结束时间。将《输血记录单》放在病历中。血袋送回输血科（血库），至少保存 24 小时。

（三）服药、注射、输液查对制度

1. 服药、注射、输液等操作前严格执行"三查十对"（三查：操作前、操作中、操作后查；十对：对床号、姓名、性别、年龄、药名、剂量、用法、时间、浓度，有效期及过敏史）。

2. 备药前严格检查药品质量、名称、剂量、有效期及批号；注意水剂、片剂有无变质；安瓿、针剂有无裂痕，溶液有无沉淀、浑浊、絮状物等（须在振动后观察）。液体瓶（袋）有无破裂、瓶口有无松动，如质量不符合要求、有疑问、标签不清者，一律不得使用。

3. 药品备好后，必须经两人核对后方可使用。有"未核对"、"已核对"的标识。

4. 使用易过敏药物前，如青霉素、头孢类等，给药前必须询问有无过敏史，有过敏史者，禁止做皮试及应用此类药物。无过敏史者必须做皮试，经双人核对皮试结果，阴性者方可应用；有明确过敏史和皮试阳性者，在病历左上角、一览表、床头、临时医嘱单予以标识。

5. 使用毒麻、精神类及高危药品时，应两人核对，用后保留安瓿，以备查对，并做好记录。

6. 服药、注射、输液等操作时，如患者提出疑问，应及时查对，无误后方可执行。

（四）饮食查对制度

1. 医生开写饮食医嘱后，核对床号、姓名、饮食种类，打印护理单，并在床头卡上明确标识饮食标志。

2. 发放饮食前，查对护理单与饮食种类是否相符。

3. 开餐前在患者床前再次查对。

4. 因病情需要限制食物的患者，其家属送来的食物，需经医护人员检查后方可食用。

（五）消毒供应中心查对制度

1. 回收班与下收班共同核对清点物品的数量、质量及清洁处理情况，扫码枪扫描并和病房输入电脑的信息核对，数量有误时，半小时内和临床科室联系。有明显血迹、锈迹和污物时，应手工清洗处理。需机械清洗的器械，应检查是否摆放整齐，合理有序，器械轴节是否完全打开，不可罗列，以免影响清洗效果。

2. 准备器械包时，仔细检查品名、数量、质量、清洁度和器械性能。清洗后的器械应光洁无残物无污渍，关节齿牙无锈斑，器械功能完好、灵活，穿刺针锋利。准备包内容物时，需经两人核对无误方可进行，包装完毕，核对外包装标记是否清楚并进行 PDA 扫描，包装有无破损、变形，密封是否严密。

3. 灭菌前再次检查待灭菌包的状态并进行 PDA 扫描后方可装载，装载按标准进行，以免影响灭菌效果。

4. 物品灭菌完毕注意检查灭菌包标识如灭菌日期、失效日期、包外监测标识、锅次、锅号、物品名称、操作者、科室，并注意是否有湿包，分类摆放于固定的储物架。

5. 发放无菌物品时再次进行 PDA 扫描后方可发放，再次查对标注的物品名称、科室、灭菌日期、失效日期、操作人员代号、灭菌器锅号、锅次等。灭菌包有无潮湿，松紧度是否适宜，包装是否严密，外用化学指示胶带是否合格。若有污染或怀疑污染者，立即收回重新灭菌。

三、分级护理制度

分级护理是指患者在住院期间，医护人员根据患者病情、身体状况和生活自理能力，由医生以医嘱的形式下达护理等级，并根据患者病情变化进行动态调整。

护士遵守临床护理技术规范和疾病护理常规，根据患者的护理级别和医师制订的诊疗计划，按照护理程序开展护理工作，为患者提供基础护理和专业护理技术服务。

分级护理分为四个级别：特级护理、一级护理、二级护理和三级护理。

（一）特级护理

1. 具备以下情况之一的患者，可以确定为特级护理：

（1）病情危重，随时发生病情变化需要进行抢救的患者；

（2）重症监护患者；

（3）各种复杂或者大手术后的患者；

（4）严重外伤和大面积烧伤的患者；

（5）使用呼吸机辅助呼吸，需要严密监护病情的患者；

（6）实施连续性肾脏替代治疗（CRRT），需要严密监护生命体征的患者；

（7）其他有生命危险，需要严密监护生命体征的患者。

2. 特级护理患者的护理要点：

（1）严密观察患者病情变化，监测生命体征；

（2）根据医嘱，正确实施治疗、给药措施；

（3）根据医嘱，准确测量出入量；

（4）根据患者病情，正确实施专科护理，如气道护理及管路护理等，落实安全措施；

（5）根据患者病情，每日早、晚各一次进行床单位整理、面部清洁和梳头、口腔护理；每天一次进行会阴护理和足部清洁；

（6）对非禁食患者协助进食/水；

（7）及时给予患者床上使用便器，做好尿、便失禁患者的护理，对于留置尿管的患者每日两次进行会阴清洁和尿管的消毒；

（8）每2～3日给予床上温水擦浴一次，每周给予床上洗头一次；

（9）保持患者的舒适和功能体位：每两小时一次协助患者翻身及有效咳嗽，必要时协助床上移动，做好压疮预防及护理；

（10）需要时协助更衣，做好指/趾甲护理。

（11）实施床旁交接班。

（二）一级护理

1. 具备以下情况之一的患者，可以确定为一级护理：

（1）病情趋向稳定的重症患者；

（2）手术后或者治疗期间需要严格卧床的患者；

（3）生活完全不能自理且病情不稳定的患者；

（4）生活部分自理，病情随时可能发生变化的患者。

2. 一级护理患者的护理要点：

（1）每小时巡视患者，观察患者病情变化；

（2）根据患者病情，测量生命体征；

（3）根据医嘱，正确实施治疗、给药措施；

（4）根据患者病情，正确实施专科护理，如气道护理及管路护理等，实施安全措施；

（5）对于生活不能自理的患者，基础护理服务标准同"特级护理患者服务标准"的五至十条护理要求；

（6）对于生活部分自理的患者，基础护理服务内容：

①每日晨间一次进行床单位整理、协助面部清洁和梳头，每晚进行会阴护理和足部清洁一次；

②及时协助患者床上使用便器，做好尿、便失禁患者的护理，对于留置尿管的患者每日两次进行会阴清洁和尿管的消毒；

③每2～3日一次协助患者床上温水擦浴；

④需要时协助洗头、更衣，做好指/趾甲护理；

⑤保持患者的舒适和功能体位：每两小时一次协助患者翻身及有效咳嗽，必要时协助床上移动，做好压疮预防及护理；

⑥对非禁食患者协助进食/水；

（7）提供护理相关的健康指导。

（三）二级护理

1. 具备以下情况之一的患者，可以确定为二级护理：

（1）病情稳定，仍需卧床的患者；

（2）生活部分自理的患者。

2. 二级护理患者的护理要点：

（1）每2小时巡视患者，观察患者病情变化；

（2）根据患者病情，测量生命体征；

（3）根据医嘱，正确实施治疗、给药措施；

（4）根据患者病情，正确实施护理措施和安全措施；

（5）对于生活部分自理的患者，基础护理服务标准同"一级护理患者服务标准"的第六条要求；

（6）对于生活完全自理的患者，每日一次整理床单元，做好安全护理；

（7）提供护理相关健康指导。

（四）三级护理

1. 具备以下情况之一的患者，可以确定为三级护理：

（1）生活完全自理且病情稳定的患者；

（2）生活完全自理且处于康复期的患者。

2. 三级护理患者的护理要点：

（1）每3小时巡视患者，观察患者病情变化；

（2）根据患者病情，测量生命体征；

（3）根据医嘱，正确实施治疗、给药措施；

（4）提供护理相关的健康指导；

（5）每日一次整理床单元，做好安全护理。

四、住院患者护理评估制度

（一）初次评估

1. 责任护士在患者入院或转科后当班完成初次评估（入院评估和住院评估）并记录，主要内容包括：（1）生理状态；（2）心理状态；（3）费用支付及经济状况；（4）营养状况；（5）自理能力和活动耐受力；（6）患者安全（压疮、跌倒/坠床、管路滑脱风险）；（7）家庭支持；（8）教育需求；（9）疼痛；（10）专科情况。

2. 鼓励患者/家属参与治疗护理计划的制定和实施，并提供必要的教育及帮助。

（二）再次评估

1. 危重、术后24h病人每班评估一次；

2. 一级护理患者每日（一般为白班）评估一次，主要内容：（1）自理能力和活动耐受力；（2）专科症状、体征；（3）管路情况；（4）疼痛；（5）心理状态；（6）患者安全；（7）教育需求；（8）特殊用药及不良反应；（9）有无并发症；

3. 在下列情况下，需对患者及时评估并记录；评估重点内容按医嘱及病情需要决定。

（1）病情变化时；（2）创伤性检查前后。

五、护理业务查房、病例讨论制度

（一）护理业务查房、病例讨论范围：包括病情危重病例、特殊病例、大手术和新开展的手术、压疮高危或压疮患者、诊断不明确、护理效果不佳或有潜在安全隐患（如跌倒、坠床、走失、自杀等）的患者以及死亡病例等。

（二）护士长主持病区护理查房或病例讨论，每季度至少1次。需多专业协作讨论的病例，上报护理部，由护理部组织、协调。

（三）护理部主任或副主任主持全院护理查房或病例讨论，每季度至少1次。

（四）护理查房或病例讨论时，由责任护士汇报病历，介绍患者病情、目前存在的护理问题、采取的护理措施等，并提出需讨论和解决的问题。参加人员根据患者病情，以整体护理程序为依据，对实施情况进行分析、评价、总结，针对问题，发表观点，提出改进措施。

六、护理会诊制度

（一）对于本病区不能解决的护理问题，要及时申请会诊。

（二）申请病区和会诊者简明扼要地填写《护理会诊单》，《护理会诊单》由申请科室留存1年。

（三）护理会诊人员资质要求：

1. 具有主管护师以上职称。

2. 取得省级以上专科护士资格证书或接受省级以上医疗机构培训的专业或专科护士。

3. 本院专业学科带头人或专科护理小组成员。

（四）会诊形式及要求：

1. 病区间护理会诊：由申请病区提出并填写《护理会诊单》，应邀病区具有会诊资质的护士前往，一般会诊应在24小时内完成，急会诊应在10分钟内到达。

2. 全院护理会诊：疑难病例或病情需要多科会诊讨论时，病区护士长上报科护士长，科护士长上报护理部，护理部通知有关病区，选派具备资质的人员参加。

3. 院外护理会诊：疑难或病情需要院外专家进行护理会诊时，病区护士长报科护士长，科护士长上报护理部，由护理部确定并联系相关医院选派专家进行会诊。

（五）外院邀请我院护理专家会诊时，被邀请人上报护理部备案，经同意后前往会诊。

七、抢救工作制度

（一）抢救工作必须组织周密、分工明确。做到人员到位、行动敏捷、有条不紊、分秒必争。

（二）遇有重大抢救事件，根据情况立即启动应急预案。凡涉及法律纠纷，及时报告有关部门。

（三）抢救器材及药品做到齐全完备，定人保管、定位放置、定量储存、定期检查。抢救药物用后2小时内补齐。

（四）值班人员必须熟练掌握各种器械、仪器性能及使用方法，做到常备不懈。抢救室物品一般不外借，以保证应急使用。

（五）护士紧密配合医生参加抢救。医生未到前，护士应根据病情采取应急措施。如吸氧、吸痰、测量血压、建立静脉通道、人工呼吸、胸外心脏按压、配血、止血等，并及时向医师提供诊断依据。

（六）密切观察病情变化，保持呼吸道和各种管道通畅，准确及时填写《危重患者护理记录》，记录时间精确到分。

（七）抢救患者过程中，正确执行医嘱。在执行口头医嘱时，必须复述一遍，两人核对后方可执行；保留安瓿，核对无误后弃去。抢救结束6小时内据实补录医嘱。

（八）特别护理患者需做辅助检查时，必须医护人员陪同。

（九）认真做好患者的各项基础护理及生活护理，烦躁、昏迷及神志不清者，加床档和保护性约束，确保患者安全。

（十）做好抢救后的清理、补充、检查及家属安抚工作。

八、健康教育制度

（一）健康教育实施的原则：

1. 为患者及其家属提供健康管理相关信息的教育，以提高患者/家属自我护理能力，改善健康状况。

2. 教育应当基于评估患者及家属学习需求的基础上进行，并由患者/家属以及医务人员共同确定。使患者及其家属参与治疗计划的制定、实施和医疗决策过程。

3. 患者及其家属的教育主要由以下医务人员共同参与完成：医生、护士、康复医生/康复治疗师、营养师、药剂师等。

4. 医院应为患者教育提供必要的资源、支持和工具：如员工教育和培训、宣教资料、宣教器材、多媒体等。

5. 患者应当提供学习需求和学习能力方面的信息，包括语言、潜在学习障碍、对现存疾病的认识、生活方式，并提供出院后信息（包括出院后居住地址和家庭居住条件等）。明确表达能否遵从医嘱的有关想法，理解各种治疗可能产生的结果和不遵从治疗计划的结果。

（二）健康教育的内容：

1. 对门诊患者及家属要进行一般卫生知识（个人卫生、公共卫生、饮食卫生）、常见病、多发病、季节性传染病的防治知识，简单的急救知识、妇幼卫生、婴儿保健、计划生育等内容的健康教育。

2. 针对住院患者做好入院宣教。

（1）住院须知，介绍医院规章制度如查房时间、探视陪护制度、饮食制度等。

（2）介绍病室环境、作息时间、贵重物品的保管及安全注意事项、呼叫器的使用、主管医生及责任护士。

（3）患者权利与义务。

（4）宣教：禁止吸烟、禁用电器、患者不能擅自外出等。

3. 住院期间进行相关疾病知识宣教，如各种治疗方案的结果和不遵从治疗方案可能导致的结果。

4. 进行相关检查、治疗、用药、饮食知识介绍指导。

5. 围手术期宣教：做好术前准备及术后注意事项指导。

6. 疼痛管理。

7. 安全有效地使用医疗设备。

8. 营养和康复技术。

9. 做好出院患者健康指导：

（1）出院带药的用法、注意事项。

（2）病情观察、复查时间。

（3）有关饮食的注意事项。

（4）按时休息、保持良好的心态、做好功能锻炼。

10. 做好戒烟和减少被动吸烟的宣教。

（三）健康教育的形式：

1. 门诊利用患者候诊时间进行集体讲解、电视宣教。

2. 病区利用交班、巡视病房等时间，采取口头、发放健康教育彩页、个性化指导与集体讲课等相结合的形式进行教育。

3. 个别指导：结合病情、家庭情况、生活条件等做个体化讲解。

九、护理文书书写制度

（一）临床护理文书是指护士在临床护理活动过程中形成的全部文字、符号、图表等资料的总和，是护士观察、评估、判断患者问题，以及为解决患者护理问题而执行医嘱或实施护理行为的记录，有利于保护医患双方合法权益，减少医疗纠纷。临床护理文书包括体温单、医嘱单、危重患者护理记录单、手术清点记录单、手术安全核查表、手术风险评估表等。

（二）护士书写护理记录要符合卫生部和山东省卫生厅的要求。

（三）护理记录是护士对住院患者在整个住院期间的病情观察、采取的治疗护理措施及护理效果的记录。临床护士使用表格式护理记录单为临床科室内所有患者提供护理记录。重症监护病房的护士使用危重症监护单进行记录。内容包括生命体征、出入量、根据患者病情和护理需要而提出的观察、护理重点项目及特殊情况记录等。

必要时可以选择使用"专科护理单"或者在"护理记录单"上体现为防范护理风险而为患者采取的护理评估及护理措施的内容。

（四）护理记录的书写应该客观、真实、准确、及时、动态、完整、规范，反映护理工作的连续性，不重复记录。护理文书应当按照规定的格式和内容书写，文字工整、字迹清晰、表述准确、语句通顺、标点正确、简明扼要。

（五）病历书写过程中出现错字时，应当用双线画在错字上，保留原记录清楚、可辨，并注明修改时间，修改人签名。不得采用刮、粘、涂等方法掩盖或去除原来的字迹。

（六）护理文书书写应当使用中文和医学术语。通用的外文缩写或无正式中文译名的症状、体征、疾病名称等可以使用外文。

（七）护理文书应当使用蓝黑墨水书写或在电子病历中生成，体温单中体温、脉搏曲线录入生命体征后自动生成。

（八）护理文书应当明确权限和职责，由执行者签全名并负责。实习期或试用期护士书写的护理记录，由持有护士执业资格证并注册的护士审阅签名后方可生效。进修护士由护理部根据其胜任本专业工作的实际情况做出认定后方可书写护理记录；进修护士书写的护理记录必须由本院执业护士修改并签名。

（九）护理文书书写要体现护理行为的科学性、规范性，要体现护理专业自身的特点、专业内涵和发展水平；重点记录患者病情发展变化和医疗护理全过程及治疗护理效果。

（十）调整护理文书书写的时间。护理记录不是交接班记录，不应在交接班时间书写。护理文书书写应当体现"适时性"，即在完成护理观察、评估或措施后即刻书写，护理记录应包括问题、措施、治疗护理效果等。同一患者在同一责任护士班次内可以出现多个时间点的记录，反映病情及治疗护理工作的动态性。

（十一）调整护理文书书写的场所和方式。各类护理文书书写场所应当随着"流动护理工作站（车）"前移到病房或任何护理工作的场所。护士在哪里工作就在哪里记录，随时做（观察、评估）随时记。

（十二）因抢救急危重患者而未及时书写的记录，有关人员应在抢救结束后 6 小时内及时据实补记。

十、消毒隔离制度

（一）医院的消毒工作，必须严格执行《消毒管理办法》和《医疗卫生机构消毒技术规范》的要求。

（二）严格落实《医疗机构医务人员手卫生规范》，掌握卫生洗手和手消毒指征。

（三）医院工作人员着装整齐，不得穿工作服进入食堂、图书馆、会议室及其他公共场所。不戴外露首饰，不留指甲。

（四）无菌器械、容器、器械盘、敷料、服药杯应固定使用，定期清洗、消毒、灭菌，消毒液定期更换，体温表一人一用一消毒。

（五）抽出的药液、开启的静脉输入用的无菌液体需注明日期、时间、责任人，超过 2 小时后不得使用；启封抽吸的各种溶媒（无菌稀释液等）应注明开启日期、时间、责任人、用途，尽量使用小包装，超过 24 小时不得使用。

（六）无菌物品每天检查一次，灭菌物品（棉球、纱布等）一经打开，在 24 小时内使用，并应标明开启日期、时间、责任人。使用过的物品与未用过的物品应分开放置，并有明显标识。

（七）严禁使用过期的无菌物品。

（八）治疗车上物品应排放有序，上层为清洁区，下层为污染区；进入病室的治疗车、换药车应配有快速手消毒剂。

（九）严格执行无菌技术操作规程。注射一人一针一管，换药一人一份一灭菌；对床单元一人一巾湿式清扫，一桌一抹布，用后及时清洗消毒处理；止血带一人一用一消毒；氧气湿化瓶每天更换消毒，湿化液使用无菌蒸馏水，每天更换。

（十）病房应定时通风换气，必要时进行空气消毒。地面应湿式清扫，有污染时随时消毒。

（十一）使用紫外线消毒，要登记消毒时间、消毒累计时间及责任人，定期监测紫外线照射强度。按照要求进行环境微生物监测。

（十二）被服放于指定位置，不要在病室、走廊清点。

（十三）住院病人床上用品每周更换1~2次，出现污迹随时更换。药杯、餐具、痰杯、便器每次使用后做消毒处理。

（十四）疑似传染病人应在隔离室观察，非传染病科检出传染病时应及时会诊、转科。

（十五）传染科工作人员进入污染区，应当穿隔离衣、鞋，戴口罩，接触不同病种时应更换隔离衣，洗手，离开污染区应脱隔离衣、鞋，洗手。

（十六）传染病人呕吐物、分泌物、排泄物、用过的物品应当按《中华人民共和国传染病防治实施细则》的规定消毒处理。未经消毒的物品不得带出传染病区。传染病人用的被服，应消毒后再清洗。

（十七）MRSA、VRE等多重耐药菌感染的病人，应严密隔离，用过的器械、被服，住过的房间，应彻底消毒。

（十八）凡灭菌的物品，应保持无菌状态，无菌物品放置于清洁、干燥、离地面20cm的无菌橱内，定点有序放置，注明有效期。过期或疑有污染的物品，须重新灭菌后方可使用。

（十九）医疗废弃物应分类收集放置，感染性废物应置于黄色有警示标识的专用塑料袋内密闭保存，针头、刀片、玻璃安瓿等锐器使用后应放入专用的锐器盒内，进行无害化处理。

（二十）病人出院、转科或死亡后应严格做好终末消毒。

十一、手卫生管理制度

1. 严格落实《医务人员手卫生规范》，避免交叉感染。
2. 医务人员应严格掌握洗手、手消毒和外科洗手的指征和方法。
3. 在手术室、产房、ICU、血透室、口腔科、内镜室、导管室、传染病门诊等重点部门及病房重点部位安装非手触式水龙头开关。
4. 各洗手池配备液体洗手液和消毒专用擦手纸或干手设施。快速手消毒剂应当符合国家有关规定，对皮肤刺激小、无伤害，有较好的护肤性能。
5. 洗手与卫生手消毒应遵循以下原则：
（1）当手部有血液或其他体液等肉眼可见的污染时，应用洗手液和流动水洗手。
（2）手部没有肉眼可见污染时，宜使用速干手消毒剂消毒双手代替洗手。
6. 在下列情况下，医务人员应根据第五条的原则选择洗手或使用速干手消毒剂：
（1）直接接触每个患者前后，从同一患者身体的污染部位移动到清洁部位时。
（2）接触患者粘膜、破损皮肤或伤口前后，接触患者的血液、体液、分泌物、排泄物、伤口敷料等之后。
（3）穿脱隔离衣前后，摘手套后。
（4）进行无菌操作、接触清洁、无菌物品之前。
（5）接触患者周围环境及物品后。
（6）处理药物或配餐前。
7. 医务人员在下列情况时应先洗手，然后进行卫生手消毒：
（1）接触患者的血液、体液和分泌物以及被传染性致病微生物污染的物品后。

（2）直接为传染病患者进行检查、治疗、护理或处理传染患者污物之后。

第三节　护理教育管理工作制度

一、护理人员分层级管理制度

（一）护理部每年制定护理人员分级培训方案，各科室根据专业制定科室各层级人员培训计划，通过考核对培训效果进行评估，并提出改进措施，各项考核的成绩录入个人分级管理档案。

（二）根据护士的工作能力、业务职称、工作年限和学历水平，结合 360 度绩效考评和床边综合能力考核结果等，将护士分为 N0~N4 级。

（三）严格按照 N 级护士岗位工作职责、任职资格、培训及考核指导原则，对 N1~N3 级护士经科室综合考评合格后，填写《聊城市人民医院护理人员准入申请审核表》，经护理部审核同意后，方可上岗。

（四）对 N4 级护士需要得到国家级或省级专科护士培训证书，或经省级以上医院学习取得相应资质，在某一学科领域有专长，能解决本专业复杂、疑难护理问题，经专科管理委员会考核合格后，方可上岗。

（五）护理部组织科护士长、护士长每年根据 N 级护士核心能力训练累计个案及 N 级护士评价标准对 N 级护士进行综合评价，根据评价结果，确定各级人员名单。

二、护理人员考评制度

（一）各级护理人员每年获得继续教育学分 25 分，并完成本阶段培训计划（科室和护理部）。

（二）各科根据专业特点制定专业培训计划，并组织专科理论、技能的培训，通过考核对培训效果进行评估，各项考核的成绩录入个人分级管理档案。

（三）各系统组织护理人员按时参加护理部组织的业务学习，每次参加人数应大于科室人数的 25%。分层次培训到位率达 90% 以上。

（四）各级护理人员定时参加护理部组织的理论、操作考核，迟到 10 分钟取消考试资格，并严格遵守考场纪律，理论≥80 分，操作≥85 分。未达标准分者，一次补考机会，考核情况与护士长考核挂钩，补考不及格者取消科室和个人评先树优资格。

（五）各级护理人员完成一年一次心肺复苏培训及考核。

（六）护士长对新入院护士每三个月进行综合能力考核评价及同事间评价一次、入院一年护士半年评价一次、满二年护士一年评价一次，综合评价成绩放入护理人员分级管理档案。

（七）每年对 N 级护士综合评价一次。

（八）副主任护师及以上人员每年完成综述一篇。

（九）护理部每年对护士长、科护士长进行综合考核一次。

三、护理管理人员培训制度

（一）人员组成：护理部主任、护理部副主任、科护士长、护士长、班组长。

（二）护理部主任培训包括：以自学为主，参加中华护理学会、山东省护理学会等医疗机构举办的护理管理人员培训班及学术会，并参与授课。有条件者出国参加培训。

（三）科护士长、护士长、班组长培训内容：重点卫生政策法规、管理学理论、护理质量持续改进、护理安全与风险管理、领导艺术与方法、护理人员继续教育方法培训、优质护理示范工程培训、管理与沟通、护理文书书写、医院感染预防与控制、急救技术和应急能力等方面的内容。培训形式：院内培训、院外进修和参加各种培训班。

（四）对新上岗的护士长，要进行岗前培训。培训内容按新护士长岗前培训计划进行。

四、护理人员岗前培训制度

（一）新入院护理人员完成医院和护理部的岗前培训。

（二）从新入院员工进入科室之日起重点培训为新护士培训项目清单内容，并在三个月内完成。

（三）培训结束后进行考核，成绩合格者方可上岗，考核成绩记入个人分级管理档案。

（四）培训内容：

1. 进行医德医风、职业道德教育，牢固树立专业思想，全心全意为患者服务。

2. 介绍医院现状及发展规划、护理发展前景，使之达到人人有理想，爱岗敬业，愿为护理事业无私奉献。

3. 介绍医院规章制度、各级各类护理人员职责，做到有章可循，有则可依。

4. 进行护理质量控制标准、护理文书书写、质量管理工具、床边综合能力、院内感染知识等培训，重视护理质量，提供优质服务。

5. 进行综合素质培养，保障护理安全。

6. 加强专科培训举办《血糖仪管理规范与 PCOT 管理》及《疼痛评估》等知识讲座。进行操作规程培训，采用看录像及集中培训的上岗。

五、新护士培训制度

（一）新护士完成院内岗前培训进入科室后，进入新护士培训阶段。

（二）新护士入科三个月内完成科室新护士岗前培训项目单内容，须参加所有岗前培训计划中所涉及的理论、操作培训及考核。护士长对考核人员进行评价，并提出改进措施。

（三）在三个月内完成 18 项基本操作及 22 项基础护理操作考核，考核合格后由护理部发放基本技能、基础护理操作合格证书。

（四）新入院护士每年参加护理部举办的业务学习次数不能少于总次数的 90%。

（五）科室每三个月对新护士进行床边综合能力考核一次，并有记录、反馈。

（六）完成年度继续教育学分 25 分。

（七）完成每年一次的心肺复苏培训及考核。

六、护理人员综合能力定期评估制度

（一）护理部依据护理专业发展的需求及护理人员继续教育的需要，结合护理队伍的具体情况，制定护理人员阶段能级培训计划，分阶段组织实施，并定期进行培训有效性评价。

（二）培训及评估内容包括：医院规章制度、国家和行业法律法规、专业理论和技能、质量意识、特殊岗位技能的培训及新技术、新业务的培训、安全应急措施等。

（三）培训及评估方法：

1. 护理部每年度有计划地组织全院护理查房，通过护理病例讨论及护理计划的制定、实施，提高护理人员综合能力。

2. 定期组织全院护士进行基础知识及新知识理论培训。

3. 护理人员均应接受心肺复苏培训及考核，经考核合格可上岗为患者提供护理技术服务。从事麻醉、急诊、ICU 等专业的护理人员应具备较高水平的复苏与支持技术。

4. 各科根据专科特点制定专科培训计划，并组织专科理论、技能培训；通过考核对培训效果进行评估。

5. 新护士参加医院、护理部、各科组织的理论及技能的培训及考核。

6. 建立护理人员个人分级档案夹，每年打印保存，并制定个人职业生涯规划。

七、三基考核制度

（一）加强对护理人员知识更新，提高技术水平意识的思想教育，变被动学习为主动学习。

（二）制定对各级各类护理人员的培训计划及目标，定期考核，使之达标。

（三）每年按培训计划考核，理论 ≥80 分，操作 ≥85 分。未达标准分者，一次补考，补考不及格者取消个人和科室评先树优资格，并将考核成绩录入分级管理档案。

（四）要求不同层次的护理人员按照护理部制定的培训目标和计划完成当年的学分及三基考核。

八、护理人员业务学习制度

（一）临床科室每月组织不少于一次的业务学习，学习时间根据科室具体情况安排，护理部定期检查。

（二）科室建立业务学习文件夹，每次的业务学习应做好详细记录，包括学习时间、地点、课件、主讲人、参加人员等，护士长每月检查护士业务学习记录一次。

（三）科室每月对业务学习内容有考核。

（四）护理部每月组织业务学习，参加人数应大于科室人数的25%。分层次培训到会率达90%以上。

九、心肺复苏培训制度

（一）熟练掌握 CPR 急救技术。

（二）了解急救及复苏常用药物的使用方法、适应症及不良反应。

（三）在职护理人员每年进行一次 CPR 培训及考核，不合格者要进行再培训，直至考核合格。

（四）技能培训考核小组根据心肺复苏新指南定期修改，修改后对全体护理人员进行培训考核。

十、护理新业务新技术准入管理制度

（一）护理新技术、新业务是指首次开展的或是具有发展趋势，在院内尚未开展和使用的，具有科学性、先进性、实用性和安全性，对学科的发展具有促进作用的临床护理新手段。

（二）在医院医疗技术管理制度的框架内建立护理新技术、新业务准入管理体制和申报、准入流程，严格遵守相关卫生管理法律、法规、规章、诊疗规范和常规，未经批准不得开展。

（三）开展护理新技术、新业务时，专科应制定完善的操作规程及护理常规，操作规程及常规应依据有效地操作规程及常规为基础。

（四）开展护理新技术、新业务护理管理工作的实际需要，与医院功能、任务和业务能力相适应，应当是在标准的执业诊疗科目内。

（五）护理新技术、新业务项目的开展应严格遵守知情同意的原则，并不得违背伦理道德标准。

（六）申报新技术、新业务的护理人员应经科护士长签署意见后，报护理部审批。护理部组织护理新业务新技术准入小组成员对该项目的先进性、可行性，科学性以及实施的安全性、有效性、效益性进行科学论证，对项目做出评估及准入决定，再报院领导小组批准。

（七）护理新技术、新业务经审批后必须按计划实施，应包含确保病人安全的内容。凡增加或撤销项目必须经护理新业务新技术准入小组讨论通过。

（八）护理部对拟开展新技术、新业务项目的先进性、可行性、科学性、安全性、有效性等进行科学的初步审查和论证。

（九）项目负责人主动接受医院和护理新业务新技术准入小组的评估、检查和验收工作。

（十）对护理新技术、新业务的有关资料妥善保管于科室内，作为科技资料存档。

（十一）项目总结、论文交护理部存档备案，积累资料，申报成果奖。

十一、护理科研管理制度

（一）组织形式：在护理部领导下，由主管科研的护理部副主任担任组长，选派具有科研能力的护理骨干组成护理科研管理委员会，对医院的护理科研进行统一规划、统一管理。护理科研小组挑选在临床工作中具有科研能力的护理研究生、本科生、大专生及有丰富护理经验的主管护师以上的业务骨干。

（二）护理科研委员会职责

1. 负责营造科研创新的工作氛围，培养护理人员科研意识。

2. 负责制定护理科研计划，审核护理科研题目、设计，鉴定护理科研成果，并推广应用。组织护理学术交流，介绍国内外先进的护理科研信息。

3. 完成科研鉴定和受到奖励的护理科研成果统计，并录入个人分级管理档案内。

4. 护理论文完成要求：副主任护师及以上人员每年完成综述论文一篇，各科室每年要有一定数量的护理论文在专业期刊上发表。

5. 负责学习、收集国内外先进护理资料并共享。

6. 定期召开护理科研委员会会议，总结成功经验，建立相关制度、规范相关标准。

（三）护理科研委员会工作制度

1. 协助护理部完成和促进全院护理科研工作。

2. 负责监督、指导和管理各科室护理科研项目。

3. 定期组织活动，汇报内容包括：汇报各科室护理科研工作开展情况、讨论新的护理研究课题，同时大家互相沟通最新信息，参加科研训练、讲座等。

4. 对已立项的科研课题进行中期评审，督促科研计划的按期完成。

十二、护理人员分级管理档案维护制度

（一）各级护理人员分级档案主要包括：护理人员基本信息、人才培养、分级管理、业务考核情况（护理部、科室）、科研成果（立项、鉴定、评奖）、论文论著、医德医风、能级训练个案统计。

（二）护理部设专人负责对护理人员分级管理档案进行检查和维护，对新添项目及时通知护士长。

（三）护士长定期对护理人员分级档案内容进行补充添加及督导检查。

（四）护士长年底负责打印本科室护理人员分级档案内容，放入分级管理档案文件夹，长期保存。

十三、急危重症人才库培训和管理制度

（一）由重症专业委员会成员负责对急危重症人才库人员进行护理技能、理论培训。

（二）急危重症人才库护士按计划到 ICU 进行轮转。

（三）急危重人才库护士按计划参加重症护理技能培训及理论培训。

（四）培训结束后进行重症培训内容的考核。考核合格后分别颁发聊城市人民医院重症专业护士培训结业证书及重症专业护士资格证书，2 年持续认证一次。

（五）定期派急危重症护士参加中华护理学会、山东省护理学会举办的重症专业护士培训及各种形式的学习交流。

（六）急危重症护士由护理部统一进行调配和管理，平时分配在各科室工作，需要时护理部随时抽调，实行动态管理。

（七）根据工作情况和考核成绩随时进行人员调整，以确保人员能力和人才储备资源。

十四、外出进修、参加学术会议制度

（一）针对各学科的特点和学科发展的需要，不定期选送表现优秀、有进取心的护理人员，去院外、省外、国外的相关科室进修，学习先进经验，熟练掌握先进仪器、设备的使用等，培养专科和技术骨干。

（二）护理人员申请进修、参加学术会议，由护士长、科护士长签字交护理部，再请院领导审批。

（三）参加中华护理学会、山东省护理学会专业护士培训人员，无特殊情况不得调出本专业。

（四）护理人员接到上级医院通知后，外出进修时间超过 3 个月（含 3 个月），到计

划生育办公室办理相关手续。

（五）护理部接到计划生育办公室出示证明后以书面形式通知科护士长，外出进修时间在 3 个月以内的直接到护理部开具通知，护士长接到通知后，安排护理人员进修、参会时间。

（六）启程前，向护士长说明离院及返院的时间。

（七）凡进修、参会人员，会前认真做好准备，学习期间全身心投入学习和交流，返院后交学分证书复印件和学习汇报幻灯片课件。报销时到护理部登记，再请院领导签字报销。

（八）进修、学习汇报后，护理部对持续改进项目持续跟踪，监督工作落实情况。

十五、示教室管理制度

（一）凡进入示教室的人员必须衣帽整洁，保持示教室安静、清洁，做到"五不"：不随地吐痰；不大声喧哗；不吸烟和携带火种；不乱扔纸屑；不随意挪动室内一切设施及物品。

（二）示教室的物品应专人保管，登记帐卡，做到帐、物、卡相符，物品一般不得外借，如需外借须经分管领导批准，并办理借用手续。

（三）示教室工作人员要落实岗位责任制，对仪器设备做到定期检查和维护保养，出现故障及时维修，确保仪器设备处于正常状态。

（四）爱护公共财物，凡因责任心不强导致公物损坏丢失者，视情节严重程度进行相应处理，发现短缺、物品损坏及时补充，以保证护理操作顺利进行。

（五）教学老师做好培训前的各项准备工作，培训时耐心讲授，规范示教，护士认真听讲，精心操作。

（六）遵守各项操作规程，按培训计划进行操作训练，并进行指导。

（七）培训完毕物品归原，及时做好卫生工作，保持操作台面、地面的清洁，关好水、电、门、窗，经老师检查后方可离开。

（八）其他部门应用示教室时，应至少提前一周由相关部门负责人与护理部协商，在不影响护理部正常工作的情况下给予安排，并遵守示教室规章制度，负责督促使用者保持示教室干净、整洁。

十六、护理执业人员准入制度

（一）护理人员必须持护士执业证书并按规定注册，具备专业护理能力，方可独立从事临床护理工作。

（二）新入院护理人员必须经严格岗前培训与考核，合格后方可上岗。

（三）参加科室及医院组织的培训及考核，并考核合格，继续医学教育合格。

（四）急诊、手术室、重症、血液净化等特殊岗位护理人员必须符合相关准入条件。

十七、中医专业护士规范化培训及资格认证

（一）成立中医专业护士规范化培训及资格认证小组：

小组职责：负责组织和领导中医专业护士规范化培训及资格认证工作，根据专科领域护士规范化培训的目标和要求，负责制定培训计划和课程设置，包括理论学习和专科技能

操作培训。

（二）培训对象：

院内中医重点专科护士。

（三）培训目标：

培养掌握专科、专病特色护理方法及技术，具有辩证施护能力的临床"中医专科护士"。给病人提供更加贴近需求、高质量的护理服务，有效地改善中医护理队伍的人才结构。

（四）培训时间

每年进行专业护士培训，培训时间为半年，对中医重点专科护士进行中医理论课程和技能培训。每月进行理论授课1次，每次2学时，课后进行集体讨论并考核；每月培训中医技能操作2项，每次2学时，课后进行互动式提问与交流与考核。

（五）培训内容

1. 理论学习

主要内容包括：中医基础理论、中医诊断、中药学；掌握专科专病中医护理常规；中医特色的健康教育知识；中医护理论文撰写与中医护理科研课题设计；专科疾病的理论知识及临床技能；专科相关的中医护理知识；

2. 技能培训

主要内容包括：拔罐、刮痧、穴位按摩、耳穴压豆、中药泡足、心肺复苏术、肢体功能锻炼技术、心电图与心电监护技术等。

（六）资质考核

由中医专业护士规范化培训及资格认证小组进行，采用综合评定方法，包括理论考核、临床技能考核、平时成绩3个部分，每部分平均85分以上为合格。

（七）资格认证

1. 初次资格认证

具备2年以上中医护理工作经验的注册护士，参加中医专业护士规范化培训，有参加理论及操作培训记录，最后由培训小组根据学员的培训情况、考核成绩以及工作情况等进行综合评审，全部合格者由护理部颁发"聊城市人民医院中医专业护士资格认证书"，有效期2年。

2. 持续资格认证

中医专业护士规范化培训及资格认证每2年1次。

第三章　护理管理岗位职责及质量评价标准

第一节　护理管理岗位职责

一、护理部岗位职责

（一）将"以病人为中心，关心、关爱病人，患者需求至上"的理念，融入到每项护理工作中。

（二）在分管院长的领导下，负责全院的护理业务及行政管理工作。

（三）根据《中国护理事业发展规划纲要（2011～2015年）》、《山东省护理事业发展规划》及医院整体发展规划年度工作计划，结合临床医疗护理发展实际水平和临床护理质量评价指标的本底数据，制订医院护理工作中长期规划及年度工作计划，内容包括护士配置及增补、专业发展、人才培养、护理质量持续改进等，报请主管院长批准后，具体组织实施。

（四）依据国家及各级卫生主管部门的有关卫生管理法律、法规、规章、诊疗护理规范和常规，结合我院实际，完善护理规章制度、护理常规、护理技术操作规程及护理质量评价标准，并负责组织落实，并对全院护理质量进行全面的监督、检查、分析、反馈、改进，保障护理安全，运用护理质量管理工具，持续改进护理质量。

（五）落实《护士条例》中的各项规定，保障护士权利，办理护理人员资格申请、注册、注销、变更手续，杜绝违法执业。

（六）深入了解科室护理工作情况，经常参加危重病人抢救、疑难/特殊病例讨论、会诊，协调物资、人员等工作。

（七）建立前瞻性和患者安全为本的护理质量管理制度，对压疮、跌倒/坠床、管路滑脱等风险环节实行专项管理，对安全用药、输血、院感等重点管理，建立非惩罚性不良事件管理体系，保障患者安全。

（八）制定各级护理人员分层次培训考核计划，并有长远护理人员培养目标，实施三基三严、专业护士核心能力训练和专科护理训练计划，不断提高护士专业技术水平。根据培训计划，对各级护理人员综合能力进行考核。

（九）拟订全院护理业务学习计划，安排全院性护理业务学术活动，组织安排全院性的护理病例讨论。

（十）结合医院护理工作特点，积极开展护理科研工作。

（十一）组织突发公共卫生事件及各类重大灾难事故、重大传染病疫情护理应急预案演练，提高应急能力。

（十二）负责护理人力资源科学配置和调配。根据具体情况及时向院行政主管部门提出对护理人员的奖惩、晋升、晋级和任免等考该、考评工作意见。

（十三）主持召开科士长会、全院护士长例会，分析全院护理工作动态，提出工作重点和改进措施，不断提高护理质量。

（十四）做好进修护理人员、实习护生的指导、管理工作。

（十五）关心护理人员的思想、工作和生活情况，充分调动护理人员的积极性，对她们提出的有关生活、工作问题，协调有关部门积极处理。

（十六）建立健全护理部各种登记、会议记录及医院业务大事记，及时总结经验，不断改进工作方法，努力提高医疗行政管理工作能力。

（十七）认真做好上级部门和院领导临时交办的其他各项工作。

二、护理部主任岗位职责

（一）将"以病人为中心，关心、关爱病人，患者需求至上"的理念，融入到每项工作中。在分管院长领导下，具体负责全院护理管理工作，并主持护理部日常工作。

（二）围绕医院发展规划，制订护理工作中长期规划、年度计划，实施目标管理，鼓励护理人员参与，对落实情况进行追踪分析，持续改进护理工作。

（三）制定、完善各项规章制度及质量考核评价标准，并监督检查落实情况，每季度总结、分析、反馈，运用质量管理工具持续改进护理质量。

（四）科学合理调配护理人力资源，满足患者医疗护理服务需求。

（五）指导并协助科护士长、护士长做好系统、病房的管理工作。

（六）参加（组织、指导）重大手术、急危重症、疑难病例和特殊患者会诊、抢救工作及人员、物资的协调。

（七）负责制定护理人才培养规划，落实在职护士继续教育制度，培养优秀护理人才，推动护理学科发展。

（八）负责与各部门沟通、协调有关护理工作，解决临床护理问题。

（九）主持召开护理部例会、科护士长、护士长会议，分析全院护理工作动态，提出工作重点和改进措施。

（十）掌握护理人员思想动态，解决护士工作、生活中的困难，充分调动护理人员的积极性。

（十一）负责各级护理人员的绩效评价，与人事部门合作做好护理人员聘任、晋升、奖惩、考核等工作。

（十二）参与对外交流工作。

三、护理部副主任职责（主管临床护理）

（一）将"以病人为中心，关心、关爱病人，患者需求至上"的理念，融入到每项工作中。在护理部主任领导下，负责全院临床护理质量管理工作。

（二）负责制定全院护理质量目标管理计划，并组织实施，每季度督导、总结、分析、反馈，运用质量管理工具持续改进护理质量。

（三）、负责拟定、修订、完善各项护理规章制度、岗位职责、护理常规、工作流程、应急预案、质量考核评价标准等，并督促落实、分析、反馈、持续改进。

（四）负责特殊部门急诊科、ICU、手术室、供应室、新生儿病房等科室的护理质量的监测及持续改进。

（五）负责护理不良事件的管理，每月分析、反馈，寻找系统原因，修订工作制度和流程。

（六）负责护理信息系统的管理及开发，建立护理质量数据库，科学测量护理质量指标，进行统计分析，持续改进护理质量。

（七）处理、解决临床护理工作中发生的护理投诉、纠纷等问题。

（八）协助主任每两周召开全院科护士长、每月召开护士长会议，分析讲评护理质量，制定持续改进措施。

（九）参与对外交流工作。

（十）完成护理部主任交办的各项工作任务。

四、护理部副主任岗位职责（主管护理教育与护理科研）

（一）将"以病人为中心，关心、关爱病人，患者需求至上"的理念，融入到每项工作中。在护理部主任的领导下，负责护理教育和护理科研工作。

（二）负责制定全院护理教育和护理科研管理目标及计划，并组织实施，护理教育每季度、护理科研每半年考核评价反馈，运用质量管理工具持续改进培训工作。

（三）负责制定护理人员分层级培训方案及分层级培训计划，根据护士能级制定各层级护理人员培训项目单，提高护理人员临床实践能力。

（四）负责拟定修订完善护理教育制度、岗位职责、技术操作规程及考核评价标准等，并追踪落实、评价、反馈、持续改进。

（五）负责护理人员外出学习申请工作，并进行外出学习汇报，达到资源共享，对学习后的改进项目，进行追踪检查。

（六）负责来院进修护理人员的管理。

（七）负责不同层次实习护生临床教学工作的组织、落实与管理。

（八）负责护理重点专科和专业护士培训基地的申报和评审工作，完善专科建设，提高专业护士核心能力。

（九）负责护理科研工作的开展、追踪与管理。

（十）协同有关部门抓好政治思想工作和职业道德教育，进一步深化优质护理服务内涵。

（十一）参与对外交流工作，了解国内外护理专业发展动态，及时引进、推广护理新业务、新技术，促进护理专业发展。

（十二）完成护理部主任交办的各项工作。

五、护理部质控干事岗位职责

（一）将"以病人为中心，关心、关爱病人，患者需求至上"的理念，融入到每项工作中。在护理部主任、主管副主任的领导下，负责全院护理质量督导、汇总、分析。

（二）在护理部主任、主管副主任的指导下，制定年、月、周督导考核计划及工作总结。

（三）协助护理部主任、主管副主任完善并适时修订临床护理规章制度、护理常规、技术操作规程和岗位职责，并协助督促检查执行和落实情况。

（四）协助护理部主任、主管副主任监测、完善临床护理质量控制指标，建立科学、有效的护理质量评价体系。

（五）运用质量管理工具如：统计分析表、排列图、控制图等对护理质量资料进行汇总分析，向主任提供各种信息及统计数据，找出问题关键点，针对不足，开展持续质量改进项目。

（六）负责护理工作信息化管理，与信息科、临床科室沟通协调，解决实际问题，做好护理信息维护工作。

（七）负责全院护士首次注册及延续注册工作。

（八）负责各种文件、信件的登记收发传阅工作。负责各项相关会议的通知、议程打印及会议纪要的记录及整理。

（九）发挥助手和参谋作用，做好协调管理工作，积极完成临时性、突发性任务。

六、护理部教育培训干事岗位职责

（一）将"以病人为中心，关心、关爱病人，患者需求至上"的理念，融入到每项工作中。在护理部主任、主管护理教育副主任的直接领导下工作。

（二）参与制定不同层级护理人员培训计划，并组织落实，运用质量管理工具对培训效果进行评价、分析、反馈，并对护理人员相关培训和考核记录、分析、上报、追踪，持续改进培训方法，提高培训效果。

（三）协助完成护理重点专科和专业护士培训基地的申报和评审工作。

（四）负责护理教育有关会议、事宜的通知和各种会议记录、整理、归档工作。

（五）负责来院进修护理人员、实习护生的管理工作。

（六）负责护理人员分级管理档案维护，每季度查看、总结、分析、反馈，持续改进。

（七）协助护理部主任、副主任完善修订护理教育制度、岗位职责及技术操作规程。

（八）了解护理学科发展动态，及时向主任提供信息资料。

（九）负责科研（立项、鉴定、评奖）及专利的归档及管理工作。

（十）负责外出学习护理人员的外出学习汇报，对学习后的改进项目，进行追踪检查。

七、护理质量督导组岗位职责

（一）将"以病人为中心，关心、关爱病人，患者需求至上"的理念，融入到每项工作中。在护理部主任、主管副主任的领导下，负责全院护理质量日常督导工作。

（二）制定年、月、周督导考核计划及工作重点。

（三）按时完成督导计划，每周向护理部主任汇报工作情况及发现的问题，并提出改进措施。

（四）依据护理规章制度、护理常规、技术操作规程和岗位职责、护理质量考核评价标准等，运用质量管理工具，进行全院护理质量督导、分析、反馈，持续改进护理质量。

（五）每周对全院危重患者、压疮及高风险压疮患者进行督导、总结。

（六）为护理质量改进提出建设性意见，改进质量检查方法，提升质量管理效果。

八、护理示教室工作人员岗位职责

（一）将"以病人为中心，关心、关爱病人，患者需求至上"的理念，融入到每项工作中。在护理部主任、主管护理教育副主任的指导下，负责做好示教室各项日常工作。

（二）根据护理部培训计划，结合实际情况制定示教室的培训计划，并组织实施。

（三）采取深入临床和模拟培训相结合的方式，对护理人员的护理技术进行培训、考核、总结分析，提出修改与完善各项护理技术操作规程建议，持续改进培训方法，提高护理人员的技术操作水平和服务能力。

（四）负责示教室各项管理工作，包括物品管理、环境卫生管理等。

（五）负责对培训的各种示教设备，每周检查和维护保养，出现故障及时维修，确保各种物品处于完好状态。

九、科护士长岗位职责

（一）将"以病人为中心，关心、关爱病人，患者需求至上"的理念，融入到每项工作中。在护理部主任领导下，全面负责本系统内临床护理、护理教学和护理科研工作。

（二）根据护理部目标管理计划，结合实际，指导护士长落实护理工作计划。

（三）负责本系统护士长的管理；每两周召开本系统护士长、护士会议，传达、落实各项护理工作。

（四）参与制定并督导落实各项护理规章制度、护理常规、工作流程及质量考核评价标准，运用质量管理工具，持续改进护理质量，满足患者医疗护理服务需求。

（五）解决本系统内护理业务疑难问题，指导危重、疑难患者护理计划制定并督导落实。

（六）对系统内发生的护理不良事件及时分析原因，指导改进措施并督促落实。

（七）负责本系统护理人力资源弹性调配及合理使用。负责推荐本系统护理人员的提拔、聘用、晋升、外出学习、评先树优等工作。

（八）参加护理部组织的各类会议和其他相关会议。

（九）协助科室对新护士/能级护士进行考试考核。

（十）与其他合作部门协调患者服务工作，并不断改进，满足患者医疗护理服务需求。

十、科室护士长岗位职责

（一）将"以病人为中心，关心、关爱病人，患者需求至上"的理念，融入到每项工作中。在护理部、科护士长的领导下，制订病区工作计划，并组织实施。

（二）实施科学管理、合理分工、弹性排班。

（三）每月检查各项规章制度、岗位职责以及各项护理技术操作规范、质量考核评价标准落实情况，运用质量管理工具，持续改进护理质量。

（四）参加科主任查房，科内会诊及术前、疑难病例及死亡病例讨论，组织本科护理查房和护理会诊，审阅修改护理文书；指导护士应用护理程序为患者提供优质护理。

（五）积极开展准入的护理新业务、新技术，及时修订护理常规及工作流程，总结经验，撰写学术论文并积极开展科研工作。

（六）组织本科护士业务学习与床边综合能力考核，安排进修实习护士的带教培训。

（七）了解本科护理人员的思想动态、业务能力和工作表现，做好科室各级人员的绩效考核工作。

（八）实施经济核算管理，控制科室运行成本。

（九）每月召开工休座谈会，征求患者意见，持续改进服务质量。

（十）负责督促保洁员的工作，保持病房安静、整洁、安全、舒适。

（十一）每月召开科务会，分析、总结科室工作，提出改进措施，持续改进护理质量。

十一、门诊护士长岗位职责

（一）将"以病人为中心，关心、关爱病人，患者需求至上"的理念，融入到每项工作中。在护理部主任、科护士长的领导下，负责本科室行政管理和护理业务工作。

（二）认真组织、落实护理部和门诊护理目标管理计划，并做好记录。

（三）对门诊护士进行规章制度、技术操作等工作的培训与考核。

（四）深入临床科室，关注患者需求，做好与门诊医生的沟通、协调。

（五）检查指导护理人员做好开诊前准备工作、健康宣教，及时巡视患者病情变化，处理应急情况。

（六）负责督促检查抢救物品、药品的管理，保持备用状态。

（七）监督传染病疫情报告制度和消毒隔离制度落实，预防交叉感染。

（八）合理安排人力资源，根据工作量实行弹性排班。

（九）组织护理人员业务学习，积极开展护理科研工作，不断提高业务技术水平。

（十）严格执行各项安保措施，确保门诊安全。

（十一）负责导医人员的培训及考核工作。

（十二）督促工人做好门诊环境清洁工作。

（十三）参加护理部组织的各类相关会议。

十二、手术室护士长岗位职责

（一）将"以病人为中心，关心、关爱病人，患者需求至上"的理念，融入到每项工作中。在护理部及科护士长的领导下，全面负责手术室的护理管理工作。

（二）负责制订护理工作计划并组织实施。

（三）每月检查各项规章制度、岗位职责以及各项护理技术操作规范、质量考核评价标准落实情况，运用质量管理工具，持续改进护理质量。

（四）根据手术室工作任务和护士具体情况，统筹安排手术，合理调配人员，满足每位手术患者医疗护理服务需求。

（五）参与危重患者的急救及重大手术的培训，学习手术室新业务、新技术，掌握学术新动态。

（六）督促所有人员严格执行消毒隔离制度及无菌操作，每月完成各种监测。

（七）做好手术室各类物品、仪器及急救用品的管理工作，保证供应并每周检查。

（八）根据各级护士的专业情况，制定手术室业务培训计划并组织实施。

（九）做好绩效考核工作，提高护士工作积极性。

（十）每两周征求外科医师、麻醉师及其他科室人员对护理工作意见，协调他们之间的关系，取得支持和配合。

（十一）做好各项业务统计报表工作，并分析总结。

十三、消毒供应室护士长岗位职责

（一）将"以病人为中心，关心、关爱病人，患者需求至上"的理念，融入到每项工作中。在护理部主任和科护士长领导下，负责本科室技术、教学、科研和行政管理工作。

（二）负责本科室年度工作计划的制定、实施、检查和处理，体现持续质量改进。

（三）制定并完善停电、停水、停汽及灭菌器出现质量问题时紧急风险预案和突发事件处理流程，并确保措施有效落实。

（四）督促本科室人员认真执行各项规章制度及技术操作规程，严防差错事故和院内感染的发生。

（五）每周检查各种仪器设备性能、无菌物品和耗材质量，发现异常，立即上报，查找原因，提出改进措施并评价。

（六）检查各种器械的清洗、消毒、灭菌、供应及保管工作，发现问题及时解决，并进行追踪。

（七）负责各级护理人员的继续教育和培训，不断学习新技术，提高护士的专业技能。

（八）每月与临床相关科室进行沟通，征求意见，不断改进工作。

十四、产房护士长岗位职责

（一）将"以病人为中心，关心、关爱病人，患者需求至上"的理念，融入到每项工作中。在护理部及科护士长领导下，全面负责产房护理管理工作。

（二）按护理部计划制订本科室工作计划并组织实施，检查落实情况，不断提高护理质量。

（三）根据产房的工作任务实行弹性排班，确保产妇及新生儿安全。

（四）每月检查各项规章制度、岗位职责以及各项护理技术操作规范、质量考核评价标准落实情况，运用质量管理工具，持续改进护理质量。

（五）组织业务学习和综合能力培训及考核，不断提高核心能力。

（六）组织危重患者的抢救及疑难、危重病例的讨论，并进行总结。

（七）做好各类物品管理工作，急救物品专人负责，每周检查，做好记录。

（八）协调本科室与医生及相关部门的关系，保证各项工作的顺利开展。

（九）做好各项业务统计工作。

（十）对工作中发生的重大问题，应及时分析、鉴定、总结，提出有效的防范措施。

（十一）参加护理部组织的各类相关会议。

十五、监护室护士长岗位职责

（一）将"以病人为中心，关心、关爱病人，患者需求至上"的理念，融入到每项工作中。在护理部、科护士长领导和科主任的业务指导下，根据护理部工作计划，制定本病房的具体工作计划，并组织实施。

（二）每月检查各项规章制度、岗位职责以及各项护理技术操作规范、质量考核评价标准落实情况，运用质量管理工具，持续改进护理质量。

（三）负责重点专科护理质量指标（呼吸机相关性肺炎发生率、留置导尿管相关泌尿系感染发生率、重症患者（APACH Ⅱ评分≥15 分）难免压疮发生率、人工气道脱出例数等）的监控，持续改进护理质量。

（四）科学弹性排班，以最大限度满足患者的需求，保证患者安全。

（五）每天巡视患者，参与并指导急危重症患者的抢救护理工作。

（六）随同科主任查房，参加 ICU 疑难、危重、死亡病例的讨论。

（七）组织 ICU 的护理查房和护理会诊，做好重症监护室护士的分层级培训，提高危重症护理水平。

（八）做好与其他部门的协调工作，并持续改进。

（九）积极带领护理人员开展新技术、新项目，搞好护理科研工作。

（十）参加护理部组织的各类会议和其他相关会议。

（十一）指导带教老师做好实习、进修护士的培训和考核。

（十二）做好监护室家具、物品、仪器、设备、器材的清理、保养工作，保证临床需要。

（十三）做好突发事件应急预案的管理，遇有突发事件及时组织处理，并向有关部门汇报。

（十四）督促护士、卫生员保持室内外清洁、整齐，做好基础护理和消毒隔离工作。

十六、急诊科护士长岗位职责

（一）将"以病人为中心，关心、关爱病人，患者需求至上"的理念，融入到每项工作中。在护理部、科主任、科护士长领导下，负责急诊科全面护理工作。根据护理部工作计划，制定本科室具体工作计划，并组织实施。

（二）每月检查各项规章制度、岗位职责以及各项护理技术操作规范、质量考核评价标准落实情况，运用质量管理工具，持续改进护理质量。

（三）完善各种突发事件的应急预案，各种危重症的抢救程序，并组织实施。

（四）有计划地组织全科护理人员进行急救技术、急救知识和监护技能的培训和考核工作。

（五）随时检查急救护理质量，对存在的问题，分析原因，制定改进措施，持续改进护理质量。

（六）每日组织晨会交班，听取夜班护士汇报夜间抢救工作情况，并跟随交接班。

（七）督促护士，保障急救药品、物品齐全，各抢救仪器性能良好，处于备用状态。

（八）负责对进修护理人员的管理，制定具体、系统的带教计划。

（九）督促护士、卫生员保持室内外清洁、整齐，做好基础护理和消毒隔离工作。

（十）主动征求科主任、医生、护士、患者和家属对护理工作的意见，制定改进措施并实施。

（十一）科学弹性排班，以最大限度满足患者的需求，保证患者安全。

十七、血液透析室护士长岗位职责

（一）将"以病人为中心，关心、关爱病人，患者需求至上"的理念，融入到每项工作中。在护理部主任、科护士长领导及科主任的业务指导下，全面负责血液透析室护理管理工作。

（二）根据护理部及科内工作计划，制定本科室具体计划，并组织实施。

（三）每月检查各项规章制度、岗位职责以及各项护理技术操作规范、质量考核评价标准落实情况，运用质量管理工具，持续改进护理质量。

（四）科学弹性排班，最大限度满足患者的需求，并负责对护士的绩效考核。

（五）参加科主任查房及危重患者的抢救。

（六）组织护理人员的业务学习及综合能力训练，积极开展新技术，新业务及护理科研工作。

（七）负责指导和管理实习、进修人员。

（八）督促检查保洁人员做好清洁卫生工作。

（九）每月召开患者座谈会，听取对医疗、护理的意见，改进科室管理工作。

（十）负责透析易耗器材的登记和申领，进行透析中心的成本核算和控制。

（十一）协调医护和有关部门的关系，保障机器的正常运转。

十八、临床护理带教老师岗位职责

（一）将"以病人为中心，关心、关爱病人，患者需求至上"的理念，融入到每项工作中。在护理部和护士长的领导下，负责本科室临床护理教学及科研工作的管理和实施。

（二）负责制定和实施科室各层次实习护生和护理进修人员的学习计划。

（三）组织并参加具体的教学活动，如：入科介绍、每周一次小讲座、晨会提问、操作示范、病例讨论、教学查房、临床带教、出科考试及总结评价，持续改进带教工作

（四）针对不同层次实习护生、安排相应资格的护理人员带教，并检查计划落实情况，给予反馈、持续改进。

（五）关心实习护生的心理及专业发展，帮助学生尽早适应临床环境。

（六）负责科室护理人员的培训，与护士长一起对护理人员进行考核。

（七）带领或指导护理人员开展护理科研、积极撰写并发表护理论文。

（八）协助护士长做好病房管理工作。

第二节 护理质量评价标准

中医特色护理服务质量评价标准

项目	检查内容及标准	分值	检查及扣分标准	扣分	扣分原因
一、中医优势病种25分	科室内有两个及以上中医优势病种护理方案	5	缺一种扣2分		
	内容详细，突出中医特色	5	内容不祥扣1分		
	护士能熟练掌握相关知识	5	随即抽查2名护士，不能正确回答者扣2分		
	护士能根据病情辨证施护	5	不能根据病情辩证施护者扣2分		
	护理措施突出中医特色	5	记录未突出中医特色扣2分		
二、中医护理技术20分	每个护理单元实施2种以上的中医护理技术	4	缺少一种扣3分		
	每月统计中医特色护理技术开展情况，并进行评价	4	未进行评价扣2分		
	内容详细，疗效评价具体	4	内容不详，无疗效评价扣2分		
	护士能熟练掌握常用的中医护理技术操作	4	护士不能较熟练的操作中医护理技术扣3分		
	护士能熟记有关技术操作的注意事项	4	每护理单元抽查一名护士，不能正确回答者扣2分		
三、中医护理质量20分	用询问、观察，查体等中医整体护理方法正确评估患者	5	不能全面、正确评估者扣1分		
	责任护士能够全面掌握分管患者的病情	5	当场随机提问1名护士，不能全面掌握患者病情扣1分		
	护理人员分管病人体现能级对应	5	未体现能级对应扣2分		
	各级护理人员运用护理程序对患者实施辩证施护整体护理，并检查护理措施落实情况	5	护理措施落实不到位扣3分		

项目	检查内容及标准	分值	检查及扣分标准	扣分	扣分原因
四、中医特色康复和健康指导 15 分	每个护理单元有详细的健康教育资料	4	没有详细具体的健康资料扣5分，材料不全，不符合实际扣3分		
	优势病种患者有健康宣教内容及记录单	4	抽查2名患者，未进行健康宣教内容扣4分		
	护士能用中医理论与技术做健康指导	3	护士不能良好的为患者做健康指导扣2分		
	患者对中医药知识知晓率≥90%	4	询问2名患者，均未接受指导者扣4分，1名患者表示不知道者扣1分		
五、中医理论技术培训 20 分	病区有年、月培训计划	6	无培训计划扣4分，培训计划不合实际扣2分		
	护理查房至少有一次体现中医特色	7	无查房记录扣1分，未体现中医特色扣1分		
	有理论技术培训档案，参与率90%，合格率95%以上	7	参与率未达90%扣2分		
合计		100			

病房管理质量评价标准

项目	检查内容及标准	分值	检查及扣分标准	扣分	扣分原因
一、制度管理及落实 60 分	1. 有年护理管理目标及工作计划、季计划、月计划、周重点，计划落实率90%，有总结、有记录。未落实的计划有原因分析及改进措施。	4	无目标、计划不得分，有目标、计划落实率小于90%，无分析及改进扣1分		
	2. 专科疾病护理常规、危重症状护理常规、基础和专科技术操作规范、护理工作制度及核心制度、质量标准、应急预案、护理服务规范、护理安全专项管理、岗位职责及工作流程等各种资料齐全、统一、规范，排列有序。能够根据病区特点制定适合病区的制度、管理办法，及时更新且落实到位。	6	资料不全一项扣1分，未及时整理归档扣1分，更新不及时扣1~2分，落实不到位每项扣1~2分		
	3. 实行责任制整体护理，按实际情况做好弹性排班，岗位职责明确，工作流程合理，护理人力资源有效利用，能级对应，无超范围执业和一人值夜班现象。	6	未实行责任制整体护理排班不得分，能级对应		

	4. 对新修订的制度、职责、工作流程、护理常规、工作规范等内容进行培训并记录，护士知晓相关内容。	4	无培训记录一次扣1分，不知晓扣1分/人次	
	5. 服从组织领导，按时出席会议（院周会、护士长会等），及时传达会议精神，组织落实有记录。	4	查看护理会议记录本，缺1次扣1分，无记录此项不得分；提问护士对医院、护理部近期工作安排的相关内容是否了解，了解不全扣1分，不知道此项不得分	
	6. 有护理质量监测指标计划，按照科室质控计划质控小组每周至少一次进行护理质量督导，分析原因、提出改进措施，有追踪改进记录。	6	缺一次扣1分，记录不真实一次扣1分，无记录不得分	
	7. 每月进行一次住院病人的满意度调查，对存在问题有改进措施和追踪。	4	未进行调查不得分，存在问题无分析和改进措施扣1分	
	8. 每周随主任查房一次，参加医生病例讨论，指导疑难、危重病人护理，有记录。	2	未参加扣1分	
一、制度管理及落实60分	9. 护士长每周检查急救药品、物品、仪器设备、公用药品质量一次，有记录。仪器、药品由专职人员检查、管理。	2	没查对不得分，查对后问题未及时处理扣1分	
	10. 每季度至少组织一次护理查房或护理病历讨论，每月业务学习一次；每周两次进行晨间提问，有记录。	2	无计划不得分，有计划、未落实扣1分，落实不到位、记录不全每次扣1分，晨间提问内容与实际不符扣1分	
	11. 护士长每日评估科室重点患者，实施护理人员弹性调配，保障患者安全熟知科内疑难、危重患者的病情及护理人员工作情况，根据病人情况及时调整护士。积极组织、参与、指导护理人员配合危重患者的抢救和治疗。	2	不能根据情况及时调配护士扣1分	
	12. 每周核对时钟一次（以HIS系统为准），包括对讲系统、心电图机、心电监护仪、除颤仪、各室的钟表、PDA等。	2	时间不符一处扣1分	
	13. 每月召开护士科会一次，工休座谈会一次，有整改措施并记录。	2	未进行不得分，问题改进措施效果不明显扣1分	
	14. 每月一次进行物品、被服、家具的清点，有记录。	2	未清点不得分，数物不符无原因分析和改进措施扣1分	

			分值			
	15. 发生不良事件时及时上报，分析原因有改进措施；每月进行汇总和根本原因分析。	2	隐瞒不报不得分，改进措施不得力扣1分			
	16. 每季度至少一次进行应急预案演练，有记录、有影像资料。	2	未进行不得分，相关知识护士不掌握扣分			
一、制度管理及落实60分	17. 对本病区护士有培养目标及计划并落实有记录。	2	无计划、计划未落实扣2分，计划落实不好扣1分			
	18. 护士长电子手册记录及时、准确，目标明确，内容真实，每月28日前完成。	2	不及时扣1分			
	19. 落实实习学生的带教工作，有切实可行的带教计划，并能按计划完成带教任务。	2	无计划、计划未落实扣2分，计划落实不好扣1分			
	20. 每年有持续质量改进项目并实施，追踪措施落实和改进效果，有记录。	2	无持续改进项目不得分			
二、环境管理40分	1. 护士站、办公室、更衣室、休息室：（1）办公室、更衣室、休息室内有管理规范，人走灯灭，及时上锁。（2）护士站、办公室内禁止聊天、干私活、吃东西，保持清洁整齐，物品摆放有序，禁放私人用品及食物，班班清扫。（3）更衣室内工作衣、裤、个人物品入橱，实习进修生的物品放置规范。（4）休息室清洁，床上用品每周更换一次，餐桌内外整洁，微波炉清洁、安全。不准穿隔离衣躺、坐在床上，床下无杂物。（5）护士站物品分类放置，标识明确，摆放有序、整洁，台面上下整洁无杂物，窗台不放物品，微机清洁，工作人员不在及时退出工作界面。	8	一处不符合要求扣1分			
	2. 服药室、护理室：（1）清洁、整齐，物品放置有序，有标示。（2）操作橱内物品齐全，有操作流程。（3）各仪器性能良好，交接数物相符，悬挂"完好"、"操作流程"或"待修"标示，抢救仪器、抢救车定位放置。（4）服药橱内药品"内服"、"外用"分类放置，并有标示，公用药品管理规范，有交接。（5）病历车上锁。	8	一处不符合要求扣1分			

	3. 病室要求：（1）病室安静、整洁、空气清新，温湿度适宜，窗帘、隔帘定时清洗无污迹。（2）床头橱上物品摆放整齐、有序、一橱一抹布，每日擦拭一次。（3）床铺平整、清洁、干燥、无污迹、碎屑、枕口背门，湿法扫床，四角打开，每床一床刷套，床单更换及时（一周一次，污染随时更换）。（4）床上、下、窗台无杂物，阳台清洁，卫生间座便器每日消毒两次，无异味。（5）壁橱物品放置有序、洁净。（6）探视、陪护人员管理有序，不睡病床，控烟制度有效，不在病室内饮酒、使用酒精炉及电饭煲、电热锅等。（7）病室门窗玻璃明亮，阳台、走廊地面清洁，无患者自带物品，不晾衣物。（8）晨、晚间开窗通风，晚9pm定时熄灯协助病人休息。（9）暂空床按要求铺好。（10）男女患者分开安置病室。	8	一处不符合要求扣1分		
二、环境管理40分	4. 治疗室、换药室：（1）清洁区与污染区界线分明，有标牌，人走灯灭，及时上锁。（2）物品放置整齐、合理，按要求消毒。（3）各类物品摆放区标识清楚，物品按标识规范放置。（4）药品标签清楚，内服、外用药分别放置，备用药固定数目，高危药品、毒麻精神药品管理规范，严格交接帐物相符。看似相似药品有标识。（5）橱上、窗台上禁放杂物，治疗室内禁放垃圾筒。（6）冰箱清洁、物品摆放整齐、禁放私人用品，每天有温湿度检测与记录，每月除霜一次，除霜时，药品去向做好记录，冰箱内的药品按要求放置，有标示。	8	一处不符合要求扣1分		
	5. 仓库：物品按需储存，每周整理与申领，摆放整齐有序，库存物品备量原则上不超过一周，无安全隐患。 6. 开水间：整齐、清洁、不放杂物，地面干爽，有"防滑"、"防烫伤"标示。 7. 处置室、洗手间：严格管理，物品摆放整齐。墙壁、踢脚线、地面、水池清洁无污垢，地面干爽。	4	一处不符合要求扣1分		

项目	检查内容及标准	分值	检查及扣分标准	扣分	扣分原因
二、环境管理 40 分	8. 日光室规范管理，全天开放，及时对病人进行健康宣教。	2	一处不符合要求扣 1 分		
	9. 掌握消防知识及操作规程，灭火器定点放置，安全通道畅通。氧气总开关位置，人人知晓。	2	一处不符合要求扣 1 分		

备注：≥95 分为合格

护理服务质量评价标准

项目	检查内容及标准	分值	检查及扣分标准	扣分	扣分原因
一、管理意识 5 分	护士长管理意识强，能够及时纠正本病区护理人员违反服务规范的行为。	5	无面镜本项不得分，发现护理人员仪容方面一人次不符合要求扣 1 分		
二、仪容规范 25 分	淡妆上岗，化妆应以清新、自然为宜，忌浓妆艳抹。口红颜色以接近唇色为宜，眼影腮红不宜过深、过艳。不留长指甲，不涂有色指甲油。	5	一项不符合要求扣 1 分/人次		
	前发不过眉，后发不及肩，以耳垂下沿为宜。长发者需用发卡或发网固定于脑后。工作时间禁止戴有色眼镜、手镯、脚链、戒指、耳坠等夸张饰品。	5	一处不符合要求扣 1 分/人次		
	护士须着工作服上岗，衣帽、鞋袜规范整洁，统一着护士帽、软底鞋、护士裤（肉色袜），必要时着护士服毛衣，不得擅自改变工作服原有式样。领口、袖口禁用别针、胶布等固定。护士个人的衣裙禁露于工作服之外。	5	不符合要求扣 1 分/人次		
	护士服和护士鞋应上班时间在医院内穿着；不得着护士服离院外出或进入餐厅等。	5	不符合要求扣 1 分/人次		
	正确佩戴胸牌于左胸前，禁止反佩、斜佩、半露半隐。胸牌如有破损及时更换，不可用胶布粘贴。	5	胸牌破损或佩戴不规范扣分 1 分/人次 未佩戴胸牌扣分 1 分/人次		

	语言文明、称呼得体。根据患者的年龄、性别、职业、职务等亲切得体的称呼患者。	2	语言不恰当扣分 1 分/人次;称呼错误扣 1~2 分/人次		
	语言明确简练,用语规范准确,介绍或回答询问时要具体,语言要有针对性,深浅度要适宜。语调平稳,证据和蔼,遇事冷静,妥善处理与患者的关系,禁用服务忌语。	2	与人沟通态度冷漠扣分 1~2 分/人次;其他不符合要求扣 1 分/人次		
三、语言行为规范20分	尊重患者的风俗习惯和宗教信仰,不对患者的外形或私事发表评论。	2	不符合要求扣 1 分/人次		
	礼节动作要适度:如点头、注目、握手等,语言要"请"字开头,"谢"字结尾,有服务不周之处,要用致歉语。禁止单纯以床号或就诊号称呼患者。	4	不符合要求扣 1 分/人次		
	走路、开关门窗及做各种治疗动作轻柔,必要时采取适当措施保护患者隐私,爱伤观念强。	3	不符合要求扣 1 分/人次		
	举止沉着稳重,行动敏捷,不在工作场所大声言谈、嬉笑打闹。	2	不符合要求扣 1 分/人次		
	工作期间除护士长外的护理人员不允许佩戴手机,护士长必须将手机调至震动,不能在患者面前接听与工作无关的电话。	5	不符合要求扣 5 分/人次,本项可倒扣分		
四、病房护士服务规范30分	对问询者实行首问负责制,热情详细解答或解决有关问题。主动迎接进入病区的陌生人员,询问其需求,给予妥善处理。	4	对询问者不予理睬扣 4 分/人次,推诿扣分 1~2 分/人次。		
	接电话时,电话铃响三声之内应拿起话筒,先说:"您好!＊＊病区",再询问对方需求。电话交谈时间时间不宜过长(一般少于 3 分钟)。	2	非工作原因电话响声超过 3 声扣 1 分/人次;接电话言语不规范扣 1 分/人次;非工作原因护士站电话连续使用超过 3 分钟扣 1 分/人次		
	新入院患者到病区护士站时护士应主动起立,热情接待,并尽快带患者到病床旁,如暂无床位,应给患者做好解释,并妥善安置患者。	4	未主动迎接患者或妥善安置患者扣 2 分/人次		
	严格遵守各班职责,在工作场所不做与工作无关的事情,不撤离职守。	4	擅自离岗不得分,其他情况扣 2 分/人次		

项目	检查内容及标准	分值	检查及扣分标准	扣分	扣分原因
四、病房护士服务规范30分	护理损伤应动作规范，熟练，落实五声化温馨服务（做到操作前有问候告知声，操作中有鼓励、安慰声、操作需患者配合时有感谢声，操作后有注意事项的交待声，操作失误有道歉声）。	4	五声化服务不符合要求扣2分/人次		
	经常巡视病房，主动解决患者所需。行动不便的患者做辅助检查时应有人护送。病危患者外出检查时应由责任护士陪同。	4	病危患者外出检查责任护士不陪同扣2分/人次，其余一项不符合要求扣1分/人次		
	呼叫器响时及时接听，询问患者需求并处理。（响三声内接听，使用文明礼貌用语）	3	一项不符合要求扣1分/人次		
	护患沟通良好，患者知晓责任护士。	4	询问3~5位患者，一人次不合要求扣2分		
五、患者满意度调查20分	发放《护理服务患者满意度调查表》，每病区调查10~15人，满意度≥95%为20分，满意度在≥90%为10分，满意度<90%本项不得分	20	根据实际情况计算得分		

备注：≥90分为合格

基础护理质量评价标准

项目	检查内容及标准	分值	检查及扣分标准	扣分	扣分原因
一、病室环境7分	1. 病室环境清洁、整齐安静，照明设施无故障，病房光线充足。	1	一项不到位扣1分，出现护理并发症不得分，一级、危重等生活不能自理的患者由家属完成口护、皮护、管饲、会阴消毒/冲洗、吸痰等任一护理工作不合格		
	2. 病室每天早上开窗通风一次，卫生间地面清洁干燥，无异味。	1			
	3. 床单、枕套、被套、枕芯、被褥清洁、无污渍、无异味。	1			
	4. 床单位及病员服每周至少更换一次。污染或潮湿时及时更换。协助患者更衣时符合病情要求。	1			
	5. 卧床时间长的患者床褥、床垫应每周翻转通风一次。	1			
	6. 床单位终末消毒符合要求。床垫下、床头、床档、床头柜、病人凳子、陪人椅均进行擦拭、消毒。铺备用床。	1			

	7. 病床的床脚应固定，床档性能良好，床上患者能正确应用餐板。	1			
	8. 患者睡醒后早餐前对于生活不能自理的患者由护士帮助完成患者的洗脸、梳头、刷牙或口腔护理，生活部分自理的患者护士给予协助，生活完全自理的患者护士给予指导。	1			
	9. 晚间患者休息前对于生活不能自理的患者由护士帮助完成患者的洗脸、梳头、刷牙或口腔护理、会阴冲洗、足部清洁。生活部分自理的患者护士给予协助，生活完全自理的患者护士给予指导。	1			
	10. 评估患者的病情和生活习惯，对于生活不能自理的患者由护士帮助每周洗头一次，每2~3天床上擦浴一次。	1			
	11. 评估患者的饮食种类和时间，关注和协助患者进食水，并做好饮食指导与宣教。	1			
	12. 加强巡视，对于生活不能自理或行动不便的患者，主动协助使用便器。便器表面无破损、裂痕等，并及时消毒便器。	1	一项不到位扣1分，出现护理并发症不得分，一级、危重等生活不能自理的患者由家属完成口护、皮护、管饲、会阴消毒/冲洗、吸痰等任一护理工作不合格		
二、患者基础护理13分	13. 大小便失禁的患者肛周皮肤及时使用皮肤保护剂如赛肤润，保持皮肤清洁，防治破损。	1			
	14. 对长期卧床的患者护士每1~2小时协助更换体位一次，并使用合适的工具，翻身时避免拖、拉、推动作。压疮及压疮高危患者的护理措施到位、及时记录并交接。	1			
	15. 老年、体弱患者翻身时要拍背，坠积性肺炎的预防措施到位。	1			
	16. 昏迷、意识不清、下肢感觉障碍或术后等患者要预防足下垂，辅助工具使用适当，教育指导有效。	1			
	17. 对于被动或强制体位的患者，护士要及时评估成效及并发症的风险，预防措施到位。床上移动时保持引流管、骨折牵引等的效果。	1			
	18. 留置导尿的患者由护士每天两次进行会阴和尿管消毒。	1			
	19. 出入量记录准确，24小时出、入总量与体温单一致。	1			
	20. 各引流管道标示正确（置管名称、时间、长度），引流通畅，引流管固定正确。引流液的性状、量观察和记录正确。	1			

备注：此项≥18分为合格　　　合格率≥95% 基础护理合格率 = 合格病人数/检查病人总数×100%

危重患者护理质量评价标

项目	检查内容及标准	分值	检查及扣分标准	扣分	扣分原因
一、护理评估 20分	1. 新入、转入病人 2 小时内完成入院评估。主、客观资料收集正确、完整。	4	未评估不得分，评估不正确一项扣 1 分、不全面一项扣 0.5 分		
	2. 住院评估按要求完成。新入、转入病人 2 小时内完成评估；在院患者每日（一般为白班）评估一次；危重、术后 24h 内的患者每班评估一次；病情变化或有创检查、治疗前后需随时评估，只记录异常评估结果。	4			
	3. 压疮风险评估按要求完成。新入、转入病人 2 小时内完成评估，高度、极重度风险患者，每周评估两次（周一、周四）；轻度、中度风险患者，每周评估一次（周一）；病情变化或发生压疮时随时进行评估。	2			
	4. 跌倒/坠床风险评估按要求完成。新入、转入病人 2 小时内完成评估；高危病人每周评估两次（周一、周四）；中、低危患者每周评估一次（周一）；应用特殊药物（如镇静、缓泻、抗抑郁、降压、降糖、化疗等）及发生病情变化时随时评估。	2			
	5. 管道滑脱风险评估按要求完成。新入、转入带管的病人 2 小时内完成评估；留置新管道、拔除管道后随时评估；高危病人每周评估两次（周一、周四）；中低危患者每周评估一次（周一）。	2			
	6. 需要约束的患者应提前做好家属及患者的告知，并做好约束后的护理。	2			
	7. 生活自理能力评估（Barthel 指数）：新入、转入的患者 2h 内完成评估；完全依赖、大手术术后 3 天、病危的患者每天评估一次，部分依赖的患者每周评估两次（周一、周四）。	4			
	此项≥18 分为合格，合格率 100%				

二、护士掌握患者情况 10 分	1. 护士熟悉病人床号、姓名、性别、入院时间。	1	未掌握病情不得分，掌握不全扣 1 分，回答不系统、不流利扣 1 分		
	2. 护士熟知病人本次住院的主要原因和诊断。	1			
	3. 护士熟知病人支持诊断的辅助检查结果。	1			
	4. 护士熟知病人目前的治疗方案、专科用药及治疗、用药效果。对手术患者了解患者麻醉方法、术中情况及术中输液、出血、输血和用药情况等。	2			
	5. 护士熟知病人目前存在的主要护理问题和应采取的护理措施。	2			
	6. 护士熟知病人目前的饮食状况。	1			
	7. 护士熟悉病人的活动程度、康复效果。	1			
	8. 护士熟悉病人及家属对疾病的认识程度和心理状态。	1			
	此项≥9 分为合格，合格率 100%				
三、专科护理 30 分	1. 各专业疾病护理常规齐全，护士工作落实护理常规有效。	3	一项不到位扣 1 分，出现护理并发症不合格		
	2. 静脉治疗的患者，做好患者的健康教育，严格执行各种静脉植入管道的维护要求。特殊管道如 PICC 须由有资质的护士负责。	3			
	3. 各专业责任护士熟悉本专业常用药物的作用、副作用预防。	3			
	4. 术前护理措施到位：遵医嘱留置尿管或其他管道等并做好标识，皮肤准备、皮试结果、术中用药、手术部位标示、禁饮食情况、胃肠道准备、手术前晚、手术日晨等的准备工作到位。物品准备充分：病历、药物、X 线、CT、核磁共振等符合要求。	3			
	5. 术后护理措施到位。各管路通畅，固定妥当，有使用日期、时间、标示，特殊管道有外延长度的记录。引流袋按要求及时更换。	3			

三、专科护理 30分	6. 护士系统掌握危重患者护理技术、监护技术、气道管理技术、急救技术，能够根据各系统监护和评估，预见性分析患者的病情变化、护理问题和危险因素，能够及时评价治疗护理效果，循证护理措施积极有效。	3	一项不到位扣1分，出现护理并发症不合格		
	7. 伤口、造口护理符合规范要求。	3			
	8. 科室各种急救仪器、设备性能良好，输液泵、监护仪、呼吸机等各项性能指标准确无误。	3			
	9. 护士能够根据患者的病情及时调整各仪器的报警参数，及时处理分析异常信息。	1			
	10. 专科护理操作熟练，对于出现的异常情况能够给予正确处理。	2			
	11. 各专科质量标准落实到位。	3			
	此项≥28分为合格，合格率≥95%				
四、基础护理 20分	1. 病室环境清洁、整齐安静，照明设施无故障，病房光线充足。	1			
	2. 病室每天早上开窗通风一次，卫生间地面清洁干燥，无异味。	1			
	3. 床单、枕套、被套、枕芯、被褥清洁、无污渍、无异味。	1			
	4. 床单位及病员服每周至少更换一次。污染或潮湿时及时更换。协助患者更衣时符合病情要求。	1			
	5. 卧床时间长的患者床褥、床垫应每周翻转通风一次。	1			
	6. 床单位终末消毒符合要求。床垫下、床头、床档、床头柜、病人凳子、陪人椅均进行擦拭、消毒。铺备用床。	1			
	7. 病床的床脚应固定，床档性能良好，床上患者能正确应用餐板。	1			
	8. 患者睡醒后早餐前对于生活不能自理的患者由护士帮助完成患者的洗脸、梳头、刷牙或口腔护理，生活部分自理的患者护士给予协助，生活完全自理的患者护士给予指导。	1			

四、基础护理 20 分	9. 晚间患者休息前对于生活不能自理的患者由护士帮助完成患者的洗脸、梳头、刷牙或口腔护理、会阴冲洗、足部清洁。生活部分自理的患者护士给予协助，生活完全自理的患者护士给予指导。	1	项不到位扣 1 分，出现护理并发症不得分，一级、危重等生活不能自理的患者由家属完成口护、皮护、管饲、会阴消毒/冲洗、吸痰等任一护理工作不合格	
	10. 评估患者的病情和生活习惯，对于生活不能自理的患者由护士帮助每周洗头一次，每 2~3 天床上擦浴一次。	1		
	11. 评估患者的饮食种类和时间，关注和协助患者进食水，并做好饮食指导与宣教。	1		
	12. 加强巡视，对于生活不能自理或行动不便的患者，主动协助使用便器。便器表面无破损、裂痕等，并及时消毒便器。	1		
	13. 大小便失禁的患者肛周皮肤及时使用皮肤保护剂如赛肤润，保持皮肤清洁，防治破损。	1		
	14. 对长期卧床的患者护士每 1~2 小时协助更换体位一次，并使用合适的工具，翻身时避免拖拉退动作。压疮及压疮高危患者的护理措施到位、及时记录并交接。	1		
	15. 老年、体弱患者翻身时要拍背，坠积性肺炎的预防措施到位。	1		
	16. 昏迷、意识不清、下肢感觉障碍或术后等患者要预防足下垂，辅助工具使用适当，教育指导有效。	1		
	17. 对于被动或强制体位的患者，护士要及时评估成效及并发症的风险，预防措施到位。床上移动时保持引流管、骨折牵引等的效果。	1		
	18. 留置导尿的患者由护士每天两次进行会阴和尿管消毒。	1		
	19. 出入量记录准确，24 小时出、入总量与体温单一致。	1		
	20. 各引流管道标示正确（置管名称、时间、长度），引流通畅，引流管固定正确。引流液的性状、量观察和记录正确。	1		
	此项≥18 分为合格，合格率≥95%			

五、健康教育 20分	1. 入院教育：①病区环境；②医护人员：责任护士、分管医生、护士长；③病房设置；④房间内物品摆放要求；⑤医院陪护、探视、作息制度；⑥疾病指导；⑦安全教育；⑧优质护理服务等。患者知晓相关内容，满意。			
	2. 住院教育：①讲解诊疗活动的一般常识及配合要点；②讲解疾病的一般常识、饮食、药物指导；③心理疏导；④介绍住院费用的查询与告知；⑤特殊检查治疗前的教育；⑥安全教育；⑦功能锻炼。			
	3. 术前健康：①给患者讲解术前、术后需患者配合的注意事项。②讲解术前准备的内容及意义：饮食、皮肤准备、肠道准备等。③加强与患者的沟通交流，安慰鼓励患者，减少恐惧心理，增强信心。④有效咳嗽、咳痰方法、术中体位配合、功能锻炼的相关知识、术后常见并发症的预防方法、疼痛的管理。	教育内容不全扣0.2分/项患者不知晓教育相关知识一项扣0.2分，患者不满意扣1分。		
	4. 术后教育：①给患者及家属讲解术后的注意事项：情绪的调节、卧位要求、各种管路的保护、减轻疼痛和不适的方法、进食的时间和饮食种类、活动时间及注意事项、用药的相关知识、监护仪等仪器使用意义及注意事项等。②指导早期康复、功能锻炼。			
	5. 出院教育：①出院用药指导；②饮食、活动、休息的要求及注意事项；③心理调节方法和重要性；④复诊时间安排及重要性；⑤病历复印相关事宜；⑥随访。			
	此项≥18分为合格，合格率≥95%			

六、危重护理记录30分	1. 用蓝黑、碳素墨水笔书写（普通病区在护理信息平台中完成），不得涂改，不得有刮痕。如需修改用双横线划掉，并保持原记录清晰可辨，并注明修改日期、时间，修改人签名。护士每次记录后须签全名。	2	一处不合要求扣1分。		
	2. 眉栏包括：病区、姓名、年龄、性别、床号、住院号、入院日期、诊断。要录入完整、清晰、规范。	2	每缺一项扣1分。		
	3. 护理记录书写及时、与医生记录统一。病情稳定者每班至少记录一次，病情变化、特殊用药、采取治疗护理措施、有出入量时均需及时记录，记录时间应具体到分钟。手术病人应记录麻醉方式、手术名称、患者返回病室状况、伤口情况、引流情况。	10	内容不准确一处扣2分。记录内容不统一扣5分		
	4. 每4小时监测、记录T、P、HR、血压一次，或按护理常规、医嘱执行，有异常时及时监测并记录。	7	一处不符合要求扣2分。		
	5. 详细记录患者出入量，各班小结和24小时总结的出入量要准确（必要时有分量记录），并在小结或总结的量下面用红双线标识。	7	一处不符合要求扣2分。		
	6. 护士长每日审核，每页签字，记录格式符合要求。	2	一处不符合要求扣1分。		

备注：≥110分为合格　合格率＝检查合格病人数/检查病人总数×100%（至少检查10位病人）

围术期护理质量评价标准

项目	检查内容及标准	分值	检查及扣分标准	扣分	扣分原因
一、手术前护理 50分	1. 了解患者病情基本情况：诊断、生命体征、拟行手术名称及麻醉方式、手术风险评估结果等。	5	一项不符合要求扣1~2分。		
	2. 评估患者到位：营养状况、自理能力、教育需求、压疮、跌倒/坠床危险性评估、心理状况及家庭支持情况。	15			
	3. 术前患者准备充分：遵医嘱留置尿管或其他管道等并做好标识，皮肤准备、皮试结果、术中用药、手术部位标示、禁饮食情况、胃肠道准备、手术前晚、手术日晨等的准备工作到位。	15			
	4. 术前健康宣教到位：有效咳嗽、咳痰方法、功能锻炼的相关知识、术后常见并发症的预防方法、疼痛的管理等。	10			
	5. 物品准备充分：病历、药物、X线、CT、核磁共振等符合要求。	5			
二、手术后护理 50分	1. 责任护士与手术室护士交接，了解患者麻醉方法、术中情况及术中输液、出血、输血和用药情况等。	5	每项不符合要求扣1~2分。		
	2. 术后评估患者到位：生命体征、意识状态、伤口敷料、管道、疼痛、自理能力、压疮、跌倒/坠床危险性、心理状态等项目齐全、评估正确。	10			
	3. 能够根据患者及手术具体情况为患者实施个性化护理，基础护理及专科护理到位。	20			
	4. 术后宣教到位：患者能够掌握术后饮食、活动要点；掌握保护管道及伤口的注意事项；掌握疼痛管理方法，能够正确使用镇痛泵；掌握术后常见并发症的预防等相关知识。	10			
	5. 术后医嘱执行准确、及时，记录及时、规范。	5			

备注：≥90分为合格　　合格率＝合格病人数/检查病人总数×100%

58

护理文书质量评价标准

项目	检查内容及标准	分值	检查及扣分标准	扣分	扣分原因
一、危重患者护理记录单30分	1. 用蓝黑、碳素墨水笔书写（普通病区在护理信息平台中完成），不得涂改，不得有刮痕。如需修改用双横线划掉，并保持原记录清晰可辨，并注明修改日期、时间，修改人签名。护士每次记录后须签全名。	2	一处不符合要求扣1分		
	2. 眉栏包括：病区、姓名、年龄、性别、床号、住院号、入院日期、诊断。要录入完整、清晰、规范。	2	每缺一项扣1分		
	3. 护理记录书写及时、与医生记录统一。病情稳定者每班至少记录一次，病情变化、特殊用药、采取治疗护理措施、有出入量时均需及时记录，记录时间应具体到分钟。手术病人应记录麻醉方式、手术名称、患者返回病室状况、伤口情况、引流情况。	10	内容不准确一处扣2分记录内容不统一扣5分		
	4. 每4小时监测、记录T、P、HR、血压一次，或按护理常规、医嘱执行，有异常时及时监测并记录。	7	一处不符合要求扣2分		
	5. 详细记录患者出入量，各班小结和24小时总结的出入量要准确（必要时有分量记录），并在小结或总结的量下面用红双线标识。	7	一处不符合要求扣2分		
	6. 护士长每日审核，每页签字，记录格式符合要求。	2	一处不符合要求扣1分		
二、体温单20分	1. 护理信息平台中体温单自动生成各眉栏、住院天数、手术天数等项目。				
	2. 正确录入入院、出院、转入、手术、分娩、死亡等床头事件及时间，显示在规定的纵格内。除手术、转出不写具体时间外，其余均按24小时制，精确到分钟。	5	一项不符合要求扣1分		
	3. 按规范测量并录入生命体征、大便次数、体重等，体温单上绘制内容与患者实际相符。	5	一项不符合要求扣1分		

二、体温单20分	4. 病人因特殊情况外出，可不测量和绘制体温、脉搏、呼吸，回院后的体温、脉搏与外出前不相连。	5	一项不符合要求扣1分		
	5. 危重患者或记出入量的患者，应将患者的出入量项目在出入量记录单中详细录入，总量会自动导入到体温单相应栏内。	5	一项不符合要求扣1分		
三、手术清点记录15分	1. 用蓝黑、碳素墨水笔填写，字迹清楚、整齐，不漏项。眉栏项目，填写准确、齐全、无涂改。	3	字迹不清晰扣1分，书写不整洁一处扣1分		
	2. 术中植入物条形码黏贴整齐。	2	漏粘或错粘一处扣2分		
	3. 器械护士、巡回护士在清点记录单上签全名。手术开始前、结束前，器械护士和巡回护士共同清点台上、台下的器械、敷料，确认数量核对无误，并逐项准确填写，手术中追加的器械、敷料应及时记录。	10	一项不符合要求扣2分		
四、医嘱单20分	1. 医嘱单眉栏和页码系统自动生成，长期医嘱审核后自动生成时间和姓名（手模签名）。临时医嘱执行时用PDA扫描腕带和执行单条码会自动生成执行时间和签名。				
	2. 临时医嘱执行时间与患者病情或治疗、检查等相符。不能实行电子签名的医嘱如补录医嘱、死亡医嘱或PDA未扫描时应将医嘱单打印后及时手写签名和实际时间。	10	一项不符合要求扣1分		
	3. 需要皮试的药物，需经两人核对皮试结果，及时记录在临时医嘱单中，结果记录应和医嘱时间相差20分钟以上。	5	没有皮试结果的视为不合格病历，少执行者签名或时间扣2分		
	4. 药物医嘱取消后面不得有执行护士签名和时间，检查医嘱可以保留签名和时间。医嘱执行时间与护理记录时间相符。	5	一项不符合要求扣1分		
五、其他15分	1. 病历车按要求进行存放、管理。运行病历按要求顺序排列，整齐、完整。	2	一处不符合要求扣1分		
	2. 医嘱按要求进行核对，核对后签名。	2	一项不符合要求扣1分		
	3. 转科、手术交接等记录单做到填写项目齐全，签字清晰易辩。	2	一项不符合要求扣1分		

60

项目	检查内容及标准	分值	检查及扣分标准	扣分	扣分原因
五、其他 15 分	4. 护理项目执行记录单（血压脉搏观察表、血糖观察表、围手术期交接单等）各种评估单应做到填写项目齐全，签字按要求并清晰易辩。护理项目执行单在科室保留一年。	4	一项不符合要求扣 1～3 分		
	5. 护理日夜交接班报告按要求在电子病历中书写。保留至患者出院 1 年。	5	一项不符合要求扣 1 分		

备注：≥90 分为合格，不合格病历的规定：（1）没有皮试结果记录，（2）每份文书总分低于90分，（3）少体温单、护理记录或有创操作知情同意书。合格率 = 本月（本次）检查合格病例数/本月（本次）检查病例总数（每月至少检查 10 份病例）

护理健康教育质量评价标准（20 分）

项目	检查内容及标准	分值	检查及扣分标准	扣分	扣分原因
一、入院教育 4 分	1. 责任护士负责患者入院教育。	1	不符合要求扣 0.1 分/人次		
	2. 采取至少两种教育方式（书面、口头等）。	1	缺一种方式扣 0.1 分。		
	3. 教育内容：①病区环境；②医护人员：责任护士、分管医生、护士长；③病房设置；④房间内物品摆放要求；⑤医院陪护、探视、作息制度；⑥疾病指导；⑦安全教育；⑧优质护理服务等。	1	内容不全扣 0.2 分/项		
	4. 效果：①患者知晓教育相关知识；②患者满意。	1	患者不知晓教育相关知识一项扣 0.2 分，患者不满意扣 1 分。		
二、住院教育 4 分	1. 责任护士负责患者健康教育，夜班护士协助相关教育。	1	不符合要求扣 0.1 分/人次		
	2. 采取多种教育方式（书面、口头、多媒体等）。	1	缺一种方式扣 0.1 分。		
	3. 教育内容：①讲解诊疗活动的一般常识及配合要点；②讲解疾病的一般常识、饮食、药物指导；③心理疏导；④介绍住院费用的查询与告知；⑤特殊检查治疗前的教育；⑥安全教育；⑦功能锻炼；⑧评估患者及家属对健康教育的接受程度，采取适当的教育方式。	1	内容不全扣 0.2 分/项		
	4. 效果：①患者知晓教育相关知识；②患者满意。	1	患者不知晓教育相关知识一项扣 0.2 分，患者不满意扣 1 分。		

三、术前教育4分	1. 责任护士负责患者健康教育，夜班护士协助相关教育。	1	不符合要求扣0.1分/人次		
	2. 采取多种教育方式（书面、口头、多媒体等）。	1	缺一种方式扣0.1分。		
	3. 教育内容：①给患者讲解术前、术后需患者配合的注意事项。②讲解术前准备的内容及意义：饮食、皮肤准备、肠道准备等。③加强与患者的沟通交流，安慰鼓励患者，减少恐惧心理，增强信心。④评估患者及家属对健康教育的接受程度，采取适当的教育方式。	1	内容不全扣0.2分/项		
	4. 效果：①患者知晓教育相关知识；②患者满意。	1	患者不知晓教育相关知识一项扣0.2分，患者不满意扣1分。		
四、术后教育4分	1. 责任护士负责患者健康教育，夜班护士协助相关教育。	1	不符合要求扣0.1分/人次		
	2. 采取多种教育方式（书面、口头、多媒体等）。	1	缺一种方式扣0.1分。		
	3. 教育内容：①给患者及家属讲解术后的注意事项：情绪的调节、卧位要求、各种管路的保护、减轻疼痛和不适的方法、进食的时间和饮食种类、活动时间及注意事项、用药的相关知识、监护仪等仪器使用意义及注意事项等。②指导早期康复、功能锻炼。	1	内容不全扣0.2分/项		
	4. 效果：①患者知晓教育相关知识；②患者满意。	1	患者不知晓教育相关知识一项扣0.2分 患者不满意扣1分		
五、出院教育4分	1. 责任护士负责患者健康教育，夜班护士协助相关教育。	1	不符合要求扣0.1分/人次		
	2. 采取至少两种教育方式（书面、口头）。	1	缺一种方式扣0.1分		
	3. 教育内容：①出院用药指导；②饮食、活动、休息的要求及注意事项；③心理调节方法和重要性；④复诊时间安排及重要性；⑤病历复印相关事宜；⑥随访。	1	内容不全扣0.2分/项		
	4. 效果：①患者知晓教育相关知识；②患者满意。	1	患者不知晓教育相关知识一项扣0.2分，患者不满意扣1分		

备注：≥18分为合格，合格率＝合格病人数/检查病人总数×100%。

消毒隔离质量评价标准（100分）

项目	检查内容及标准	分值	检查及扣分标准	扣分	扣分原因
一、制度及落实 10分	1. 各病区成立医院感染管理小组，有制度，按照医院感染科制定的学习计划，学习制度和院感知识，有记录。工作人员掌握相关院内感染、消毒隔离及防护知识。	4	现场查看，提问护士，一项不符合要求扣1~2分。		
	2. 实施标准预防原则，根据疾病传播途径采取相应隔离措施。	3			
	3. 医疗垃圾分类放置。传染性垃圾用双层黄色垃圾袋严密封闭，袋外有警示标志及产生科室标志，进行无害化处理，严格执行转运交接登记手续。	3			
二、无菌原则 10分	1. 无菌操作前洗手、戴口罩、按无菌操作规程进行操作。	3	发现一人次不符合要求扣2~5分。		
	2. 侵入性诊疗用物一人一用一灭菌。接触病人粘膜物品应一人一用一消毒，干燥保存。	4			
	3. 各种治疗、护理及换药操作应按清洁伤口、感染伤口、隔离伤口依次进行。处置患者后应进行手消毒，病房门口或病床床尾应有快速手消毒剂，注明开瓶日期。有效期一个月。	3			
三、治疗室要求 20分	1. 布局合理，清洁区、污染区分区明确，标识清楚。治疗室、换药室清洁整齐。	3	实际查看，发现一处不符合要求扣2~5分。存在无菌物品过期扣20分。		
	2. 无菌物品按灭菌日期依次摆放，标识清晰，包装符合要求，取用符合原则；无过期物品。	5			
	3. 无菌敷料、无菌物品、抽出的药液、开启后的无菌液体及消毒液等应注明时间；保存方法、时间符合无菌原则要求。	5			
	4. 治疗车上物品摆放有序，上层为清洁区，下层为污染区；进入病房的治疗车、换药车应配有快速手消剂，每诊疗一个病人、接触污染物品后严格按照手卫生规范处置。	5			
	5. 紫外线灯管无灰尘，记录灯管使用时间，每周一用75%酒精擦拭灯管并记录。空气消毒机由设备科每季度进行性能维护，操作前半小时打开，操作过程持续开放。	2			

四、环境管理 20 分	1. 病房地面湿式清扫，被血液、体液、呕吐物、排泄物、分泌物污染的地面要用适合的消毒液进行有效消毒。	4	实际查看，发现一处不符合要求扣 2 分。		
	2. 病室、治疗室、走廊、卫生间的拖把要分别使用，有专用标志，用后悬挂晾干。	4			
	3. 病床湿式清扫，一床一套，床头桌、床档等物体表面每天擦拭，一桌一抹布，用后悬挂晾干，有污染的物体表面随时用消毒液擦拭。	2			
	4. 患者出院、转科或死亡后要及时对床单元进行终末处理。	2			
	5. 患者衣裤、床单、被罩、枕套，每周至少更换 1～2 次，被褥、枕心、床垫要每两周消毒清洗，污染后要及时更换消毒。禁止在病房、走廊清点被服。	4			
	6. 病房环境整洁，无污染，空气新鲜、无异味，患者安置符合原则：传染病人有隔离标志，操作、物品放置、使用符合要求。病室定时开窗通风。	2			
	7. 严格探视陪住制度，加强病房陪人管理。	2			
五、物品管理 20 分	1. 止血带、吸氧装置、雾化吸入器、氧气湿化瓶、呼吸机面罩、管路等要一人一用一消毒，消毒后干燥保存。湿化液为无菌蒸馏水，每日更换。	15	实际查看，发现一处不符合要求扣 1 分。		
	2. 弯盘、治疗碗、药杯、体温计等用后应立即消毒处理。血压袖带，保持清洁，污染时随时更换消毒，每周消毒一次用 500mg/L 含氯消毒剂浸泡。	5			
六、监测指标 20 分	1. 执行手卫生规范，掌握正确的洗手方法，提高洗手依从性。（洗手或手消毒指征：①直接接触每个患者前后，从同一患者身体的污染部位移动到清洁部位时；②接触患者粘膜、破损皮肤或伤口前后，接触患者的血液、体液、分泌物、排泄物、伤口敷料等之后③进行无菌操作、接触清洁、无菌物品之前④接触患者周围环境及物品后⑤处理药物或配餐前⑥穿脱隔离衣前后，摘手套后）。2. 无过期物品。	20	病区检查时按照《聊城市人民医院手卫生调查表》调查，计算依从性。每病区抽查 2 名护士行六步洗手法操作，统计洗手的正确率。		

备注：≥90 分为合格　　有过期物品消毒隔离视为不合格。

责任制整体护理质量评价标准

项目	检查内容及标准	分值	检查及扣分标准	扣分	扣分原因
一、身份识别与查对 10	1. 患者床头卡、一览表、腕带信息一致。	2	不一致不得分		
	2. 所有患者佩戴腕带正确。	2	未佩戴腕带不得分		
	3. 查对流程正确。患者或家属陈述患者姓名、PDA扫描患者腕带和执行单条码。	3	查对流程不正确扣1分		
	4. 所有操作、用药、护理、饮食、检查等"三查""十对"落实正确、有效。	3	查对不正确不得分		
	10分为合格，合格率100%				
二、护理评估 10	1. 新入、转入病人2小时内完成入院评估。主、客观资料收集正确、完整。	2	未评估不得分，评估不正确一项扣1分、不全面一项扣0.5分		
	2. 住院评估按要求完成。新入、转入病人2小时内完成评估；在院患者每日（一般为白班）评估一次；危重、术后24h内的患者每班评估一次；病情变化或有创检查、治疗前后需随时评估，只记录异常评估结果。	2			
	3. 压疮风险评估按要求完成。新入、转入病人2小时内完成评估，高度、极重度风险患者，每周评估两次（周一、周四）；轻度、中度风险患者，每周评估一次（周一）；病情变化或发生压疮时随时进行评估。	1			
	4. 跌倒/坠床风险评估按要求完成。新入、转入病人2小时内完成评估；高危病人每周评估两次（周一、周四）；中、低危患者每周评估一次（周一）；应用特殊药物（如镇静、缓泻、抗抑郁、降压、降糖、化疗等）及发生病情变化时随时评估。	1			
	5. 管道滑脱风险评估按要求完成。新入、转入带管的病人2小时内完成评估；留置新管道、拔除管道后随时评；高危病人每周评估两次（周一、周四）；中低危患者每周评估一次（周一）。				
	6. 需要约束的患者应提前做好家属告知和约束后的护理。				

	7. 生活自理能力评估（Barthel 指数）：新入、转入的患者 2h 内完成评估；完全依赖、大手术术后 3 天、病危的患者每天评估一次，部分依赖的患者每周评估两次（周一、周四）。			
	此项≥9 分为合格　　合格率 100%			
三、护士掌握病人情况 10	1. 护士熟悉病人床号、姓名、性别、入院时间。	1	未掌握病情不得分，掌握不全扣 1 分，回答不系统、不流利扣 1 分	
	2. 护士熟知病人本次住院的主要原因和诊断。	1		
	3. 护士熟知病人支持诊断的辅助检查结果。	1		
	4. 护士熟知病人目前的治疗方案、专科用药及治疗、用药效果。对手术患者了解患者麻醉方法、术中情况及术中输液、出血、输血和用药情况等。	2		
	5. 护士熟知病人目前存在的主要护理问题和应采取的护理措施。	2		
	6. 护士熟知病人目前的饮食状况。	1		
	7. 护士熟悉病人的活动程度、康复效果。	1		
	8. 护士熟悉病人及家属对疾病的认识程度和心理状态。	1		
	此项≥9 分为合格　　合格率 100%			
四、基础护理 20	1. 病室环境清洁、整齐安静，照明设施无故障，病房光线充足。	1		
	2. 病室每天早上开窗通风一次，卫生间地面清洁干燥，无异味。	1		
	3. 床单、枕套、被套、枕芯、被褥清洁、无污渍、无异味。	1		
	4. 床单位及病员服每周至少更换一次。污染或潮湿时及时更换。协助患者更衣时符合病情要求。	1		
	5. 卧床时间长的患者床褥、床垫应每周翻转通风一次。	1		
	6. 床单位终末消毒符合要求。床垫下、床头、床档、床头柜、病人凳子、陪人椅均进行擦拭、消毒。铺备用床。	1		

66

	7. 病床的床脚应固定，床档性能良好，床上患者能正确应用餐板。	1			
	8. 患者睡醒后早餐前对于生活不能自理的患者由护士帮助完成患者的洗脸、梳头、刷牙或口腔护理，生活部分自理的患者护士给予协助，生活完全自理的患者护士给予指导。	1			
	9. 晚间患者休息前对于生活不能自理的患者由护士帮助完成患者的洗脸、梳头、刷牙或口腔护理、会阴冲洗、足部清洁。生活部分自理的患者护士给予协助，生活完全自理的患者护士给予指导。	1			
	10. 评估患者的病情和生活习惯，对于生活不能自理的患者由护士帮助每周洗头一次，每2～3天床上擦浴一次。	1			
四、基础护理 20	11. 评估患者的饮食种类和时间，关注和协助患者进食水，并做好饮食指导与宣教。	1	一项不到位扣1分，出现护理并发症不得分，一级、危重等生活不能自理的患者由家属完成口护、皮护、管饲、会阴消毒/冲洗、吸痰等任一护理工作不合格		
	12. 加强巡视，对于生活不能自理或行动不便的患者，主动协助使用便器。便器表面无破损、裂痕等，并及时消毒便器。	1			
	13. 大小便失禁的患者肛周皮肤及时使用皮肤保护剂如赛肤润，保持皮肤清洁，防治破损。	1			
	14. 对长期卧床的患者护士每1～2小时协助更换体位一次，并使用合适的工具，翻身时避免拖拉推动作。压疮及压疮高危患者的护理措施到位、及时记录并交接。	1			
	15. 老年、体弱患者翻身时要拍背，坠积性肺炎的预防措施到位。	1			
	16. 昏迷、意识不清、下肢感觉障碍或术后等患者要预防足下垂，辅助工具使用适当，教育指导有效。	1			
	17. 对于被动或强制体位的患者，护士要及时评估成效及并发症的风险，预防措施到位。床上移动时保持引流管、骨折牵引等的效果。	1			

四、基础护理 20	18. 留置导尿的患者由护士每天两次进行会阴和尿管消毒。	1	一项不到位扣1分，出现护理并发症不得分，一级、危重等生活不能自理的患者由家属完成口护、皮护、管饲、会阴消毒/冲洗、吸痰等任一护理工作不合格		
	19. 出入量记录准确，24小时出、入总量与体温单一致。	1			
	20. 各引流管道标示正确（置管名称、时间、长度），引流通畅，引流管固定正确。引流液的性状、量观察和记录正确。	1			
	此项≥18分为合格　　　合格率≥95%				
五、专科护理 30	1. 各专业疾病护理常规齐全，护士工作落实护理常规有效。	3	一项不到位扣1分，出现护理并发症不合格		
	2. 静脉治疗的患者，做好患者的健康教育，严格执行各种静脉植入管道的维护要求。特殊管道如PICC须由有资质的护士负责。	3			
	3. 各专业责任护士熟悉本专业常用药物的作用、副作用预防。	3			
	4. 术前护理措施到位：遵医嘱留置尿管或其他管道等并做好标识，皮肤准备、皮试结果、术中用药、手术部位标示、禁饮食情况、胃肠道准备、手术前晚、手术日晨等的准备工作到位。物品准备充分：病历、药物、X线、CT、核磁共振等符合要求。	3			
	5. 术后护理措施到位。各管路通畅，固定妥当，有使用日期、时间、标示，特殊管道有外延长度的记录。引流袋按要求及时更换。	3			
	6. 护士系统掌握危重患者护理技术、监护技术、气道管理技术、急救技术，能够根据各系统监护和评估，预见性分析患者的病情变化、护理问题和危险因素，能够及时评价治疗护理效果，循证护理措施积极有效。	3			
	7. 伤口、造口护理符合规范要求。	3			
	8. 科室各种急救仪器、设备性能良好，输液泵、监护仪、呼吸机等各项性能指标准确无误。	3			
	9. 护士能够根据患者的病情及时调整各仪器的报警参数，及时处理分析异常信息。	1			
	10. 专科护理操作熟练，对于出现的异常情况能够给予正确处理。	2			
	11. 各专科质量标准落实到位。	3			
	此项≥28分为合格　　合格率≥95%				

六、健康教育 20	1. 入院教育：①病区环境；②医护人员：责任护士、分管医生、护士长；③病房设置；④房间内物品摆放要求；⑤医院陪护、探视、作息制度；⑥疾病指导；⑦安全教育；⑧优质护理服务等。患者知晓相关内容，满意。	4	不符合要求扣0.2分/人次 缺一种方式扣0.2分。 内容不全扣0.2分/项 患者不知晓教育相关知识一项扣0.5分，患者不满意扣1分。		
	2. 住院教育：①讲解诊疗活动的一般常识及配合要点；②讲解疾病的一般常识、饮食、药物指导；③心理疏导；④介绍住院费用的查询与告知；⑤特殊检查治疗前的教育；⑥安全教育；⑦功能锻炼。	4			
	3. 术前健康：①给患者讲解术前、术后需患者配合的注意事项。②讲解术前准备的内容及意义：饮食、皮肤准备、肠道准备等。③加强与患者的沟通交流，安慰鼓励患者，减少恐惧心理，增强信心。④有效咳嗽、咳痰方法、术中体位配合、功能锻炼的相关知识、术后常见并发症的预防方法、疼痛的管理。	4			
	4. 术后教育：①给患者及家属讲解术后的注意事项：情绪的调节、卧位要求、各种管路的保护、减轻疼痛和不适的方法、进食的时间和饮食种类、活动时间及注意事项、用药的相关知识、监护仪等仪器使用意义及注意事项等。②指导早期康复、功能锻炼。	4			
	5. 出院教育：①出院用药指导；②饮食、活动、休息的要求及注意事项；③心理调节方法和重要性；④复诊时间安排及重要性；⑤病历复印相关事宜；⑥随访。	4			
	此项≥18分为合格，合格率≥95%				

备注：责任制整体护理综合评价≥90分为病人护理合格病人护理合格率＝合格病人数/检查病人总数×100％，若进行单项合格率请按照单项合格要求计算。

分级护理质量评价标准

日期：　　　检查人：　　　检查科室：　　　得分

床号＿＿＿＿　姓名＿＿＿＿　住院号＿＿＿＿　诊断＿＿＿＿　护理级别＿＿＿＿

项目分值	检查内容及标准				检查及扣分方法	扣分	扣分原因
	特级护理	一级护理	二级护理	三级护理			
一、分级合理性10分	1. 病情危重，随时可能发生病情变化需要进行抢救的患者； 2. 重症监护患者； 3. 各种复杂或者大手术后的患者； 4. 严重创伤或大面积烧伤的患者； 5. 使用呼吸机辅助呼吸，并需要严密监护病情的患者； 6. 实施连续性肾脏替代治疗（CRRT），并需要严密监护生命体征的患者； 7. 其他有生命危险，需要严密监护生命体征的患者。	1. 病情趋向稳定的重症患者； 2. 手术后或者治疗期间需要严格卧床的患者； 3. 生活完全不能自理且病情不稳定的患者； 4. 生活部分自理，病情随时可能发生变化的患者。	1. 病情稳定，仍需卧床的患者； 2. 生活部分自理的患者。	1. 生活完全自理且病情稳定的患者； 2. 生活完全自理且处于康复期的患者。	1. 护理分级不合理，扣3分/人； 2. 护理级别标识调整不及时扣1分/人。		
二、护理评估10分	1. 新入、转入病人2小时内完成入院评估。主、客观资料收集正确、完整。				未评估不得分，评估不正确一项扣1分、不全面一项扣0.5分		
	2. 住院评估按要求完成。新入、转入病人2小时内完成一次；在院患者每日（一般为白班）评估一次；危重、术后24h内的患者每班评估一次；病情变化或有创检查、治疗前后需随时评估，只记录异常评估结果。						
	3. 压疮风险评估按要求完成。新入、转入病人2小时内完成评估，高度、极重度风险患者，每周评估两次（周一、周四）；轻度、中度风险患者，每周评估一次（周一）；病情变化或发生压疮时随时进行评估。						
	4. 跌倒/坠床风险评估按要求完成。新入、转入病人2小时内完成评估；高危病人每周评估两次（周一、周四）；中、低危患者每周评估一次（周一）；应用特殊药物（如镇静、缓泻、抗抑郁、降压、降糖、化疗等）及发生病情变化时随时评估。						

二、护理评估 10 分	5. 管道滑脱风险评估按要求完成。新入、转入带管的病人 2 小时内完成评估；留置新管道、拔除管道后随时评；高危病人每周评估两次（周一、周四）；中低危患者每周评估一次（周一）。		未评估不得分，评估不正确一项扣 1 分、不全面一项扣 0.5 分		
	6. 需要约束的患者应提前做好家属告知和约束后的护理。				
	7. 生活自理能力评估（Barthel 指数）：新入、转入的患者 2h 内完成评估；完全依赖、大手术术后 3 天、病危的患者每天评估一次，部分依赖的患者每周评估两次（周一、周四）。				
	此项≥9 分为合格　　　　合格率 100%				
三、基础护理 20 分	1. 每日整理床单位 2 次，面部清洁、口腔护理 2 次，梳头、足部清洁各 1 次； 2. 每日会阴护理 1 次，留置导管患者每日进行尿道口消毒 2 次； 3. 落实"皮肤清洁四个一"：入院后、手术前、出院前洗头及擦浴 1 次，每周洗头 1 次、擦浴 2～3 次，修剪指（趾）甲 1 次。 4. 协助患者使用便器及更衣，进行两便失禁患者的护理。 5. 每 2 小时协助患者进行翻身、叩背及有效咳嗽。 6. 协助患者进食进水（禁饮食患者）除外。	1. 每日整理床单位 2 次，协助面部清洁 2 次，协助梳头、足部清洁各 1 次。2. 协助或落实"皮肤清洁四个一"：入院后、手术前、出院前洗头及擦浴 1 次，每周洗头 1 次、擦浴 2～3 次，修剪指（趾）甲 1 次。3. 协助患者进食水（禁饮食除外）。4. 根据患者病情，每 2 小时协助患者翻身、叩背及有效咳嗽。5. 协助患者使用便器及更衣，进行两便失禁患者护理。6. 为留置尿管患者，每日进行 2 次尿道口消毒。	1. 每日整理床单位 2 次，协助面部清洁 2 次，协助梳头、足部清洁各 1 次。2. 协助"皮肤清洁四个一"：入院后、手术前、出院前及每周洗澡 1 次。3. 协助修剪指（趾）甲。4. 协助患者使用便器及更衣。	每日整理单位 2 次。	查看患者，确保每位患者均可以达到"三短六洁四无"，护理措施未落实扣 5 分/项，落实不到位扣 1 分/项，出现护理相关并发症本项不得分。

四、护士掌握患者的病情 10	1. 护士熟悉病人床号、姓名、性别、入院时间。	未掌握病情不得分，掌握不全扣 1 分，回答不系统、不流利扣 1 分			
	2. 护士熟知病人本次住院的主要原因和诊断。				
	3. 护士熟知病人支持诊断的辅助检查结果。				
	4. 护士熟知病人目前的治疗方案、专科用药及治疗、用药效果。对手术患者了解患者麻醉方法、术中情况及术中输液、出血、输血和用药情况等。				
	5. 护士熟知病人目前存在的主要护理问题和应采取的护理措施。				
	6. 护士熟知病人目前的饮食状况。				
	7. 护士熟悉病人的活动程度、康复效果				
	8. 护士熟悉病人及家属对疾病的认识程度和心理状态。				
	此项≥9 分为合格　　　合格率≥95%				
五、专科护理 30	1. 各专业疾病护理常规齐全，护士工作落实护理常规有效。	一项不到位扣 1 分，出现护理并发症不合格			
	2. 静脉治疗的患者，做好患者的健康教育，严格执行各种静脉植入管道的维护要求。特殊管道如 PICC 须由有资质的护士负责。				
	3. 各专业责任护士熟悉本专业常用药物的作用、副作用预防。				
	4. 术前护理措施到位：遵医嘱留置尿管或其他管道等并做好标识，皮肤准备、皮试结果、术中用药、手术部位标示、禁饮食情况、胃肠道准备、手术前晚、手术日晨等的准备工作到位。物品准备充分：病历、药物、X 线、CT、核磁共振等符合要求。				
	5. 术后护理措施到位。各管路通畅，固定妥当，有使用日期、时间、标示，特殊管道有外延长度的记录。引流袋按要求及时更换。				
	6. 护士系统掌握危重患者护理技术、监护技术、气道管理技术、急救技术，能够根据各系统监护和评估，预见性分析患者的病情变化、护理问题和危险因素，能够及时评价治疗护理效果，循证护理措施积极有效。				
	7. 伤口、造口护理符合规范要求。				
	8. 科室各种急救仪器、设备性能良好，输液泵、监护仪、呼吸机等各项性能指标准确无误。				
	9. 护士能够根据患者的病情及时调整各仪器的报警参数，及时处理分析异常信息。				
	10. 专科护理操作熟练，对于出现的异常情况能够给予正确处理。				
	11. 各专科质量标准落实到位。				
	此项≥28 分为合格　　　合格率≥95%				

72

项目		检查内容及标准			
六、健康教育20		1. 入院教育：①病区环境；②医护人员：责任护士、分管医生、护士长；③病房设置；④房间内物品摆放要求；⑤医院陪护、探视、作息制度；⑥疾病指导；⑦安全教育；⑧优质护理服务等。患者知晓相关内容，满意。	不符合要求扣0.2分/人次 缺一种方式扣0.2分。内容不全扣0.2分/项 患者不知晓教育相关知识一项扣0.5分，患者不满意扣1分。		
		2. 住院教育：①讲解诊疗活动的一般常识及配合要点；②讲解疾病的一般常识、饮食、药物指导；③心理疏导；④介绍住院费用的查询与告知；⑤特殊检查治疗前的教育；⑥安全教育；⑦功能锻炼。			
		3. 术前健康：①给患者讲解术前、术后需患者配合的注意事项。②讲解术前准备的内容及意义：饮食、皮肤准备、肠道准备等。③加强与患者的沟通交流，安慰鼓励患者，减少恐惧心理，增强信心。④有效咳嗽、咳痰方法、术中体位配合、功能锻炼的相关知识、术后常见并发症的预防方法、疼痛的管理			
		4. 术后教育：①给患者及家属讲解术后的注意事项：情绪的调节、卧位要求、各种管路的保护、减轻疼痛和不适的方法、进食的时间和饮食种类、活动时间及注意事项、用药的相关知识、监护仪等仪器使用意义及注意事项等。②指导早期康复、功能锻炼。			
		5. 出院教育：①出院用药指导；②饮食、活动、休息的要求及注意事项；③心理调节方法和重要性；④复诊时间安排及重要性；⑤病历复印相关事宜；⑥随访。			
		此项≥18分为合格 合格率≥95%			

备注：分级护理合格≥90分，合格率＝检查合格的患者数量/所有检查患者数量

急救药品、物品、仪器设备质量评价标准

项目	检查内容及标准	分值	检查及扣分标准	扣分
一、急救药品40分	1. 抢救车专人管理，抢救药品和物品定位、定量放置，班班交接并签名，护士长每周检查一次并签字。	5	一项不符合扣1分	
	2. 有药品及物品放置示意图，标记清晰。熟练掌握抢救药品和物品的摆放位置，应用时能在10秒内迅速取出。	5	存在近效期药品每支扣1分，有过期药品本项不得分。若因准备不全延误抢救本项不得分。	
	3. 抢救药品和物品应进行有效期标示，每天检查，对最近到期的药品有标记。	5	未备扣1分	
	4. 根据科室特点配备急救穿刺包、静脉穿刺包。	5	一项不符合扣1分	
	5. 凡封闭的抢救车每班交接封条的完整性，每月1号启封一次，双人清点并签名；急用启封后2h内补齐，并双人清点与签名。每次启封后清点时填写数量。	10	一项不符合扣2分	

一、急救药品 40分	6. 抢救药品和物品用后及时补充，并记录在抢救药品使用登记本上。	5	缺一项扣2分	
	7. 病区至少配备氧气袋、病人转运急救箱各1个，在病人转送或应急情况下使用。	5		
	40分为合格，急救药品、物品合格率100%。			
二、急救设备 40分	1. 班班交接仪器设备的数量、性能，交接人员进行双签名。除颤仪、洗胃机每天监测性能，有记录。护士长每周检查一次并签字。	10	未清点或不符扣2分，未处于应急备用状态，一件不适用扣5分	
	2. 抢救仪器定位放置，有标示，并配有设备管理卡，有专人负责，每天清洁与保养，用后及时清洁、消毒与准备，呈备用状态。	10	未定位放置，保养、维护无记录、用后未及时处理或处理不当扣3分。处理不彻底扣2分。不洁或管道凌乱扣1分。抢救仪器未处备用状态本项不得分	
	3. 根据科室情况配备适宜的简易呼吸器和面罩，按要求存放。	5	一向不符合扣2分	
	4. 抢救车内喉镜性能良好，根据科室情况配备适宜的气管插管型号，其它各项物品齐全。	5	性能不良，不得分。	
	5. 氧源与负压吸引性能良好，呈备用、安全状态。	5	缺少安全帽1处扣1分，性能不良扣5分。其他1处不符合要求扣2分	
	6. 湿化瓶、吸引器按要求进行消毒与更换，湿化瓶内应用无菌蒸馏水。	5	一项不符扣2分。	
	40分为合格，急救设备完好率100%。			
三、急救知识 20分	1. 护理人员掌握急救理论知识、急救药物药理知识及作用机理，仪器设备使用要点及注意事项。	10	提问有关知识，回答不熟练每处扣1~3分	
	2. 护理人员急救意识强，能熟练掌握急救护理技术（CPR、口咽通气道的放置等），熟悉抢救程序和仪器设备的使用。相互协作配合默契。紧张有序。	10	现场抽查1名护士操作，急救护理技术、急救仪器设备不会操作使用不得分，操作不熟练或配合不默契扣2~5分	
	≥18分为合格，合格率100%。			

备注：急救药品、物品合格率100%。合格率 = 检查合格数量/检查总数量×100% 急救设备完好率100% 完好率 = 检查合格数量/检查总数量×100%

单病种、临床路径护理质量评价标准

项目	检查内容及标准	分值	检查及扣分标准	扣分
一、制度落实 10 分	1. 有单病种、临床路径护理质量控制制度和流程。	2	缺一项扣 1 分	
	2. 护士长、护士知晓本专业开展的临床路径和单病种种类。	2		
	3. 科室有健康教育制度，建立健康教育资料夹．有相关病种的路径表单和健康教育内容要求。	2		
	4. 对出院的单病种病例有满意度调查，并分析结果。	2		
	5. 护士长有每两月对临床路径护理质量进行督导记录，对存在问题和因护理因素导致变异病例有分析、改进措施。	1		
	6. 护士长有健康教育检查记录。	1		
二、病人治疗护理 70 分	1. 对入径病人有明确的告知，有临床路径护理篇、患者篇表单。	10	护理措施不到位扣 2 分，出现用药差错和护理并发症不得分	
	2. 根据路径要求执行医嘱及时，用药正确。	20		
	3. 基础护理到位。	20		
	4. 术前术后护理措施到位。	10		
	5. 病情和药物反应观察到位。	10		
三、健康教育 20 分	1. 健康教育内容及形式适合病人康复的需要，体现专科疾病特点。	2	不符合要求扣 0.2 分/人次 缺一种方式扣 0.2 分。 内容不全扣 0.2 分/项 患者不知晓教育相关知识一项扣 0.5 分，患者不满意扣 1 分。	
	2. 入科宣教：介绍及时全面，病人及家属能掌握入科介绍的内容、住院须知等。	4		
	3. 病人知道分管护士、护士长、主管医生的姓名。	3		
	4. 相关疾病知识的宣教：病人或家属了解所患疾病名称、主要治疗方法及病因预防。	4		
	5. 饮食指导：向病人介绍合理饮食的目的、按医嘱饮食的重要性。	4		
	6. 体位与活动：	4		
	7. 用药指导：用药的方法、注意事项、病情观察、复查时间、饮食。	4		
	8. 执行各项操作均向病人进行告知，并与病人保持有效沟通。	4		
	9. 运动与康复指导：根据病情、医嘱正确指导病人休息、活动。在疾病不同时期给予不同程度的康复指导。	4		
	10. 胸部物理疗法、促进排痰的指导。	3		
	11. 手术及各项检查前、后的注意事项及配合要求指导。	4		

项目	检查内容及标准	分值	检查及扣分标准	扣分	扣分原因
三、健康教育 20分	12. 戒烟、戒酒指导。	2	不符合要求扣 0.2 分/人次		
	13. 心理指导：评估病人的心理状况，并有针对性给予指导。	2	缺一种方式扣 0.2 分。内容不全扣 0.2 分/项		
	14. 防压疮、防坠床、防跌倒、防烫伤、防窒息等措施的指导。	3	患者不知晓教育相关知识一项扣 0.5 分，患者不满意扣 1 分。		
	15. 出院指导及随访：指导病人出院后用药的方法、注意事项、病情观察、复查时间、饮食与休息，分发出院联系、疾病指导卡；特殊病例出院后由护士长或责任护士主动进行随访，了解疾病康复情况。	3			

备注：≥90 分为合格

预防静脉炎护理质量评价标准

项目	检查内容及标准	分值	检查及扣分标准	扣分	扣分原因
预防静脉炎护理措施 100分	1. 护士能准确评估有静脉炎发生的风险患者。	10	一项评估不到位扣 2 分		
	2. 严格执行无菌技术操作原则，提高护理人员的操作穿刺技术，根据应用药物的特点及患者的自身情况，选择型号适宜的穿刺针，选择弹性好较粗大的前臂静脉。避免下肢静脉穿刺，掌握拔针技巧，力争一次成功。改进穿刺技术，使用精密过滤输液器：对长期化疗患者应选用中心静脉置管，如 PICC。	20	一次穿刺不成功扣 10 分		
	3. 知识宣教：切勿自行调节输液速度，尽量减少活动，不要压迫输液的肢体，以免影响血液回流造成药物外渗。指导患者自我观察输液情况，如感觉穿刺部位疼痛肿胀，立即关闭输液开关，通知护理人员。	10	指导一项不到位扣 2 分		
	4. 正确掌握高（低）渗性、化疗药物、血管活性等药物的输注浓度和方法。	10	一项不符合要求扣 2 分		
	5. 在输液袋旁悬挂"特殊用药"和"防外渗"标识，15～30 min 巡视 1 次。发现药物渗漏时及时处理，严格进行床头交接班。	10	一项不符合要求扣 2 分		
	6. 一旦发现药物外渗须立即停止注射，用注射器尽量回抽漏出的药液。禁无回血仍然注药。	10	一项不符合要求扣 5 分		
	7. 拔针后用干棉球按压 3 分钟，受累部位抬高 24～48 小时，促进局部血液回流，减轻局部组织肿胀。	10	一项不符合要求扣 2 分		
	8. 不同药物外渗可采用不同的护理方式。化疗药物可用用生理盐水 10ml 加地塞米松 5mg、利多卡因 2ml 局部封闭治疗。可用喜疗妥软膏或赛肤润适量外涂，每日 4 次；生土豆切成薄片，沿血管走向或外渗部位贴敷。	10	一项不符合要求扣 2 分		
	9. 渗漏部位用冰袋冷敷 24 小时，禁止热敷，防止引起水泡及溃疡而促进坏死发生。	10	指导不到位扣 5 分		

≥ 92 分为合格，合格率 100%

患者查对质量评价标准

项目	检查内容及标准	分值	检查及扣分标准	扣分	扣分原因
一、患者身份识别20分	1. 患者床头卡、一览表、腕带信息一致。	4	不一致不得分		
	2. 患者佩戴腕带正确。	4	未佩戴腕带不得分		
	3. 所有操作查对落实正确。患者或家属陈述患者姓名、PDA扫描患者腕带和执行单条码。	12	查对不正确不得分		
	10分合格　　合格率100%				
二、用药查对40分	1. 护士熟知"三查十对"内容，执行医嘱时能够严格落实。	4	每项不符合要求扣2分。		
	2. 使用药品或清点药品时前，首先核对药品名称是否正确、检查药瓶否完好、瓶盖有无松动、有效期和批号，查对有效。否则不得使用。	8	每项不符合要求扣2分。		
	3. 使用毒麻药时要经过双人核对，按照麻醉精神药品使用管理制度中的要求记录。给予多种药品时注意配伍禁忌，高危药品配制符合要求。	8	每项不符合要求扣2分。		
	4. 用药正确率100%。	20	用药错误不得分		
三、环节查对40分	1. 危急值接收符合要求，记录规范。	6	每项不符合要求扣2分。		
	2. 输血前，须经两人查对并签字。	6	每项不符合要求扣2分。		
	3. 标本采集前仔细核对病人姓名、床号、住院号、检验项目、标本类型及特殊要求，并用PDA扫描腕带信息；采集完毕后，再次核对上述信息。	6	每项不符合要求扣2分。		
	4. 入院、转科、手术时能够严格按照转科进行患者查对与交接。	6	每项不符合要求扣2分。		
	5. 医嘱能够按要求进行查对；查对有效，医嘱核对正确率100%。	6	一处不符合扣5分，可倒扣分。		
	6. 能够有效落实查对制度。	10	一处不符合扣5分，可倒扣分。		

备注：患者查对100分为合格，查对落实正确率100%。

安全输血质量评价标准

项目	检查内容及标准	分值	检查及扣分标准	扣分	扣分原因
一、抽交叉配血标本40分	1. 两人核对交叉配血单、病人的床号、姓名、性别、年龄、病区号、住院号。	10	查看记录，提问护士流程，一项不符合要求扣2分		
	2. 抽血前先由两名医务人员核对配血单并在血标本登记本上签字，将输血单的标签黏贴在试管上，并由两人核对病人姓名、住院号及输血单的编号，然后到床边抽血时再次核对病人的信息。	10			
	3. PDA核对患者腕带，无误后方可抽血（一次采集1人的血样，禁止同时取2人以上血样），最后再让患者或家属在血标本登记本上签字。抽血后，再由两人核对病人姓名、住院号及输血单的编号，并在输血申请单上签上采血者的全名。	10			
	4. 血液标本按要求抽足血量，不能从正在补液肢体的静脉中抽取。	10			
二、取血20分	1. 到血库取血时，应与输血科人员认真核对（1）患者姓名、科室、病房、床号、血型。（2）献血者的编号、血型。（3）血液容量、采集日期、有效期。（4）血液外观检查：标签完整性、供血单位、条形码、血袋完整性、有无明显的凝块、血液颜色有无异常、有无溶血等。（5）交叉配血试验结果。核对后，发血与取血者共同签字后取回。	15	实际查看，提问护士相关注意事项，一处不符合要求扣2分。		
	2. 血袋须放取血专用箱内取回，勿剧烈震动，以免红细胞破坏引起溶血，但血小板要平放并水平轻摇。库存血取回后不得加温，以免血浆蛋白凝固变性，也不能放入冰箱速冻，根据情况可在室温下放置15~20分钟，放置时间不能过长，以免引起污染。	5			
三、输血40分	1. 输血前查对病人：须由2名医护人员交叉核对输血记录单上病人床号、姓名、住院号、血型、血量、血制品的名称与血袋上供血者的血编号、血型、血制品的名称及血量是否相符，无误后核对者签名并将血袋上的条码撕下贴在输血记录单上。	10	实际查看操作及记录，提问护士操作流程，发现一处不符合要求扣2~5分。输血前未双人核对患者床号、姓名，视为不合格。		
	2. 输血前血液质量及用物查对：检查血袋上的采血日期及失效期，血袋有无破损，血液外观质量。检查所用的输血器及针头是否在有效期内。	10			
	3. 输血时，由两名医护人员共同到病人床旁核对患者，由病人或家属复述病人的名字，并用PDA核对患者腕带的信息，查看床头卡，询问血型，以确认受血者。建立静脉通道，更换血制品前，再次核对病人信息，核对配血单及血袋上的信息，并悬挂血型牌。	5			

项目	检查内容及标准	分值	检查及扣分标准	扣分	扣分原因
三、输血 40分	4. 输血前及连续输血两袋中间时，应先用生理盐水冲洗输血管道。输血的前15分钟，滴速一般为20滴/分，严密观察，如无不良反应再根据病情和年龄调整滴速。然后将输血时间记录在输血记录单上。	5			
	5. 输血完毕后，再继续滴入生理盐水，直到将输血器内的血液全部输入体内。输血过程中要严密观察，注意有无输血反应（发热反应、过敏反应、溶血反应、输血后紫癜、输血相关性急性肺损伤、非心源性肺水肿等。输血反应发生时间：输血后10分钟、30分钟；输血后1.6.12.24.48小时；＞5天）并及时处理。最后在输血记录单上填写输血终止时间。将输血记录单贴在病历中，并将血袋送回输血科。若有不良反应及时填写不良发应反馈单，并将剩余血制品及输血器一同送回输血科查找原因。	10			

备注：≥95分为合格。合格率＝合格病人数/检查病人总数×100%

防治皮肤压疮质量评价标准

项目	检查内容及标准	分值	检查及扣分标准	扣分	扣分原因
一、压疮评估 15分	1. 病人入院、转入后，新入、转入病人2小时内完成评估。	5	未按要求评估不得分，一项不正确扣1分		
	2. 评分≤12分者，悬挂防压疮标识，高危患者（Braden评分≤12分），须填写《压疮危险因素评分告知书》让患者或家属签字，并上报护士长。	5			
	3. 评估频次：高度、极重度风险患者，每周评估两次（周一、周四）；轻度、中度风险患者，每周评估一次（周一）；病情变化或发生压疮时随时进行评估。患者一般状况好转，评分大于18分，停止评估。	5			
二、压疮的预防 35分	1. 保持床单元平整、清洁干燥、无渣屑。	5	预防措施一处不正确扣1分		
	2. 高危患者使用气垫床、每2小时翻身一次，翻身时避免拖、推、拉、拽等动作，以免损伤皮肤。	5			
	3. 对容易引起压疮的部位，可使用脚圈、减压贴等措施进行保护。	5			
	4. 给予科学合理饮食，增强抵抗力。	5			
	5. 使用翻身记录卡（挂于床头），至少每2小时翻身一次，并观察记录皮肤情况。	5			
	6. 班班交接局部皮肤情况及护理措施执行情况。	5			
	7. 护士长每天查看病人的皮肤情况、预防措施落实到位情况。	5			

项目		分值	检查及扣分方法	扣分	扣分原因
三、院外带入压疮的管理30分	1. 带入压疮,应及时填写《压疮报告表》24 小时内网上直报护理部。	5	未按规定上报不得分,一次跟踪及时扣2分		
	2. 带入压疮要及时与医师联系,将皮肤情况写入病情记录中;须写护理记录的患者将皮肤情况详细记录。	5			
	3. 护士班班交接局部皮肤情况,采取有效的治疗护理措施,并做好记录。	5			
	4. 护士长要及时查看压疮的情况,指导治疗措施,必要时请专科护士会诊。	5			
	5. 护士长每周两次跟踪记录压疮变化情况。	5			
	6. 科护士长每周一次跟踪、指导、记录压疮变化情况。	5			
四、疮的管理20分	1. 压疮发生后,要及时填写《压疮报告表》24 小时内网上直报护理部。	5	发生非难免压疮一票否决;不经压疮护理小组定性不得分;难免压疮一次跟踪不及时扣2分		
	2. 上报后24 小时内申请护理部组织压疮的定性会诊。	3			
	3. 及时与医师联系,将皮肤情况写入病情记录。	2			
	4. 护士班班交接局部皮肤情况,采取有效的治疗护理措施,并做好记录。	5			
	5. 护士长每周两次跟踪记录压疮变化情况。	3			
	6. 科护士长每周一次跟踪、指导、记录压疮变化情况。	2			

备注:评估率100%　　　≥90 分为合格 ,合格率 = 合格病人数/检查病人总数×100%

护理安全用药质量评价标准

项目	检查内容及标准	分值	检查及扣分方法	扣分	扣分原因
一、药物使用与管理流程70分	1. 双人核对执行单与医嘱,备药后检查药品质量,核对后放已核对标识。	5	未双人核对、过期药物各扣5分,药物与执行单不一致每种药物扣2分,		
	2. 药物现用现配,充分溶解、吸净,加药后保留空安瓿,双人核对签名,静脉用药2 小时内应用。	10	1. 溶解不充分,抽吸不干净每种扣5分 2. 静脉用药超2 小时未用扣1 分		
	3. 给药时间符合医嘱要求,溶媒开启后,超过24 小时丢弃。肝素封管液超过4 小时丢弃。	5	用药时间不符合要求各扣1分,		
	4. 严格身份识别制度,双向识别患者信息。	10	未同时使用两种方式查对患者一人次扣5分,		

80

一、药物使用与管理流程70分	5. 更换液体正确核对病人信息，根据药物及病情正确调整滴速并书写在液体袋（瓶）上。护士说出药物的作用、不良反应、注意事项并告知患者或家属。	10	未正确调整滴速每人次扣1分，未交待相关内容每人次扣1分，未观察药物使用情况扣2分	
	6. 输液结束前，认真查对执行单上，确保所有药物用完后方可拔针。	10	提前拔针一人次扣5分。	
	7. 口服药应看服到口。中药制剂和合剂注明开瓶日期、时间，在规定有效期内使用。	10	1. 未看服到口扣2分。2. 未注明开瓶日期、时间扣1分。	
	8. 注射药、外用药与内服药应严格分开放置。	10	药物混放扣1分。	
	此项≥68分为合格，合格率100%。			
二、高危药物的使用与管理20分	1. 高危药品应定量、定点、分类加锁放置，标示清楚，班班交接有记录。	10	药物存放不符合要求一处扣2分，交接数物不符扣1分。	
	2. 具有有资质的人员配制高危药品，双人核对。	5	无资质人员配制高危药品扣5分，未双人核对扣2分。	
	3. 使用高危药物时，严格选择正确的输液工具、正确的时间、正确的通路、正确的滴速。	5	未选择正确的用药时间、正确的滴速扣2分	
	此项≥18分为合格，合格率100%。			
三、过敏药物的使用与管理10分	使用易过敏详细询问过敏史，皮试结果双人核对，遇有过敏药物做到五统一：医嘱单、病历牌子左上角、一览牌、病人床头、患者腕带均有药物过敏标识。	10	未询问过敏史、皮试结果未经双人核对扣2分，皮试配置不准确扣5分，未做到五统一扣2分	
	此项10分为合格，合格率≥100%。			

预防跌倒/坠床质量评价标准

项目	检查内容及标准	分值	检查及扣分标准	扣分	扣分原因
一、跌倒/坠床风险评估30分	1. 初始评估：新入、转入患者责任护士入院2小时内完成危险因素评估一次。	15	未评估不得分，评估不正确一项扣一分		
	2. 再次评估：评分≥3分的高危患者每周评估两次（周一、周四）；中、低危患者每周评估一次（周一）；应用特殊药物（如镇静、缓泻、抗抑郁、降压、降糖、化疗等）及发生病情变化时随时评估。	15			
二、跌倒/坠床的预防40分	1. 评分≥3分的高危患者采取有效预防措施，悬挂"防坠床"、"防跌倒"警示标示；并让患者或家属在《聊城市人民医院跌倒/坠床危险因素评分告知书》上签字。	15	预防措施一项不到位扣2分		
	2. 护士按分级护理要求巡视病人，及时为患者提供各种帮助；各种预防措施到位。	15			
	3. 病室环境设施、设备功能符合功能要求：光线充足、呼叫器位置合适、床档、扶手、防滑标识、地面无积水、无障碍物。	10			
三、跌倒/坠床处理20分	1. 发生跌倒/坠床后急救措施到位，及时通知医生进行伤情鉴定并在病程记录上体现，24h内网上专项直报并有追踪记录（护士长每周两次）。	10	发生跌倒/坠床后上报不及时扣5分，瞒报一次扣20		
	2. 针对发生的病例有讨论分析记录，并有改进措施。	10			
四、护士知晓10分	护士知晓：跌倒/坠床管理制度、预防措施、应急预案、处理流程及上报程序。知晓率≥95%。	10	护士一项不知晓扣2分（本项≥8分为合格）		

备注：评估率100%；知晓率≥95%。知晓率=合格人数/检查总人数×100%

82

患者转科交接护理质量评价标准

项目	检查内容及标准	分值	检查及扣分标准	扣分	扣分原因
一、转出科室 50 分	1. 办公室护士接到转科医嘱后，立即通知病人家属，收拾物品；同时电话通知转入科室该病人的病情，请相关科室做好准备，并通知责任护士。	10	现场跟踪检查，一项不符合要求扣 2 分		
	2. 责任护士接到转科通知后，立即备氧气袋或小氧气筒，携带转运急救箱，填写《危重病人院内转科交接本》，为患者吸氧、整理好各种管道、所带药品、连接好仪器、设备，护送病人至病房，途中护士要在病人右边头侧密切观察病情变化，将病历及其他资料交给转入科办公室护士，并签字。	20			
	3. 按照病人腕带信息与责任护士核对病人姓名、性别、年龄、住院号，详细交接病人的病情、皮肤、各种管道及注意事项、胸片、CT 片、未执行的检查单、未应用的药物等并签字。	20			
二、转入科室 50 分	1. 接到入住通知后由办公室护士通知责任护士，安排好床位，并做好监护和抢救准备，同时通知医生。	20	现场跟踪检查，一项不符合要求扣 2 分		
	2. 病人转入后，责任护士与护送护士按《危重病人院内转科交接本》内容进行交接，病情危急者先抢救后交接。	20			
	3. 《危重病人院内转科交接本》，由转出科室护士填写，转出、转入双方责任护士共同签全名，时间具体到分钟，一式两份，一份留给转入科室，夹在病历最后面，一份留给转出科室。交接单在本科室保留一年。	10			

备注：≥90 分为合格　　　　合格率 = 合格病人数/检查病人总数 × 100%

危急值报告及处理质量控制评价标准

项目	检查内容及标准	分值	检查及扣分标准	扣分	扣分原因
一、危急值管理30分	1. 各科室建立《危急值报告记录本》，根据科室情况放于护士站或医生办公室电话旁。	5	现场查看，无记录本不得分		
	2. 工作人员及时接听来自各科室的危急值，并与相关科室报告人员核实病人信息（床号、姓名、性别、年龄、病历号、危急值项目、数值、报告人、报告科室、报告时间具体到分钟），接到危急值报告后立即报告给主管医师或值班医师，及时执行医嘱并观察效果。	25	现场查看，记录不完整缺一项扣2分，报告处理不及时不得分		
二、护理病情观察预警管理40分	1. 科室制定本专业的病情观察预警项目和处理流程。	10	现场查看，记录不完整缺一项扣2分，报告处理不及时不得分		
	2. 护士能准确、及时判断是否是病情预警并记录，无误判、漏判。	10			
	3. 病情观察预警项目记录规范、及时、准确。	10			
	4. 护士能按轻重缓急分别在不同时段，将病情观察预警详实情况报告于当班医生，并签名。（医护均签名）	10			
三、处理流程30分	（1）医生下达危急值处理医嘱后，护士必须按轻重缓急分别予以执行、签名。	5	现场查看，执行医嘱不及时、不正确不得分		
	（2）执行该医嘱并及时、准确、详细观察用药后病情变化。	8			
	（3）用药后的情况记录及时、准确，并观察效果。	10			
	（4）对用药后效果不佳者，跟踪处理并记录。	5			
	（5）危急值实行晨间交班"零"报告制度。	2			

预防非计划性拔管质量控制评价标准

项目	检查内容及标准	分值	检查及扣分标准	扣分	扣分原因
一、预防非计划性拔管护理措施100分	1. 新入院带管道的患者入院 2 小时内完成首次评估，凡有新导管置入时及时进行导管风险评估，悬挂防管路滑脱警示标识。	10	未及时完成扣 5 分		
	2. 正确评估患者的意识状态；护士掌握患者及家属的心理状态及配合能力。	10	一项不符合要求扣 2 分		
	3. 基础护理：保持患者敷料清洁，各项基础护理到位。	10			
	4. 置管患者，妥善固定，班班交接，检查导管位置、深度、固定方法及引流情况。	15			
	5. 告知患者在翻身或移动时，活动幅度不宜过大，避免导管受牵拉。	10	未告知扣 2 分		
	6. 对外出检查或下床活动的患者，要认真检查导管接口处是否衔接牢固，告知引流袋（瓶）要低于造口处。	10			
	7. 对躁动、神志恍惚等不合作患者给予约束带约束，并经常查看约束的效果。	10	一项不符合要求扣 2 分		
	8. 健康宣教：告知病人及家属带管的重要意义及带管期间的不适感；告知如拔管后可能出现的后果及反复插管可能出现的危害；指导加强看护的方法、目的、方法及注意事项；告知正确保持引流管通畅的目的、方法及注意事项。	15	未告知扣 2 分		
	9. 各类导管一旦脱出，应及时采取补救措施，并向医师汇报。事后及时填写《护理安全（不良）事件上报表（管路滑脱）》网上直报。针对发生原因，采取有效改进措施，持续改进护理质量。	10	采取措施不及时全扣。未及时上报扣 5 分		
	≥ 90 分为合格。非计划性拔管重置率≤45%				

急诊患者专科护理质量评价标准

项目	检查内容及标准	分值	检查及扣分标准	扣分	扣分原因
一、急诊分诊20分	1. 坚守工作岗位，遵循先急后缓、先重后轻的分诊原则，合理安排就诊次序，并实施急诊分区救治。	4	分诊原则、分诊程序、分区就诊等工作一位患者不到位各扣1分		
	2. 及时接诊就诊患者，告知急诊就诊流程，及时输入患者信息，并导入到急诊日志。	4	一项工作不到位扣1分		
	3. 规范建立急诊病历，并根据病情及时监测必要的生命体征。	4	项目填写不全，生命体征监测不到位每项扣1分		
	4. 详细询问病史，结合症状与体征，运用评判性思维进行正确分诊。	4	未及时巡视诊室就诊情况，未对候诊患者进行观察与评估扣1分		
	5. 及时巡视各诊室，维持诊室就诊秩序，对候诊患者进行病情观察与评估。	2	指导工作不到位扣1分		
	6. 指导急诊导诊人员及时接诊急诊病人，根据规范要求进行陪检与陪送工作。	2			
	≥18分为合格，合格率≥95%（急诊分诊；急诊分诊正确率）				
二、急危重病人转运15分	1. 患者转送前，应与相关科室联系，简明扼要说明患者病情，请对方做好准备工作。	2	一项不符合要求扣1分		
	2. 医务人员并向家属讲明转送的必要性以及路途中可能出现的风险，征得家属同意。	2			
	3. 转送前应检查患者各管道是否通畅，位置是否合适以及担架车性能。	2			
	4. 填写急危重病人院内转送交接记录本，填写内容齐全、规范。	2			
	5. 与电梯工联系，等候病人。	1			
	6. 病情危重者做好做好预见性抢救准备，携带急救箱及必要的仪器设备，并有专业人员陪送。	2			
	7. 护送患者时，应将担架车床挡提起，防止患者坠车，并根据季节给予适当的盖被。	2			
	8. 路途中护送人员应在患者头侧，密切观察病人情况，一旦出现病情变化立即采取必要的抢救措施。	2			
	≥14分为合格，急危重患者转送意外发生率下降，目标率为0。				

备注：总分35为合格

ICU 专科护理质量评价标准

项目	检查内容及标准	分值	检查及扣分标准	扣分	扣分原因
一、机械通气患者床头抬高 25 分	1. 机械通气患者如果没有体位改变的禁忌症，应予抬高床头 30～45°。	15	抬高不到位不得分		
	2. 排除标准：1. 急性头部创伤；2. 可疑或急性脊髓损伤；3. 诊断不稳定的骨盆骨折；4. 血流动力学不稳定；5. 病人需俯卧体位；6. 有压疮风险患者。	10	与记录不符不得分		
	3. 计算方法：床头抬高患者/所有使用呼吸机患者。（有床头抬高禁忌除外）×100%				
二、口腔清洁 25 分	1. 口腔内无残渣、痰液。	5	一项不符合扣 5 分，		
	2. 气管插管及牙垫无附着物。	5			
	3. 固定气管插管及牙垫的胶布清洁。	5			
	4. 口腔无异味。	5			
	5. 口唇及口腔粘膜湿润。	5			
	6. 患者口腔清洁合格率（%）＝患者口腔清洁合格发生人例次/ICU 患者总人				
三、人工气道脱出 25 分	1. 固定良好，采用胶布、绷带双固定。	10	未使用双固定，扣 5 分		
	2. 可在 X 射线下判断气管插管位置是否正确。	10	位置不正确扣 5 分		
	3. 刻度与记录相符。	5	记录不符全扣		
	4. 单位时间内发生的人工气道意外脱出率＝发生人工气道意外脱出总例次/所有置入人工气道的病人×100%				

手术室专科护理质量评价标准

项目	检查内容及标准	分值	检查及扣分标准	扣分	扣分原因
一、防范手术过程中异物遗留发生20分	1. 纱布数目核对有误，纱布不完整。	4	纱布数目有误扣2分，纱布不完整扣2分。		
	2. 器械数目核对有误，器械不完整。	4	器械数目有误扣2分，器械不完整扣2分。		
	3. 缝针数目核对有误，缝针不完整。	4	缝针数目有误扣2分，缝针不完整扣2分		
	4. 核对不符，及时通知护士长，与手术医师共同查找，必要时拍片查找，正式无误后将片子科室保存记录。	4	未通知护士长扣2分。2. 未拍片查找扣2分。3 未保存片子扣2分。		
	5. 巡回护士将整个事件准确记录护理记录单上，请手术医生签名。	4	未记录扣2分2. 手术医生未签字扣2分。		
	目标值：0				
	1. 灵活运用专业知识和相关学科知识与病人进行有效沟通	5			
	2. 规范填写手术病人访视记录单	5			
	3. 认真执行访视流程，掌握访视要点.	5			
	4. 术前访视落实率（%）＝实际访视患者/每天常规手术总人数×100%				
	目标值：75%				
二、手术安全核查项目完整性 20分	1. 病人的核查	3	一项不符合扣3分		
	2. 物品的核查	3	一项不符合扣3分		
	3. 输血的核查	3	一项不符合扣3分		
	4. 体位的核查	3	一项不符合扣3分		
	5. 药品的核对	3	一项不符合扣3分		
	6. 标本的核查	3	一项不符合扣3分		
	7. 管道的核查	1	一项不符合扣1分		
	8. 仪器设备的核查	1	一项不符合扣1分		
	目标值：100%				

88

	1. 手术室接病人人员与病房护士，病人三方核对。	2	未核对扣2分		
三、手术患者安全核查执行20分	2. 入室后白班由护士站值班人员核对，PDA扫码，夜间由夜班护士核对。	2	未核对扣2分		
	3. 巡回护士核对后接入手术间。	2	未核对扣2分		
	4. 进入手术间后巡回护士PDA扫描，再次核对。	3	未核对扣3分		
	5. 术前由有执业资质的手术医师、麻醉医师和手术室护士三方，共同对患者身份、手术部位、手术方式、皮肤完整性、麻醉及手术风险、手术使用物品清点等内容进行核查并记录。	3	未核对扣3分		
	6. 术中由执业资质的手术医师、麻醉医师和手术医生再次核对。	2	未核对扣2分		
	7. 患者离开手术室前，由手术医师、麻醉医师、巡回护士三方再次核对患者，确保安全	2	未核对扣2分		
	8. 术后全麻或硬膜外病人由麻醉医师、巡回护士共同将病人护送入恢复室，并与恢复室护士严格交接。	2	未交接扣2分		
	9. 计算公式： 手术安全核查执行整率（%） ＝实际安全核查人数/手术总人数×100%				
	目标值：100%				

消毒供应室专项护理质量评价标准

科室　　　　　　督导时间　　　　　　督导人

项目	检查内容及标准	分值	检查及扣分标准	扣分	扣分原因
一、无菌物品质量（20分）	1. 外包装六项标识清楚，保证闭合完好性	4	一项不符合 扣2分		
	2. 物理监测合格	4			
	3. 化学监测合格	4			
	4. 生物监测合格	4			
	5. 细菌培养监测结果合格	4			
	此项≥18分为合格，目标值合格率100%				

二、清洗消毒质量（20分）	1. 清洗后的器械表面及其关节、齿牙应光洁，无血渍、污渍、水垢等残留物质和锈斑。	7	一项不符合 扣2分			
	2. 清洗消毒器的物理参数及运转情况良好。	7				
	3. 清洗效果测试指示物监测合格。	6				
	此项≥18分为合格，目标值合格率≥90%					
三、包装物品质量（20分）	1. 核对器械的规格、数量、种类及性能，拆卸的器械应进行组装。	3	一项不符合 扣2分			
	2. 手术器械应摆放在篮筐或有孔的盘中进行配套包装。	3				
	3. 盘、盆、碗等器皿宜单独包装。	2				
	4. 剪刀和血管钳等轴节类器械不应完全锁扣，有盖的器皿应开盖，摆放的器皿间应用吸湿布、纱布或医用吸水纸隔开，管腔类物品应盘绕放置，保持管腔通畅；精细器械、锐器等应采取保护措施。	4				
	5. 器械包重量不宜超过7公斤，敷料包重量不宜超过5公斤。	4				
	6. 脉动真空压力蒸汽灭菌器待灭菌包不宜超过30cm＊30cm＊50cm。	4				
	此项≥18分为合格，目标值合格率≥95%。					
四、下收下送质量（15分）	1. 密闭回收。		项不符合 扣2分			
	2. 回收工具每次使用后应清洗、消毒、干燥备用。					
	此项≥12分为合格，目标值合格率≥90%					
五、灭菌装载质量（25分）	1. 使用专用灭菌架或篮筐装载灭菌物品，灭菌包之间应留间隙，利于灭菌介质的穿透。		一项不符合 扣2分			
	2. 宜将同类器械、器具和物品，置于同一批次进行灭菌。					
	3. 材质不相同时，纺织类物品应放置于上层，竖放，金属器械类放置于下层。					
	4. 手术器械包、硬式容器应平放；盆、盘、碗类物品应斜放，包内容器开口朝向一致，玻璃瓶等底部无孔的器皿类物品应倒立或侧放；纸袋、纸塑包装应侧放，利于蒸汽进入和冷空气排出。					
	5. 预真空和脉动真空压力蒸汽灭菌器的装载量不应超过柜室容积的90%；同时不应小于柜室容积的10%和5%。					
	此项≥20分为合格，目标值合格率≥95%					

第四章　中医优势病种护理方案

第一节　胸痹心痛病（缺血性心脏病）中医护理方案

胸痹心痛是由于正气亏虚，饮食、情志、寒邪等所引起的已痰浊、瘀血、气滞、寒寒凝痹阻心脉，以膻中或左胸部发作性憋闷、疼痛为主要临床表现的一种病证。轻者偶发短暂的胸沉闷或隐痛，或为发作性膻中或左胸含糊不清的不适感；重者疼痛剧烈，或呈压榨样绞痛。常伴有心悸、气短、呼吸不畅，甚至喘促，惊恐不安，面色苍白，冷汗自出等。多由劳累、饱餐、寒冷及情绪激动而诱发，亦可无明显诱因或安静时发病。

【诊断依据】

1. 发病特点

主症：膻中或心前区憋闷疼痛，甚则痛引左肩背、咽喉、胃脘部、左上臂内侧等部位，呈反复发作性或持续不解。胸闷胸痛一般几秒到几十分钟即可缓解。严重者可见疼痛剧烈，持续不解，汗出肢冷，面色苍白，唇甲青紫，心跳加快，或心律失常等危候，可发生猝死。

兼症：常伴有心悸、气短、自汗、甚则喘息不得卧。

年龄：多见于中老年人群。

诱因：劳累过度、抑郁恼怒、饮酒饱食、感受寒冷等。

2. 相关检查

①心电图：能反映心肌缺血，特别是疼痛发作时及缓解后两者心电图对比诊断有价值。根据 ST 段和（或）T 波得异常变化来判断心肌缺血的部位及程度，同时根据相应导联所出现病理性 Q 波及 ST 段抬高的表现，来确定心肌梗死部位。动态心电图：观察心肌缺血发作时 ST 段和 T 波改变，有助于诊断、观察药物治疗作用及有无心律失常；运动平板：此为心电图负荷试验，有助于心肌缺血的诊断和评价治疗效果，对劳力性心绞痛有价值。

②心脏超声心动图：依据节段性心肌动力学异常改变，也可间接判断心肌缺血部位及程度，同时可作为心肌炎、心肌病、心脏瓣膜病等的鉴别诊断。可检出室壁运动异常，心肌梗死并室壁瘤、附壁血栓、乳头肌功能不全所致二尖瓣反流、室间隔穿孔和心包填塞等。

③实验室检查：如心肌酶、血脂血糖、超敏"C"反应蛋白、BNP、凝血四项、血流变等检查以协助诊断及判断危险因素。

④其他检查：放射性核素检查、冠造动脉造影和左室造影、血管镜检查有助于诊断和鉴别诊断。

【证候分型】

胸痹总属本虚标实之证，临床多表现虚实夹杂，标实有阴寒、痰浊、血瘀之分，本虚有阴阳气血的不同。痹痛发作急剧时以实证为主，缓解时则以虚证为主。

1. 心血瘀阻

症状：胸部刺痛，固定不移，入夜更甚，时或心悸不宁，舌质紫暗，脉象沉涩。

治法：活血化瘀，通络止痛。

方药：以血府逐瘀汤为主方加减。

2. 痰浊壅塞

症状：胸闷如窒而痛，或痛引肩背，气短喘促，肢体沉重，形体肥胖，痰多，苔浊腻，脉滑。

治法：通阳泄浊，豁痰开结。

方药：以栝蒌薤白半夏汤为主方加减。

3. 阴寒凝滞

症状：胸痛彻背，感寒痛甚，胸闷气短，心悸，重则喘息，不能平卧，面色苍白，四肢厥冷，舌苔白，脉沉细。

治法：辛温通阳，开痹散寒。

方药：以栝蒌薤白白酒汤为主方加减。

4. 心肾阴虚

症状：胸闷且痛，心悸盗汗，心烦不寐，腰痠膝软，耳鸣，头晕，舌红或有紫斑，脉细带数或见细涩。

治法：滋阴益肾，养心安神。

方药：以左归饮为主方加减。

5. 气阴两虚

症状：胸闷隐痛，时作时止，心悸气短，倦怠懒言，面色少华，头晕目眩，遇劳则甚，舌偏红或有齿印，脉细弱无力或结代。

治法：益气养阴，活血通络。

方药：生脉散合人参养营汤加减。

6. 阳气虚衰

症状：胸闷气短，甚则胸痛彻背，心悸，汗出，畏寒，肢冷，腰痠，乏力，面色苍白，唇甲淡白或青紫，舌淡白或紫暗，脉沉细或沉微欲绝。

治法：益气温阳，活血通络。

方药：以参附汤合右归饮为主方加减。

【辨证施护】

一、护理评估

了解与本病证相关的因素，详细询问饮食习惯，有无过饥过饱，发病经过，有无心绞痛的症状，发作的次数、部位、严重程度，每次发作持续时间、情绪等，有无高血压、高血脂、高胆固醇等其他心血管疾病。

二、主要护理诊断/问题

1. 胸痛
2. 焦虑/恐惧
3. 组织灌注改变（心、肺）
4. 活动无耐力
5. 缺乏康复保健知识
6. 潜在并发症：心阳暴脱

三、护理目标

1. 胸痛不适缓解，症状减轻；
2. 减少焦虑，情绪稳定；
3. 胸痛发作减少，无并发症发生；
4. 增进自我防护能力和保健知识。

四、护理措施

（一）一般护理

1. 病室应阳光充足、空气新鲜、温湿度适宜，特别强调环境安静，禁止大声喧哗，对重症胸痹者尤应注意。重症者室内要备齐急救车、除颤起搏器等抢救用品。

2. 饮食以清淡为原则，以素食为主，忌食辛辣生冷、肥甘厚味、粘滑滋腻之品，如动物的脑、内脏、肥肉、蛋黄、鱼子、蟹子、带鱼、奶油、黄油等。忌饮浓茶、咖啡；忌烟及烈酒；适当增加含粗纤维的食品，如新鲜蔬菜、水果、洋葱、大蒜、海藻、木耳、芹菜、玉米制品等。淡酒有温阳散寒，活血通痹的作用，可以少量饮用。同时饮食宜有规律、定时定量、少食多餐、不宜过饱。

3. 情志不遂是诱发胸痹心痛的重要因素，故要注意做好情志护理，稳定情绪，保持精神宁静，乐观愉快，劝告病人避免抑郁忧伤或紧张激动。疼痛反复发作，病程长者，易产生思想顾虑和对治疗信心不足，医护人员要主动关心病人，及时采取有效措施止痛，并解除其悲观情绪，使其心情愉快，配合治疗。

4. 保持大便通畅，避免排便用力努责引起胸痛发作。方法以帮助病人养成定时排便的习惯及在饮食中增加粗纤维食物或蜂蜜等为主，必要时可给缓泻剂。

5. 胸痛频作，或有真心痛发作时，应绝对卧床休息，重症者减少探视，保证睡眠。加强生活护理，疼痛减轻后方可适当活动，但活动量应逐渐增加，以不感疲劳为度。

6. 中药宜温服或热服，服药期间应注意情志舒畅，避免烦躁、恼怒，服药后可自行按摩中脘及两胁，以增强药效。

7. 注意观察病情变化，发现下列情况应立即报告医生处理。

（1）严重的心绞痛发作，予吸氧及含服硝酸甘油不缓解者；

（2）心绞痛发作频繁，加重，时间延长，性质改变者；

（3）心绞痛发作时伴有恶心、呕吐、大汗、明显心律加快或减慢者；

（4）突然发作，头晕或昏倒，脉细弱结代或迟缓者。

8. 胸痛发作时可遵医嘱给予以下处理：

（1）给予吸氧，一般给氧流量为 2～3 升/分，若疼痛剧烈、冷汗出、唇青者可加压给氧。

（2）予心痛丸、冠心苏合丸、丹参滴丸等嚼服。亦可用宽胸气雾剂类药，用时将瓶倒置，喷口对准口腔咽部，在病人吸气动作时喷数下。或用硝酸甘油片、消心痛舌下含服止痛。给药后应注意观察起效时间的长短，疼痛缓解的程度，病人有何不适或反应，并及时记录。若用药后 15 分钟仍不缓解，应及时报告医生采取必要措施。如予肌注度冷丁或吗啡等，用时要注意药物的疗效及恶心、头晕、血压降低等副作用。

（3）针刺止痛，如体针内关、神门、心俞、膻中、合谷穴，或耳针心、肾上腺、皮质下等穴位。

（4）若病人出现心跳骤停时，应立即报告医生，并同时施行心脏复苏术。

（二）分型护理

1. 心血瘀阻

（1）本型病情复杂，变化突然，病情较重，应加强巡视和心电监护，做到早发现早护治，以挽救病人生命。

（2）饮食宜偏温热，多食禽类、鱼类、核桃、花生、葵花籽、水果、蔬菜等食品，可酌情少量饮用山楂酒、红花酒、丹参酒，以助气血运行。

（3）中药汤剂宜饭后 1～2 小时热服，以利温通心阳，活血化瘀。发作时可遵医嘱给活血化瘀的药物，如三七、丹参、沉香粉等。药疗时应注意观察给药后反应。如症状不减，应立即报告医生。病重口服有困难者可改用鼻饲，或肌肉注射、静脉滴注、灌肠等方式给药。

（4）情志不调是本病发生的重要诱因，故应解除焦急忧虑和恐惧心理，保持稳定的情绪，使肝气条达，心脉气血运行通畅，以利宽胸达痹。

2. 痰浊壅塞

（1）病室宜干爽，若地面湿度偏高时，可在墙角撒些石灰，空气湿度较高时，应开窗流通空气。

（2）本型多因饮食不当所致，故饮食调理十分重要。平时可用海蜇、荸荠煎汤代茶饮；可常食薤白粥（薤白 10～15g，葱白 2 茎，粳米 10g，煮粥，日 2 次）、荷叶粥（荷叶 1 张煎汤，再加粳米 100g 煮粥，早晚服用）。肥胖病人多痰湿较盛，尤应控制饮食量以减轻体重。

（3）中药汤剂宜饭后 1～2 小时温服。

（4）咳嗽痰多者，应定时翻身拍背，以利排痰。要经常漱口，保持口腔清洁，注意清除口腔、喉间浊痰。

（5）生活劳逸结合，不宜久坐，久卧，适当活动，如练气功、太极拳等。

3. 阴寒凝滞

（1）病室要求温暖向阳，通风换气时要让病人着衣盖被，避免直接当风，严防感冒。若畏寒甚者，可适当提高室温或加放热水袋、热敷袋保暖。

（2）饮食宜温热，忌生冷及寒凉食物，水果可煮后食用。可用少量干姜、川椒等调味。以助温运中阳，或饮用少量糯米酒、山楂酒，以通阳活络散寒。食疗可用黄芪粥，生姜、葱白煎汤热饮，甜浆粥（粳米、鲜豆浆、少量冰糖）等补脾温阳以通痹。

（3）中药汤剂宜饭后1~2小时热服，服药后观察药物发生作用的时间、疼痛缓解程度及病人的反应。

（4）针刺时多用温针或采用灸法。

4. 心肾阴虚

（1）室温不宜过高，室内光线宜稍暗。

（2）饮食宜滋润之品，如木耳、香菇、芹菜等。可常食首乌芹菜粥（何首乌50g，芹菜100g，瘦猪肉末50g，粳米100g，盐和味精适量，煮粥）、玉米渣木耳粥（玉米渣15g，木耳10g，菊花300g，加温水浸泡过夜，次日煎半小时后服用）、银耳羹、莲米粥、百合绿豆汤等调补。

（3）中药汤剂宜饭后1~2小时稍凉服用。服药后避免情志过激化火伤阴。

（4）本型病程较长，又易反复发作，心情宜愉快，气机条达，不可抑郁忧伤，或情绪波动太大，也应避免过度劳累紧张。告诫病人忌恼怒、远房室、清心寡欲，已婚妇女暂不宜生育。平时可播放和谐的轻音乐。

（5）头晕、腰酸、耳鸣等症状明显者，可按医嘱加服六味地黄丸6~9g，睡眠不实者，可按医嘱用天王补心丹6~9g，临睡前服。

5. 气阴两虚

（1）应注意休息，静心养病，切勿过早操劳，以减少气血耗损。体力许可时可适当活动，以不引起心痛为度，如练气功、打太极拳、散步，以增强体质。

（2）忌生冷、油腻饮食，可常服益气健脾养阴之品。如黄芪粥、莲子粥、扁豆粥、山药粥、百合粥、豆制品等。亦可食木耳、香菇、枇杷等养阴食品。有条件者可每日以西洋参10g煎汤代茶，或用太子参10g、麦冬10g、五味子10g煎汤代茶。

（3）中药汤剂宜饭后1小时温服，服药后适当卧床休息，避免过劳。

（4）平时可按医嘱常服复方丹参片、人参三七粉，有益气养心活血的作用。

（5）消除紧张心理，减轻思想负担，保证充足睡眠。

（6）自汗、盗汗多者，及时更换内衣，避免汗出当风而发生感冒。

6. 阳气虚衰

（1）病室要求温暖向阳，通风换气时要让病人着衣盖被，避免直接当风，严防感冒。若畏寒甚者，可适当提高室温或加放热水袋、热敷袋保暖。病情不重者可酌情户外活动。汗多湿衣时随时更换。

（2）饮食以益气温阳、活血通络的食物为主，可适当选食羊肉汤、牛肉汤、洋葱、大蒜、韭菜、高粱粉或配合黄芪粥调理，并注意饮食宜细软勿过饱。

（3）中药汤剂宜浓煎饭后1小时热服，若用人参应另煎兑服。附子应先煎、久煎。

（4）本型阳气虚衰，气血瘀滞，应严密观察胸痛时的血压、脉搏、呼吸、体温的变化。若见病人面色、唇甲青紫，大汗淋漓，四肢厥冷，脉微欲绝，乃是心阳欲脱之危候，应立即用回阳救逆固脱之法以抢救。按医嘱急煎参附加龙牡汤口服，或参附注射液静脉给药。并采用中西医结合方法挽救生命。

（5）可用气功疗法，每日做2~4次内养功（坐功或卧功）。

以上证型均配以

1. 穴位按压治疗，取穴为：心腧、肺腧、内关、涌泉。每 3 天 1 次，每天自行按压 2 次，15～30 天为 1 个疗程。其中，气滞加气海；血瘀加膻中；痰浊加丰隆；寒凝加关元、命门。

2. 穴位贴敷疗法：临床中血瘀痹阻及痰浊闭阻型较多，设立了冠心止痛膏 1 号和冠心止痛膏 2 号穴位贴敷。冠心止痛膏 1 号处方：丹参 10g，降香 6g，川芎 6g，麝香 0.1g（免煎中药）。用法：酒调敷，再加适量透皮剂，2 次/日，每次 3 小时，敷神阙穴或心前区阿是穴，7～10 天 1 疗程。冠心止痛膏 2 号处方：茯苓 6g，白术 6g，陈皮 3g，薤白 3g，用法及贴敷穴位同上。

3. 穴位注射疗法：对于本病各种类型心痛剧烈，可采用穴位注射。水针：取内关，用度冷丁 10mg，以注射用水稀释至 5ml，垂直刺入上穴，得气后强刺激，注入药液，每侧 2.5ml，止痛效果显著。

（三）健康指导

1. 保持心情舒畅，忌愤怒、紧张，避免情志过激引起胸痛，树立乐观精神。

2. 饮食以清淡为宜，合理调配膳食，少食膏粱厚味、肥甘油腻，减少动物性脂肪及食盐的摄入，多食蔬菜水果，忌生冷辛辣之品。肥胖者应注意控制食量，减肥。戒烟，忌浓茶及烈性酒。

3. 注意劳逸适度，坚持适当的体育锻炼，如打太极拳、练八段锦等，以促进心肺功能，使气血调畅，有利康复。但忌过劳，体力活动的强度应以不引起胸痹发作为原则。

4. 保持大便通畅，避免用力引起胸痛发作。生活起居要有规律，注意适寒温，特别是素体阳虚，心肺气虚者，外邪易乘虚而人，应随四时气候变化增减衣被。

5. 指导病人遵医嘱服药，定时复诊，随身携带急救药如硝酸甘油、消心痛、速效救心丸等。以便发作时服用，争取缓解。

6. 积极防治有关的疾病，如上呼吸道感染、高血压病、高脂血症、糖尿病。

第二节　风湿痹病（类风湿性关节炎）中医护理方案

类风湿性关节炎（rheumatoid arthritis，RA）是一种以对称性多关节炎为主要临床表现的自身免疫性疾病，以关节滑膜慢性炎症、关节的进行性破坏为特征。主要表现为对称性关节肿痛，晚期可关节强直或畸形，功能严重受损。目前发病原因不明，可能与感染、遗传、雌激素水平等有关，环境因素（如寒冷、潮湿等），以及劳累、营养不良、外伤、精神刺激等可以诱发本病。该病属于中医"痹证"、"历节""尪痹"等范畴。

【诊断依据】

（一）临床表现

1. 症状常缓慢起病，有乏力、纳差、体重减轻及低热等。最常见以近端指间关节、掌指关节及腕关节为主的对称性、多关节、小关节肿痛，活动受限，指关节呈梭形肿胀，晚期可畸形。晨僵的持续时间常与病情活动程度一致。关节外表现常见有类风湿结节、血

96

管炎、胸膜炎、间质性肺炎、心包炎、浅表淋巴结肿大、肝脾肿大等全身各个系统的损伤。

2. 体征对称性的关节肿胀、变形，活动受限，以四肢小关节多见，或可见皮下类风湿结节等。

（二）理化检查

1. 一般检查轻、重度贫血，活动期血沉（ESR）增快，C反应蛋白（CRP）增高。

2. 免疫学检查：血清免疫球蛋白升高，早期IgG增高有参考意义。抗核抗体（ANA）有10%~20%患者呈阳性。类风湿因子（RF）有60%~80%患者呈阳性。类风湿性关节炎特异性自身抗体：抗RA33抗体、抗核周因子抗体（APF）、抗角蛋白抗体（AKA）、抗聚角蛋白微丝抗体（AFA）、抗环瓜氨酸肽抗体（CCP）等检查有助于本病的早期诊断，敏感性在30%~40%，免疫复合物（CIC）阳性者表示疾病呈进行性。

3. 滑液检查半透明或不透明，黄色，黏度差，细胞数（3~5）×10^9/L，中性粒细胞0.50~0.90。

4. 特殊检查X线：早期关节周围软组织肿胀，骨质疏松，后期关节软骨破坏、侵蚀、关节间隙狭窄、强直和畸形。磁共振成像（MRI）：可发现早期类风湿滑膜炎及骨质破坏，对本病的早期诊断有重要价值。

（三）诊断要点

1987年修订的美国风湿病协会（ARA）类风湿关节炎的诊断要点

①晨僵至少1h，≥6周。

②3个或3个以上的关节肿，≥6周。

③腕、掌指或近端指间关节肿，≥6周。

④对称性关节肿，≥6周。

⑤类风湿结节。

⑥类风湿因子阳性。

⑦手X线变化（至少有骨质疏松或关节间隙狭窄）。

凡具备以上4条或4条以上者，即可诊断。

【证候分型】

（一）风寒湿痹

1. 行痹

症状：肢体关节酸痛，游走不定，关节屈伸不利，或见恶风发热，苔薄白，脉浮。

治法：祛风通络，散寒除湿。

方药：以防风汤为主方加减。

2. 痛痹

症状：肢体关节疼痛较剧，痛有定处，得热痛减，遇寒痛增，关节不可屈伸，局部皮色不红，触之不热，苔薄白，脉弦紧。

治法：温经散寒，祛风除湿。

方药：以乌头汤为主方加减。

3. 着痹

症状：肢体关节重着，酸痛，或有肿胀，痛有定处，手足沉重，活动不便，肌肤麻木不仁，苔白腻，脉濡缓。

治法：除湿通络，祛风散寒。

方药：以薏苡仁汤为主方加减。

（二）风湿热痹（热痹）

症状：关节疼痛，局部灼热红肿，得冷稍舒，痛不可触，可病及一个或多个关节，多兼有发热、恶风、口渴、烦闷不安等全身症状，苔黄燥，脉滑数。

治法：清热通络，祛风除湿。

方药：以白虎桂枝汤为主方加减。

【辨证施护】

一、护理评估

注意了解与本病证相关的因素。详细询问饮食习惯，居住环境、条件，发病经过，关节疼痛的程度，有无发热等，并细察舌象、脉象，以辨明痹证的证型和证候的虚实。

二、主要护理诊断/问题

1. 疼痛（关节肿痛）
2. 体温升高
3. 焦虑、悲观
4. 活动无耐力
5. 潜在并发症：药物毒副反应
6. 有废用综合征的危险（肌肉萎缩）

三、护理目标

1. 病人身心不适减轻或消除；
2. 体温逐渐降至正常；
3. 病人自觉疼痛减少，症状减轻；
4. 病人能描述痹证发生的原因及治疗目的，坚持配合治疗和护理；
5. 能及时发现并发症的发生并积极协助处理；
6. 提高病人对本病的自我护理能力和增加保健知识。

四、护理措施

（一）一般护理

1. 病室保持清洁干燥，阳光充足，温度适宜，空气流通，但应避免对流风。宜根据证型和病情的轻重分配病室及床位。

2. 注意气候变化对病情的影响。随气候变化及病情需要加减衣被，注意防寒保暖，可在关节疼痛处加用护套。

3. 饮食应以高热量、高蛋白、高维生素、易消化的食物为主，痹证急性期特别是兼有发热时饮食应以清淡为主，久病偏虚时可适当滋补。忌生冷、肥甘厚腻的食品。鼓励多饮水，仅以关节局部症状为主，不发热，亦无脾胃症状者，饮食可随意，无须多加限制。

4. 加强情志护理，增强病人与疾病作斗争的信心。痹证病程较长，缠绵难愈，加之还需要一定时间的绝对卧床休息，生活自理困难，病人易出现情绪低沉，忧思抑郁，甚至悲观失望，故应做好思想工作，关心、体贴、热情、耐心帮助病人，劝导病人积极配合治疗和护理。

5. 关节肿胀明显、疼痛剧烈，兼有发热时，应让病人卧床休息，将患肢垫起，选择舒适卧位，设法减轻病人的疼痛。痛不可触者可将患处暴露，减少接触。如行动不便的病人，可给予脚踏、木拐等。仅疼痛剧烈而无发热者，按医嘱给予坎离砂醋调敷患处，或按医嘱行毫针疗法：常用穴位有肩髃、曲池、尺泽、合谷、外关、环跳、阳陵泉、足三里、膝眼、委中、风市等。寒痛病人可用温针和灸法。也可按医嘱配合按摩、拔火罐、梅花针等疗法。疼痛缓解后，要及时下床锻炼，恢复关节功能。

6. 慢性病人长期卧床者，应注意更换卧位，将罹患关节保持在功能位置。在疼痛缓解后，协助病人进行功能锻炼，如练太极拳、八段锦、气功等，以免肌肉萎缩或关节畸形。关节疼痛或变形者，要防止受压；关节不利或强直者，定时做被动活动。并应加强皮肤护理，防止发生褥疮。

7. 观察疼痛的部位、性质、时间与气候变化的关系，以及皮肤、汗出、体温、脉搏、舌象、伴随症状变化等，并做好记录。

8. 服用祛风利湿药或抗风湿药（如水杨酸制剂）时，应观察药物的副反应，如有否恶心、呕吐、厌食、胃痛、胃出血等，嘱病人在饭后服用，或与牛奶同服，可减轻胃部症状。中药汤剂宜温服、热服。应用生川乌、生草乌等有毒性的药物时，必须先煎 2 小时，药煎好后取汁加入白蜜，分 2 次温服。服药后要加强巡视，观察有无毒性反应，如发现病人唇舌发麻、头晕心悸、脉迟、呼吸困难、血压下降等症状时，则为中毒表现，应立即停药，并及时配合医生进行抢救。

（二）分型护理

1. 风寒湿痹

（1）行痹

①病室应温暖、向阳、避风、干燥。要注意保暖，不宜在寒冷季节或阴雨潮湿天气到室外活动，以防病情加重。可在疼痛剧烈的部位加用护套，鼓励病人多晒太阳。

②饮食宜温性食品，忌生冷。可多吃豆豉、蚕蛹、荆芥粥、西红柿、排骨、羊肉、瘦肉、蛋类等，可常饮用药酒，如五加皮酒、国公酒、木瓜酒、蛇酒等。

③中药汤剂宜饭前温服，服药后盖被安卧避风，可辅以热粥或以黄酒为引，以助药力。并应严密观察服药后的反应。

④前人有"治风先治血，血行风自灭"之说。故对行痹的护理常应注意养血、活血。可按医嘱采用针灸、热敷、药熨、熏洗或中药离子导入等方法。

（2）痛痹

①病室温度可稍高，阳光充足。注意局部保暖，多加衣被。疼痛剧烈者，须卧床休

息，恢复期须下床活动，加强肢体锻炼。

②饮食宜祛风除湿的温热食物，如羊肉、乌头粥等；也可多用姜、椒等温热性调斜。以助热散寒；酒性热而又能通经活络，亦可酌量饮用，如麻黄桂心酒等。忌食生冷。

③中药汤剂应饭前热服，注意观察服药后反应。

④按医嘱采用局部温热疗法，如艾灸、隔姜灸、熏蒸、热敷、拔火罐、离子导入法、药熨法等。

（3）着痹

①病因以湿为主，故病室宜温暖而通风干燥，保持一定的温度，避免阴暗潮湿，阴雨潮湿季节要提高室温以驱散潮气。注意保暖，严防外感风寒而加重病情。

②饮食以除湿通络、祛风散寒为原则，食宜清淡，少肥甘，忌生冷、粘腻之物。可多选用苡仁、鳝鱼、鳗鱼、扁豆、蚕豆、赤小豆、茯苓粥、车前饮、黑豆汤等，每日早晚可服少量药酒，如五加皮酒、木瓜酒、蛇酒等。

③中药汤剂宜饭前温服，服药后加服苡米粥以除湿和胃。

④病人因身体沉重，常懒言懒动，活动过少，易致关节僵硬，肌肉萎缩，所以除有特殊禁忌者外，一般应鼓励病人多活动，特别在天气晴好时，多在阳光下活动。

⑤局部热熨可减轻症状，如用食盐炒热后热熨患处，可减轻疼痛。也可按医嘱用针刺疗法。

2. 风湿热痹

（1）病人的床位应设在比较凉爽，温度不高的地方。关节虽然红肿热痛，亦不宜直接吹风。

（2）饮食应以清热疏利食品为主，多饮清凉饮料，多食新鲜水果，忌食辛辣刺激之物。如可多食丝瓜、苋菜、绿豆、冬瓜、莲藕、香蕉、西瓜、果汁等。

（3）中药汤剂宜饭前偏凉服之，服药后宜卧床休息，减少活动。

（4）局部忌用温热疗法。可用黄芩、油松节、牛膝煎水湿敷或稍冷后冲洗患处；双柏散、金黄散、四黄散等外敷，以消肿止痛；也可用活地龙10余条，加白糖适量捣烂，敷红肿处，以达清热解毒之功。

（5）伴发热时，可按医嘱针刺曲池、大椎、合谷等穴，并按发热证护理。

（6）局部红肿热痛较甚时应卧床休息，减少活动，待症状减轻后，再逐渐增加活动量。

（7）观察体温、关节、咽喉、胸闷、心悸等病情变化，注意观察有无出现"心痹"重证。"心痹"者缓解后，注意休息，防止感冒而诱发。

以上证型均配以

1. 体针：上肢取穴肩髃、肩髎、曲池、尺泽、手三里、外关、合谷；下肢取穴环跳、阳陵泉、昆仑、太溪、解溪等，或根据疼痛肿胀部位采取局部取穴，或循经取穴。实证针用泻法，虚证针用补法，属寒者可加灸法，属热者可加用火针刺法。

2. 熏洗

（1）肢体关节畏风、怕凉，偏寒湿痹阻者，酌情选用祛风散寒除湿、温经通络药物，可用药物全身熏洗疗法，每次30min，1日1次。

（2）肢体关节肿胀热甚，偏湿热痹阻者，酌情选用清热除湿、宣痹通络之晶，可用药物全身熏洗疗法，每次 30min，1 日 1 次。

3. 外敷局部关节肿大变形，偏痰瘀痹阻者，酌情选用活血行瘀、化痰通络之晶，可用中药外敷法，每次 30min，1 日 1~2 次。

4. 穴位注射木瓜注射液、红花注射液或复方当归注射液，每次每穴注入 0.5~0.8ml，每次选取 3~4 穴。

（三）健康指导

1. 痹证日久可致精神抑郁、焦虑、悲观，可影响工作及日常生活。故应指导病人培养宽广的心胸，忌抑郁、焦虑、悲观等情绪，消除烦恼，保持乐观愉快、心乎气和，积极配合治疗。

2. 痹证常因起居不慎复感外邪而诱发，故应特别注意季节时令的变化，及时采取有效的保暖、防寒、防湿措施，保持居处干燥，温度适宜，避免感冒，不宜在潮湿阴冷的环境中工作，避免一切诱因，防止复发。

3. 指导病人根据病情配合气功疗法或体育锻炼，促使筋脉舒通，气血运行通畅，有利于肢体功能的康复。

4. 如用附子、川乌等毒性中药，应指导病人/家属用正确煎煮法。

5. 患有痹证应及早治疗。如发现痹证的发作与扁桃体炎、牙龈炎等有关时，应告知病人，积极治疗原发病。

第三节　石淋病（泌尿系结石）中医护理方案

石淋病是以小便不爽，尿道刺痛为特点。常以小便排出砂石为主证，故称之为"石淋"。西医为泌尿系结石，是我科室临床常见病多发病。由于许多肾结石没有任何症状，肾结石病例大多通过泌尿系统 B 超检查或者腹平片检查发现。一些病人通常由于疼痛、、尿血、感染及后期的梗阻，甚至肾功能减退而影响生活。

【诊断依据】

1. 中医诊断标准

（1）发作时腰腹绞痛，痛及前阴，面色苍白，冷汗，恶心呕吐。可伴有发热恶寒，小便涩痛频急，或有排尿中断；

（2）可有镜下血尿或肉眼可见血尿，或小便有砂石排出；

（3）尿常规检查有红细胞；

（4）泌尿系 B 超检查，或 X 线腹部平片、肾盂造影等可明确结石部位。必要时作膀胱镜逆行造影。

2. 西医诊断标准

（1）病史和体检：病史中多有典型的肾绞痛和血尿，或曾从尿道排出过结石。查体可发现患侧肾区有叩击痛，并发感染、积水时叩击痛更为明显，肾积水较重者可触及肿大的肾脏，输尿管末端结石有时可经直肠或阴道指检触及。

（2）化验检查：尿液常规检查可见红细胞、白细胞或结晶，尿 pH 在草酸盐及尿酸盐结石患者常为酸性；磷酸盐结石常为碱性。合并感染时尿中出现较多的脓细胞，尿细菌学培养常为阳性，计数大于 10 万/ml 以上，并发急性感染及感染较重时，血常规检查可见白细胞总数及嗜中性粒细胞升高。多发性和复发性结石的病人，应测定血、尿的钙磷值、尿酸值等，以进一步明确结石的病因。

（3）B 超检查：具有无创伤性、可重复性、方便、准确性高等优点，已成为常规检查项目，可显示泌尿系结石大小、部位、肾积水情况、肾实质有无变薄及尿路畸形。B 超在结石部位可探及密集光点或光团，合并肾积水时可探到液平段。

（4）X 线检查：X 线检查是诊断肾及输尿管结石的重要方法，约 95% 以上的可在 X 线平片上显影。辅以排泄性或逆行性肾盂输尿管造影，可确定结石的部位、有无梗阻及梗阻程度、对侧肾功能是否良好、区别来自尿路以外的钙化阴影、排除上尿路的其它病变、确定治疗方案以及治疗后结石部位、大小及数目的对比等都有重要价值。密度低或透光怀石，加以输尿管、肾盂充气造影，结石则显示更为清晰。

（5）静脉肾盂造影：进一步明确诊断阴性尿路结石、鉴别钙化斑和盆腔静脉石及了解肾脏解剖和功能异常，在腹部平片的基础上静脉肾盂造影十分必要。静脉肾盂造影还可以确定肾积水的程度、肾实质的残存情况、肾脏功能损害程度及有无尿路畸形。以上这些信息对选择治疗方式和预计治疗效果很有帮助。在经皮肾穿刺肾镜碎石前，静脉肾盂造影有助于肾穿刺入路的选择。根据静脉肾盂造影显示将肾积水分为 4 级：I 级：肾盂、肾盏扩张。肾小盏杯口变平，肾功能无损害；II 级：肾盏呈杵状，肾功能轻度受损；III 级：肾脏囊状扩张。显影延迟，肾实质变薄，肾功能严重受损；IV 级：肾盂呈球状扩张，显影延迟或不显影，肾实质变薄。

（6）逆行性尿路造影：是静脉肾盂造影的补充，主要用于对静脉肾盂造影剂过敏患者，可清楚显示结石梗阻部位和输尿管、肾盂肾盏解剖异常。

【症候分型】

淋证有虚实之分。一般说来，初起或在急性发作阶段属实，以膀胱湿热、砂石结聚、气滞不利为主；久病多虚，病在脾肾，以脾虚、肾虚、气阴两虚为主。同一淋证，由于受各种因素的影响，病机并非单纯划一，如气淋、血淋、膏淋，均既有实证，又有虚证。

1. 热淋

症状：小便短数，灼热刺痛，溺色黄赤，少腹胀痛，或有寒热，口苦，呕恶，或有腰痛拒按，或有大便秘结，苔黄腻，脉滑数。

治法：清热利湿通淋。

方药：以八正散为主方加减。

2. 石淋

症状：尿中时夹砂石，小便艰涩，或排尿时突然中断，尿道窘迫疼痛，少腹拘急，或腰腹绞痛难忍，尿中带血，舌红，苔薄黄，脉弦或带数。若病久砂石不去，可伴见面色少华，精神萎顿，少气乏力，舌淡边有齿印，脉细而弱；或腰腹隐痛，手足心热，舌红少苔，脉细带数。

治法：清热利湿，通淋排石。

方药：以石韦散为主方加减。

3. 气淋

症状：实证表现为小便涩滞，淋沥不畅，少腹满痛，苔薄白，脉多沉弦。虚证表现为少腹坠胀，尿有余沥，面色㿠白，舌质淡，脉虚细无力。

治法：实证宜利气疏导；虚证宜补中益气。

方药：实证以沉香散为主方加减；虚证以补中益气汤为主方加减。

4. 血淋

症状：实证表现为小便热涩刺痛，尿色深红，或有血块，疼痛满急加剧；或见心烦，苔黄，脉滑数。虚证表现为尿色淡红，尿痛涩滞不显著，腰酸膝软，神疲乏力，舌淡红，脉细数。

治法：实证宜清热通淋，凉血止血；虚证宜滋阴清热，补虚止血。

方药：实证以小蓟饮子为主方加减；虚证以知柏地黄丸为主方加减。

5. 膏淋

症状：实证表现为小便浑浊如米泔水，置之沉淀如絮状，上有浮油如脂，或夹有凝块，或混有血液，尿道热涩疼痛，舌红，苔黄腻，脉濡数。虚证表现为病久不已，反复发作，淋出如脂，涩痛反见减轻，但形体日见消瘦，头昏无力，腰酸膝软，舌淡，苔腻，脉细弱无力。

治法：实证宜清热利湿，分清泄浊；虚证宜补虚固涩。

方药：实证以程氏萆薢分清饮为主方加减；虚证以膏淋汤为主方加减。

6. 劳淋

症状：小便不甚赤涩，但淋沥不已，时作时止，遇劳即发，腰酸膝软，神疲乏力，舌质淡，脉虚弱。

治法：健脾益肾。

方药：以无比山药丸为主方加减。

【辨证施护】

一、护理评估

注意了解与本病证相关的因素，详细询问饮食习惯、卫生习惯、发病经过、有无泌尿道器械检查史及尿道梗阻或畸形等病史，询问排尿状况、尿色、尿液性状及伴随症状等，并细察舌象、脉象，以辨明淋证的类别和证候的虚实。

二、主要护理诊断/问题

1. 排尿异常
2. 体温过高
3. 疼痛
4. 活动无耐力
5. 焦虑
6. 有反复发作的危险
7. 潜在并发症：虚脱、水肿、关格

三、护理目标

1. 身心不适减轻或消除；

2. 排尿恢复正常，每日尿量保持在 1500ml 以上；

3. 增进自我护理和保健防病知识，消除各种外邪入侵和湿热内生的有关因素；

4. 症状得到控制，无复发。

四、护理措施

（一）一般护理

1. 病室应安静、舒适、空气新鲜，并按实证、虚证分别安置病室。

2. 急性期或石淋绞痛发作时，应卧床休息；其他可适当活动，但应避免劳累。

3. 做好情志护理。淋证病人不论是急性期或慢性期都很痛苦，尤其是病情反复时，易产生急躁或焦虑情绪。护理人员应向病人耐心解释病情和预后，增强病人战胜疾病的信心。在病人排尿涩痛或绞痛发作时，除给缓急止痛治疗外，还应守护在病人身旁，给予安慰和鼓励，或播放一些轻松愉快的音乐和歌曲，以分散病人注意力，减轻疼痛。

4. 鼓励病人多饮水，以利湿热之邪从小便排出。

5. 保持会阴部清洁，勤洗勤换内裤。

6. 饮食宜清淡富营养，多食新鲜水果和蔬菜。忌食肥厚油腻、海腥鱼虾、辛辣刺激之品。

7. 病情观察

（1）观察排尿情况。注意排尿时是频数、淋沥不畅，还是时有突然中断；是热涩刺痛、阵发性绞痛，还是刺痛、疼痛的程度如何；排尿时是否有面色苍白、窘迫难忍、汗出肢冷等症；排尿的次数、尿量、尿色、有否凝块等，并做好记录。

（2）观察排石情况。注意绞痛发生的时间、部位、性质、次数，有无排尿突然中断，痛后有无砂石排出。石淋病人在绞痛发作后，往往排出砂石，此时应留取病人的全部小便，用筛子过滤，检查是否有砂石排出。如见砂石，应保留送检。

（3）观察体温情况。注意有否恶寒发热或潮热盗汗等，做好热型、热势的观察和记录。

（4）观察导致淋证反复发作的诱因，按时留取血、尿标本送检，观察肾功能变化。

（二）分型护理

1. 热淋

（1）病室宜凉爽、干燥，避免对流风。

（2）有发热者按发热证护理。应卧床休息，直至热退、小便正常。

（3）多饮水。每日饮水量至少在 2000ml 以上，以利湿热之邪排出。可饮绿茶或用珍珠草 30~60g，水煎代茶。

（4）饮食清淡，宜偏凉滑利渗湿之品。多食蔬菜、萝卜等，使尿液碱化，减轻尿痛。忌辛辣、烟酒等刺激性食物。

（5）中药汤剂宜空腹凉服。

（6）热水或 1∶1000 高锰酸钾溶液坐浴，每日 3 次。保持外阴清洁。

2. 石淋

（1）参照"热淋"护理。多饮水，可用金钱草 50g、鸡内金 50g、大枣 5 枚，水煎代茶。

（2）应少食菠菜、草莓、土豆、牛奶、巧克力、肥肉、蛋黄、动物内脏等含钙、磷高的食物。有条件可做结石成分分析，以针对结石性质予相应食品。

（3）根据结石部位，配合适当运动。如结石在肾区，可拍打肾区；在肾下盏，可做翻跟斗、倒立动作；在输尿管，可多作跳跃活动；在膀胱，应鼓励其憋尿后再用力排尿，以利于结石排出。

（4）石淋绞痛发作时，病人常坐卧不安、面色苍白、汗出肢冷、恶心呕吐，甚至发生虚脱。除报告医生外，可给予针刺止痛，取穴：肾俞、膀胱俞、三阴交、阳陵泉等，配合电针。或耳针肾、输尿管、交感、神门等穴。如绞痛不缓解，可适量给镇痛解痉剂，必要时可按医嘱使用哌替啶等，或配合医生作肾囊封闭以止痛。因剧痛发生虚脱时，应立即让病人取中凹卧位、测血压、保暖，并及时通知医生，做好急救准备。

（5）总攻排石护理

①做好总攻前的解释工作。将治疗目的、方法和注意事项告知病人，以取得密切配合。

②总攻时要观察全身情况和反应。如病人出现心慌、胸闷、脉细数时，应报告医生。

③观察排石情况。如绞痛部位下移或绞痛突然消失，可能是结石进入膀胱；若有尿痛，下腹不适，排尿中断时，应鼓励病人用力排尿，促使结石排出，并做好结石过滤工作和留取标本送检。

3. 气淋

（1）调畅情志，劝慰开导，勿抑郁、恼怒、七情过激，保持情绪稳定。

（2）虚证者宜多休息，勿劳累。

（3）饮食宜富营养、易消化，多食清轻疏利或补脾益气之品，如佛手柑粥、橘皮滑石群或黄芪粥、参枣米饭等。

（4）中药汤剂宜凉服或温热服。

（5）醋浸白芷，焙干研末，每次 3g，每日 3 次，用木通、甘草适量煎水送下，以达疏通淋之目的。

4. 血淋

（1）实证可参照"热淋"护理。

（2）轻者可适当活动，但不宜劳累；出血多者，应卧床休息。若因出血多而引起心悸面色苍白、肢冷汗出、脉微欲绝等血脱危象时，应立即报告医生，进行处理。

（3）饮食宜清淡富于营养，忌辛辣煎炸、香燥动火之品。

（4）中药汤剂宜空腹凉服。

（5）可用大蓟、小蓟、白茅根各 30g，水煎代茶；或鲜藕 250g、侧柏叶 60g，捣汁服用。

5. 膏淋

（1）避免强力劳动，注意劳逸适度，保养身体。发作期应卧床休息。

（2）饮食宜清淡，素食为佳。忌高蛋白、高脂肪饮食及辛辣刺激之品。

（3）中药汤剂宜凉服或温服。

（4）排尿不畅者应多饮水。有膏脂物阻塞尿道而排尿困难者，嘱病人用腹部呼吸，增加腹内压，使膏脂物随尿排出。

（5）可配合针刺膀胱俞、关元、阳陵泉、肾俞等穴。

6. 劳淋

（1）病室宜温暖、向阳。

（2）注意休息，避免过度疲劳，节制房事。

（3）食物宜富营养，多选用补脾益肾之品，如牛奶、瘦肉、山药、枸杞子粥、胡桃仁粥、苡仁大枣粥，芡实茯苓粥、莲子桂圆粥等。忌生冷、油腻、硬固、炙烘之品。

（4）中药汤剂宜温热服。

（5）避风寒，以免因外感引起复发。

（6）有妇科疾病者应及时治疗。

（7）腰痛者，局部可用热水袋热敷、葱热熨、拔火罐等。

以上证型可配以

1. 针灸治疗：

（1）湿热蕴结型：针刺京门、肾俞、膀胱俞，泻法，留针20分钟。

（2）气滞血瘀型：针刺膀胱俞、中极、阴陵泉，泻法，留针20分钟。

（3）脾肾阳虚型：中脘、天枢、足三里、脾俞、肾俞、关元，补法，留针30分钟。艾灸箱艾灸气海、关元，每次20分钟，每天1次。

加减：血尿：针刺血海、三阴交，泻法，中强刺激，留针30分钟。腹胀：吴茱萸热敷脐周加电针双侧足三里。吴茱萸250g，粗盐250g，混匀，加热至80℃左右，装入布袋，顺时针手法按摩脐周20分钟，每天2次。以患者可耐受、皮肤发红，无烫伤为度。电针双侧足三里，中等强度，每天2次，每次20分钟。

3. 碎石治疗：双定位体外冲击波碎石机碎石。

4. 排石治疗：B超监视下推按运经仪解痉止痛、排石治疗。

5. 耳穴贴压疗法：取肾、输尿管、膀胱、尿口等穴。每穴埋王不留行籽，用胶布固定，隔日1次，两耳交替进行，嘱患者每日按压3次，每次5～10min，以酸胀感为效。

6. 食疗方案：

（1）湿热蕴结型：冬瓜内金赤豆粥（冬瓜250g，鸡内金20g，赤小豆50g，粳米50g。煲粥，每天1剂）；金钱草60g，代茶饮。

（2）气滞血瘀型：郁金三七粥（郁金15g，三七粉6g，粳米50g。先将郁金水煎取汁，加入粳米煮粥，调入三七粉服食，每天1剂）。

（3）脾肾阳虚型：核桃杜仲猪腰汤（核桃50g，杜仲30g，猪腰1只，煲汤，每天1剂）。

（三）健康教育

1. 消除各种外邪入侵和湿热内生的有关因素。如冷暖失宜、忍尿不解、过食肥甘、纵欲过劳、外阴不洁等；注意月经期、妊娠期及产褥期卫生；女婴应勤换尿布，避免粪便污染。

2. 积极治疗消渴、痨瘵等疾患，避免不必要的泌尿道器械操作，以防止淋证的发生。

3. 饮食宜清淡、富营养，少食肥腻、香燥、辛辣之品。

4. 平时多饮水，勤排尿，以冲洗膀胱和尿道。每次排尿尽量使膀胱排空。

5. 注意休息，做到劳逸结合、动静结合。保持情绪稳定。

6. 加强体育锻炼，以增强体质。

7. 慢性病人应按医嘱坚持服药治疗，不要自行中断，以免复发。如有发病征象，应及时就医，不要延误。

第四节　混合痔（痔疮）中医护理方案

痔是肛管直肠末端的肛垫组织发生的病理改变和/或异常移位。本病为临床常见、多发病，男女老少均可罹患，但以青壮年高发，本病的病因病理尚未完全清楚，有多种学说，如静脉曲张学说、血管增生学说、肛垫下移学说等。本病属中医"内痔""外痔""内外痔"范畴。乃因饮食不节，劳倦过度，情志内伤，或长期便秘、泻痢日久，妇女妊娠，以及风、湿、燥、热四气相合，导致脏腑阴阳失调，气血运行失畅，经络交错，缩滞不散所致。

【辨证分型】

1. 风伤肠络证：大便滴血、射血或带血，血色鲜红，大便干结，肛门瘙痒，口干咽燥。舌红、苔黄，脉浮数。

2. 湿热下注证：便血色鲜红，量较多。肛门肿物外脱、肿胀、灼热疼痛或有滋水。便干或溏，小便短赤。舌质红，苔黄腻，脉浮数。

3. 气滞血瘀证：肿物脱出肛外、水肿，内有血栓形成，或有嵌顿，表面紫暗、糜烂、渗液，疼痛剧烈，触痛明显，肛管紧缩，大便秘结，小便不利。舌质紫暗或有瘀斑，脉弦或涩。

4. 脾虚气陷证：肿物脱出肛外，不易复位，肛门坠胀，排便乏力，便血色淡。面色少华，头晕神疲，食少乏力，少气懒言。舌淡胖，苔薄白，脉细弱。

【混合痔西医诊断标准】

本病西医诊断标准 1995 年 1 月 1 日起实施的《中华人民共和国中医药行业标准》中的诊断依据如下：

1. 内痔

（1）一期：无明显自觉症状，痔核较小，质柔软，表面色鲜红或青紫，大便时痔核不脱出肛外，常与大便摩擦出血。（2）二期：痔核较大，大便时痔核能脱出肛外，大便后自行回纳，出血量较多，呈点滴状或喷射状。（3）三期：痔核更大，表面微带灰白色，大便时经常脱出肛外，甚至行走、咳嗽、喷嚏、站立时也会脱出，不能自行回纳，须用手推回或平卧、热敷后才能回纳，便血不多或不出血。

2. 外痔

（1）炎性外痔：肛缘皮肤皱襞突起，有红、肿、热、痛的炎性表现。（2）血栓外痔：因便秘或排便时用力过猛，而致肛门静脉丛破裂，血管外形成血栓，有皮下隆起、肿胀、发炎、疼痛。（3）结缔组织性外痔：因慢性炎症刺激，反复发炎，肿胀，致使肛门静脉丛周围结缔组织增生，形成皮垂。（4）静脉曲张性外痔：下蹲腹压增加，排便或肛门吸引器检查，均可见肛缘周围皮下曲张的静脉团瘀血，呈圆形或不规则形突起，但可逐渐消散。

3. 混合痔

由齿线上下同一方位的直肠和肛门静脉丛扩张屈曲，相互吻合，括约肌间沟消失，使上下形成一整体者。

【辨证论治】

1. 风伤肠络治法：清热疏风，凉血止血。

方药：凉血地黄汤加减。鲜生地 15g，炒枳壳 9g，当归 12g，荆芥炭 15g，地榆炭 15g，粉丹皮 12g，玄参 12g，火麻仁 15g，郁李仁 15g，生大黄 3g（后下）。

加减：射血者加防风炭 10g，侧柏叶 10g；大便难解加生大黄至 6g；口渴者加芦根 10g，天花粉 8g。

常用中成药：地榆槐角丸（9g＊10 丸），每次服 1 丸，1 日 2 次。

2. 湿热下注治法：清热利湿，凉血止血。

方药：龙胆泻肝汤、五神汤加减。龙胆草 10g，柴胡 10g，泽泻 20g，车前子 15g，木通 15g，生地黄 15g，当归 10g，栀子 15g，黄芩 10g，地榆炭 12g，槐花 10g，甘草 6g。

加减：大便秘结加生大黄 9g；便血加槐角 12g；坠胀甚加枳壳 6g。

常用中成药：地榆槐角丸（9g＊10 丸），每次服 1 丸，1 日 2 次。

3. 气滞血瘀治法：活血化瘀。

方药：血府逐瘀汤、桃红四物汤加减。生地黄 10g，桃仁 15g，红花 6g，赤芍 10g，乳香 8g，没药 6g，当归梢 12g，白芷 12g，牛膝 10g，秦艽 10g，苍术 10g，甘草 6g。

加减：便血者加地榆 15g，侧柏叶 10g。

常用中成药：血府逐瘀口服液（10ml＊10 支），每次 10ml 口服，1 日 2~3 次。

4. 脾虚气陷治法：补气摄血。

方药：补中益气汤加减。潞党参 15g，黄芪 15g，炒白术 12g，升麻 10g，柴胡 6g，淮山药 15g，白芍 12g，当归 12g，熟地 12g，黄精 15g，甘草 6g。

加减：便血者加地榆 15g，槐角 10g。

常用中成药：补中益气丸（6g＊30 袋），每次 1 袋口服，1 日 3 次。

【外用药治疗】

1. 熏洗法：本法具有活血消肿、止痛收敛的作用，适用于内痔脱出嵌顿、外痔肿痛，常用荆芥熏洗剂、金玄痔科熏洗剂等。

2. 外敷法：用油膏、药物等外涂患处或纳入肛内，常用药物有复方角菜酸酯乳膏、马应龙痔疮膏，痔疮膏，具有消肿止痛、收敛止血的功效，适用于内痔出血、脱出肿痛。

108

3. 肛门栓剂：功能消炎止血止痛，适用于各期内痔或混合痔手术后。如复方角菜酸酯栓剂，马应龙痔疮栓等，每晚睡前 1 枚纳肛或换药时纳入肛内。

【西医治疗】

1. 手法复位：适用于内痔核脱出。先复位小的痔核再复位大的痔核。手法复位失败时，可在骶麻或局麻下复位，复位后内置消炎痛栓，凡士林油纱布，丁字带固定，平卧，控制大便 2 日。

2. 明矾注射术：适用于各期内痔。注射方法主要有以下几种，即单纯注射法（即将药物注射入痔粘膜下层）、双重注射法（即将药物注入痔上动脉区和痔粘膜下层）与四步注射法（即第一步注射直肠上动脉区，第二、三步注射粘膜下层和粘膜固有层，第四步注射洞状静脉区）。Ⅰ期内痔采取单纯注射法，Ⅱ期内痔采取双重注射法，Ⅲ、Ⅳ期内痔采取四步注射法。

3. 内痔结扎疗法：适用于Ⅲ、Ⅳ期内痔。单发内痔采取单纯结扎法，多发内痔或环状内痔采取分段结扎法。

4. 外痔切除术：适用于各型外痔。单发外痔可采用局部切除，若外痔较多较大或呈环状者，则采取分段切除，血栓外痔与静脉曲张性外痔宜采用剥离切除术。

5. 外切内扎术：将外痔切除或剥离至齿线以上 0.2 厘米，内痔以丝线结扎。适用于混合痔。

6. 外切内注术：将外痔切除或剥离切除后，内痔注射消痔灵；或先注射消痔灵后处理外痔。适用于混合痔，特别是环状混合痔。

7. PPH 手术：适用于Ⅲ、Ⅳ期内痔，特别是环状内痔或环状混合痔。采用圆形吻合器，环形切除一段直肠下端粘膜后使痔核悬吊于直肠壁，并阻断痔上血管，使脱出痔核回缩肛内。

8. 我科特色治疗

侧卧，腰俞麻醉或局麻成功，肛门松弛后，消毒肠腔。在外痔处做一梭形切口，剪除外痔。外痔切口不超过肛管水平。根据痔核大小和形状，先做小痔核，后作大痔核，用长弯钳夹住痔核，注入 20% 明矾液（自制）于痔核内，以痔核发白为度，再用弯钳在第一把钳子之上，将痔核夹完留第一把钳，去掉其余钳子，此时痔核已发黑成扁形。如痔核过大，压扎后可将痔核部分剪除，用药线在第一把钳子之下结扎，收线同时，将钳子放松。若年老体弱或痔核过大，可行分期手术治疗。注意保留足够的肛管皮桥。原则上肛管皮肤损伤不能大于 1/2。消炎痛栓、凡士林油纱条填塞肛内加压包扎，手术结束。

【辨证施护】

一、护理评估

1. 患者的职业、饮食、排便习惯及诱发因素；

2. 排便有无疼痛、便血，便后有无肿块脱出；

3. 直肠检查结果；

4. 社会心理状况；

5. 辩证：风伤肠络证、湿热下注证、气滞血瘀证、脾虚气陷证。

二、主要护理诊断/问题　护理措施

1. 便血
（1）与风伤肠络、血不循经有关；
（2）与湿热下注、血络受损有关；
（3）与脾虚气陷、血失统摄有关；
（4）与手术损伤脉络有关。

2. 肛门坠胀
（1）与痔核脱出、嵌顿有关；
（2）与大便干结有关；
（3）与手术刺激有关；
（4）与敷料填塞过紧有关。

3. 肛门疼痛
（1）与湿热下注、脉络瘀阻有关；
（2）与手术所致脉络损伤有关；
（3）与痔核脱出、嵌顿有关；
（4）与敷料填塞过紧有关。

4. 焦虑、恐惧
（1）与便血反复发作有关；
（2）与对环境陌生有关；
（3）与惧怕手术有关。

5. 有血脱的危险
（1）与结扎线滑脱有关；
（2）与痔核坏死破裂有关；
（3）与大便干结有关；
（4）与术后剧烈活动有关；
（5）与凝血机制障碍有关。

6. 有染毒的危险
（1）与体质虚弱、抗病能力差有关；
（2）与肛门周围不洁有关；
（3）与本身为有菌手术有关。

7. 有癃闭的危险
（1）与不适应卧位排尿有关；
（2）与麻醉刺激有关；
（3）与肛门填塞纱布过紧有关；
（4）与疼痛有关。

8. 便秘

三、护理措施

（一）便血

1. 向病人讲解便血的原因，消除病人的恐惧心理。
2. 卧床休息，减少活动量。
3. 观察病人便血的量、色以及与粪便是否混合。
4. 遵医嘱服用槐角丸，以清热凉血、止血。
5. 临厕时如出血如注，应立即扶起病人卧床，稳定其情绪。如病人出现面色苍白、惊慌、出冷汗、血压下降等症状，应立即报告医生，并准备好抢救用物，配合抢救。
6. 嘱病人临厕时勿久蹲努责，保持大便通畅，必要时遵医嘱使用润下剂。
7. 保持肛周卫生，常换内衣裤，便纸宜柔软，不穿紧身裤和粗糙内裤。

（二）肛门坠胀

1. 卧床休息，取侧卧位，臀部抬高30℃。
2. 饮食宜清淡，多食新鲜蔬菜、水果；多食红枣、百合、银耳等，以益气养阴。少食肥甘厚味及辛辣刺激之品。
3. 用荆芥熏洗剂熏蒸加坐浴，水温以40～42℃为宜，每日2～3次，每次15～20分钟。坐浴后肛内用复方角菜酸脂乳膏或龙川痔疮膏等。
4. 指导病人养成定时排便的习惯及方法。如每日清晨起床前仰卧在床上，双手顺时针按摩腹部20～30次，再从上至下刮乙状结肠区（左髂窝）15～20次，起床后饮300～500升温开水，以促进肠蠕动，如有便意立即临厕。
5. 避免久蹲、久坐、久站及过多活动。
6. 痔核脱出时，用痔疮膏涂在无菌纱布上轻托轻柔，及时复位。不能回纳者用复方角菜酸脂乳膏或龙川痔疮膏消肿止痛。

（三）肛门疼痛

1. 经常与病人交谈，分散其注意力，如让病人看书、听音乐、聊天，以减轻疼痛。
2. 评估疼痛的程度、性质、持续的时间及伴随症状，采取有效的止痛措施。
3. 针刺止痛，选承山、内庭、长强、环跳等穴，强刺激，每次15分钟。必要时遵医嘱应用镇静止痛药。
4. 疼痛甚者应卧床休息，以侧卧位为宜，避免因伤口直接受压而加重疼痛。
5. 保持大便通畅，勿久蹲努责，养成定时排便的习惯。
6. 痔核脱出不能回纳者，用用复方角菜酸脂乳膏或龙川痔疮膏消肿止痛。
7. 在进行各项操作时动作要轻柔，并避免消毒液直接刺激伤口。
8. 嘱病人内痔结扎术后不要牵拉留在肛门外 的线端，以免引起疼痛。
9. 保持肛门清洁卫生，手纸、内裤要柔软清洁。

（四）焦虑、恐惧

1. 热情接待病人并向其介绍病区环境及有关的规章制度，介绍同病室病人的有关情况，消除其陌生感，减轻其心理压力。
2. 向病人讲解本病的常见症状及治疗方法。

3. 介绍同类疾病的治愈实例，以增强病人的治疗信心。

4. 疼痛甚者，可遵医嘱应用止痛剂。

5. 教会病人自行缓解疼痛的方法，如保持大便通畅，便后中药坐浴，勿久蹲久坐久立。

6. 疼痛严重者，要卧床休息，以侧卧为宜，并抬高臀部30℃。

（五）有血脱的危险

1. 术后12小时内不可松动敷料，术后24小时内不宜解大便。

2. 密切观察肛门刀口渗血、渗液情况，便血的量、色及出汗状况，并做好记录。若术后便血量呈喷射状或病人感觉下腹部胀、痛、有便意、头晕、乏力、心慌、面色苍白、出汗、脉细数等大出血先兆时，应及时报告医生，并做好抢救准备。

3. 术后7天内嘱病人多卧床休息，避免剧烈运动，以减轻腹压。避免局部摩擦，以免坏死痔核提早脱落致大出血。

4. 术后大便时嘱病人不要拖、拉肛门外存留的结扎线端，以防脱落出血。

5. 遵医嘱应用止血药，如复方槐花散口服液、静滴氨甲苯酸或氨甲环酸等止血药。

6. 保持大便质软、通畅，勿久蹲努责，手纸要卫生柔软，及时更换污染内裤。

7. 如有出血可局部用止血药或明胶海绵压迫止血，如伴有搏动性大出血应及时通知医生。

（六）有染毒的危险

1. 术后第一次排便后应立即换药，每次换药前及排便后均用中药薰洗坐浴20分钟。

2. 饮食宜清淡、富有营养，多食蔬菜、水果及血肉有情之品，如青菜、梨排骨等，忌辛辣刺激食品，戒烟酒。

3. 术前认真做好皮肤及肠道准备。

4. 换药时应严格无菌，伤口清洗要干净。

5. 观察肛门刀口在红肿、疼痛、分泌物的色、量等方面有无异常，发现问题及时通知医生。

6. 保持肛门周围清洁，及时更换被污染的内衣裤。

（七）有癃闭的危险

1. 术后及时鼓励和诱导病人排尿，为病人创造一个安静、避人的排尿环境。

2. 指导病人正确使用便器，采取适宜的排尿姿势。

3. 排尿困难时，可选取听流水声、顺时针按摩小腹。无禁忌症时可在会阴、小腹温热敷。

4. 遵医嘱电针三阴交、中极、关元、气海等穴，留针20分钟。

5. 遵医嘱肌肉注射新斯的明0.5～1毫克，或给予止痛剂解除伤口疼痛利于排尿。

6. 肛门填塞纱布条压迫过紧时，可在10～12小时遵医嘱适当放松敷料。

7. 诱导排尿无效时遵医嘱行无菌导尿术。

（八）便秘

1. 调整饮食结构，食谱要广，粗细粮搭配合理。多吃水果、新鲜蔬菜如芹菜、菠菜、苔菜、油菜等；少食肥甘厚味，忌食辛辣之品。

2. 养成定时排便的习惯，如每日清晨起床前仰卧在床上，双手顺时针按摩腹部 20 ~ 30 次，再从上至下刮乙状结肠区（左髂窝）15 ~ 20 次，起床后饮 300 ~ 500 毫升温开水，以促进肠蠕动，如有便意立即临厕。

3. 气虚者，平时可适量饮用蜂蜜水或麻仁丸，以润肠通便。

4. 热结肠腑者，可口服大黄片 4 ~ 6 片或番泻叶 3 ~ 6 克泡水代茶饮。

5. 耳穴压豆，取大肠、小肠、神门、肺等，每日按揉 2 ~ 3 次，每次 3 ~ 5 分钟。

6. 必要时遵医嘱灌肠。

第五节　肛漏（肛瘘）中医护理方案

肛漏（肛瘘）是常见的肛管直肠疾病之一，是肛周皮肤与直肠肛管之间的慢性、病理性管道，常于肛门直肠周围脓肿破溃或切开引流后形成，主要与肛腺感染有关。本病不论性别、年龄以及体质的强弱均可发生，20 ~ 40 岁多发，男性多于女性。目前公认的是肛腺感染学说。肛瘘的诊断一般并不复杂，主要根据病史及肛瘘特有的临床表现，再辅以造影检查、探针检查等。但高位肛漏的确诊存在一定困难，常需借助 CT、MRI 等大型检查。肛瘘的治疗以手术为主，中医挂线疗法具有独特的优势。

【诊断标准（辨证分型）】

1. 湿热下注：肛周有溃口，经常溢脓，脓质稠厚，色白或黄，局部红、肿、热、痛明显，按之有索状物通向肛内，可伴有纳呆，大便不爽，小便短赤，形体困重，舌红、苔黄腻，脉滑数。

2. 正虚邪恋：肛周瘘口经常流脓，脓质稀薄，肛门隐隐作痛，外口皮色暗淡，时溃时愈，按之较硬，多有索状物通向肛内，可伴有神疲乏力，面色无华，气短懒言，舌淡、苔薄，脉濡。

3. 阴液亏虚：瘘管外口凹陷，周围皮肤颜色晦暗，脓水清稀，按之有索状物通向肛内，可伴有潮热盗汗，心烦不寐，口渴，食欲不振，舌红少津、少苔或无苔，脉细数无力。

【西医诊断标准】

1. 低位单纯肛瘘：仅有一个管道并通过外括约肌深层以下，内口位于肛窦部位。

2. 高位单纯肛瘘：仅有一个管道，行径在外括约肌深层以上，内口位于肛窦部位。

3. 低位复杂肛瘘：管道在外括约肌深层以下，但外口和管道有 2 个或 2 个以上，内口在肛窦部位（包括多发性瘘）。

4. 高位复杂肛瘘：有 2 个以上管道或其主管通过外括约肌深层以上，有 1 个或 2 个以上内口。

【治疗方案】

一、中医治疗方案

（一）辨证论治

1. 湿热下注治法：清热利湿。代表方剂：萆薢渗湿汤加减。

常用药物：黄柏、苍术、银花、蒲公英、紫花地丁、萆薢、茯苓、栀子、车前子、白术、茵陈等。

2. 正虚邪恋治法：扶正祛邪。代表方剂：托里消毒饮加减。

常用药物：生黄芪、当归、穿山甲、皂刺、川芎、白术、茯苓、白芍、熟地、甘草等。

3. 阴液亏虚治法：养阴托毒。代表方剂：青蒿鳖甲汤加减。

常用药物：青蒿、鳖甲、知母、生地、丹皮等。

（二）外治法

1. 熏洗法：适用于手术前后缓解症状，用沸水冲泡药品，先熏后洗，具有活血消肿、止痛的作用。常用荆芥熏洗剂、金玄痔科熏洗剂等。用法与用量：每次用 1 袋，将药袋置于盆中。用沸水 1500ml 冲泡袋中药品，温度 25℃～30℃，时间 5～10 分钟，先熏后洗（坐浴），便后或睡前使用，每日 1～2 次。

2. 外敷法：肛瘘急性期局部肿痛者，可选用复方角菜酸酯乳膏等，具有消肿止痛的作用。

【西医治疗方案—手术治疗】

1. 挂线疗法：系利用橡皮筋或药线的机械作用（药线尚有药物腐蚀作用），使结扎处组织发生血运障碍，逐渐压迫坏；同时结扎线可作为瘘管引流物，使瘘道内渗液排出，防止急性感染发生。本法适用于距离肛门 3～5cm 以内，有内外口低位或高位单纯性直瘘，或作为复杂性肛瘘切开或切除的辅助方法。

2. 肛瘘切开术：是将瘘管全部切开，并将切口两侧边缘的瘢痕组织充分切除，使引流通畅，切口逐渐愈合。本法仅适用于低位直型或弯型肛瘘。

3. 肛瘘切除术：与切开术不同之处在于将瘘管全部切除直至健康组织。本法又适用于管道较纤维化的低位肛瘘。

4. 肛瘘切除一期缝合：本法始于 Tuttle（1903），但未能推广，原因可能是，理论上不太充足；手术结果不满意；许多肛肠外科专家反对。至 1949 年，Starr 又再次提出此法，并提出一些有效措施，效果较满意，才得以推广。本法仅适用于单纯性或复杂性低位直型肛瘘，如触到瘘管呈硬索状，则效果更好。

5. 肛瘘切除后植皮：肛瘘切除后，若创面过大、表浅而又无特殊并发症者，可考虑游离植皮。手术前后要求同肛瘘切除一期缝合术。

6. 蹄铁型肛瘘的治疗：应采用瘘管切开加挂线疗法。

7. 滑动性粘膜瓣前移闭合内口：完整切除瘘管和内口后，应用粘膜瓣移位修补直肠处缺损，该瓣实际上包括部分厚度的直肠壁以增加其强度。

8. 我科特色治疗：根据病情，嘱患者取手术体位，选用麻醉，常规消毒，视管道情况，用银质球形探针从外口向管到内口处探查，用食指涂润滑油，插入肛门，探通内口后，用食指抠住探针，拉出肛外，将已备好的胶圈和药线的一端栓在球形探针上，再将胶线和药线分别拉入管道，用刀在管道外口切开皮肤至肛门缘，并用药线在皮肤处打结三个，请助手用钳子将胶圈两端挑起来拉紧，对一般管道，胶圈可拉至 15 ~ 18cm 长短，再用 10 号丝线再拉紧的胶线根部打第一个结，再打结紧线的同时，将胶线松回，随即打第二、第三个结。如管道弯曲、狭窄时用刀在弯曲或狭窄处切开，造外口，再由切口处和内口挂线。

【护理评估】

1. 既往病史，病程长短；
2. 肛周症状；
3. 肛门指检、镜检等检查结果；
4. 心理社会状态；
5. 辩证：湿热下注证、正虚邪恋证、阴液亏虚证。

【护理诊断/要点】

1. 肛周疼痛；
2. 瘘口流脓；
3. 焦虑、恐惧；
4. 发热；
5. 有癃闭的可能；
6. 有结扎线脱落的可能；
7. 有大出血的危险。

【护理措施】

一、肛周疼痛

1. 向病人讲解引起疼痛的原因，指导病人分散对疼痛的注意力，如读有趣的书籍、报刊，听喜欢的音乐等。
2. 嘱病人侧卧位休息，以瘘口开口的方向不同决定侧卧位的方向，尽量使瘘口处于最低位，使引流通畅，减轻疼痛。
3. 术后观察瘘口引流是否通畅，询问有无坠胀感。
4. 换药时动作要轻柔，并避免消毒液直接刺激伤口。
5. 保持肛门清洁，换药前及便后要用中药薰洗、坐浴，然后换药。
6. 遵医嘱耳穴压豆，取交感、神门、直肠、肛门等穴，每日按揉四次，每次 5 分钟。
7. 观察疼痛的性质、程度及持续时间，如有异常及时报告医生。

二、瘘口流脓

1. 观察瘘口流出物的色、量、质、气味，并做好记录。

2. 保持瘘口周围皮肤干燥、清洁。有脓液流出时，要及时清洗干净，更换敷料，换内裤。

3. 养成良好的排便习惯，临厕勿久蹲努责。便后、换药前均要清洁肛门周围皮肤，用中药坐浴。

4. 如体温波动较大、脓出不尽、肛周肿痛甚，要及时测量体温，并报告医生。

5. 禁食辛辣、海腥发物，少食蛋类、洋葱、蒜等食品，宜多食水果、蔬菜、粗纤维丰富的清淡食品。

三、焦虑、恐惧

1. 向病人讲解本病的治疗原则、治疗方法，说明情绪对疾病预后的重要性，介绍同类病人治愈的病例，让病人树立起战胜疾病的信心。

2. 热情接待病人，关心体贴病人，向病人介绍环境及邻床的病友，消除病人的陌生感，建立起新的人际关系。

3. 指导病人如何应用分散法、放松法，以减轻疼痛。必要时遵医嘱应用止痛药。

4. 及时为病人更换敷料及内裤，消除异味，以增强病人的自尊心和自信心。

5. 详细介绍手术前后的各项准备工作及手术后如何配合治疗的方法，使病人减轻心理负担，保持情绪稳定。

四、发热

1. 高热病人应卧床休息，并严密观察病人情况。

2. 改善饮食结构，给予清淡、易消化的食物，以流质、半流质为宜。多饮水和果汁，多食新鲜蔬菜、水果，忌食油腻、辛辣厚味之品。

3. 保持病室安静、清洁，温、湿度适宜，注意通风，切勿直吹病人。

4. 高热不退者，可遵医嘱针刺大椎、曲池、合谷、风池等穴位，或应用退热剂，中药宜温服。病人如汗出较多，要及时擦干汗液，更换内衣及床单。

5. 给予口腔护理，保持口腔清洁，年老体弱者更要加强护理，口唇干裂者可涂油类唇膏。

6. 保持肛门周围皮肤清洁，及时更换瘘口敷料，勤换被污染的内裤。

五、有癃闭的可能

1. 术后及时鼓励和诱导病人排尿，为病人创造一个安静、避人的排尿环境。

2. 指导病人正确使用便器，采取适宜的排尿姿势。

3. 排尿困难时，可选取听流水声、顺时针按摩小腹。无禁忌症时可在会阴、小腹部温热敷。

4. 遵医嘱电针三阴交、中极、关元、气海等穴，留针20分钟。

5. 遵医嘱肌肉注射新斯的明0.5~1毫克，或给予止痛剂解除伤口疼痛利于排尿。

6. 肛门填塞纱布条压迫过紧时，可在术后 2 小时遵医嘱适当放松敷料。

7. 诱导排尿无效时，遵医嘱行无菌导尿术。

六、有结扎线脱落的可能

1. 嘱病人术后 3 日暂不行大便。

2. 嘱病人不要自行牵拉伤口外面的结扎线。

3. 每日检查结扎线的松紧情况，如有松动要及时通知医生。

4. 保持大便通畅，以防干燥粪便刮动牵拉结扎线。必要时给予润肠通便剂，便后及时中药坐浴。

5. 术后 2 ~ 3 周后结扎线脱落，应注意观察有无活动性出血。待结扎线脱落后，方可逐渐加大活动量。

6. 宜穿宽松、柔软的棉质内裤，以防牵拉结扎线。

七、有大出血的危险

1. 严密观察创面敷料渗血、渗液的情况，记录出血量，定时监测生命体征。

2. 少量渗血时局部用止血药或明胶海绵压迫止血，渗血较多时，遵医嘱给服如复方槐花散口服液、静滴氨甲苯酸或氨甲环酸等止血药。如伴有搏动性的大量出血，应及时通知医生，并协助做好缝扎止血处理。

3. 施行挂线疗法者，术后 10 天内不宜过多活动。熏洗坐浴及大便后切忌用力拽拉线头，换药时观察挂线是否松动。

4. 对有凝血机能障碍的病人，在应用止血药的同时，要密切观察伤口渗血的情况，如有异常要及时汇报医生。

5. 嘱病人保持大便通畅，方法如下：

①调整饮食结构，食谱要广，粗细粮搭配合理，多吃水果、新鲜蔬菜如芹菜、菠菜、苔菜、油菜等，少食肥甘厚味，忌食辛辣之品。

②养成定时排便的习惯，如每日清晨起床前仰卧在床上，双手顺时针按摩腹部 20 ~ 30 次，再从上至下刮乙状结肠区（左髂窝）15 ~ 20 次，起床后饮 300 ~ 500 毫升温开水，以促进肠蠕动，如有便意立即临厕。

③气虚者，平时可饮用适量蜂蜜水或服用麻仁丸，以润肠通便。

④热结肠腑者，可口服大黄片 4 ~ 6 片或番泻叶 3 ~ 6 克代茶饮。

⑤耳穴压豆，取大肠、小肠、神门、肺等，每日按揉 2 ~ 3 次，每次 3 ~ 5 分钟。

⑥必要时遵医嘱灌肠。

第六节　肛裂中医护理方案

【诊断】

根据 1994 年国家中医药管理局颁布的，中医病证诊断疗效标准，参照 2002 年中华中医药学会肛肠分会制定的肛裂诊断标准进行诊断。

1. 疾病诊断

（1）主要症状：排便时疼痛明显，便后疼痛可加剧，常有便秘及少量便血。好发于肛门前后正中部位。

（2）主要体征：肛管皮肤浅表纵裂，创缘整齐、基底新鲜、色红，触痛明显，创面富于弹性。多见于一期肛裂；有反复发作史。创缘不规则，增厚，弹性差，溃疡基底紫红色或有脓性分泌物。多见于二期肛裂；溃疡边缘发硬，基底色紫红，有脓性分泌物。上端邻近肛窦处肛乳头肥大；创缘下端有哨兵痔，或有皮下瘘管形成。多见三期肛裂。

2. 证候诊断（辨证分型）

（1）血热肠燥：大便三日一行，质干硬，便时滴血或手纸染血，肛门疼痛，腹部胀满，溲黄。裂口色红。舌质偏红，苔黄燥，脉弦数。

（2）阴虚津亏：大便干燥数日一行，便时疼痛点滴下血，口干咽燥，五心烦热。裂口深红。舌红，少苔或无苔，脉细数。

（3）气滞血瘀：肛门刺痛，便时便后尤甚。肛门紧缩，裂口色紫暗。占质紫暗，脉弦或涩。

3. 诊断要点

（1）症状：便血、便秘、肛门周期性疼痛。

（2）体征：肛管皮肤纵裂溃疡，可合并有肥大乳头、哨兵痔、潜行瘘道等。

【中医治疗方法】

1. 内治法

对于各期肛裂均辨证给予中药口服或小麦麸颗粒，3.5 克，日三次口服，以调理排便。

（1）血热肠燥：大便三日一行，质干硬，便时滴血或手纸染血，肛门疼痛，腹部胀满，溲黄。裂口色红。舌质偏红，苔黄燥，脉弦数。

辨证：燥火郁结，结于肠道。

治法：宜清热泻火，散结通便。

方药：黄芩 20 克、黄柏 20 克、生地 15 克、生石膏 10 克、元胡 30 克、地榆炭 10 克、槐花炭 10 克、三七粉 3 克（冲）、生大黄 10 克（后下）。

方法：随证加减，日一剂，水煎分早晚二次服。

（2）阴虚津亏：大便干燥数日一行，便时疼痛点滴下血，口干咽燥，五心烦热。裂口深红。舌红，少苔或无苔，脉细数。

辨证：阴虚肠燥，结而化火。

治法：凉血养血，增液通便。

方药：知母 20 克、黄柏 20 克、玄参 15 克、生地 15 克、麦冬 15 克、白芍 15 克、当归 20 克、阿胶 10 克（烊）、桃仁 10 克、红花 10 克、熟地 15 克、川芎 10 克、元胡 10 克。

方法：随证加减，日一剂，水煎分早晚二次服。

（3）气滞血瘀：肛门刺痛，便时便后尤甚。肛门紧缩，裂口色紫暗。占质紫暗，脉弦或涩。

辩证：气滞血瘀，蕴阻肛门。

治法：行气活血，润肠通便。

方药：当归10克、榔片10克、厚朴10克、决明子15克、桃仁10克、红花10克、麻仁15克、瓜蒌仁15克、郁李仁20克、陈皮10克、元胡10克。

方法：随证加减，日一剂，水煎分早晚二次服。

2. 外治法

（1）中药熏洗：硝矾洗剂

方药：芒硝50克　明矾30克　月石20克。

用法：40克便后熏洗，可于脱核期增加熏洗次数，于术后十五天减量或不用。

功效：消肿止痛，收敛止血。或可选用洁尔阴洗液、痔疾洗液等中成药。

（2）栓剂纳肛

可选用马应龙麝香痔疮栓、太宁栓、肛泰栓、痔疮宁栓等中成药。

（3）中药膏剂

方药：朱砂1份、炉甘石3份、冰片1份、滑石粉70份。

用法：加香油调成膏状，适量外敷，可与珍珠粉联合应用。

功效：燥湿收敛，止痛止痒。

或可选用马应龙麝香痔疮膏、太宁乳膏等中成药。

3. 手术治疗

除没有括约肌痉挛的I期肛裂外，其他肛裂均需手术治疗。选用肛裂内括约肌挂线术。

完善各项术前检查，手术禁忌症同其他肛肠科手术：

（1）严重心肺疾病患者；

（2）严重肝、肾疾病或血液病患者；

（3）孕妇；

（4）不能配合手术的精神病患者。

肛裂内括约肌挂线术手术方法：患者取侧卧位，骶麻或局麻后常规消毒，在肛门后位放射线末端小切口，用小弯蚊式钳，顺切口向肛裂底部斜形插入，将左手食指伸入肛内触到括约肌间沟部位扪及钳尖，使钳尖在肛门白线上穿通肛管粘膜，用力挑起钳子，使钳子尖露出于肛外，将已备好的胶圈和药线一端送入钳口，将药线和胶线分别拉出肛外，剪除所接线头，在切口至肛缘处，切开皮肤，并用药线在皮肤切开处打结，助手将胶圈两端挑起来拉紧，再用10号丝线在拉紧的胶线根部打第一结，再打结紧线同时，将胶线松回。指诊肛门松弛，肛裂部分行病灶切除暴露新鲜创面；加压包扎，术毕。

术后按肛门开放伤口护理、中药换药。若出现术后合并症，同其他肛肠科术后合并症处理：

【护理评估】

1. 饮食、排便习惯及病程长短；

2. 肛门症状；

3. 心理社会状况；

4. 辩证：血热肠燥症、阴虚津亏证、气滞血淤证。

【护理诊断/要点】

1. 肛周疼痛；
2. 焦虑、恐惧；
3. 有癃闭的可能；
4. 有结扎线脱落的危险；
5. 有大出血的危险。

【护理措施】

一、肛周疼痛

1. 经常与病人交谈，分散其注意力，如让病人看书、听音乐、聊天，以减轻疼痛。
2. 评估疼痛的程度、性质、持续的时间及伴随症状，采取有效的止痛措施。
3. 针刺止痛，选承山、内庭、长强、环跳等穴，强刺激，每次 15 分钟。必要时遵医嘱应用镇静止痛药。
4. 疼痛甚者应卧床休息，以侧卧位为宜，避免因伤口直接受压而加重疼痛。
5. 保持大便通畅，勿久蹲努责，养成定时排便的习惯。
6. 用荆芥熏洗剂熏蒸加坐浴，水温以 40～42℃为宜，每日 2～3 次，每次 20 分钟。坐浴后肛内用复方角菜酸脂乳膏或痔疮膏等。
7. 在进行各项操作时动作要轻柔，并避免消毒液直接刺激伤口。
8. 保持肛门清洁卫生，手纸、内裤要柔软清洁。

二、焦虑、恐惧

1. 热情接待病人并向其介绍病区环境及有关的规章制度，介绍同病室病人的有关情况，消除其陌生感，减轻其心理压力。
2. 向病人讲解本病的常见症状及治疗方法。
3. 介绍同类疾病的治愈实例，以增强病人的治疗信心。
4. 疼痛甚者，可遵医嘱应用止痛剂。
5. 教会病人自行缓解疼痛的方法，如保持大便通畅，便后中药坐浴，勿久蹲久坐久立，耳穴压豆止痛等。
6. 疼痛严重者，要卧床休息。

三、有癃闭的可能

1. 术后及时鼓励和诱导病人排尿，为病人创造一个安静、避人的排尿环境。
2. 指导病人正确使用便器，采取适宜的排尿姿势。
3. 排尿困难时，可选取听流水声、顺时针按摩小腹。无禁忌症时可在会阴、小腹部温热敷。
4. 遵医嘱电针三阴交、中极、关元、气海等穴，留针 20 分钟。

5. 遵医嘱肌肉注射新斯的明0.5～1毫克，或给予止痛剂解除伤口疼痛利于排尿。

6. 肛门填塞纱布条压迫过紧时，可在术后2小时遵医嘱适当放松敷料。

7. 诱导排尿无效时遵医嘱行无菌导尿术。

四、有结扎线脱落的危险

1. 嘱病人术后3日暂不行大便。

2. 嘱病人不要自行牵拉伤口外面的结扎线。

3. 每日检查结扎线的松紧情况，如有松动要及时通知医生。

4. 保持大便通畅，以防干燥粪便刮动牵拉结扎线。必要时给予润肠通便剂，便后及时坐浴。

5. 术后2～3周后结扎线脱落，应注意观察有无活动性出血。待结扎线脱落后，方可逐渐加大活动量。

6. 宜穿宽松、柔软的棉质内裤，以防牵拉结扎线。

五、有大出血的危险

1. 严密观察创面敷料渗血、渗液的情况，记录出血量，定时监测生命体征。

2. 少量渗血时局部用止血药或明胶海绵压迫止血，渗血较多时，遵医嘱给服如复方槐花散口服液、静滴氨甲苯酸或氨甲环酸等止血药。如伴有搏动性的大量出血，应及时通知医生，并协助做好 缝扎止血处理。

3. 施行挂线疗法者，术后10天内不宜过多活动。熏洗坐浴及大便后切忌用力拽拉线头，换药时观察挂线是否松动。

4. 对有凝血机能障碍的病人，在应用止血药的同时，要密切观察伤口渗血的情况，如有异常要及时汇报医生。

5. 嘱病人保持大便通畅，方法如下：

①调整饮食结构，食谱要广，粗细粮搭配合理，多吃水果、新鲜蔬菜如芹菜、菠菜、苔菜、油菜等，少食肥甘厚味，忌食辛辣之品。

②养成定时排便的习惯，如每日清晨起床前仰卧在床上，双手顺时针按摩腹部20～30次，再从上至下刮乙状结肠区（左髂窝）15～20次，起床后饮300～500毫升温开水，以促进肠蠕动，如有便意立即临厕。

③气虚者，平时可饮用适量蜂蜜水或服用麻仁丸，以润肠通便。

④热结肠腑者，可口服大黄片4～6片或番泻叶3～6克代茶饮。

⑤耳穴压豆，取大肠、小肠、神门、肺等，每日按揉2～3次，每次3～5分钟。

⑥必要时遵医嘱灌肠。

第七节　时行感冒（流行性感冒）中医护理方案

感冒是感触风邪，邪犯卫表所致的常见外感疾病。临床表现以鼻塞，流涕，喷嚏，咳嗽，头痛，恶寒，发热，全身不适为特点。

本病一年四季均可发生，但以冬春两季为多。病情轻者大多感受当令之气，一般通称为伤风或冒风、冒寒；病情重者大多感受非时之邪，称为重伤风。如感冒时行病毒，有较强的传染性，并可引起广泛流行者，称为时行感冒。

【病因病机】

1. 病因

（1）风为主因，兼挟他邪。

风为六淫之首，百病之长，流动于四时之中，故外感为病，风为先导。冬季多见风寒，春季多见风热，夏季多挟暑湿，秋季多兼燥气，梅雨之季多挟湿邪，其中以风寒、风热最为多见。此外，暑湿燥邪亦能杂感为病。

（2）非时之气与时行病毒。

若四时六气失常，非时之气伤人，一般较感当令之气为重；若时行病毒伤人则病情重而多变，往往传染性强，流行广泛，且不限季节。

2. 病机

感冒多由气候突变，冷热失常或起居不当，寒温失调及过度疲劳，体质不强等，以致卫外功能减弱，感受风寒或风热外邪、时邪病毒所引起。其病变部位在肺卫。因风性轻扬，易犯上焦，且肺居胸中，位于上焦，主气、司呼吸，开窍于鼻，喉为肺系，外合皮毛，职司卫外，故外邪从口鼻皮毛入侵，肺卫首当其冲，以致邪犯肺卫，卫表不和。由于四时六气的不同和体质的差异，临床表现的证候主要有风寒、风热和暑湿三证。

感冒以实证居多，如虚体感冒则为本虚标实之证。它的一般病程短而易愈，很少发生传变。但时感重证及老幼体弱者，有时可发生变证。

【护理评估】

1. 症状

初起以卫表及鼻咽症状为主，可见恶风或恶寒、鼻塞、流涕、多嚏、咽痒、咽痛、周身酸楚不适等，或有发热。由于风邪兼挟病邪的不同，还可见胸闷、恶心、脘痞、纳呆、便溏、咽干、少痰等症。

时行感冒多呈流行性，在同一时期患者数剧增，且病症相似，多突然起病，恶寒，发热（多为高热），周身酸痛，疲乏无力，病情一般较普通感冒为重。

2. 实验室检查

（1）血常规：多见血白细胞总数及中性粒细胞增高或白细胞总数减少，淋巴细胞相对增加。

（2）胸部 X 线摄片：有咳嗽、痰多等呼吸道症状者，胸部 x 线摄片可见肺纹理增粗。

（3）特异荧光抗体检查：流感病毒抗原阳性。

3. 鉴别诊断

（1）急性扁桃体炎：本病常由感染溶血性链球菌和葡萄球菌等引起。发病急，症状表现为畏寒，发热，咽痛明显，高热者有头痛，呕吐，全身不适等。咽部明显充血，扁桃体肿大且有渗出，亦可有脓性分泌物附着扁桃体表面。血常规提示白细胞总数及中性粒细胞显著增高。

（2）疱疹性咽峡炎：本病常发生于夏季，儿童多见。多为柯萨奇 A 病毒引起。有明显的咽痛，高热，体温高达 39℃～40℃，可见咽充血，咽部及扁桃体表面有灰白色丘疱疹及浅表性溃疡，周围有红晕。

（3）流行性出血热：本病早期上呼吸道症状类似感冒，但鼻咽部炎症不甚明显，且有头痛，目痛，腰痛，面部、颈胸部潮红，眼结膜充血，水肿，出血，低血压休克，肾脏损害等特征。免疫荧光法等血清学检查，可发现特异性抗体或抗原阳性。

（4）流行性脑脊髓膜炎：本病多发于冬春两季，起病急骤，寒战，高热，头痛剧烈，颈项强直、疼痛，呕吐频繁，呈喷射性，皮肤黏膜出现瘀点、瘀斑，迅速扩大，脑膜刺激征阳性，血液及脑脊液培养或瘀点、瘀斑涂片可发现脑膜炎双球菌，脑脊液呈化脓性炎症改变。

4. 病证鉴别

（1）普通感冒与时行感冒：普通感冒病情较轻，全身症状不重，上呼吸道症状明显，少有转变，无明显流行特点。时行感冒病情较重，发病急，上呼吸道症状轻，全身症状显著，可发生传变，具有广泛的传染性、流行性。

（2）感冒与温病早期：温病早期，尤其是肺系温病，每表现类似感冒的症状，如风温初期，与感冒风热证颇相似。但是，一般而言，感冒发热不高或不发热，温病必有发热甚至高热。感冒服解表药后，汗出身凉肤静而愈；温病汗出后，热虽暂降但脉数不静，发热旋即复起。感冒病势轻，病程短，少有转变；温病病势重，病程长，常有转变。

【护理问题】

1. 体温过高

与病毒和（或）细菌感染有关。

2. 清理呼吸道无效

与感染、发热、支气管分泌物增多及咳嗽无力等有关。

3. 潜在并发症

可并发鼻窦炎、气管—支气管炎、肾小球肾炎、风湿热、心肌炎等。

【辨治要领】

1. 辨证要点

（1）辨清风寒与风热：一般来说，风寒感冒以恶寒重，发热轻，无汗，鼻塞，流清涕，苔薄白，脉浮紧为特征；风热感冒以恶寒轻，发热重，有汗，鼻塞，流黄稠涕，口渴，咽痛或红肿，苔薄黄，脉浮数为特征。

（2）结合发病季节，辨别兼挟之邪：挟湿者，多见于梅雨季节，以身热不扬，头身困重，胸脘痞闷，苔腻为特征；挟暑者，多见于炎夏，以身热有汗，心烦，口渴，小便短赤，舌苔黄腻为特征；挟燥者，多见于秋季，以鼻燥咽干，咳嗽少痰，或干咳，口渴，舌红为特征。

2. 治疗原则

本病邪在肺卫，多属表实证。故治疗时应以解表达邪为原则。风寒证治以辛温发汗，风热证治以辛凉解表；暑湿挟感者，应清暑祛湿解表。

【护理措施】

（一）一般护理

1. 保持室内空气新鲜，温度适宜。温度以 18℃ ~ 20℃ 为宜，湿度以 60% ~ 65% 为宜。

2. 时行感冒患者应按呼吸道传染病隔离。

3. 适当休息。轻者多休息；重症高热患者要卧床休息，并按高热患者护理。

4. 饮食宜清淡，吃易消化食物，多饮开水。应选择容易消化的食物及富含维生素 C、维生素 E 的食物，注意少食多餐。轻度发热时食素半流质食物，热退后食荤半流质食物或普通食物。

5. 注意口腔卫生，睡前或饭后应用淡盐水或银花煎水漱口。

6. 对发热者，定时测体温。40℃ 以上者，每 30 分钟测 1 次；39℃ 以上者，每 60 分钟测 1 次；38℃ 以上者，每 2 小时测 1 次。

7. 做好情志调护，减轻患者的焦虑和恐惧心理。

（二）观察要点

1. 恶寒、发热的轻重程度。若体温过高者，应防止发生并发症。

2. 有汗还是无汗，汗出是否畅爽。

3. 有无鼻塞，鼻涕的性质、颜色和量。

4. 有无咳嗽及咳痰的色、质和量。

5. 口渴程度，咽喉是否疼痛，舌苔，脉象。

6. 药后反应，若汗出热解，脉静，胃纳佳为顺；若汗出不久，热降复升，脉不静，且伴心烦、胸闷、纳呆，需防出现继发症。

（三）辨证施护

1. 风寒束表

（1）主要症状：恶寒重，发热轻，无汗，头痛，肢节酸痛，鼻塞声重，时流清涕，喉痒咳嗽，痰稀薄色白，口不渴或渴喜热饮，舌苔薄白而润，脉浮或浮紧。

（2）施护措施

①病室环境：室温宜偏温，可开窗换气，切忌冷空气侵袭，以免加重病情。

②饮食调护：饮食宜清淡，宜热，忌生冷瓜果类、油腻之品。菜汤中可加胡椒粉以助祛寒。

③药物内治：治以辛温解表，方选荆防达表汤或荆防败毒散加减。常用药有荆芥、防风、紫苏叶、豆豉、白芷、葱白、生姜、杏仁、桔梗、甘草、橘红等。病轻者可用生姜 10g，葱白 2 根，红糖适量，煎汤热服，以发汗散邪。

④其他疗法：针刺风池、风门、列缺、合谷等穴位，用泻法。高热者，取合谷、风池、大椎、曲池等穴位，用泻法，以发汗除热，并可取大椎、身柱、风门、肺俞穴位拔火罐；头痛者，可按摩印堂、太阳、头维、鱼腰、百会等穴位及前额部；肢体疼痛者，可按摩局部。

⑤药后观察：观察体温、汗出、头痛、咳嗽、痰色、舌苔和脉象等变化。

⑥康复指导：汤药宜急火煎煮，趁热服下，服后稍加衣被，以微出汗为宜。注意避风保暖，出汗后不可吹风，也不宜马上洗浴或再加发汗药。轻者多休息，重者则卧床休息。时行感冒应注意呼吸道隔离。高热无汗者，不可用冷敷，以防毛窍闭塞，汗不能出。

2. 风热犯表

（1）主要症状：身热较著，微恶风，汗泄不畅，头目胀痛，面色多赤，咳嗽，咳痰质黏或黄，或咳声嘶哑，咽燥，或咽喉乳蛾红肿疼痛，鼻塞，流黄稠涕，舌苔薄白微黄，舌边尖红，脉浮数。

（2）施护措施

①病室环境：室温宜偏低，室内保持凉爽通风，但忌直接吹风。

②饮食调护：饮食宜食凉润之品，如西瓜、黄瓜等，忌辛辣、油腻食物。热甚口渴，多汗者，可给温开水、淡盐水、冬瓜汤、芦根茶等。

③药物内治：治以辛凉解表，方选银翘散、葱豉桔梗汤加减。常用药有金银花、连翘、桑叶、菊花、豆豉、薄荷、牛蒡子、桔梗、竹叶、芦根等。咽喉疼痛者，可用金银花10g，桑叶10g，麦冬12g，桔梗3g，甘草6g，煎汤代茶饮。高热者，可肌内注射柴胡注射液2ml以退热。

④其他疗法：针刺风池、大椎、合谷、外关、曲池、少商（刺出血）等穴位，用泻法。按摩印堂、太阳、迎香、风池、曲池、合谷等穴位。高热者，可取合谷、曲池、大椎等穴位，用泻法，或刺十宣放血以退热。

⑤药后观察：观察体温、汗出、头痛、咳嗽、痰色、舌苔和脉象等变化。

⑥康复指导：汤药宜温服，注意药后病情变化，衣被适中，不宜过暖。汗多者，应用柔软的干毛巾轻轻擦干汗液；湿衣者，待汗止后，应及时更换，以免受凉复感。高热、面红、有汗者，可在室内放置冰块，或用温水加酒精擦浴，以使毛窍开泄，邪气外达。

3. 暑湿伤表

（1）主要症状：身热，微恶风，汗少，肢体酸重或疼痛，头昏重胀痛，咳嗽痰黏，鼻流浊涕，心烦口渴，或口中黏腻，渴不多饮，胸闷泛恶，小便短赤，舌苔薄黄而腻，脉濡数。

（2）施护措施

①病室环境：病室内宜凉爽通风，避免湿热的环境。

②饮食调护：饮食宜食凉润之品，如西瓜、黄瓜等，忌辛辣油腻食物。

③药物内治：治以清暑祛湿解表，方选新加香薷饮加减。常用药有金银花、连翘、鲜荷叶、鲜芦根、香薷、厚朴、扁豆、藿香、佩兰等。头昏胸闷者，用十滴水、人丹。恶心泛恶者，可用玉枢丹0.6g，温开水送服，亦可用金银花30g，绿豆100g，水煎服，或用鲜荷花或鲜荷叶适量，水煎服。

④其他疗法：针刺大椎、曲池、内关、合谷、足三里等穴位，用泻法，也可在脊背两侧、颈部、胸肋间隙、肩、臂、肘窝、腋窝处用刮痧和拧痧疗法。高热有汗者，可用冷水擦浴，以降低体温，也可针刺合谷、曲池、大椎等穴位，用泻法，或刺十宣放血以退热。

⑤药后观察：观察体温、汗出、头痛、咳嗽、舌苔和脉象等变化。

⑥康复指导：鼓励患者多饮解暑祛湿的清凉饮料，如用藿香、佩兰煎水代茶饮，或饮西瓜水、乌梅绿豆汤、银花茶、凉茶水等。

【健康教育】

1. 平时坚持锻炼身体，增强体质，提高抗病能力。

2. 生活上慎起居，适寒温，盛夏不可贪凉露宿，严冬尤当防寒保暖。

3. 常易感冒者，可坚持每天按摩迎春穴或坚持冷水洗脸，并服用防治感冒的方药；冬春风寒当令之季可服贯众汤（贯众、紫苏各 10g，甘草 5g，水煎服），连服 3 天；夏令暑湿当令之时，可服藿佩汤（藿香、佩兰各 5g，薄荷 1.5g，泡茶服），每日 1 剂，代茶饮用；如时行毒盛，流行广泛，可用贯众、板蓝根、生甘草，水煎服，每日 1 剂，连服 3 日。

4. 感冒流行期间要戴口罩，尽量减少在公共场所活动的时间。室内可用食醋熏蒸法，每立方米空间可用食醋 5~10ml，加水 1~2 倍，加热熏蒸 2 小时，每日或隔日 1 次，以防交叉感染。

第八节　失眠（不寐）中医护理方案

失眠又称不寐，是以经常不能获得正常睡眠为特征的一种病证，有轻重之分，轻者难以入寐，或睡中易醒，时寐时醒，重者彻夜难眠。本病可单独出现，也可与心悸、健忘、眩晕等并见。西医学中的神经衰弱、贫血、慢性疾病等，出现以睡眠障碍为主者，可参照本篇辨证施护。

【病因病机】

1. 病因

本病的发生多与情志失调、体质虚弱及饮食不节等因素有关。

（1）情志过极：五志太过都可影响人的正常情绪从而影响睡眠。《灵枢·本神》曰："喜乐者，神惮散而不藏"，《素问·举痛论篇》亦有"惊则心无所依，神无所归，虑无所定"之记载。而张介宾则明确指出导致不眠之机，如他在《景岳全书·不寐》中说："思虑太过者，必致血液耗之，神魂无主，所以不眠。"

（2）体质虚弱：可因先天不足，后天失调，或病后失养，年老体弱，导致心、肝、脾、肾、胆有不同程度的虚弱，而致神不安舍，夜不安眠。

（3）饮食不节：过食辛辣炙煿、肥甘生冷之物，致使痰热久蕴，影响胃之和顺而卧失安宁。《类经·疾病类》中说："有人过于饱食，或病胀满者，卧必不安，此皆胃气不和之故。"

2. 病机

本病病位在心，但常涉及肾、脾、肝、胆四脏。《素问·六节藏象论篇》谓"心者，生之本，神之变也"，神得守则寐，失守则不寐。盖心主火，肾主水，在正常情况下，水火相济而相安，一旦心火亢奋，下汲肾水，肾水亏乏，不能上济于心，而致心肾不交，神不安宅。脾之营血不足，无以奉心，心失其养，贝神无所附而致不寐。肝体阴而用阳，若肝之阴血不足，相火偏盛，上扰于心，神魂不安，亦能失眠，或因肝胆气虚以致怯而难眠。

126

失眠的病理变化为阳盛阴虚，阴阳失交。正如《灵枢·大惑论》中云："卫气不得入于阴，常留于阳，留于阳则阳气满……不得入于阴则阴气虚，故目不瞑矣。"张介宾则进一步指出："寐本乎阴……，其所以不安者，一由邪气之扰，一由营气之不足耳。有邪者多实，无邪者皆虚。"

【护理评估】

1. 症状

失眠的主要特征是长期入睡艰难，或虽寐而不实，稍受惊动而不能再寐，或通宵达旦，彻夜不眠。失眠以神经衰弱为多见，亦可为其他器质性疾病的症状之一，临床当予以辨别。

2. 体征

本病无特异阳性体征，器质性疾病表现失眠者可有本疾病的特异体征。

3. 实验室检查

（1）睡眠脑电图和多导睡眠图：这是至今唯一可以全面、客观和量化地反映和诊断失眠的可靠手段，可对失眠进行质和量的分析和评估。它一方面可以确切显示因睡眠进程异常引起的各种失眠表现，明确失眠的具体环节，如入睡困难、多醒、早醒等及其严重程度；另一方面还可以反映失眠的另一种表现形式，即睡眠结构的紊乱，如 NREM（非快速眼动）/REM（快速眼动）睡眠周期数的减少和（或）各期睡眠时间的比例失调等。

（2）肢体活动电图：连续描记肢体活动的图像记录，称为肢体活动电图。由于觉醒或活动时及睡眠或休息时，肢体活动的次数、持续时间和强度是不同的，因此，肢体活动电图可用以追踪有节律的昼夜活动或休息周期及其特点，从而判断觉醒和睡眠这两种不同的状态。肢体活动电图可作为失眠的一项补充性客观诊断依据，与睡眠脑电图或多导睡眠图同时进行检查，然后代替多导睡眠图或睡眠脑电图，作为观察疗效等追踪检查指标。

4. 鉴别诊断

（1）神经衰弱：本病是一种常见的神经官能症，患者常感体力不足，容易疲劳，工作效率低下，常感躯体不适，入睡困难，多梦易醒等，但经各种检查却无器质性病变发现。

（2）脑部疾病：脑动脉硬化、脑外伤等脑部疾患常伴有睡眠障碍，然它们各具特点。脑动脉硬化常有高血压和躯体部分动脉硬化的证据，表现以近记忆障碍为主。若系脑外伤，当有外伤病史。

（3）慢性消化不良：本病除睡眠不安外，应有胃肠道不适症状。

（4）精神分裂症：精神分裂症早期，尤以单纯性为主者，往往合并睡眠障碍，但患者对其疾病常抱有无所谓的态度，往往有性格改变、行为怪僻，或有幻觉、妄想等症状。

以上诸病皆可出现睡眠障碍，一般来说，起始失眠多为神经衰弱引起；间断失眠、时睡时醒，或睡不深熟，多见于消化不良；终点失眠多见于动脉硬化及原发性高血压患者。

5. 病证鉴别

失眠与少眠、暂时性失眠：失眠若属习惯性少眠，而精力不减，可不必治疗，若属年老醒后难眠，或因情志一时性影响，生活习惯改变，或其他疾病引起的失眠，均不应列入本病范畴。

【护理问题】

1. 睡眠差

与环境影响、卧具不适、心绪不宁、舒适改变（疼痛、咳嗽、呼吸困难、脘腹胀满）、气血亏虚、阴阳失调等有关。

2. 焦虑、烦躁

与失眠日久有关。

3. 心悸

与失眠、工作压力大有关。

4. 头晕、头疼

与睡眠时间不足有关。

【辨治要领】

1. 辨证要点

（1）辨邪正虚实：邪实多由心肝火旺、痰热内扰所致，正虚又有气血不足、营阴亏损之分，然临证又多兼挟为患，应兼顾调治。

（2）审标本主次：失眠因气血营阴不足所致者为本，因他病所见者为标。

2. 治疗原则

失眠的治疗当以补虚泻实，调整阴阳为原则。虚证气血不足者宜补益气血，阴虚火旺者，宜滋阴降火；实证肝郁化火者，宜清肝泻火，痰热内扰者，宜清热化痰。

【护理措施】

（一）一般护理

1. 病室保持空气流通，温度适宜，光线柔和，床铺干净，舒适平整。

2. 保持环境安静，排除噪音，午休或晚间睡眠时应拉上窗帘，临睡前用热水洗脚，或按摩涌泉穴。医护人员做到"四轻"（说话轻、走路轻、关门轻、操作轻），以免影响患者入睡。

3. 生活有规律，入睡前不饮浓茶、咖啡，不宜过分用脑，切忌睡前看书谈话或集中思考某一问题，少看影视或小说。

4. 饮食以清淡、易消化物为宜，忌辛辣、肥甘厚味之品，忌烟酒。晚餐不宜过饱。

5. 尽量让患者怡情悦志，针对存在问题及时排遣，使其精神愉快。

6. 有计划地安排患者进行体育锻炼。

7. 临睡前2小时可针刺神门、三阴交、内关、行间等穴位。

（二）观察要点

1. 观察失眠的时间是起始，终点，还是间断性发作，以助辨病。

2. 了解发病原因，排除相关因素。

（三）辨证施护

1. 心脾两虚

（1）主要症状：多梦易醒，心悸健忘，头晕目眩，肢倦神疲，纳谷不香，面色少华，舌淡苔薄，脉细弱等。

（2）施护措施

①饮食调护：加强饮食调养，晚餐不宜过饥、过饱，宜进清淡、易消化食物。睡前不饮浓茶、咖啡等兴奋性饮料。适当进补，常食红枣莲子羹，或山药莲子粥，或黄芪粥等。

②情志调护：做好对患者的心理安慰及疏导工作，鼓励患者积极进行心理调整。避免过度紧张、兴奋、焦虑、抑郁、惊恐、愤怒等不良情绪刺激，做到喜怒有节，保持心情舒畅，以放松、顺其自然的心态对待睡眠。可教患者一些简单的排除杂念、聚精会神的办法，使其心绪平静后安然入睡。

③药物内治：治以补养心脾、益气生血为法，方选归脾汤加减。常用药有党参、黄芪、白术、当归、酸枣仁、远志、茯神、龙眼肉、五味子等。

④其他疗法：难以入睡者可于睡前加服归脾丸 6～9g，或参味合剂 10ml。

⑤药后观察：观察睡眠的时间和质量。

⑥康复指导：注意生活规律，按时作息，养成良好的睡眠习惯。

2. 阴虚火旺

（1）主要症状：稍寐即醒，或虚烦不眠，五心烦热，心悸，汗出，口干咽燥，头晕，耳鸣，健忘，或有腰酸、遗精，舌质红，脉细数。

（2）施护措施

①饮食调护：饮食以清淡食物为宜，忌食肥厚、香燥、炙煿之品，可多食水果、蔬菜，或以银耳羹、百合粥、山药粥、酸枣仁膏为佐餐。条件允许者可常服甲鱼。

②情志调护：避免恼怒、抑郁等情志刺激；已受刺激者宜移情易性，消除不良情绪的干扰。

③药物内治：治以滋阴降火、养心安神为法，方选朱砂安神丸、补心丹加减。常用药有何首乌、生地黄、熟地黄、麦冬、玄参、黄连、柏子仁、茯神、五味子、龙齿、珍珠母等。

④其他疗法：睡眠不实或难以入睡者，可睡前服天王补心丹 6～9g，或朱砂安神丸 6～9g。

⑤药后观察：观察睡眠的时间和质量及五心烦热、心悸、出汗等症的变化。

⑥康复指导：讲究睡眠卫生，建立规律的作息制度，劳逸结合，养成良好的睡眠习惯。盗汗者，可适当减少衣被。

3. 痰热内扰

（1）主要症状：睡眠不实，心烦口苦，头晕目眩，胸闷，脘痞痰多，舌苔黄腻，脉滑。

（2）施护措施

①饮食调护：忌食辛辣、肥甘厚味之品，如姜、葱、辣椒、韭菜、肥肉之类，可常服海蜇、荸荠、萝卜等。

②情志调护：做到喜怒有节，心情舒畅，保持良好的精神状态。

③药物内治：治以化痰清热、和胃安神为法，方选温胆汤加减。常用药有陈皮、半夏、茯苓、竹茹、远志、枳实、甘草、黄连等。

④其他疗法：痰多者可服竹沥水等，心热偏盛者可用竹叶心煎汤代茶饮。

⑤药后观察：观察睡眠的时间和质量，以及心烦口苦、头晕目眩等症的变化。

⑥康复指导：注意服药方法，一般在午后或午休及睡前各服1次为好。

4. 肝郁化火

（1）主要症状：烦热不寐，急躁易怒，面红目赤，口干苦，喜饮，小便黄赤，大便秘结，舌红苔黄，脉弦数。

（2）施护措施

①饮食调护：饮食以清淡的蔬菜、水果为宜，忌食辛辣、煎煿之品。

②情志调护：排除愤怒等情绪干扰，有目的地选择并推荐阅读令其悲哀的小说或影视，以调节情绪，以情胜情。

③药物内治：治以清肝泻火、宁心安神为法，方选龙胆泻肝汤加减。常用药有龙胆草、栀子、黄芩、泽泻、木通、车前子、生地黄、当归、柴胡、龙齿等。

④其他疗法：夜眠不宁者可加服龙胆泻肝丸10g，每日2次。

⑤药后观察：观察睡眠的时间和质量，以及烦热、急躁易怒、面红目赤等症的变化。

⑥康复指导：对于严重不寐或同时有精神失常的不寐患者，要注意保护其安全，以防发生意外。

【健康教育】

1. 生活规律，起居有时，不妄作劳。

2. 注意怡悦情志，避免不良因素的刺激，做到襟怀豁达。睡前不看情节刺激的文章、电视节目，不与人进行长谈，或谈刺激性话题。睡前热水泡足，或搓揉劳宫、涌泉穴各100下。

3. 注意体力、脑力结合，脑力劳动者应适当安排体力劳动或进行适度的体育锻炼，每日睡前可做放松气功。病情允许的话，可于睡前散步。

4. 告知患者，长期服用安眠药会有副作用，减少患者对安眠药的依赖。

第九节　眩晕（原发性高血压）中医护理方案

高血压指临床上收缩压或舒张压增高，高血压作为主要临床表现而病因不明者称为原发性高血压。它是以头晕、头痛、血压升高为主要表现的全身性疾病，晚期可导致心、脑、肾等器官的病变。本病属于中医的"眩晕""头痛""肝阳"等范畴。

【诊断依据】

主证：头晕目眩，头痛耳鸣，烦躁易怒，五心烦热，盗汗，潮热，口干喜凉饮，腰酸腿软，便干尿赤，舌红无苔，脉细无力。

年龄：多见于中老年人群。

危险因素：不可改变的危险因素：年龄（男性＞55岁，女性＞65岁）、性别（男性）、遗传因素（早发心血管疾病家族史，一级亲属发病年龄：男性＜55岁，女性≤65岁）。

可改变的危险因素：超重（BMI≥24kg/m²）或肥胖（BMI≥28kg/m²）、膳食高盐、低钾、低钙、长期超量饮酒、吸烟，缺乏体力活动，总胆固醇≥5.72mmol/l（220mg/dl）长期精神紧张等。

【中医辨证分型】

1. 肝阳上亢

症状：头痛、头晕、头胀、急躁易怒，面红升火，口苦口干，心烦失眠，形体实，大便干，舌红苔黄，脉弦有力。

辨证分析：①风阳上扰：多因肝肾阴虚，或郁思焦虑，过度劳伤等内耗肝肾阴血，以致阴不制阳，亢逆于上所致"肝体阴而用阳，其性刚劲，主动主升，阳气亢逆升腾，上扰神门，故眩晕欲仆，头痛且胀，肢体麻木颤抖，腰痛耳鸣，舌红苔黄，脉弦细数。②肝火上炎：常因情志不遂，肝气郁而化火，或肝阳亢盛化火，或酷嗜辛辣炙煿之物化热生火，或火热之邪内犯肝经，均可引发本证"肝经气火上逆，循经上冲，头目络脉气血壅盛，临床症见头痛眩晕，口苦目赤，烦躁易怒，胸胁胀痛，舌红苔黄，脉弦数。

治法与主方：

①平肝潜阳。天麻钩藤饮（石决明，钩藤，杜仲，天麻，黄芩，牛膝，栀子，益母草，夜交藤，茯神）、或潜阳镇静汤。

加减举例：可选加玉米须，稀莶草、地龙；头痛，加夏枯草、茺蔚子、全蝎。

②疏肝理气。逍遥散。（当归、白芍、柴胡、茯苓、白术、甘草、生姜、薄荷）

加减举例：可选加天麻、钩藤、车前子等。

2. 肝肾阴虚

症状：头痛、头晕、耳鸣健忘，心悸失眠，手足心热，腰背酸痛，舌红苔少，脉弦细数。

辨证分析：常因先天不足，七情内伤，久病痼疾，内耗肝肾之精血所致，肝肾同源，精血互生，盛则同盛，衰则同衰，故见头目眩晕，久发不已，耳鸣如蝉，两目干涩，腰膝酸软，心烦盗汗，舌红苔薄，脉弦细数。

治法与主方：滋补肝肾。杞菊地黄丸（枸杞、菊花、熟地、山药、山茱萸、茯苓、泽泻、丹皮）。

加减举例：可选加玉米须、杜仲、牛膝、密蒙花等；头痛，加天麻、茺蔚子、全蝎。

3. 痰浊中阻

症状：头痛，眩晕，胸闷，心悸，纳少，呕恶痰涎，形体肥胖，苔白腻，脉弦滑。

辨证分析：痰浊乃由外感六淫、饮食、劳逸、七情内伤等原因，使肺、脾、肾、三焦等脏腑气化功能失调，导致机体内水液代谢障碍形成病理性产物，所谓津停为湿，湿聚为水，积水为饮，饮凝为痰是也，痰浊中阻，浊阴不降，清阳不升，故眩晕、头痛沉重，痰停于胃则胸脘痞满，恶心呕吐，舌苔白腻，脉弦滑。

治法与主方：健脾燥湿，祛风化痰。半夏白术天麻汤（制半夏，白术，天麻，陈皮，茯苓，甘草，生姜，大枣）。

加减举例：可选加玉米须、杜仲、草决明、牛膝、密蒙花等。

4. 气血亏虚证

证候：眩晕，耳鸣，体瘦，神疲，畏寒肢冷，五心烦热，心悸腰酸，舌淡少津，脉弱而数。

辨证分析：多因久病痼疾，年老体弱，思劳过度，损耗气血，或因先有失血，气随血脱，或因气虚不能生化统摄，而致气血亏虚，以头晕目眩，气短懒言，心悸失眠，面色萎黄，舌淡苔薄白，脉细弱为特点。

治法与主方：滋阴补阳。归脾汤（白术、茯神、黄芪、龙眼肉、酸枣仁、人参、木香、甘草、当归、远志）。

加减举例：可选加杜仲、牛膝、天麻、茺蔚子。

5. 瘀血阻窍证

证候：眩晕头痛，耳鸣健忘，面色紫暗，舌质黯红，舌下系带瘀斑，脉弦涩。

辨证分析：多因跌仆损伤，或因气虚、气滞、血寒、热结等，使血运不畅，或离经之血未及时消散，壅积于经脉、官窍之内，致眩晕头痛，耳鸣健忘，面色紫暗，舌质黯红，舌下系带瘀斑，脉弦。

治法与主方：祛瘀生新，通窍活络。血府逐瘀汤或通窍活血汤（赤芍、川芎、桃仁、红花、麝香 0.2g（酒煮兑服）、夜交藤，老葱 3 根、生姜、大枣。

加减举例：麝香易白芷，加炮穿山甲（先煎）。

【辨证施护】

一、护理诊断

1. 疼痛：与血压升高有关
2. 有受伤的危险：与血压增高致头痛、心悸
3. 知识缺乏：与缺乏原发性高血压饮食、药物治疗等方面知识有关
4. 焦虑：与血压控制不满意有关
5. 营养失调 高于机体需要量：与摄入过多、缺少运动有关
6. 潜在并发症：高血压急症、脑血管意外、心功能衰竭、肾功能衰竭

二、护理目标

1. 病人血压基本控制在正常范围内；
2. 病人能坚持遵医嘱合理用药；
3. 病人能说出非药物疗法对高血压控制的作用；
4. 病人每日膳食中食盐量不超过 5g；
5. 病人情绪稳定；
6. 病人无合并症发生。

三．护理措施

（一）增进病人的心理健康

1. 安排安静的环境，减少可能影响病人情绪激动的因素。

2. 解释要做的诊断检查及治疗措施，减轻病人的焦虑、不安。

3. 协助病人合理安排生活，保持活动与休息平衡，保持生活规律，每天应有充足的休息和睡眠，午餐后休息 30~60 分钟，可使紧张的身心得到放松。

4. 必要时给予镇静剂。

（二）合理膳食

1. 低盐饮食；

2. 低脂肪、低胆固醇饮食；

3. 补充适量蛋白质；

4. 限制饮酒及避免刺激性饮料，如咖啡、浓茶、可乐等。

5. 摄入低热量或中等热量的均衡饮食，多吃水果、蔬菜。

6. 少食多餐，因进食过饱，会增加心脏负担。

（三）适当运动

1. 制定适度的运动计划　每天散步 30 分钟是一项有益的运动，但应避免爬楼梯，若必须爬楼梯，速度应放慢，爬数阶楼梯即休息几分钟。

2. 平时应避免提重物或自高处取物，因屏气用力会导致血压升高。

3. 鼓励从事有兴趣的娱乐活动，但不宜参加能造成精神紧张的刺激性活动。如可以养花、养鸟、画画、书法等。但不宜打麻将、下棋。

（四）家庭环境指导

环境安静舒适，室内保持适当的温度、湿度和空气新鲜。冬季注意保暖，外出时应戴帽子和手套，穿外套及毛袜，以免因寒冷刺激使血压升高。

（五）用药指导

1. 遵医嘱服药：只服用医嘱规定的药物，不可根据自身感觉血压高或低来增减药物。

2. 必须准时服药：绝不能忘记吃药或试图在下次吃药时补吃漏服的剂量。

3. 避免突然停药：否则可能导致血压突然升高。

4. 观察药物副作用：服药后如有副作用出现，应通知医师处理。

5. 预防和处理体位性低血压：许多治疗高血压的药物都有体位性低血压的副作用，其症状有晕倒、眩晕、头昏眼花、恶心等。护士应教导病人预防和处理的方法。

（1）预防体位性低血压的方法：①避免洗热水澡、大量饮酒、剧烈运动后立即停止引起的血管扩张所致的血压下降。②变换姿势宜缓慢，使循环系统有足够的时间适应姿势的改变。③避免站立太久，特别是服药后的最初几个小时，因为站立时会使腿部血管扩张，血液淤积在下肢，脑部或其他重要器官的血流量减少，导致昏倒。④预防便秘。因便秘会使降压药的吸收增加或变得不规则，导致血压下降。⑤下床活动时应穿上弹性袜，促进下肢静脉回流，减少腿部的血液淤积。

（2）发生体位性低血压时的处理方法：①立即采取仰卧位，下肢抬高，增加脑血流量。②若经常发生体位性低血压，指导病人起床活动时应先穿上弹性袜再离床活动。

6. 定期复查：指导病人定期到医院复查，便于早期发现问题，及时处理。若血压控制不满意或有心动过缓等不良反应应及时就诊。

（六）指导血压计的使用

教会病人家属正确使用血压计测量血压的方法，帮助病人创造在家中自测血压的条件，教会病人及家属准确判断测量的血压数值，以便能动态监测血压变化，正确判断降压效果。密切观察血压时，应做到四定：定时间、定部位、定体位、定血压计。尽量在病人舒适的情况下测量血压，防止外来因素的影响。

1. 保持一定的姿势五分钟后进行测量。

2. 测量前半小时不可进食、吸烟、运动或暴露在寒冷的环境中。

3. 手臂不可被衣袖口束缚。

4. 在安静的房间内测量。

（七）预防并发症

预防脑血管疾病、心脏衰竭、肾衰竭以及视网膜病变等高血压的四大并发症，应注意以下几个方面：

1. 避免危险因素：教导病人理解保持良好心态和遵医嘱服药对于预防高血压并发症的重要意义。平时注意遵照医嘱服药，规律测量血压，选择适当的饮食，保证每日充足的休息与睡眠，避免情绪紧张。

2. 病情监测：定期监测血压，如发现血压急剧升高、剧烈头痛、呕吐、大汗、视力模糊、面色及神智改变、肢体运动障碍等症状，立即通知医师。注意观察头痛的性质、精神状态及语言能力，以便及早发现有无脑血管疾病等并发症。注意观察有无心脏衰竭、冠心病及肾衰竭的临床表现，以便早期发现、早期治疗。

3. 健康指导：

①避免过度劳累，生活要有规律，起居定时，尽量减少睡眠前的兴奋，保持充足的睡眠，加强体育锻炼，坚持气功、太极拳等，以利于稳定血压，减少并发症。

②控制体重，注意平衡饮食。对中重度高血压患者应限盐，一般每日摄盐 3.5 ~ 4.0g。

第十节　痹症（糖尿病周围神经病变）中医护理方案

糖尿病周围神经病变（DPN），是糖尿病所致神经病变中最常见的一种，发病率为30% ~ 90%。其主要临床特征为四肢远端感觉、运动障碍，表现为肢体麻木、挛急疼痛、肌肉无力和萎缩、腱反射减弱或消失等。按临床表现分为双则对称性多发神经病变及单侧非对称性多发神经病变。本病属中医"麻木"、"血痹"、"痛证"、"痿证"等范畴。

【诊断依据】

1. 发病特点

主证：临床可见手足麻木时作、或如蚁行、步如踩棉、感觉减退等。

兼症：临床上常呈刺痛、钻凿痛或剧痛如截肢，夜间加重，甚则彻夜不眠等。

2. 相关检查

实验室检查包括物理学检查、感觉定量试验（QST）和神经传导速度（NCS）。腱反射及震动觉的检查、单丝触觉试验、神经传导速度。

【证候分型】

1. 气虚血瘀证

症状：手足麻木，如有蚁行，肢末时痛，多呈刺痛，下肢为主，入夜痛甚，少气懒言，神疲倦怠，腰腿酸软，或面色㿠白，自汗畏风，易于感冒，舌质淡紫，或有紫斑，苔薄白，脉沉涩。

治法：补气活血，化瘀通痹。

主方：补阳还五汤(《医林改错》) 加减。生黄芪、当归尾、川芎、赤芍、桃仁、红花、地龙。

2. 阴虚血瘀证

症状：腿足挛急，酸胀疼痛，肢体麻木，或小腿抽搐，夜间为甚，五心烦热，失眠多梦，腰膝酸软，头晕耳鸣，口干少饮，多有便秘，舌质嫩红或暗红，苔花剥少津，脉细数或细涩。

治法：滋阴活血，柔肝（筋）缓急。

主方：芍药甘草汤(《伤寒论》) 合四物汤(《太平惠民和剂局方》) 加减。

白芍 甘草 地黄 当归 川芎 木瓜 牛膝 炒枳壳。

3. 痰瘀阻络证

症状：麻木不止，常有定处，足如踩棉，肢体困倦，头重如裹，昏蒙不清，体多肥胖，口黏乏味，胸闷纳呆，腹胀不适，大便黏滞，舌质紫暗，舌体胖大有齿痕，苔白厚腻，脉沉滑或沉涩。

治法：祛痰化瘀，宣痹通络。

主方：指迷茯苓丸(《证治准绳》) 合黄芪桂枝五物汤(《金匮要略》) 加减。

【辨证施护】

一、护理评估

了解与本病证相关的因素，详细询问饮食习惯，有无过饥过饱，发病经过，有无心绞痛的症状，发作的次数、部位、严重程度，每次发作持续时间、情绪等，有无高血压、高血脂、高胆固醇等其他心血管疾病。

二、主要护理诊断/问题

1. 焦虑/恐惧；
2. 活动无耐力；
3. 缺乏康复保健知识；
4. 潜在并发症。

三、护理目标

1. 减少焦虑，情绪稳定；

2. 增进自我防护能力和保健知识。

四、护理措施

（一）一般护理

1. 病室应阳光充足、空气新鲜、温湿度适宜，特别强调环境安静，禁止大声喧哗。

2. 饮食以清淡为原则，以素食为主，忌食辛辣生冷、肥甘厚味、粘滑滋腻之品，如动物的脑、内脏、肥肉、蛋黄、鱼子、蟹子、带鱼、奶油、黄油等。忌饮浓茶、咖啡；忌烟及烈酒；适当增加含粗纤维的食品，如新鲜蔬菜、水果、洋葱、大蒜、海藻、木耳、芹菜、玉米制品等。同时饮食宜有规律、定时定量、少食多餐、不宜过饱。

3. 注意做好情志护理，稳定情绪，保持精神宁静，乐观愉快，劝告病人避免抑郁忧伤或紧张激动。解除其悲观情绪，使其心情愉快，配合治疗。

（二）以上证型均配以

1. 中成药、血府逐瘀胶囊（用于瘀血内阻，头痛或胸痛等）、筋骨痛消丸（用于血瘀寒凝型膝关节骨质增生引起的膝关节疼痛、肿胀、活动受限等）、针灸、体针。

气虚血瘀证：取穴以气海、血海、

阴虚血瘀证：取穴以肝俞、肾俞、足三里为主穴，可配合三阴交、曲池、内关。手法：施捻转平补平泻法。足三里为主穴，可配合三阴交、太溪、曲池、合谷。手法：施捻转平补平泻法。

耳针：取穴为肝、脾、肾、臀、坐骨神经、膝、神门、交感。每次选 2～3 穴。手法：中强刺激，留针 15～30 分钟。

2. 按摩

上肢麻痛：拿肩井肌、揉捏臂臑、手三里、合谷部肌筋，点肩髃、曲池等穴，搓揉肩肌来回数遍。

下肢麻痛：拿阴廉、承山、昆仑肌筋，揉捏伏兔、承扶、殷门部肌筋，点腰阳关、环跳、足三里、委中、承山、解溪、三阴交、涌泉等穴，搓揉腓肠肌数十遍，手劲刚柔相济，以深透为度。

3. 药物外治

糖痛外洗方：透骨草、桂枝、川椒、艾叶、木瓜、苏木、红花、赤芍、白芷、川芎、川乌、草乌、生麻黄。共入搪瓷盆中，加水 5000ml 浸泡 100～200 分钟，文火煮沸后，再煮 30 分钟，离火后先熏手足，待药液温度降至 38℃～42℃时，再将手足入药液中浸泡 30 分钟。

（三）健康教育

1. 饮食治疗

饮食治疗应尽可能做到个体化，达到平衡膳食。热量分配：碳水化合物占 55%～65%、脂肪占 25%～30%、蛋白质占 15%，主副合理，粗细搭配，营养均衡；限制饮酒，特别是肥胖、高血压和（或）高甘油三酯血症的病人；每天食盐限量在 6g 以内，尤其是高血压病人；妊娠的 DM 患者应注意叶酸的补充以防止新生儿缺陷；钙的摄入量应保证每天 1000～1500mg，以减少发生骨质疏松的危险性。

2. 运动治疗

运动治疗的原则是适量、经常性和个体化。保持健康为目的的体力活动包括每天至少30分钟中等强度的活动，如慢跑、快走、骑自行车、游泳等，运动时注意安全性。

3. 向患者解释病情，减轻患者恐惧心理，提高战胜疾病的勇气，以解除其思想负担，保持乐观豁达的人生态度，积极配合治疗。

第十一节　脱疽（糖尿病足）中医护理方案

糖尿病足（DF）是指糖尿病患者由于合并神经病变及各种不同程度末梢血管病变而导致下肢感染、溃疡形成和（或）深部组织的破坏。其临床特点为早期肢端麻木、疼痛、发凉和（或）有间歇性跛行、静息痛，继续发展则出现下肢远端皮肤变黑、组织溃烂、感染、坏疽。由于此病变多发于四肢末端，因此又称为"肢端坏疽"。本病属中医"筋疽"、"脱疽"等范畴。

【诊断依据】

1. 发病特点

主证

（1）缺血：早期皮肤瘙痒，干燥，蜡样改变，弹性差，汗毛脱落，皮温降低；皮色苍白或紫红或色素沉着；趾甲因营养障碍而生长缓慢、变形、肥厚、脆裂、失去光泽；小腿和足部肌肉萎缩，肌张力差等；患足发凉、怕冷、麻木、疼痛，在寒冷季节或夜间加重，趺阳脉可触及或明显减弱或不可触及，肢体抬高试验为阳性。可首先出现间歇性跛行，缺血加重出现静息痛，严重者出现干性坏疽，归属于脱疽的范畴。

（2）感染：足部或肢体远端局部软组织皮肤糜烂，初为水疱或浅溃疡，继之溃烂深入肌腱和肌层，破坏骨质，组织坏死腐烂，形成脓腔和窦道，排出秽臭分泌物，周围呈增生性实性肿胀，以湿性坏疽为主，归属于筋疽的范畴。

（3）周围神经病变：主要包括运动障碍足、无痛足和灼热足综合征。运动障碍足主要由于营养某一神经根或神经干的血管病变，而使该神经支配区域感觉障碍和运动减弱或消失，以致肌肉萎缩、膝腱反射减弱或消失。无痛足是指袜套型感觉迟钝和麻木，震颤感觉和精密触觉减弱，容易被轻度的外伤或自伤而致组织破损感染。灼热足综合征典型症状是痛觉敏感，患处针刺样、刀割样、烧灼样疼痛，夜间或遇热时加重。

2. 相关检查

（1）实验室检查

①定期测定空腹和餐后2小时血糖、糖化血红蛋白，以了解糖尿病控制情况。检查血脂、血黏度。

②血常规检查，了解白细胞计数和分类。

（2）特殊检查

①下肢血管彩色多普勒超声检查。

②X线检查：可发现肢端骨质疏松、脱钙、骨髓炎、骨质破坏、骨关节病及动脉硬化，也可发现气性坏疽感染后肢端软组织变化，可作为本病患者常规检查。

③神经电生理检查：了解神经传导速度。神经传导速度、诱发电位的检测可作为诊断下肢有无周围神经病变和评估神经病变程度的方法之一。

【证候分型】

1. 湿热毒蕴，筋腐肉烂证。

症状：足局部漫肿、灼热、皮色潮红或紫红，触之患足皮温高或有皮下积液、有波动感，切开可溢出大量污秽臭味脓液，周边呈实性漫肿，病变迅速，严重时可累及全足，甚至小腿，舌质红绛，苔黄腻，脉滑数，趺阳脉可触及或减弱。

治法：清热利湿，解毒化瘀。

方药：四妙勇安汤（《验方新编》）合茵栀莲汤（奚九一验方）加减。金银花、玄参、当归、茵陈、栀子、半边莲、连翘、桔梗。

2. 热毒伤阴，瘀阻脉络证。

症状：足局部红、肿、热、痛，或伴溃烂，神疲乏力，烦躁易怒，口渴喜冷饮，舌质暗红或红绛，苔薄黄或灰黑，脉弦数或洪数，趺阳脉可触及或减弱。

治法：清热解毒，养阴活血。

方药：顾步汤（《外科真诠》）加减。黄芪、石斛、当归、牛膝、紫花地丁、太子参、金银花、蒲公英、菊花。

3. 气血两虚，络脉瘀阻证。

症状：足创面腐肉已清，肉芽生长缓慢，久不收口，周围组织红肿已消或见疮口脓汁清稀较多，经久不愈，下肢麻木、疼痛，状如针刺，夜间尤甚，痛有定处，足部皮肤感觉迟钝或消失，皮色暗红或见紫斑，舌质淡红或紫暗或有瘀斑，苔薄白，脉细涩，趺阳脉弱或消失。

治法：补气养血，化瘀通络。

方药：生脉散（《内外伤辨惑论》）合血府逐瘀汤（《医林改错》）加减。党参、麦冬、当归、川牛膝、桃仁、红花、川芎、赤芍、枳壳、地龙、熟地黄。加减：足部皮肤暗红，发凉，加制附片、川断；疼痛剧烈，加乳香、没药。

4. 肝肾阴虚，瘀阻脉络证。

症状：病变见足局部、骨和筋脉，溃口色暗，肉色暗红，久不收口，腰膝酸软，双目干涩，耳鸣耳聋，手足心热或五心烦热，肌肤甲错，口唇舌暗，或紫暗有瘀斑，舌瘦苔腻，脉沉弦。

治法：滋养肝肾，活血通络。

方药：六味地黄丸（《小儿药证直诀》）加减。熟地黄、山茱萸、山药、丹皮、茯苓、三七、鹿角霜、地龙、穿山甲、枳壳。加减：口干、胁肋隐痛不适，加白芍、沙参；腰膝酸软，加女贞子、旱莲草。

5. 脾肾阳虚，痰瘀阻络证。

症状：足发凉，皮温低，皮肤苍白或紫暗，冷痛，沉而无力，间歇性跛行或剧痛，夜间更甚，严重者趾端干黑，逐渐扩大，腰酸，畏寒肢凉，肌瘦乏力，舌淡，苔白腻，脉沉迟无力或细涩，趺阳脉弱或消失。

治法：温补脾肾，化痰通脉。

138

方药：金匮肾气丸(《金匮要略》) 加减。制附子、桂枝、地黄、山茱萸、山药、黄精、枸杞子、三七粉（冲）、水蛭粉（冲）、海藻。

【辨证施护】

一、护理评估

了解与本病证相关的因素，详细询问饮食习惯，每次发作持续时间、情绪等。

二、主要护理诊断/问题

1. 焦虑/恐惧；
2. 活动无耐力；
3. 缺乏康复保健知识；
4. 潜在并发症。

三、护理目标

1. 减少焦虑，情绪稳定；
2. 增进自我防护能力和保健知识。

四、护理措施

（一）一般护理

1. 病室应阳光充足、空气新鲜、温湿度适宜，特别强调环境安静，禁止大声喧哗。

2. 饮食低糖、高蛋白、高纤维素、适量脂肪为原则，忌食甜食，少食或不食高热量、高胆固醇、低维生素、低矿物质及煎炸食品。多食新鲜蔬菜和藻类食物，增加粗粮的摄入，提高膳食中纤维的含量，如玉米、小米、燕麦片、全麦粉、苦荞麦及豆粉类食物。同时饮食宜有规律、定时定量、少食多餐、不宜过饱。

3. 注意做好情志护理，稳定情绪，保持精神宁静，乐观愉快，劝告病人避免抑郁忧伤或紧张激动。解除其悲观情绪，使其心情愉快，配合治疗。

4. 适量运动可以控制体重，提高病人身体的综合素质。患者应选择适合自身的运动方式进行锻炼，循序渐进，持之以恒。但要注意减轻足部病变部位的负重和压迫，不可长时间站立，行走时使用拐杖。必要时限制活动，减少体重负荷，抬高患肢，以利于下肢血液回流。此外，还要注意足部的保护，避免足部受伤。

5. 由于 DF 致残率和截肢率较高，治疗过程长，因此要向患者解释病情，减轻患者恐惧心理，提高战胜疾病的勇气，以解除其思想负担，保持乐观豁达的人生态度，积极配合治疗。

（二）分型护理

1. 阴虚火盛血瘀型：推脊柱上段夹脊穴，揉压曲池、肾俞、足三里，双下肢向心性推法，按压气冲穴。
2. 气虚血瘀型：推脊柱中段夹脊穴，揉压百会、中脘、关元、气海、脾俞、肾俞、足三里，双下肢向心性推法，按压气冲穴。

3. 阳虚血瘀型：推脊柱中、下段夹脊穴，脾俞、肾俞、命门、天枢、关元、足三里，双下肢向心性推法按压气冲穴。

以上证型均配以

1. 中成药：灯盏花素片（用于中风后遗症、冠心病、心绞痛等），毛冬青甲素片（用于治疗缺血性脑血管病、冠心病、心绞痛、心肌梗死、周围血管病等），脉络宁注射液（用于血管闭塞性脉管炎、脑血栓及下肢深静脉血栓等）。

2. 中药浸泡熏洗

①清化湿毒法，适用于脓水多而臭秽重、引流通畅者，药用土茯苓、马齿苋、苦参、明矾、黄连、蚤休等煎汤，待温浸泡患足。

②温通经脉法，适用于阳虚络阻者，药用桂枝、细辛、红花、苍术、土茯苓、黄柏、百部、苦参、毛冬青、忍冬藤等煎汤，待温浸泡患足。

③清热解毒、活血化瘀法，适用于局部红、肿、热、痛明显，热毒较甚者，药用大黄、毛冬青、枯矾、马勃、元明粉等煎汤，待温浸泡患足。

中药浸泡熏洗时，应特别注意引流通畅和防止药液烫伤。

（三）健康教育

指导糖尿病患者足护理和有关健康教育。多数糖尿病患者足部丧失感觉，特别注意避免外伤和热力伤，穿松紧合适的棉袜、大小适中的软底鞋等。

第十二节　水肿（糖尿病肾病）中医护理方案

糖尿病肾病（DN）是糖尿病微血管并发症之一，又称糖尿病性肾小球硬化症，为糖尿病特有的肾脏并发症。一旦发生临床期 DN，则肾功能呈持续性减退，直至发展为终末期肾功能衰竭。本病属中医"水肿"、"虚劳"、"关格"等范畴。

【诊断依据】

主症

本病早期除糖尿病症状外，一般缺乏肾脏损害的典型症状；临床期肾病患者可出现水肿、腰酸腿软、倦怠乏力、头晕耳鸣等症状；肾病综合征的患者可伴有高度水肿；肾功能不全氮质血症的患者，可见纳差，甚则恶心呕吐、手足搐搦；合并心衰可出现胸闷、憋气，甚则喘憋不能平卧。

相关检查

（1）尿液检查

①尿微量白蛋白：早期肾病患者表现为尿白蛋白排泄率（UAER）增加，20~200μg/min。

②24 小时尿蛋白定量：早期 DN 尿蛋白定量 <0.5g/d；临床 DN，尿蛋白定量 >0.5g/d。

③尿常规：DN 早期无明显尿蛋白异常，其后可有间歇性蛋白尿发生，临床期可有明显持续性蛋白尿。

（2）外周血检查

DN 肾功能不全可出现血红蛋白降低。

（3）血生化检查

临床 DN 及 DN 晚期可见肾功能不全，出现血肌酐、尿素氮升高。

【证候分型】

1. 气阴两虚证

症状：尿浊，神疲乏力，气短懒言，咽干口燥，头晕多梦，或尿频尿多，手足心热，心悸不宁，舌体瘦薄，质红或淡红，苔少而干，脉沉细无力。

治法：益气养阴。

方药：参芪地黄汤（《沈氏尊生书》）加减。党参、黄芪、茯苓、地黄、山药、山茱萸、丹皮、泽泻。

2. 肝肾阴虚证

症状：尿浊，眩晕耳鸣，五心烦热，腰膝酸痛，两目干涩，小便短少，舌红少苔，脉细数。

治法：滋补肝肾。

方药：杞菊地黄丸（《医级》）加减。枸杞子、菊花、熟地黄、山茱萸、山药、茯苓、泽泻、丹皮。

3. 气血两虚证

症状：尿浊，神疲乏力，气短懒言，面色淡白或萎黄，头晕目眩，唇甲色淡，心悸失眠，腰膝酸痛，舌淡脉弱。

治法：补气养血。

方药：当归补血汤（《兰室秘藏》）合济生肾气丸（《济生方》）加减。黄芪、当归、炮附片、肉桂、熟地黄、山药、山茱萸、茯苓、丹皮、泽泻。

4. 脾肾阳虚证

症状：尿浊，神疲畏寒，腰膝酸冷，肢体浮肿，下肢尤甚，面色㿠白，小便清长或短少，夜尿增多，或五更泄泻，舌淡体胖有齿痕，脉沉迟无力。

治法：温肾健脾。

方药：附子理中丸（《太平惠民和剂局方》）合真武汤（《伤寒论》）加减。附子、干姜、党参、白术、茯苓、白芍、甘草。

在主要证型中，出现阳事不举加巴戟天、淫羊藿；大便干结加火麻仁、肉苁蓉；五更泻加肉豆蔻、补骨脂。

【辨证施护】

一、护理评估

了解与本病证相关的因素，详细询问饮食习惯，有无过饥过饱，发病经过，有无心绞痛的症状，发作的次数、部位、严重程度，每次发作持续时间、情绪等，有无高血压、高血脂、高胆固醇等其他心血管疾病。

二、主要护理诊断/问题

1. 焦虑/恐惧；
2. 活动无耐力；
3. 缺乏康复保健知识；
4. 潜在并发症。

三、护理目标

1. 减少焦虑，情绪稳定；
2. 增进自我防护能力和保健知识。

四、护理措施

（一）一般护理

1. 病室应阳光充足、空气新鲜、温湿度适宜，特别强调环境安静，禁止大声喧哗。

2. 饮食以清淡为原则，以素食为主，忌食辛辣生冷、肥甘厚味、粘滑滋腻之品，如动物的脑、内脏、肥肉、蛋黄、鱼子、蟹子、带鱼、奶油、黄油等。忌饮浓茶、咖啡；忌烟及烈酒；适当增加含粗纤维的食品，如新鲜蔬菜、水果、洋葱、大蒜、海藻、木耳、芹菜、玉米制品等。淡酒有温阳散寒，活血通痹的作用，可以少量饮用。同时饮食宜有规律、定时定量、少食多餐、不宜过饱。

3. 注意做好情志护理，稳定情绪，保持精神宁静，乐观愉快，劝告病人避免抑郁忧伤或紧张激动。解除其悲观情绪，使其心情愉快，配合治疗。

（二）分型护理

1. 气阴两虚证：肾俞、脾俞、足三里、三阴交、志室、太溪、复溜、曲骨，针刺用补法，行间用泻法。

2. 肝肾阴虚证：肝俞、肾俞、期门、委中，针刺用补法。

3. 阴阳两虚证：脾俞、肾俞、命门、三阴交、气海、关元，针刺用补法。

4. 脾肾阳虚证：脾俞、肾俞、命门、三阴交、足三里、太溪、中极、关元，针刺用补法。

以上证型均配以

1. 中成药：生脉饮（用于气阴两亏，心悸气短，脉微自汗等），附子理中丸（用于脾胃虚寒，脘腹冷痛，呕吐泄泻等），济生肾气丸（用于肾阳不足，水湿内停所致的肾虚水肿，腰膝酸重等）。

2. 中药保留灌肠：DN 后期脾肾衰败，浊毒潴留，上犯脾胃，出现严重胃肠道症状，可用中药灌肠治疗。例如以生大黄、淡附片、丹参、蒲公英、煅牡蛎等，水煎浓缩至100~200ml，高位保留灌肠，每日 1~2 次，适用于关格实证。

3. 针灸：DN 患者行针刺治疗应严格消毒，宜慎针禁灸。

（三）健康教育

1. 控制血糖：必须严格控制患者血糖水平，以有效防治 DN 的发生和进展。

2. 控制血压：采用药物疗法及非药物疗法，血压应控制在 130/80mmHg 以下。

3. 限制蛋白摄入：宜给予优质低蛋白饮食。适当限制蛋白摄入 [0.8g/（kg·d）] 可使早期增高的肾小球滤过率（GFR）下降；临床期：DN 患者，GFR 开始下降，需要更严格控制 [0.6g/（kg·d）]，以延缓和控制疾病的进展。

第十三节　痹证（痛风）中医护理方案

痛风属中医"痹证"范畴。痛风是一种长期嘌呤代谢紊乱和尿酸排泄障碍所致血尿酸增高的一组异质性疾病。临床特点：高尿酸血症、痛风性急性关节炎反复发作、痛风石沉积、特征性慢性关节炎和关节畸形、累及肾引起慢性间质性肾炎和肾形成尿酸结石。

【诊断依据】

1. 发病特点

主症：表现为肢体关节、肌肉疼痛，屈伸不利，甚则关节剧痛、肿大、强硬、变形。

兼症：累及肾引起慢性间质性肾炎和肾形成尿酸结石。

年龄：本病可发生于任何年龄，但中老年居多。

诱因：发病及病情的轻重常与劳累及季节、气候的寒冷、潮湿、饮食、外伤、手术等有关。

2. 相关检查

（1）血、尿尿酸测定　血尿酸男性 > 420（mol/L（7.0mg/dl），女性 > 350mol/L（6.0mg/dl）则可确定高尿酸血症；限制嘌呤饮食 5 日后，每日尿尿酸排出量 > 3.57mmol/L（600mg）可认为尿酸生成增多。

（2）病变相关部位的骨关节 X 线和 CT 等影像学检查有助于本病诊断和了解病变部位与损伤程度。

（3）实验室检查如抗溶血性链球菌"O"、红细胞沉降率、C 反应蛋白、清免疫球蛋白、血尿酸盐及关节镜等检查。

（4）心电图、有关血清酶及心脏彩超检查可提示痹症是否内舍入心。

【症候分型】

1. 风寒湿痹

症状：肢体关节疼痛部位固定，遇寒痛甚，关节屈伸不利，局部皮肤或有寒冷感，舌质淡，苔薄白，脉弦紧。

治法：祛风散寒、除湿通络。

方药：乌头汤加减。

2. 风湿热痹

症状：游走性关节疼痛，可涉及一个或多个关节，活动不便，局部灼热红肿，痛不可触，可有皮下结节或红斑，常伴有发热、恶风、汗出、口渴、烦躁不安等全身症状，舌质红，苔黄或黄腻，脉浮数或滑数。

治法：清热通络、祛风除湿。

方药：风湿热痹，热象明显者，方选白虎加桂枝汤加减；关节疼痛明显者，方选宣痹汤加减。

3. 痰瘀痹阻

症状：痹证日久，肌肉关节刺痛，固定不移，或关节肌肤紫黯、肿胀，按之较硬，肢体顽麻或重着，或关节僵硬变形，屈伸不利，有硬结、瘀斑，面色黯黧，眼睑浮肿，或胸闷痰痹证日久，肌肉关节刺痛，固定不移，或关节肌肤紫黯、肿胀，按之较硬，肢体顽麻或重着，或关节僵硬变形，屈伸不利，有硬结、瘀斑，面色黯黧，眼睑浮肿，或胸闷痰多，舌质紫黯多，舌质紫黯。

治法：化痰行瘀、蠲痹通络。

方药：双合汤加减。

4. 肝肾两虚证

症状：痹证日久不愈，关节屈伸不利，肌肉瘦削，腰膝酸软，或畏寒肢冷，阳痿，遗精，或骨蒸劳热，心烦口干，舌质淡红，苔薄白或少津，脉沉细弱或细数。

治法：培补肝肾、舒筋止痛。

方药：补血荣筋丸加减。

【辩证施护】

一、护理评估

1. 评估病人的疼痛情况；
2. 了解发病时有无诱发因素；
3. 观察有无痛风石的体征；
4. 定期观测有无血、尿尿酸水平。
5. 后期累及心脏，出现心痹者，或有动则喘促，下肢水肿。

二、护理问题

1. 疼痛 关节痛：与尿酸盐结晶、沉积在关节引起炎症反应有关有关。
2. 发热：与感染有关。
3. 胸闷、心慌：与病变累及心肺有关。
4. 生活自理能力下降：因关节疼痛，活动受限引起。
5. 焦虑：因病久反复，恐成残疾而出现的情绪
6. 潜在并发症：肾功能衰竭

三、护理目标

1. 病人及家属了解痛风的发病诱因；
2. 能说出高嘌呤食物，并避免过多摄入；
3. 减少或避免痛风的并发症、合并症的发生。

四、护理措施

一般护理

1. 保持病室内干燥，温度适宜，阳光充足。

2. 根据气候变化，适当增减衣服，预防感冒，避免复感外邪引起痹证复发。

3. 注意局部保暖，可用护套保护，夏季切勿贪凉洗冷水浴。宜穿长袖衣裤睡觉，不宜用竹席、竹床。

4. 急性期疼痛剧烈者，须绝对卧床休息，护理人员应给予其生活上的照顾；恢复期患者可下床活动，适当加强肢体锻炼。

5. 坚持针灸、外治等综合护理。

6. 长期卧床者，须预防褥疮的发生。关节处要放置软枕头或海绵垫，避免局部受压增加疼痛，同时注意保护患者的心境，减轻其忧虑情绪。鼓励患者摄入富有营养、易于消化的饮食，争取康复。

7. 协助患者消除焦虑、烦躁和恐惧心理，使其能够积极配合医生治疗。

饮食调护

风寒湿痹者饮食应荤素搭配，宜食温热食品，痛痹者可多食羊肉、狗肉、乌头粥等；风湿热痹者宜食清淡、富有营养、易消化之品，多食蔬菜、瓜果和清凉饮料；痰瘀痹阻者饮食以清淡、富有营养、含高维生素的食物为主。肝肾两虚证者饮食以容易消化、富有营养、高蛋白、高维生素食物为主，配合适当的药膳，如木瓜粥、羊肉汤等，进行调养。

用药护理

1. 观察、记录疼痛的部位、性质，局部皮肤的状态，并注意观察体温、心率、血压等变化。若用川乌、草乌等有毒药物时，须严密观察药后反应，如患者出现唇舌发麻、手足麻木、恶心、心慌、脉迟等中毒症状，应立即停药，报告医生，并协同抢救。

2. 观察关节疼痛、肿胀、肢麻等变化和患者整体状况，以及药后有无胃肠道不适。

3. 若患者长期服药，需劝导患者严格遵医嘱服用。配合应用西药激素类药物的患者，应了解服用激素可能出现的不良反应。

情志调护

劝导患者保持良好心态，指导患者运用放松技巧，如呼吸调息，闭目养神，听轻音乐，怡情悦志，以减轻不适。

其他疗法：关节冷痛者可循经取穴位，行针灸、拔罐、热敷或按摩疗法、频谱照射等。

健康指导

1. 认识本病的诱发因素。

（1）久居潮湿，坐卧湿地，淋雨，涉水。

（2）气候骤变，风寒湿热之邪侵袭。

（3）过食生冷、辛辣、煎炸、油腻食物。

（4）劳逸不当。

（5）久病体虚。

2. 注意保持室内干燥，空气清新，定时开窗通风。

3. 掌握减轻肢体关节疼痛的方法。

（1）卧床休息，减少活动。

（2）受压关节下面放置软枕或海绵垫。

（3）风寒湿痹患者注意保暖，关节处用护套，也可用热敷。

4. 如遇到下列情况，立即报告医生。

（1）关节疼痛剧烈伴高热。

（2）关节疼痛伴心悸、胸闷。

（3）服药后出现唇舌发麻，头晕，心悸，呼吸困难，血压下降等症状。

5. 饮食宜选富有营养、高维生素、清淡可口、容易消化的食物。

（1）风寒湿痹者，宜选温热性饮食，如狗肉、羊肉等，忌食生冷瓜果。

（2）热痹者，宜选清淡、爽口的食物，适量多饮水，忌食辛辣、肥肉。

6. 缓解期患者的功能锻炼以自觉不疲劳为度。

（1）缓步慢行。

（2）器械操，如握力圈、健身球等。

（3）关节屈伸活动，局部按摩。

7. 服药

（1）中药蠲痹益肾剂应温服，每日分2～3次，遵医嘱，饭后服为宜。

（2）服用西药激素的注意事项：①严格遵照医嘱服用，不可随意增减剂量或改变服药时间；②了解药物可能有引发库欣综合征、向心性肥胖、骨质疏松、血压升高、食欲亢进等不良反应。

第十四节　红蝴蝶疮（系统性红斑狼疮）中医护理方案

系统性红斑狼疮相当于中医的"红蝴蝶疮"，是以面及手等暴露部位皮肤红斑、鳞屑、萎缩，状似蝴蝶，可累及全身多脏器的自身免疫性结缔组织疾病。临床常见类型为盘状红蝴蝶疮和系统性红蝴蝶疮。其特点是盘状红蝴蝶疮好发于面颊部，主要表现为皮肤损害，多为慢性局限性；系统性红蝴蝶疮除有皮肤损害外，常同时累及全身多系统、多脏器，病变呈进行性经过，预后较差。

【诊断依据】

一、发病特点

本病早期表现多种多样，症状多不明显，初起可单个器官受累，或多个系统同时被侵犯：常表现为不规则发热，关节疼痛，食欲减退，伴体重减轻，皮肤红斑等。

1. 皮肤、粘膜损害：约80%的患者出现对称性的皮损，典型者在两颊和鼻部出现蝶形红斑，为不规则形，色鲜红或紫红，边界清楚或模糊，有时可见鳞屑，病情缓解时红斑消退，留有棕色色素沉着，较少出现萎缩现象。皮损发生在指甲周围皮肤及甲下者，常为出血性紫红色斑片，高热时红肿光亮，时隐时现。发生在口唇者，则为下唇部红斑性唇炎的表现。皮损严重者，可有全身泛发性多形性红斑、紫红斑、水疱等，口腔、外阴粘膜有糜烂，头发可逐渐稀疏或脱落。手部遇冷时有雷诺氏现象，常为本病的早期症状。

2. 关节、肌肉疼痛：约90%的患者有关节及肌肉疼痛，关节疼痛可侵犯四肢大小关节，多为游走性，软组织可有肿胀，但很少发生积液和潮红。

3. 肾脏损害：几乎所有的系统性红蝴蝶疮皆累及肾脏，但有临床表现的约占75%，肾脏损害为较早的、常见的、重要的内脏损害，可见到各种肾炎的表现，早期尿中有蛋白、管型和红白细胞，后期肾功能损害可出现尿毒症、肾病综合征表现。

4. 心血管系统病变：以心包炎、心肌炎、心包积液较常见。有时伴发血栓性静脉炎、血栓闭塞性脉管炎。

5. 呼吸系统病变：主要表现为胸膜炎和间质性肺炎，出现呼吸功能障碍。

6. 消化系统病变：约有40%患者有恶心呕吐、腹痛腹泻、便血等消化道症状。30%病人有肝脏损害，呈慢性肝炎样表现。

7. 神经系统病变：神经系统症状多见于后期，可表现为各种精神、神经症状，如抑郁、失眠、精神分裂症样改变，严重者可出现抽搐、症状性癫痫。

8. 其他病变：淋巴系统可累及，表现为局部或全身淋巴结肿大。累及造血系统见贫血、全血细胞减少。有眼底病变，如视乳头水肿、视网膜病变。

二、相关检查

一般检查

血常规呈中度贫血，约56%的患者白细胞及血小板减少，血沉加快，尿中有蛋白及红、白细胞和管型，蛋白电泳白蛋白减少，丁球蛋白，a2 球蛋白增多，白球蛋白比倒置。

免疫学检查

1. 狼疮细胞阳性率在60%左右，但特异性低。

2. 抗核抗体检查，阳性率在90%以上，其中抗双链 DNA 抗体特异性高，阳性率为95%，其他如抗 Sm 抗体、抗 SS—A 抗体、抗 SS—B 抗体阳性率为30%左右。

3. 补体及免疫复合物检查，循环免疫复合物升高，血清总补体及 C3，C4 均降低，尤以 C3 下降显著。

4. 狼疮带试验检查，用直接荧光免疫法在患者皮肤和真皮连接处检查，可见免疫球蛋白和补体沉积，呈颗粒状、球状或线条状排列的黄绿色荧光带，在系统性红蝴蝶疮的正常皮肤暴露部位阳性率为50%～70%，皮损部位高达96%以上，诊断意义较大。

【症候分型】

1. 热毒炽盛：相当于系统性红蝴蝶疮急性活动期，面部蝶形红斑，色鲜艳，皮肤紫斑；伴高热，烦躁口渴，神昏谵语，抽搐，关节肌肉疼痛，大便干结，小便短赤；舌红绛，苔黄腻，脉洪数或细数。

治法：清热凉血，化斑解毒。

方药：犀角地黄汤合黄连解毒汤加减。

2. 阴虚火旺：斑疹暗红；伴有不规则发热或持续性低热，手足心热，心烦无力，自汗盗汗，面浮红，关节痛，足跟痛，月经量少或闭经；舌红，苔薄，脉细数。

治法：滋阴降火。

方药：六味地黄丸合大补阴丸、清骨散加减。

3. 脾肾阳虚：面色无华，眼睑、下肢浮肿，胸胁胀满，腰膝酸软，面热肢冷，口干不渴，尿少或尿闭；舌淡胖，苔少，脉沉细。

治法：温肾壮阳，健脾利水。

方药：附桂八味丸合真武汤加减。

4. 脾虚肝旺：皮肤紫斑，胸胁胀满，腹胀纳呆，头昏头痛，耳鸣失眠，月经不调或闭经；舌紫暗或有瘀斑，脉细弦。

治法：健脾清肝。

方药：四君子汤合丹栀逍遥散加减。

5. 气滞血瘀：多见于盘状局限型及亚急性皮肤型红蝴蝶疮。红斑暗滞，角栓形成及皮肤萎缩；伴倦怠乏力；舌黯红，苔白或光面舌，脉沉细。

治法：疏肝理气、活血化瘀。

方药：逍遥丸合血府逐瘀汤加减。

【辩证施护】

一、护理评估

1. 皮肤受损情况；
2. 对疾病的认知程度；
3. 发热、关节痛、精神及并发症等症状；
4. 心理社会状况；
5. 辨证：热毒炽盛证、气阴两伤证、脾肾阳虚证、脾虚肝旺证、气滞血瘀证。

二、主要护理诊断/问题

1. 疼痛，关节、肌肉疼痛：与炎性反应有关。
2. 发热：与感染有关。
3. 胸闷、心慌：与病变累及心肺有关。
4. 生活自理能力下降：因关节疼痛，活动受限引起。
5. 焦虑：与病久反复，恐影响生育有关。
6. 潜在并发症：肾功能衰竭。

三、护理目标

1. 病人及家属了解本病的发病诱因。
2. 减少或避免并发症、合并症的发生。
3. 病人及家属能掌握主要药物的作用、副作用。

四、护理措施

一般护理

1. 按中医皮肤科一般护理常规进行。
2. 病室安静、灯光柔和，避免阳光直接照射床位。
3. 病重者卧床休息，注意皮肤及床单位的清洁，防止压疮发生。肢体功能受限者，协助患者做好生活护理。
4. 面部红斑者，经常用清水洗脸，以保持皮肤清洁；用小毛巾或纱布湿热敷于患处，可促进局部血液循环，有利于鳞屑脱落。面部忌用碱性肥皂、化妆品及油膏，防止对局部皮肤刺激或过敏。避免日晒。

病情观察，做好护理记录

1. 严密观察病情变化，注意观察神志、面色、舌脉、二便等情况。
2. 有肾损害者，注意观察血压及出入量，注意体温、脉搏、呼吸、血压、心率等变化。
3. 出现高热不退、烦躁不安、神昏谵语、抽搐时，应报告医师并配合处理。

用药护理

1. 遵医嘱按时、正确给药。
2. 使用消炎解热剂时，需注意消化道的副作用。
3. 应用糖皮质激素减量时要观察症状是否反弹。
4. 使用免疫抑制剂时应注意抑制骨髓的毒性及肝、肾功能，观察白细胞计数的改变。

饮食护理

1. 饮食宜进高蛋白、易消化食物，忌辛辣、刺激性食物。
2. 有肾功能损害者，应限制钠的摄入。
3. 有胃肠道症状者，应给予低脂、无渣饮食。

情志护理

患者思想负担重、情绪低落时，医护人员应体贴、关心患者，做好解释工作，消除其顾虑，以增强战胜疾病的信心。

临证（症）施护

1. 口腔感染时，遵医嘱用中药药液漱口。
2. 毒热炽盛合并关节疼痛者，取舒适体位，用枕头支撑患部。疼痛剧烈者，遵医嘱给予清热解毒、活血止痛膏外敷。
3. 热结津枯，大便秘结者，宜多饮水，适当活动，或遵医嘱灌肠，或给予缓泻剂。
4. 皮肤干燥、脱屑者，用润肤膏涂擦，忌用手搔抓。

健康指导

1. 保持愉快的心情，避免一切不良精神因素。
2. 适当活动，劳逸结合，增强机体抵抗力，减少上呼吸道感染。
3. 避免日光曝晒，夏日应特别重视避免阳光直接照射，外出时应戴遮阳帽或撑遮阳伞，也可外搽避光药物。

4. 忌食酒类等刺激性食品；有水肿者应限制钠盐的摄取；注意加强饮食营养，多食富含维生素的蔬菜、水果。

5. 遵医嘱按时、按量服药，定期复查，门诊随访。

第十五节　石水（慢性肾炎）中医护理方案

慢性肾炎中医认为是由于肾脏元气亏虚，内外邪毒瘀阻肾络，肾体受损，肾用失司而发为本病。本病病位在肾，涉及肺脾肝心四脏。病性多虚实夹杂，肾元亏虚为本，外邪袭肾为标。病程较长，且发病隐匿，进展缓慢，多预后不良。肾病水肿在急性发作时，常因风邪外袭，肺的治节、肃降失司，可以出现面部水肿；脾虚不能运化则水湿潴留也可发生水肿；肾虚不能化气，亦可水湿潴留而水肿。三焦为水液运行的通道，三焦借肺脾肾三脏气化功能，来推动水液的蒸化、吸收、输布、利用、排泄。因此，风、寒、湿、毒等因素阻遏三焦气化功能，则必然导致水肿的发生。肾病水肿的病机与肺、脾、肾、肝、三焦对水液代谢功能失调有关。

【诊断依据】

一、中医辨证分型标准

1. 本证下列 4 个证型中，凡具备任何 3 项者即可辨证为该型。

（1）肺肾气虚：①面浮肢肿，面色萎黄；②少气乏力；③易感冒；④腰脊酸痛；⑤舌淡、苔白润、有齿痕，脉细弱。

（2）脾肾阳虚：①浮肿明显，面色㿠白；②畏寒肢冷；③腰脊酸痛或胫酸腿软。足跟痛；④神疲、纳呆或便溏；⑤性功能失常（遗精、阳萎、早泄）或月经失调；⑥舌嫩淡胖，有齿痕，脉沉细或沉迟无力。

（3）肝肾阴虚：①目睛干涩或视物模糊；②头晕、耳鸣；③五心烦热，口干咽燥；④腰脊酸痛或梦遗或月经失调；⑤舌红少苔，脉弦细或细数。

（4）气阴两虚：①面色无华；②少气乏力或易感染；③午后低热或手足心热；④口干咽燥或长期咽痛，咽部暗红；⑤舌质偏红，少苔，脉细或弱。

2. 标证凡具备下列任何 1 项者，即可确定。

（1）外感：有风寒或风热。

（2）水湿：全身中度以上水肿或胸腹水。

（3）湿热：①皮肤疖肿、疮疡；②咽喉肿痛；③脘闷纳呆，口干不思饮；④小便黄赤、灼热或涩痛、不利；⑤舌苔黄腻，脉濡数或滑数。

（4）血瘀：①面色黧黑或晦暗；②腰痛固定或呈刺涌；③肌肤甲错或肢体麻木；④舌色紫暗或有瘀点、瘀斑；⑤脉细涩；⑥尿纤维蛋白降解产物（FDP）含量升高；⑦血液流变学检测全血粘度、血将粘度升高。

（5）湿浊：①纳呆、恶心或呕吐；②身体因倦或精神萎靡；③血尿素氮、肌酐偏高。

二、相关检查

1. 尿液检查：尿蛋白 + ～ + + +，尿蛋白定量 1～3g/24h。可出现多形性的红细胞 + ～ + +，颗粒管型等。

2. 血液检查：肾功能不全病人可有 GFR 下降，血肌酐、尿素氮升高、贫血；部分病人可有血脂升高，血蛋白降低；血清补体 C3 始终正常，或持续降低 8 周以上不恢复正常。

3. B 超检查：早期可正常，随病情发展可出现双肾可有结构紊乱、缩小等改变。

4. 肾活组织检查：可以确定慢性肾炎的病理类型。

【证候分型】

一、水肿期

此期病因病机有虚实两方面，实为风邪外侵，水湿内停，气滞血瘀，虚则主在脾肾，可表现为气阴两虚，脾肾阳虚等。

1. 风水相搏

证候：头面部先肿，继而遍及全身，水肿按之凹陷，但恢复较快，水便不利，并伴有恶寒发热，骨节酸沉，咳嗽胸闷，或咽痛，舌淡苔薄，脉浮紧或浮数，体检呈肾炎面容，血压大多数升高，尿检有蛋白、血尿、管型尿等。

治法：宣肺利水。

方药：越婢加术汤合五皮饮加减。药用陈皮、茯苓皮、桑白皮、大腹皮、生姜皮、牛膝、车前子、麻黄、石膏、白术。外感风寒者和（或）素体阳虚者，可用麻黄附子细辛汤合五皮饮，以温阳解表散寒。外感风热者，加连翘、菊花、荆芥以清热解表。此为急则治之法，表证去则应因证治之。

2. 脾虚湿困

证候：面色萎黄或苍白，腹大胫肿，脘闷腹胀，甚或上泛清水，纳少，少气懒言，神疲乏力，体胖，苔白，脉濡缓，体检双下肢指凹性浮肿，甚者伴有腹水。尿检有大量蛋白尿。血浆白蛋白降低。

治法：健脾利水。

方药：防己黄芪汤合春泽汤加减。汉防己、生黄芪、白术、茯苓、猪苓、泽泻、党参、桂枝、生姜、大枣。方中以黄芪益气固表，防己利水湿；白术、甘草培土胜湿，生姜、大枣调和营卫。

3. 脾肾阳虚

证候：全身高度浮肿，甚至胸腹水并见，面色㿠白，皮肤发亮，按之凹陷恢复较慢，伴畏寒肢冷，腰酸腿痛，倦怠肢软，腹胀纳差，大便溏薄，舌体胖大而润，苔白滑或腻，脉沉迟无力。

治法：温肾健脾，通阳利水。

方药：偏脾阳虚者，用实脾饮。制附片、干姜、茯苓、白术、大腹皮、川朴、广大香、大瓜、甘草、白蔻仁。偏肾阳虚者，用真武汤合五皮饮。制附片、干姜、茯苓、白术、白芍、桑白皮、陈皮、大腹皮、牛膝、车前子。

4. 气滞水停

证候：除水肿外，必有胀满较著如膑胀膨大，胸腹满闷，呼吸急促，四肢肿胀紧迫光亮，小便不利，或有胁痛，舌质暗苔白，脉沉弦。

治法：行气利水。

方药：导水茯苓汤加减。茯苓、泽泻、麦冬、白术、桑白皮、紫苏叶（槟榔、木瓜、大腹皮、陈皮、砂仁、木香、灯芯草。

5. 湿热蕴结

证候：头面与下肢浮肿，甚至全身浮肿，皮肤或黄，身热汗出，口渴不欲饮水，脘腹痞满，食少纳呆，尿黄或呈茶色，淋漓涩涌，大便不爽，舌红苔黄腻，脉滑数。

治法：清热利水。

方药：三仁汤加减。淡竹叶、川朴、滑石、通草、法半夏、白蔻仁。苡仁、杏仁、车前子、白茅根。

6. 血瘀停滞

证候：病程较长，水肿皮肤有赤缕血痕，尿血，皮色苍黯粗糙，舌质紫暗或有瘀点、瘀斑，或见爪甲青紫，脉涩等。

治法：活血利水。

方药：当归芍药散加减。当归、川芎、赤芍、茯苓、泽泻、白术、怀牛膝、车前子。

7. 阴虚水肿

证候：水肿口渴，渴不多饮，腰膝酸软，手足心热，心烦不寐，面部潮红，舌红少苔，脉细数。

治法：养阴利水。

方药：猪苓汤：猪苓、茯苓、泽泻、滑石、阿胶、怀牛膝、车前子。

二、水肿消退期（或从无水肿者）

本期（或无水肿型慢性肾小球肾炎）病机以正气亏虚为主要矛盾，根据正虚不同，临床常见以下证型。

1. 脾肾气虚

证候：面色苍白或淡黄无华，气短倦怠，食少纳差，食入腹胀，大便溏薄，腰膝酸软，小便频数清长，夜尿频多，舌淡胖苔薄，脉沉弱。

治法：益气健脾、固肾摄精。

方药：补中益气汤加减。黄芪、人参、白术、当归、陈皮、柴胡、升麻、甘草、菟丝子、山萸、怀牛膝、桑螵蛸。

2. 脾肾阳虚

证候：面色晄白，腰膝酸痛，畏寒肢冷，倦怠无力，纳差腹胀，便溏，夜尿频多，舌体胖润，边有齿痕，脉沉细或沉迟无力。水肿时消时现。

治法：温补脾肾。

方药：济生肾气汤。生地、丹皮、茯苓、泽泻、山药、山萸肉、制附片、肉桂、牛膝、车前子。

3. 肝肾阴虚

证候：面红烦燥，口干咽燥，渴喜冷饮，腰膝酸软，手足心热，目睛干涩，或视物模糊，尿色黄，大便干结，舌红少津，脉象细数。

治法：滋养肝肾。

方药：六味地黄汤。生地、山药、山萸肉、丹皮、茯苓、泽泻。

4. 气阴两虚

证候：全身乏力，腰膝酸软，畏寒或肢冷但手足心热，口干而不欲饮，纳差腹胀，大便先干后稀，小便黄、舌暗红，舌体胖大则有齿痕，脉沉细而数或弦细。

治法：益气养阴。

方药：参芪地黄汤。人参、黄芪、生地、丹皮、生地、山萸肉、茯苓、泽泻生姜、大枣。

【辨证施护】

一、护理评估

注意观察患者的面容、营养状况、生命体征、尿液型态、水肿等的变化，观察患者的心理状态，社会支持系统情况等。

二、主要护理诊断/问题

1. 体液过多：与肾小球滤过率下降导致钠水潴留和低蛋白血症引起血浆胶体渗透压下降有关。

2. 营养失调：低于机体的需要量 与限制蛋白质饮食、蛋白尿所致低蛋白血症、代谢紊乱有关。

3. 焦虑：与病程长，病人对治疗丧失信心及家庭负担过重有关。

4. 有感染的危险：与皮肤水肿、营养失调、应用糖皮质激素和细胞毒药物致机体抵抗下降有关。

5. 潜在并发症：慢性肾衰竭。

三、护理目标

1. 水肿减轻或消失；

2. 营养状况改善；

3. 焦虑情绪消失；

4. 不发生感染；

5. 患者肾功能无明显受损。

四、护理措施

1. 一般护理

（1）辨体质，审虚实，辨证施护：慢性肾炎在护理过程中，运用中医理论，审察患者体质和病性，辨别阴阳、虚实极为重要。一般而言，水肿明显者，本虚标实。体质强盛者，多实多热。体质虚弱者多虚多寒。两者除必须按时测体温、脉搏、血压、24小时出入水量外，还须观察有无出血倾向及呕吐、水肿等情况。如果出现少尿、神疲嗜睡、口有尿味，多为湿浊之邪蓄积体内，毒邪内溃，内陷心包，转为关格，最为危险。应及时报告医生，做好抢救准备。临床上，阳虚水肿，水毒内踞，刺激皮肤引起瘙痒，应做好皮肤护理，防止感染。阴虚阳亢，水不涵木，多见头痛失眠，血压偏高，须观察有无呕吐、抽搐。头痛者可针刺百会、太阳、合谷等穴。抽搐、呕吐者，应及时报告医生，配合医生，抢救治疗。

（2）察病情，避外感，指导服药：应细心观察病情，告戒病人慎起居，避风邪，注意不可劳累，保暖防寒。因为慢性肾炎往往因为感染而急性发作，致原有病情加重。病室应阳光充足，气温得当，通风良好。临床护理，指导患者按时服药。中药汤剂宜温服。恶心呕吐者，宜少量多次进服。服药前滴少量生姜汁于舌上，对防止呕吐有效。中药灌肠者须注意药液的温度适中，注入的速度要慢，肛管插入的深度要适当，一般以30cm为宜。这样才能保证药液的充分吸收，提高疗效。

（3）调饮食，辅食疗，促进康复：合理正确地选择食物十分重要，一般来讲，有浮肿及高血压者，要忌盐或进低盐饮食。肾功能减退者，不可进高蛋白饮食，辛辣刺激也不相宜。由于本病病程较长，辅助食疗普遍为常选之法。临床上，药疗辅食疗，对患者康复大有裨益。

（4）调情志，树信心，关怀体贴：调节患者情绪，做好心理护理，非常必要。一般来说，首先做好患者的思想工作，以亲切的语言、和蔼的态度与患者促膝谈心，消除患者不必要的思想顾虑，树立乐观的情绪及长期与疾病作斗争的信心。应做好卫生宣教，各方面关怀体贴患者，取得患者信任，为患者早日康复，尽心尽职。

2. 分型护理

（1）水肿期

①风水相搏：本证外感风寒者和（或）素体阳虚者，可用麻黄附子细辛汤合五皮饮，以温阳解表散寒。外感风热者，加连翘、菊花、荆芥以清热解表。此为急则治之法，表证去则应因证治之。护理时要注意区分。

②脾虚湿困：注意观察，药后患者症状的改善及尿蛋白是否逐渐减少。应用本方时，黄芪量一般小于30g，不宜大量。个别病例由于黄芪量大，反见尿量减少，水肿加重。

③脾肾阳虚：临床运用时当细为分辨，临床脾肾阳虚往往并存，再者，脾阳虚，肾阳虚，两者相互影响。临床治脾不宜忘肾，温先天以暖后天，治肾不宜忘脾，温后天以暖先天。故两方临床上需结合化裁，以治脾肾阳虚水肿症。两方皆为辛温助阳散寒利水之剂，水肿消其大半，则应易真武汤为济生肾气丸法，以阴阳双补，阴中求阳。化气行水，勿致辛温劫伤真元。护理时需注意观察用药的反应。

④气滞水停：应用方药治疗时要注意观察尿量变化及水肿消退的速度。

⑤湿热蕴结：注意清热利水，观察观察患者症候变化。避免受凉。

⑥血瘀停滞：当归芍药散出自《金匮要略》、是治疗瘀血水肿的代表方剂。一是水肿患者有瘀血的指征，如面唇发黯、舌暗或有瘀斑等；二是女性肾炎水肿者，常有痛经及月经不调史，如月经后期，量少色暗有块等。且水肿常于经前加重。本方以当归、赤芍、川芎养血调肝活血；以白术健脾运湿，茯苓、泽泻渗湿泄浊，如此肝脾两调，活血利水并

进，药后常瘀血去，肿渐消。注意用药后的疗效。如为女性肾炎患者更可注意观察治疗前后的症候变化。

⑦阴虚水肿：本方具有利尿、调整机体内水液代谢、改善血液循环和血液动力等功效。低蛋白血症、水肿甚者，方中可重用阿胶至30g，《医学衷中参西录》有重用阿胶治阴虚水肿的记载，亦可加用鳖甲、龟版等，以滋阴充脉利水。根据病情需要，有时可将两法或三法合用，如导水茯苓汤是宣肺利水与行气利水合用。有时是先攻后补，有时攻补兼施，方能取得较好疗效。

（2）水肿消退期

①脾肾气虚：补中益气汤是调补脾肾、益气升阳、甘温除热的代表方剂。对于慢性肾炎证属脾气虚者，常选用本方。护理时要清楚方中黄芪、人参健脾益气；白术健脾化湿；陈皮理气和胃以防补而壅滞；气血同源，气虚易致血虚，故用当归以补血。柴胡、升麻益气升提，甘草调和诸药的药物作用。

②脾肾阳虚：济生肾气汤是温补脾肾的常用方剂。该方具有温补脾肾化气行水之功。用于慢性肾炎证属脾肾阳虚者，注意观察疗效。

③肝肾阴虚：六味地黄汤是滋补肝肾的基础方剂，也是当代治疗肾炎证属肾阴亏虚公认的常用方；方中重用地黄滋养肾阴是为主药，辅以山萸肉、山药兼顾肝、脾之阴，以泽泻、茯苓、丹皮为佐，渗湿泻火，本方的组成特点是以补为主，补中有泻，寓泻于补，通补开合，相辅相成。护理时注意观察肝肾滋补的功效。

④气阴两虚：参芪地黄汤是治疗慢性肾炎证属气阴两虚的常用方剂。本方即六味地黄汤加人参、黄芪而成。方以人参、黄芪益气健脾，六味地黄汤滋养肾阴，共扶气阴两虚之本。注意该常用方剂的治疗效果观察。

3. 食疗

（1）鲤鱼汤：鲜鲤鱼一条，重500g左右，去肠杂，生姜15g，葱15～30g，米醋30～50ml，水炖，不放盐，喝汤吃鱼，适用于慢性肾炎水肿久久不消者。

（2）玉米须煎剂：玉米须60g（干），洗净煎水服，连服6个月，用于儿童慢性肾炎轻度水肿或尿蛋白不消者。

（3）益母草膏：益母草120g，加水800ml，煎至30ml，4次分服，每日2次。

（4）白果蛋：白果5个，鸡蛋1个，将蛋壳穿一个小洞，将白果肉装入蛋中，用袋封口，在饭锅上蒸熟，每日吃1～2个。

（5）芡实合剂：芡实30g、白术10g、茯苓12g、山药15g、菟丝子24g、金樱子24g、黄精24g、百合18g。枇杷叶9g。适用于慢性肾炎证属脾肾气虚，蛋白尿长期不消者。尿中蛋白过多者，可加山楂肉15g，有红细胞者，可加旱莲草18g。

【健康教育】

1. 增强体质

预防慢性肾炎的最主要措施，是加强身体锻炼，增强机体抗病的能力。锻炼身体的方式有多种，散步、长跑、跳舞、登山、划船、武术、气功、太极拳等，皆有助于增强体质，提高机体抵抗力，并可防止感染病毒细菌后免疫反应性损害的发生。但肾病患者慎为之。

2. 预防感染

肾炎病的发生常与上呼吸道感染等有关，常以外受风寒、风热、风湿、湿热、热毒之邪为始因，因此，要预防肾炎的发病，就应注意天气寒暖的变化，应避免阴雨天外出、汗出当风、涉水冒雨、穿潮湿衣服，时刻警惕外邪的侵袭。

3. 起居有常

养成良好的生活习惯，对身体健康非常重要。因为生活不规律，睡眠不充足，暴饮暴食，酒色过度，劳逸无度，均可降低人体对外邪的抵抗力，增加患病的机会，所以，在日常生活中，应劳逸结合，定时作息，以维持人体阴阳平衡、气血调畅。

4. 有病早治

皮肤的疮疖痒疹，上呼吸道感染，扁桃体炎反复发作，均有变生肾炎的可能，因此有病早治非常必要。保持下阴的清洁，勤换衣裤，可防止泌尿系感染；保持大便的通畅，定时排便，则有利于代谢废物的排除。

5. 精神乐观

有肾炎病先天素质的人，应警惕肾炎发生，但也不能悲观，而应该消除对疾病的恐怖心理，从父母亲的病情发展中吸取教训，积极 预防。除平时应加强体育锻炼外，肾阴不足者可常服六味地黄丸，卫气不足者可常服玉屏风散，以补肾培元、固护卫表，防止外邪袭击诱发肾炎病的发生。

6. 慎用肾毒药物

氨基甙类抗生素如庆大霉素、卡那霉素、链霉素以及丁胺卡那霉素、多粘菌素、四环素、万古霉素、新霉素、先锋 2 号等抗生素，均有一定肾毒性，很容易引起肾损害，所以应尽量不用。非甾体类抗炎药物如阿司匹林、布洛芬、保泰松、消炎痛、炎痛喜康等，也很容易引起肾损害，对慢性肾炎患者更不适宜。其它如磺胺药、利福平及造影剂、抗肿瘤药也常产生肾毒性、具体应用时应适当注意，或避开不用，或减小剂量应用。

7. 讲明定期复查的必要性。

第十六节 淋证（尿路感染）中医护理方案

淋证是由肾虚，膀胱湿热为主而致膀胱气化失司，尿道不利，排尿不畅的一类病症。淋证的基本临床特征是小便频数短涩，滴沥刺痛，欲出未尽，小腹拘急，或痛引腰腹，或伴有血尿，或伴有尿浊，或排出砂石等。因此，尿路感染属中医淋证的范畴。然而，尿路感染与淋证又不完全相同。尿路感染有的有临床症状，有的则无临床表现。淋证又有热、石、气、血、膏、劳之分，凡有尿路刺激症状，除非特异性尿路感染之外，肾结核、泌尿系结石、膀胱癌、前列腺炎、乳糜尿等均属淋证的范畴。因此，非特异性尿路感染属中医淋证中热淋、血淋及劳淋的范畴。

【诊断依据】

1. 临床表现

（1）急性单纯性膀胱炎：临床表现为尿频、尿急、尿痛、尿道烧灼感。常见终末血尿，体温正常或仅有低热。

（2）慢性膀胱炎：膀胱刺激症状反复发作或持续存在，但症状较急性发作时轻微，常伴耻骨上膀胱区或会阴部不适，膀胱充盈时疼痛较明显，尿中有少量或中等量白细胞和/或红细胞。

（3）急性单纯性肾盂肾炎：患者同时具有泌尿系统症状和全身症状。

（4）复杂性尿路感染：临床表现差异很大，可从严重梗阻性急性肾盂肾炎并发危急的尿脓毒症，到留置导尿管相关的术后尿路感染。常伴随糖尿病和肾功能衰竭。

2. 理化检查

（1）除一般尿常规检查外，尿沉渣涂片革兰染色作细菌检查，必要时作 1h 尿细胞排出率测定（方法：排空膀胱，收集 3h 清洁尿，计算出 1h 尿白细胞及非鳞状上皮细胞数。判断：<20 万者为正常，20 万～30 万为可疑，>30 万有诊断意义）。此法较 12h 尿沉渣计数法准确。

（2）清洁中段尿行细菌培养、菌落计数及药物敏感度测定，革兰阴性杆菌菌落计数≥10 万/ml 者有诊断意义，1 万～10 万/ml 为可疑，<1 万/ml 大多为污染；经导尿或膀胱穿刺行尿培养，如菌落计数>1 万/ml 者即有诊断意义。革兰阳性球菌菌落计数 100～10000/ml 即应考虑感染。

（3）特殊培养及检查。对于常规细菌、真菌培养未能发现致病菌时，可采用高渗培养（0.3M 蔗糖培养基），以除外 L－型细菌感染；采用厌氧培养以除外厌氧菌感染。必要时可行病毒、支原体及腐生寄生菌等检查。

（4）肾功能检查包括肾小球滤过率测定及肾小管浓缩功能、酸化功能检查，慢性病例尚应查血及尿钾、钠、氯、钙、磷、镁、pH、动脉血气分析。

（5）反复发作病例常规行双肾 B 超检查，酌情作静脉肾盂造影或逆行尿路造影，必要时行 CT 检查。女性应行妇科检查，必要时行盆腔静脉造影，以除外易感因素的存在。

【症候分型】

1. 膀胱湿热

证候：发病较急，小便频数短赤，甚则尿血，尿道灼热疼痛，尿下淋沥混浊，常伴形寒发热，舌质红，苔黄腻，脉数有力。

治法：清热泻火，利湿通淋。

主方：八正散加减。

用法：加减：发热加银花、连翘；小便短赤加生地、白茅根；小便带血加小蓟、生藕节。

2. 肝胆湿热

证候：小便频数短赤，寒热往来，口苦胁痛，呕恶不食，舌红苔黄，脉弦数。

治法：清利肝胆，和解少阳。

主方：龙胆泻肝汤加减。

用法：加减：呕吐加川连、竹茹；尿血加参三七粉、琥珀粉；胁痛加青皮、香附。

3. 肾阴不足

证候：尿频，尿急，排尿痛，伴低热，头晕，腰酸乏力，舌光红，脉细数。

治法：滋肾养阴。

主方：知柏地黄丸加减。

用法：加减：腰酸乏力加旱莲草、枸杞子；骨蒸潮热加青蒿、鳖甲、地骨皮。

4. 脾肾两虚

证候：尿频，尿急，尿道热涩疼痛，面色少华，神疲乏力，腰膝酸软，肢肿面浮，舌质淡，苔白，脉细弱无力。

治法：健脾补肾。

主方：无比山药丸合知柏地黄丸加减。

用法：加减：小腹坠胀，小便点滴而出者加黄芪、党参、升麻；腰酸乏力加龙骨、牡蛎、芡实。

【辨证施护】

一、护理评估

注意了解与本病证相关的因素，详细询问饮食习惯、卫生习惯、发病经过、有无泌尿道器械检查史及尿道梗阻或畸形等病史，询问排尿状况、尿色、尿液性状及伴随症状等。

主要的护理诊断：

1. 体温过高

2. 排尿型态的改变

3. 知识缺乏：缺乏有关疾病护理预防保健的知识

二、护理目标

1. 体温降至正常

2. 排尿型态恢复正常

3. 病人可了解掌握有关疾病护理保健相关知识

三、护理措施

1. 指导病人注意休息。

2. 饮食宜清淡富营养，多食新鲜水果和蔬菜。忌食肥厚油腻、海腥鱼虾、辛辣刺激之品。鼓励病人多饮水，以利湿热之邪从小便排出。每日饮水量大于 3000ml。

3. 保持会阴部清洁，着纯棉内衣，勤洗勤换内裤。

四、特殊情况下的护理

1. 出现高热危重证候的护理

（1）观察神志、体温、汗出、口渴、皮肤、二便、舌苔、脉象、药效和药物副反应。

（2）如出现下列征象，立即做好应急处理，并报告医师配合抢救：体温骤降，大汗淋漓，面色苍白，四肢厥冷，烦躁不安；神昏谵语；高热不退，大吐，口渴。

（3）辨证施护

①发热恶寒重、头痛、四肢酸痛、无汗者，可遵医嘱针刺合谷、风池、曲池等穴，至微汗出。

②壮热、恶热、面赤气粗里实证者遵医嘱行物理降温或药物降温，或针刺十宣放血。

③高热口渴重，汗出较多时，可给予淡盐水、芦根或石斛煎水代茶饮。

④静脉输液时，应根据病情严格掌握输液速度，密切观察输液反应。

2. 出现神昏危重证候的护理

（1）患者取仰卧位，头偏向一侧，保持呼吸道通畅。烦躁不安者加床栏，应用约束带保护。有假牙者应取下，抽搐者用牙垫或包有纱布的压舌板置于牙齿咬合面。备齐一切抢救用物、药品和器械。

（2）遵医嘱予氧气吸入，心电监护。

（3）严密观察神志、面色、生命体征、皮肤肢温、二便等变化，了解昏迷程度，注意有无高热、抽搐、血压下降等情况发生，如有上述情况发生，立即报告医师，配合抢救。

（4）加强口腔、眼睛及皮肤护理，定时翻身，预防褥疮的发生。

（5）辨症施护：

①神昏高热者，予头部冰敷。

②气息急促、面色青紫、肢体抽搐者，随时吸出气道的痰液及分泌物。

③脱证亡阳者，遵医嘱予参附针静脉注射。

【健康指导】

1. 做到起居有常、饮食有节、保持心情舒畅，加强身体锻炼。

2. 坚持大量饮水：每天大量饮水，每2～3小时排尿1次，可降低尿路感染的发病率，饮茶水或淡竹叶代茶饮也有一定的预防作用。

3. 注意个人卫生：女性会阴部及尿道口寄居的大量细菌，是发生尿路感染的先决条件。因此要经常注意阴部清洁，要勤洗澡，用淋浴，勤换内裤。

4. 去除慢性感染因素：积极治疗慢性结肠炎、慢性妇科疾患、糖尿病、慢性肾脏病、高血压等易发 生尿路感染疾病，是预防复发的重要措施。

5. 尽量避免使用尿路器械和插管。

6. 坚持治疗：慢性尿路感染病人，要耐心按医嘱坚持治疗，不要随意停药，即使症状消失后也要定期到医院复查，直至尿细菌培养数次正常之后，或按计划治疗疗程结束之后未再复发者才可停药。

7. 要节制房事。女性患者要养成房事过后排小便的习惯。

8. 避免劳累，病情缓解后可适当活动。石淋者应增加活动量，指导患者进行跳跃、拍打等活动。

9. 配合治疗的中医护理技术

（1）外洗法

野菊花、苦参、黄柏各15克煎汁外洗尿道口，每日洗数次。用于尿道口异物刺激感、尿道口红肿者。

（2）坐浴法

金银花、蒲公英、地肤子、艾叶各30克，赤芍、生姜各15克，通草6克，水煎，坐浴，每日1～2次，每次30分钟。用于尿频、尿急、尿痛。

（3）针灸法

针刺百会、关元、中极、三阴交穴，每日一次。用于尿频、尿急、尿痛。

（4）推拿法

揉丹田 200 次，摩腹 20 分钟，揉鱼尾 30 次；较大儿童可用擦法，横擦肾俞、八髎，以热为度。适用于脾肾气虚证。

第十七节　水肿（肾病综合症）中医护理方案

肾病综合征根据其临床表现多归属于中医"水肿"范畴。本病的发生是内外之因合而为病，外因有风、湿、热、毒等病因，内因为饮食不节，劳倦纵欲等因素。外因通过内因起作用，导致肺、脾、肾及三焦功能失调或受损。肺失宣肃，不能布水散精；脾失健运，不能转输敛精；肾失开阖，清浊不分；三焦不能气化，水道不畅，以致水液潴留，溢于肌肤，发为水肿；或精微失摄下泄，而有蛋白尿；精微丢失过多，而现低蛋白血症；脾失健运，痰浊内停，或水病及血，瘀血内阻，痰瘀互结，而见高脂血症。病变过程中，以肺、脾、肾三脏功能失调为主，致气血阴阳不足，为肾病综合征之本，水湿、湿热、瘀血为标。因正气愈虚，邪气愈盛，而湿浊诸邪，阻滞更甚，以致病情迁延难愈。

【诊断依据】

1. 临床表现

主要表现为瘀血加重气滞，气机不畅，气化不利而加重水肿。湿热、湿浊、瘀血合而致病，壅塞气道，日久而致湿毒、水毒潴留体内，积于肾脏，更损肾气肾阳，肾气不固则精微外泄，肾阳虚损则迁延难愈或反复发作。久病伤阳或长期服用助阳生热之品，可阳损及阴，肝木失养，则见肝肾阴或阴虚火旺之证，甚则气阴两虚。

2. 理化检查

（1）尿液检查：尿蛋白＋＋＋—＋＋＋＋，定量 >3.5g/L。

（2）血液检查：清蛋白降低 <30g/L，CH、TG、LDL、VLDL 增高。

（3）肾功能检查：BUN 和 Scr 升高（提示肾衰竭）。

（4）肾活检：明确肾小球病变类型，指导治疗和帮助判断预后。

（5）B 超：双肾正常或缩小。

【证候分型】

1. 脾虚湿困

主症：面色苍白，神疲肢冷，疲倦乏力，肢体浮肿，尿少便溏。

治法：健脾益气，利湿消肿。

方药：四君子汤合五皮饮加减：党参、北芪、茯苓、甘草、蝉衣、苏叶、粟米芯、陈皮、大腹皮、生姜皮、桑白皮、桃仁。

2. 脾肾阳虚

主症：全身明显浮肿，以腰腹以下为甚，以指压深陷难起，常伴有胸水与腹水，形寒肢冷，精神不振，面色㿠白，舌淡胖边有齿印、苔白，脉沉细无力。偏于脾虚者，大便多溏，神疲纳呆；偏于肾阳虚者，多见腰酸肢冷，小便清长，夜尿多。

治法：温阳利水。

方药：真武汤加味：熟附子、茯苓、白芍、生姜、白术、补骨脂、泽泻、炙甘草、丹参、当归、泽兰。

3. 肝肾阴虚

主症：浮肿不明显，但常伴有头晕头痛，面色潮红，神态兴奋，手足心热或有潮热，腰酸腿软，舌红、舌体瘦长，少苔或剥苔，脉弦细数。

治法：养阴滋肾，平肝潜阳。

方药：知柏地黄丸加减：生地黄、淮山药、牡丹皮、泽泻、女贞子、旱莲草、丹参、茯苓、郁金、山萸肉、知母、黄柏。

4. 气滞血瘀

主症：面色晦暗，唇色紫暗，皮肤干燥无光泽，有瘀点瘀斑，水肿可不明显，舌质紫暗，苔少，脉涩或弦。

治法：行气活血祛瘀。

方药：桃红四物汤加味。

加减法：适用于以上各型。浮肿重，且以腰以上甚者，重用苏叶、蝉衣助疏风消肿；腰以下肿甚者加防己、车前草、泽泻助利水消肿；湿热症重者，减去补益之药，加用绵茵陈、鸡蛋花、蛇舌草、土茯苓以助清热利湿；腹胀者，加大腹皮、川朴花助理气渗湿；血尿明显者，加小蓟、琥珀末、蒲黄、益母草、仙鹤草、紫珠草，助凉血止血；气虚夹湿者，去北芪、加五爪龙、助化湿益气；纳呆者，加砂仁，藿香以芳香化湿消滞。

5. 水毒内闭

主症：全身浮肿严重，尿少或尿闭，腹胀或腹痛，大便溏而量少，恶心呕吐，神疲纳呆，气促胸闷，心悸痰鸣，舌质淡，体胖，苔白浊，脉细数。

治法：温阳利水，辟秽解毒。

方药：吴茱萸汤合附子理中汤加减：吴茱萸、竹茹、法夏、熟附子、桂枝、母丹皮、白芍、泽泻、茯苓皮、桑白皮、枳壳、泽兰。

【辨证施护】

一、护理评估

注意了解与本病证相关的因素，详细询问饮食习惯、卫生习惯、发病经过、询问排尿状况、尿色、尿液性状及伴随症状等，并细察舌象、脉象，以辨明症候分型。

二、主要护理诊断/问题

1. 体液过多：与低蛋白血症有关。
2. 营养失调：低于机体需要量，与大量蛋白尿和胃肠道吸收障碍有关。
3. 有感染的危险：与营养不良和应用免疫抑制剂有关。

三、护理措施

1. 常规护理
（1）病室应阳光充足、冷暖适宜、阳水证病人病重要温暖、免受风寒、重证病人应卧床休息，高度水肿而致胸闷憋气者，可取半卧位，下肢水肿者适当抬高患肢，水肿减轻后可适当活动，防止肢体血栓形成。

（2）观察病人水肿部位、程度、消长规律、尿量及颜色、体重、腹围、舌苔、脉象的变化和生命体征，为医生提供临床第一手资料。

（3）准确记录24h出入量，注意酸碱平衡，防止电解质紊乱，如病人出现疲乏无力、表情淡漠、腹胀、呼吸深长、胸闷气急、恶心呕吐等，应及时报告医生，采取相应措施。

（4）做好皮肤、口腔护理，长期卧床者定时翻身叩背，按摩受压处，尽量避免针刺，肌注时进针要深，拔针后要按压局部，防止药液外溢，养成良好习惯，饭前、后漱口，防止褥疮和口腔感染。

2. 情志护理

意识、精神与健康密切相关，情志刺激，可使正气内虚，招致外邪致病，而心情舒畅，精神愉快则气机调畅。气血平和，有利于恢复健康，本病病程较长，极易复发，病人多有焦虑、恐惧等。我们要针对不同病人的心理状态，多与其交谈，因势利导、消除病人的顾虑，使其正确认识和对待疾病，正使病人保持良好心态，以达到调畅情志，增加气机功能，利于疾病的康复。

3. 饮食护理

根据本病的特征，可予高蛋白、高热量、多种维生素营养丰富食物，无肾功能损害者可不限制蛋白质的摄入量，一般予低盐饮食，水肿严重、尿少者要限制饮水量，应予无盐或低盐饮食，每日0.5～2g。阳水者，可给清热利水之品；阴水者，则宜富于营养；脾虚湿困者，可给予：干姜、茯苓、红枣粥或鲤鱼汤，腹胀者少食产气食物。健脾补肾、利尿的食物，如苡米、赤小豆、扁豆、芡实、莲子、萝卜、鳝鱼、鸭肉、猪肉等均宜多吃。禁食海鲜、羊肉、辛辣、高脂、肥腻、动物内脏以及不易消化的食物和生冷食物，以防助湿成饮，勿过饱以伤脾胃，临床中应依据不同的特点，给予最佳的饮食指导。

4. 服药护理

阳水兼风者，中药不宜久煎，宜热服盖被，饮热粥或姜糖水后安卧，以助出汗。阴水证者，中药宜浓煎温服，若伴恶呕者可用生姜汁滴舌面以减轻恶呕，或少量多次频服。服攻下逐水药者，中药应浓煎、频服，并观察二便情况。服用激素时，要遵嘱按剂量服用，不可自行停药或减量，以免延误病情。

5. 分型护理

（1）肝肾阴虚型的护理

①室温宜偏低。

②饮食宜清热利湿之食物。可用玉米须、茅根煎水饮，或猪膀胱1个，加入医学教育｜网搜集整理赤小豆、苡仁、冬瓜适量煮汤食用，以清热利尿；忌吃海鲜发类、甜腻及辛辣厚味食物，如雪菜、蘑菇、竹笋、鱼、虾、蟹等。

③中药治疗：治以滋补肝肾，方选一贯煎加减。汤药宜少量多次凉服，渐渐咽下。

④若心烦、咽部干痛者给予银花、麦冬、桔梗等煎水代茶，还可用锡类散或喉风散喷喉，并嘱患者喷药后15～20min不要饮水及进食。

⑤腰酸腰痛护理：指导患者卧床休息，亦可按摩肾俞穴或针刺肾俞、腰阳关、委中、志室、太溪。

（2）脾肾阳虚型护理

①保持床铺平整、干燥，宜穿宽松的棉质内衣裤，温湿度偏高，注重四肢肤温必要时用热水袋保暖。

②饮食宜温肾健脾。宜食甘辛温化食物，如肉桂、生姜、干姜、狗肉、鲤鱼、黑鱼、炒黑芝麻等温肾利水食物，或用蒜头入小乌鱼或大鲫鱼鱼腹煮汤，不加食盐。忌吃生冷瓜果及寒凉、冰冻滋阴伤阳之品。

③中药治疗：温补脾肾、利水消肿，方选真武汤加减。汤药宜少量多次温服，服后盖被，以助宜表汗出，注重观察尿量，肿势情况。

④静脉穿刺前推开皮下水分，露出静脉易于穿刺成功，应尽量避免肌肉注射给药，因高度水肿时药物吸收不良。

⑤注重肛周清洁，每次便后及时清洁。

⑥腰痛腰酸护理：可用附子、干姜、川断、大葱等捣为泥热敷局部，以暖和脾肾，也可在脾俞、肾俞处拔火罐或针刺肾俞、腰阳关、委中、命门，切忌随意盲目为患者使用止痛药，非凡是对肾脏有损害的药物，同时嘱患者卧床休息，减少活动。

（3）水毒内闭型护理

①保持床铺平整、干燥，宜穿宽松的棉质内衣裤。

②加强口腔护理，对恶心呕吐者，注意。

③中药治疗：温阳利水，辟秽解毒。

【健康教育】

1. 起居有时，慎照阳光。

夏季天气炎热，阳光照射时间长。肾病综合症患者，必须顺应天气的变化规律，养成良好的起居习惯。中午 1 点左右最好安排半个小时左右的午休时间，这样可以保证体力，以利康复。阳光中有一些有害的射线如 r 射线，极易侵害人体造成皮肤炎症，肾病综合症患者本身免疫功能低下，故应慎照日光，以免因皮肤炎症加重病情。

2. 饮食有节，不可贪凉。

夏季瓜果蔬菜品种多，色香味逗人食欲，但肾病综合症患者仍应严格执行饮食规则，切不可多食，以免增加肾脏负担。如西瓜虽然可利尿消肿、清热消暑，但多食则尿过频亦增加肾脏负担，再者西瓜糖分在体内的累计也是疾病潜在的危机。一些患肾病综合症的儿童，喜以冰淇淋或冰镇饮食解渴。若偶尔为之，多次少量也并非禁忌，若一味地贪凉则对病情无益。因凉冷可以损伤胃肠功能，以致脾胃失于健运，对病情无益。若因贪凉发生急性肠炎则每使病情反复或加重。故肾病综合症患者夏季慎用凉冷饮品。

3. 适当运动，讲究卫生。

适当的体育运动对疾病的恢复有益。如散步、打太极拳、练气功等。但应注意锻炼的时间，以早晨及傍晚为宜，切不可在中午或阳光强烈时锻炼。游泳虽是夏季运动的好项目，但由于游泳需要消耗大量的体力，以及游泳场地的卫生得不到保证，建议肾病综合症患者不要游泳。对于肾病综合症患者夏季的卫生应包括两方面内容：一是饮食卫生，不可吃酸腐、酶烂或过夜不洁的食物，以免发生胃肠疾病，影响康复。再者是个人卫生，衣物要勤洗勤换，以宽松、棉软为宜，要常洗澡，清洁皮肤以免痱、疖感染使疾病复发或加重。要注意灭蚊、蝇及其他夏季昆虫，防其叮咬使皮肤感染。

4. 注意居室环境，重视睡眠卫生。

夏季，肾病综合症患者的居室宜布置得宽敞、明亮、通风、通气，要保持一定的温度。空调不宜调得太低，以低于室外气温5℃~6℃左右为宜，否则极易因冷热的急骤变化而发生感冒。卧具要清洁、干燥，卧室要光线柔和，通风透气。由于入睡后基础代谢减弱，人的自卫功能较差，极易受凉感冒，故肾病综合症患者夏季睡眠时千万要注意盖住腹部，以卫护胃阳，预防感冒。

5. 调畅情志，节欲保精。

情志不舒往往是病情反复、血压波动的重要原因。肾病综合症病程长，患者一定要有战胜疾病的信心，巧妙地调节情志，如花鸟自娱，书法、阅读、弈棋等均可愉悦心情，促进健康。

6. 注意药物的使用。

严重水肿者应尽量避免肌内注射药物因严重水肿常致药物滞留、吸收不良或注射后针孔药液外渗，导致局部潮湿、糜烂或感染。必须肌内注射时，注意严格消毒，注射后按压时间稍长些，以防药液外渗。

7. 预防感染。

肾病患儿与感染性疾病患儿分室收治。避免受凉，不去人群拥挤场所。

8. 观察浮肿变化。

记24小时出入量，每天记录腹围、体重，每周送检尿常规2~3次。

第十八节　肺炎喘嗽（肺炎）中医护理方案

肺炎喘嗽是小儿时期常见的一种肺系疾病，以发热、咳嗽、痰壅、气促、鼻煽为临床主证。本病一年四季都可发生，尤以冬春二季为多。任何年龄小儿皆可发病，以婴幼儿为多发。年龄越小，病情重者越多。若素体虚弱，或感邪较重，或病势凶猛，可迅速出现心阳虚衰、邪陷厥阴之变证。

西医学称肺炎喘嗽为肺炎。小儿肺炎的分类方法有以下四种：①病理分类：按解剖部位分为支气管肺炎、大叶性肺炎、间质性肺炎、毛细支气管炎等。②病因分类：按发病原因分为感染性肺炎和非感染性肺炎。感染性肺炎包括病毒性肺炎、细菌性肺炎、支原体肺炎、衣原体肺炎、真菌性肺炎、原虫性肺炎；非感染性肺炎包括吸入性肺炎、坠积性肺炎、嗜酸细胞性肺炎。③病程分类：病程小于1个月为急性肺炎；病程1~3个月为迁延性肺炎；病程大于3个月为慢性肺炎。④病情分类：按病情分为轻症和重症。轻症以呼吸系统症状为主，无全身中毒症状；重症除呼吸系统受累外，其他系统亦受累，且全身中毒症状明显。

【诊断依据】

1. 诊断要点

（1）病前多有感冒或咳嗽病史。

（2）发热、咳嗽、喘促为主要临床症状。大叶性肺炎可有胸痛、咯铁锈色痰；新生儿患肺炎时，常以不乳、精神萎靡、口吐白沫为主证；重症肺炎常见烦躁不安、呼吸困难、喘憋鼻煽、面色苍白、口唇青紫。

（3）肺部听诊可闻及较固定的中细湿啰音。毛细支气管炎肺部可闻及喘鸣音、哮鸣音，呼气时间延长；大叶性肺炎轻度叩诊浊音或呼吸音减弱，肺实变后有典型叩诊浊音、语颤增强及管状呼吸音。

2. 相关检查

（1）血象检查：①外周血白细胞：细菌性肺炎白细胞总数和中性粒细胞多增高，甚至可见核左移，胞浆中可见中毒颗粒；病毒性肺炎白细胞总数正常或降低，有时可见异型淋巴细胞。②四唑氮蓝试验（NBT）：细菌性肺炎时中性粒细胞吞噬活力增加，用四唑氮蓝染色时 NBT 阳性细胞增多。正常值 10%，如 >10% 即提示细菌感染；病毒感染时则不增加。③C 反应蛋白（CRP）：细菌感染时，血清 CRP 浓度上升；非细菌感染时则上升不明显。

（2）病原学检查：①细菌培养：采取血液、痰液、气管吸出物、胸腔穿刺液、肺穿刺液、肺活检组织等进行细菌培养，可明确病原菌。②病毒分离：应予起病 7 日内取鼻咽或气管分泌物标本作病毒分离，阳性率高，但需时间较长，不能做早期诊断。③其他病原体的分离培养：肺炎支原体、沙眼衣原体、真菌等均可通过特殊分离培养方法获得相应病原诊断。④病原特异性抗原检测：检测到某种病原体的特异抗原，对相应病原体感染的诊断价值很大。常用的方法有对流免疫电泳（CIE）、协同凝集试验（COA）、乳胶凝集试验（LA）、免疫荧光技术、酶联免疫吸附试验（ELISA）和放射免疫测定（RIA）等，均较简单快速，且可在当日得到结果供早期诊断。⑤病原特异性抗体检测：发病早期血清中产生抗体不多，主要为 IgM 抗体，且持续时间较短；后期或恢复期抗体产生较多，以 IgG 为主，持续时间较长。因此急性期与恢复期双份血清特异性 IgG 检测有 4 倍增高，对诊断有重要意义。急性期特异性 IgM 测定有早期诊断价值，用 IgM 抗体捕获法及间接免疫荧光法，一般于 4 小时内获得结果。⑥聚合酶链反应（PCR）或特异性基因探针检测病原体 DNA：此法特异、敏感，对诊断有很大价值。⑦其他试验：鲎珠溶解物试验有助于革兰阴性杆菌肺炎的诊断；抗凝集试验可作为肺炎支原体感染的过筛试验，滴度 >1：32 为阳性。

（3）X 线检查：早期可见肺纹理增粗，以后出现小斑片状阴影，以双肺下野、中内带及心膈区居多，并可伴有肺不张或肺气肿。大叶性肺炎可见大片状阴影；支原体肺炎肺门阴影增浓较突出；并发肺脓肿早期患侧肋膈角变钝，积液较多时，患侧呈一片致密阴影、肋间隙较大、纵膈及心脏向健侧移位；并发脓气胸时患侧胸腔可见空气、液平面；肺大泡时则见完整的壁薄、多无液平面的大泡。

【证候分型】

1. 风寒闭肺

证候：恶寒发热，无汗不渴，咳嗽气急，痰稀色白，舌淡红，苔薄白，脉浮紧。

治法：辛温开肺，化痰止咳。

方药：三拗汤合葱豉汤。常用药：麻黄、杏仁、甘草散寒宣肺，荆芥、豆豉辛温解表，桔梗、防风解表宣肺。本证易于化热，可加金银花、连翘清热解毒。痰多白粘，苔白

165

腻者，加苏子、陈皮、半夏、莱菔子化痰止咳平喘；寒邪外束，肺有伏热，加桂枝、石膏表里双解。

2. 风热闭肺

证候：发热恶风，微有汗出，口渴欲饮，咳嗽，痰稠色黄，呼吸急促，咽红，舌尖红，苔薄黄，脉浮数。

治法：辛凉宣肺，清热化痰。

方药：银翘散合麻杏石甘汤加减。常用药：麻黄、杏仁、生石膏、生甘草清热宣肺，金银花、连翘清热解毒，薄荷辛凉解表，桔梗、牛蒡子清热利咽。壮热烦渴，倍用石膏，加知母，清热宣肺；喘息痰鸣者加葶苈子、浙贝母泻肺化痰；咽喉红肿疼痛，加射干、蝉蜕利咽消肿；津伤口渴加天花粉生津清热。

3. 痰热闭肺

证候：壮热烦躁，喉间痰鸣，痰稠色黄，气促喘憋，鼻翼煽动，或口唇青紫，舌红，苔黄腻，脉滑数。

治法：清热宣肺，涤痰定喘。

方药：五虎汤合葶苈大枣泻肺汤。常用药：麻黄、杏仁、生石膏、生甘草清肺平喘，细茶升清降浊，桑白皮、葶苈子泻肺，苏子、前胡宣肺化痰，黄芩、虎杖清肺解毒。痰重者加猴枣散豁痰；热甚腑实加生大黄、玄明粉通腑泄热；痰多加天竺黄、制胆南星化痰；唇紫加丹参、当归、赤芍活血化瘀。

4. 痰浊闭肺

证候：咳嗽气喘，喉间痰鸣，咯吐痰涎，胸闷气促，食欲不振，舌淡苔白腻，脉滑。

治法：温肺平喘，涤痰开闭。

方药：二陈汤合三子养亲汤。常用药：法半夏、陈皮、莱菔子、苏子、白芥子化痰除痹，枳壳、前胡行气宽胸，杏仁止咳化痰。咳甚加百部、紫菀、款冬止咳化痰；便溏加茯苓、白术健脾。

5. 阴虚肺热

证候：低热不退，面色潮红，干咳无痰，舌质红而干，苔光剥，脉数。

治法：养阴清肺，润肺止咳。

方药：沙参麦冬汤加减。常用药：南沙参、麦门冬、玉竹、天花粉养阴生津，桑叶、款冬花止咳，生扁豆、甘草健脾。低热缠绵加青蒿、知母清虚热；咳甚加泻白散泻肺；干咳不止加五味子、诃子敛肺止咳；盗汗加地骨皮、煅龙骨敛汗固涩。

6. 肺脾气虚

证候：病程迁延，低热起伏，气短多汗，咳嗽无力，纳差，便溏，面色苍白，神疲乏力，四肢欠温，舌质偏淡，苔薄白，脉细无力。

治法：健脾益气，肃肺化痰。

方药：人参五味子汤加减。常用药：人参、五味子、茯苓、白术健脾益气敛肺，百部、橘红止咳化痰，生甘草和中。动则汗出加黄芪、煅龙骨、煅牡蛎固表敛汗；咳甚加紫菀、款冬花止咳化痰；纳谷不香加神曲、谷芽、麦芽；大便不实加淮山药、炒扁豆健脾益气。

166

【辨证施护】

一、护理评估

1. 发热、咳嗽、精神等状况。
2. X 线、血常规等检查。
3. 有无鼻煽、发绀、三凹症。
4. 辩证：风热犯肺证、风寒袭肺证、痰热壅肺证、阴虚肺热证、肺脾气虚证。

二、主要护理诊断/问题

1. 清理呼吸道无效；
2. 气体交换受损；
3. 疼痛；
4. 体温过高；
5. 潜在并发症——胸膜炎；
6. 潜在并发症——感染性休克。

三、护理目标

1. 病人咳嗽或咳痰后呼吸平稳，呼吸道通畅。
2. 病人维持最佳的气体交换状态，表现为呼吸平稳，低氧血症改善。
3. 病人主诉疼痛减轻，舒适感增强。
4. 病人体温不超过 38.5℃。
5. 病人不出现胸膜炎。
6. 病人不发生感染性休克。

四、护理措施

（一）一般护理

1. 按中医儿科一般护理常规进行。
2. 发热、咳喘期，应卧床休息，减少活动。喘憋明显者，取半卧位，经常给予翻身，变换体位。
3. 保持呼吸道通畅，痰多时，轻拍背部，促使痰液排出。
4. 病情观察，做好护理记录。
（1）观察体温、呼吸、咳嗽、痰喘、腹部胀气、神色、汗出、二便和重症患儿的生命体征。
（2）出现面色灰暗、烦躁不安、肢冷汗出、呼吸急促、脉细微时，应报告医师，并配合处理。
（3）出现体温骤降或超高热，心率超过 140 次/分或间歇脉时，应报告医师，并配合处理。
5. 给药护理。中药宜温服或频服，药后可给予热粥、热汤以助药性，微汗而出。

6. 饮食护理

（1）饮食宜清淡、易消化的半流质，忌食荤腥、油腻、辛辣之品。发热患儿可适度多饮水。

（2）阴虚肺热者，可给予牛奶、鸡蛋、瘦肉、鱼类及蔬菜。

（3）脾虚大便稀溏时，可用山药、红枣等温补食物。

（4）肺虚不足者，可食梨汁、橘子汁以助养肺生津止渴。

7. 情志护理。稳定患儿情绪，避免烦躁，积极配合治疗。

8. 临证（症）施护。

（1）风热犯肺证患儿的穿衣盖被不宜过暖。

（2）痰热壅肺证患儿出现气喘较重时，宜静卧，及时吸氧。

（3）痰多黏稠、不易咳出时，遵医嘱给予中药雾化吸入，稀释痰液。

（4）出现呼吸困难、面唇紫绀时，及时吸氧。

（二）分型护理

1. 风寒闭肺

（1）服药护理。汤剂温服。宜用武火快煎，沸后15分钟取汁50～150毫升，一日一剂，5～6煎，每煎多次少量频频喂服，可适当加矫味剂。服后宜加盖衣被，并给进热饮、热粥等以取全身微汗，疏散风寒切勿受风、冷敷、擦身，汗出多应用于毛巾擦拭。

（2）加强保暖：室内宜温暖，还可用热水袋等热煨，尤应注意肺俞周围的保暖，以防风寒之邪自穴入里。

（3）症状护理。咳嗽剧烈。可用苏叶、杷叶煎取浓汁，兑姜汁、白蜜，频频做茶饮，以散寒止咳，可用杏仁，桔梗煎水，频频饮入，以宣肺化痰。发热较高，可发汗退热，亦可针刺大椎，曲池等穴，但忌大量发汗，损伤气津，慎用物理降温，以免闭邪于内。

2. 风热闭肺型

（1）宜避风热，避免汗发当风，室温宜凉爽、湿润。

（2）症状护理：高烧，慎用物理降温，针刺大椎，曲池等穴或点刺放血，以疏风清热退烧。剧咳，用银花，杷叶，茶叶泡水作茶饮；亦可用鲜芦根，自茅根泡水代茶饮，以生津增液，防止热盛汗出津伤。大便秘结不畅，用大黄泡开水适量饮服，灌肠或在内服方加大黄，保留灌肠。

3. 痰热闭肺

（1）服药要少量多次，如系喂服，不能强迫硬灌以免呛入气管。

（2）症状护理：痰多黄稠，阻于喉间，呼吸困难为其主要痛苦症状，可针刺定喘、丰隆、肺俞、膻中等穴，控制喘促憋气；还可用以下方法清热化痰，宣肺止咳，荸荠汁兑梨汁频饮，鲜萝卜汁兑饴糖，炖温频服；若突然高热寒战，体温骤升，应迅速采取针刺、冷敷及应用退热剂等有效措施降温，以防高热惊厥的发生。一旦抽风惊厥，应立即与医生联系，并针刺合谷、十宣及注射镇静剂等，还要在口腔放置牙垫防止咬伤唇舌，保护好肢体以免受伤。若腹胀如鼓，无矢气，伴呕吐，可热敷，按摩或葱泥敷贴腹部及行肛管排气等。

（3）少进过甜饮料，以免助湿生痰。

4. 阴虚肺热

（1）症状护理：盗汗过多，可以干毛巾擦干，如汗湿衣服，应及时更换，可用泥鳅油煎焦黄再加水炖汤服，用牡蛎、五倍子等量研细粉调匀撒布出汗部位，或用醋调五倍子粉为糊外敷脐部；针刺大椎，曲池，台谷配三阴交，肺俞，肾俞。干咳痰少，用杏仁，杷叶，麦冬煎水频饮。

（2）饮食护理：宜给生津益阴饮食，如莲子粥，百合粥，青菜汤，果汁等，忌给化燥伤津的食物，如煎炸食品及炒烤的零食等。

5. 脾肺气虚型

（1）症状护理，自汗过多，用黄芪，浮小麦、麻黄根泡水频饮。咳甚而气息无力，可用黄芪，紫菀，款冬花泡水频饮。大便溏薄，服山药粥等。

（2）饮食护理，宜给易消化的清淡饮食，且一定要定时、定量，可进黄芪粥，人参粥。山药粥等。

第十九节　惊风（惊厥）中医护理方案

惊风是小儿时期常见的一种急重病证，以临床出现抽搐、昏迷为主要特征。又称"惊厥"，俗名"抽风"。自新生儿至各年龄小儿均可发生，尤以婴幼儿为多见。现代医学认为，本病的发生是由于婴幼儿的大脑发育尚未成熟，免疫机能比较低下，加上婴幼儿期某些特殊疾病如产伤、脑发育畸形等，即容易出现急性感染及中枢神经系统感染。中医学认为惊风可分为急惊风和慢惊风两种。急惊风主要是由于外感风温时邪，突受惊吓，或乳食积滞、痰热内壅使得气机发生逆乱，脑窍闭塞所致。慢惊风是因为急惊风延误失治，或病后体虚，或吐泻较久使得津血耗伤。筋脉失养而致。常见症状为神志不清，牙关紧闭，肢体抽搐，痉挛等。其发病突然，变化迅速，证情凶险，列为中医儿科四大证之一。西医学中因高热、脑膜炎、脑炎、血钙过低、大脑发育不全、癫痫等所致的抽搐属此范畴。

【诊断依据】

一、急惊风

1. 突然发病，出现高热、神昏、惊厥、喉间痰鸣、两眼上翻、凝视，或斜视，可持续几秒至数分钟。严重者可反复发作甚至呈持续状态而危及生命。

2. 可有接触传染病人或饮食不洁的病史。

3. 中枢神经系统感染患儿，脑脊液检查有异常改变，神经系统检查出现病理性反射。

4. 细菌感染性疾病，血常规检查白细胞及中性粒细胞常增高。

5. 必要时可作大便常规及大便细菌培养、血培养、摄胸片、脑脊液等有关检查。

二、慢惊风

1. 具有呕吐、腹泻、脑积水、佝偻病等病史。

2. 起病缓慢，病程较长。面色苍白，嗜睡无神，抽搐无力，时作时止，或两于颤动，筋惕肉瞤，脉细无力。

3. 根据患儿临床表现，结合血液生化、脑电图、脑脊液、头颅 CT 等检查，以明确诊断原发疾病。

【证候分型】

一、急惊风

1. 外感惊风
（1）感受风邪：突然发热，头痛，咳嗽，流涕，咽红，烦躁，神昏，惊厥，舌苔薄黄，脉浮数。
治法方药：疏风清热，息风镇惊。银翘散加减。
（2）感受暑邪：壮热多汗，头痛项强，恶心呕吐，烦躁昏迷，四肢抽搐，惊厥不已，苔黄腻，脉洪数。
治法方药：祛暑清热，开窍镇惊。清瘟败毒饮加减。
（3）感受疫邪
①气营两燔：起病急骤，高热，烦躁，口渴，谵妄，神昏，惊厥，舌深红或绛，苔黄糙，脉数有力。
治法方药：清热解毒，凉血息风。白虎汤合紫雪丹加减。
②湿热疫毒：突然壮热，神志不清，或烦躁谵妄，反复抽搐，惊厥不已，呕吐腹痛，大便腥臭或挟脓血，舌红苔黄腻，脉滑数。
治法方药：清热化湿，解毒息风。黄连解毒汤加减。
2. 痰食惊风：先见纳呆、呕吐、腹痛、便秘、痰多等，继而发热神呆，迅即出现昏迷痉厥，喉间痰鸣，腹部胀满，呼吸气粗，苔黄厚而腻，脉弦滑。
治法方药：消食导滞，涤痰镇痉。玉枢丹合保和丸加减。
3. 惊恐惊厥：面色时青时赤，频作惊惕，偶有发热，大便色青，脉多数乱。
治法方药：镇惊安神。抱龙丸或安神丸。

二、慢惊风

1. 土虚木亢
形神疲惫，面黄不饮，嗜睡露睛，粪稀青绿，时有腹鸣，四肢不温，足跗及面部轻度浮肿，神志不清，时或抽搐，舌淡苔白，脉沉弱。
治法方药：温运脾阳，扶土抑木。缓肝理脾汤加减。
2. 脾肾阳衰
面色白或灰滞，囟门低陷，精神极度萎顿，沉睡昏迷，口鼻气凉，额汗，抚之不温，四肢厥冷，手足蠕蠕震颤，大便澄澈清冷，舌淡苔薄白，脉沉细无力。
治法方药：温补脾肾，回阳救逆。固真汤或逐寒荡惊汤加减。
3. 阴虚风动
虚烦疲惫，面色潮红，身热消瘦，手足心热，肢体拘挛或强直，时或抽搐，大便干结，舌光无苔，质绛少津，脉细。
治法方药：育阴潜阳，滋水涵木。大定风珠、黄连阿胶汤或三甲复脉汤加减。

【辨证施护】

一、护理评估

1. 抽搐部位、持续时间及伴随症状。
2. 高热、精神、哭声，呕吐、意识障碍、前囟、颅缝等情况。
3. 辩证：感受疫邪证、湿热疫毒证、痰食惊风证。

二、主要护理诊断/问题

1. 体温升高
2. 有外伤的危险
3. 潜在并发症——窒息
4. 有口腔粘膜改变的危险

三、护理目标

1. 患儿体温控制在 38.5℃以内。
2. 患儿住院期间不发生外伤。
3. 患儿发病期间不发生窒息。

四、护理措施

（一）一般护理

1. 按中医儿科一般护理常规进行，必要时执行保护性隔离。
2. 保持病室清洁干净，避免强光及噪音刺激。
3. 急惊风患儿室温宜凉爽，慢惊风患儿室温不宜过低。
4. 惊风发作期应卧床休息，将患儿平卧，头偏向一侧，解开衣领，使用床档，切勿强行约束肢体，防止意外损伤。
5. 抽搐停止后，室内保持安静，减少刺激，让患儿安静休息。
6. 加强口腔和皮肤护理，预防口腔炎及压疮发生。
7. 病情观察，做好护理记录。
（1）观察抽搐部位、程度、持续时间和伴随症状。
（2）神志、面色、体温、呼吸、血压、脉象、呕吐物等的变化。
（3）患儿出现瞳孔散大、气息低微或有屏气时，应报告医师，并配合处理。
（4）患儿出现汗出如油、脉细弱或囟门高突、哭声尖利时，应报告医师，并配合处理。
8. 给药护理。中药汤剂宜温服。
9. 饮食护理。
（1）饮食宜清淡、富营养、宜消化。
（2）昏迷患儿遵医嘱鼻饲，给予流质饮食。
10. 情志护理。安慰患儿，避免情绪波动而诱发抽搐。

11. 临证（症）施护

（1）抽搐时，立即遵医嘱针刺急救或使用镇静剂。

（2）牙关紧闭着，用多层纱布包裹压舌板放在上下臼齿之间，防止咬伤唇舌。

（3）保持呼吸道通畅，及时吸出咽喉分泌物、呕吐物，必要时给予吸氧。

（二）分型护理

急惊风

1. 外感惊风

（1）给氧：惊风患儿应立即给氧，以利脑与心肌的氧气供给，保护最重要脏器的功能。

（2）针刺或指掐人中、合谷、十宣、太冲等穴，尽快使惊风停止。

（3）牙关紧闭者，可以指掐颊车、下关穴，令其张开，将纱布包压舌板塞于上、下牙间，以防咬伤舌头。亦可用乌梅肉擦牙，令其张口。

（4）高热不退者，宜移放阴凉通风处所，以利降温。可用冷毛巾、凉水袋、冰袋或凉帽等置头部。保护大脑以利降温。

（5）汗出者，应以干毛巾及时擦拭，以防复感。

2. 疫毒惊风

（1）反复惊风者，当密切观察呼吸、脉搏、血压、瞳孔变化，发现呼吸不整、血压下降、瞳孔不对称等紧急情况，应及时报告医生，进行抢救。

（2）昏迷时间长者，应注意皮肤清洁，防止发生褥疮。

（3）保证营养，可鼻饲流质饮食，忌食油荤厚味及辛辣之物。亦可用五汁饮代水喂服。

（4）注意观察液体速度，保证供给充分的热卡与液体，特别是应用脱水剂、利尿剂的病儿，要仔细记录出入水量，供医生参考。

3. 痰食惊风

（1）呕吐者，当侧头卧位，谨防呕吐物吸入。

（2）控制饮食，可执行 12～24 小时禁食。以利于脾胃功能恢复，积滞消除。

（3）可用四磨饮或保和丸化水频服，以保持胃肠气机通畅，无积则惊自消。

4. 惊恐惊风

（1）保持室内安静。治疗，护理、检查均宜动作轻柔，可于操作前以柔声为先导，免得突然接触异物、异声而诱发惊风。

（2）可于室内保留灯光，减少恐惧感，可使惊风发作减少。

（3）发作时同一般护理。

慢惊风

1. 脾阳虚惊风

（1）仔细观察病情；慢惊风的八候不明显，应当仔细观察呼吸、脉搏、瞳孔、咬牙、眼球活动微动等情况，注意是否有八候的表现。

（2）落实液体及饮食；为保障营养及治疗的落实，要认真观察与按医嘱调整液体，按医嘱落实饮食护理。

（3）清洁护理：每天用温热毛巾擦身，可促进血液循环，调和气血，并有利于防止褥疮。

（4）每日用艾灸足三里、关元、中脘等穴二次，可疏通经络，调和气血，补益脾肾，以抑木之亢。

2. 肝肾阴亏惊风

（1）久病阴津耗伤，气血亏损，应注意供给充足的营养。

（2）肢体强直、拘挛者，宜顺其自然进行护理，切勿伤筋折骨。

（3）注意功能护理。可于每日清洁护理后，施行按摩，先进行肌肉按摩，然后施行点按。重点选阳明经穴，取其多气多血，防止肌肉废用萎缩，进一步导致功能障碍。

3. 脾肾阳虚

（1）患儿阳气衰竭，畏寒肢厥，尤须注意保暖，预防因受凉而感冒或并其他疾病而加重惊风。

（2）严密观察病情变化，若见呼吸异常、脉搏浮游不定，均属病情剧变反应，应立即报告医生，组织抢救。

（3）若出现小便癃闭，可指压利尿穴（神阙至曲骨连线的中点），由轻到重，至小便排尽方可提指。

第二十节 小儿泄泻（腹泻）中医护理方案

小儿泄泻泄泻是小儿时期最常见的脾胃疾病，以大便次数增多，粪质稀薄，或如水样为特征。一年四季均可发病，但以夏秋季节，暑湿当令之时居多。发病年龄多在 2 岁以下，且年龄越小，发病率越高。禀赋不足，脾胃虚弱，病后失调者更易罹患。轻症一般预后良好，重症可因病势急骤，伤阴耗液，而迅速出现"伤阴"、"伤阳"或"阴阳两伤"变证，甚或因气脱液竭而死亡。素体虚弱，病程迁延不愈者，可耗伤正气，损及气血，影响小儿营养及生长发育，形成疳证、慢惊风等病症。故泄泻一证，发病率高，对儿童健康危害大，已列为我国儿科重点防治的四病之一。本病属现代医学的婴幼儿腹泻，包括消化不良及小儿肠炎等。

【诊断依据】

1. 有乳食不节、饮食不洁或感受时邪的病史。

2. 大便次数增多，每日 3～5 次，多达 10 次以上，呈淡黄色，如蛋花汤样，或色褐而臭，可有少量粘液，或伴有恶心呕吐，腹痛，发热，口渴等症。

3. 重者腹泻及呕吐较严重，可见小便短少，体温升高，烦躁神萎，皮肤干瘪，囟门内陷，目珠下陷，啼哭无泪，口唇樱红，呼吸深长，腹胀等脱水、酸碱平衡失调及电解质紊乱的表现。

4. 大便镜检可有脂肪细胞，少量红、白细胞。

5. 大便病原体检查可有致病性大肠杆菌生长，或分离出病毒等。

【证候分型】

1. 风寒泻

证候：大便清稀夹泡沫，色淡，臭气不甚，肠鸣腹痛，腹部喜温喜按，常伴发热，恶寒，鼻塞流涕，轻咳咽痒，唇舌色淡，舌苔薄白，脉浮紧。

辨证：本证一般有冒受风寒或饮食生冷史，由风寒袭表，客于胃肠所致。以大便清稀多泡沫，肠鸣腹痛伴风寒表证为主要辨证要点。

治法：疏风散寒，理气化湿。

方药：藿香正气散。藿香、苏叶、白芷、桔梗、白术、厚朴、半夏曲、大腹皮、茯苓、陈皮、甘草、生姜、大枣。

加减：发热，恶寒表证重者，加防风、荆芥辛温解表散寒；手足不温，腹痛，里寒重者，加干姜、木香温中散寒，行气止痛；纳差，大便臭秽，夹食滞者，加山楂、神曲、砂仁消食化滞助运；小便短少者，加车前子、猪苓利水渗湿；大便多泡沫者，加羌活、防风炭以祛风胜湿；舌苔厚腻者，用苍术易白术以运脾燥湿；便稀尿少，脘闷纳呆，呕吐肢倦，表证不显，寒湿证重者，可用胃苓汤治之。

2. 伤食泻

证候：粪便酸臭如败卵，夹食物残渣、奶瓣，脘腹胀满疼痛拒按，痛则欲泻，泻后痛减，纳呆恶食，嗳气酸腐或呕吐乳食，夜卧不宁，手足心热，舌苔厚腻，脉滑实有力。

辨证：本证有饮食不洁，内伤乳食病史。以泻下酸臭，脘腹胀满疼痛，泻后痛减，嗳吐酸腐等脾胃受损，宿食停滞，升降失和的伤食表现为主要证候特点。

治法：消食导滞，行气化湿。

方药：保和丸。山楂、神曲、陈皮、茯苓、半夏、莱菔子、连翘。

加减：脘腹胀满者，加厚朴、木香、枳壳理气行滞；呕吐重者，加生姜、竹茹和胃降逆止呕；积滞化热，烦躁口渴者，加黄芩清化积热；腹胀泻下不爽，舌苔厚腻体实者，加枳实、槟榔或熟大黄行气通滞，积去即止；脾虚体弱者，加白术健脾扶正，消中寓补。

3. 湿热泻

证候：泻下急迫，水样或蛋花汤样，夹有粘液，色黄褐，味臭秽，腹痛阵作，肛门灼红，伴发热，烦躁，口渴，呕吐，纳差，尿短赤，身倦，舌质红，苔黄厚，脉滑数。

辨证：本证多见于夏秋季节，有饮食不洁或冒受暑湿病史。以病势急骤，泻下次频量多，色黄褐，味臭秽，伴全身湿热内盛之象为主要辨证要点。

治法：清热解毒，化湿和中。

方药：葛根芩连汤加味。葛根、黄芩、黄连、马齿苋、车前子、滑石、甘草。

加减：热重者，加金银花、连翘清热解毒；湿重于热，胸脘痞满，身重困倦者，加苍术、厚朴、藿香芳香醒脾化湿；呕吐者，加半夏、竹茹和胃止呕；腹痛者，加白芍、木香理气缓急止痛；小便短少者，加泽泻、猪苓分利止泻。

4. 脾虚泻

证候：大便稀薄，色淡不臭，夹有不消化的乳食，多于食后作泻，面色萎黄，神倦乏力消瘦纳呆，舌质淡，苔薄白，脉弱无力，病程迁延，时轻时重。

辨证：本证多见于久泻不愈，或素体脾虚体弱患儿，以脾虚中阳不运，乳食不化，大

174

便稀溏不臭，伴全身脾虚气弱之象，病程迁延反复为特点。

治法：健脾益气，渗湿止泻。

方药：参苓白术散。人参、白术、茯苓、甘草、苡仁、桔梗、山药、扁豆、莲子肉、砂仁、大枣。

加减：乳食不化，多食则脘痞者，加山楂、神曲、谷芽消食化滞助运；脘腹胀满者，加厚朴、香附理气除胀；大便清冷，腹痛绵绵，里寒重者，加炮姜温中散寒；苔厚腻湿重者，加藿香、佩兰芳香化湿；脾虚夹惊，粪如青苔，惊惕多啼者，加钩藤、蝉蜕、白芍平肝补脾，镇惊安神，或益脾镇惊散治之；久泻不止者，加诃子、石榴皮收涩止泻。

5. 脾肾阳虚

证候：久泻不止，粪质清稀，完谷不化，病程缠绵不愈，甚或脱肛，面色晄白，精神萎靡，肢冷畏寒，纳呆，消瘦，睡卧露睛，舌质淡，胖嫩，边有齿痕，苔薄白，脉沉细弱。

辨证：本证多由脾虚泻迁延不愈发展而来，由脾阳虚累及肾阳，终至脾肾两虚所致。以大便澄澈清冷，完谷不化，泻下缠绵不愈，神萎肢冷，脉微细弱等为特点。

治法：健脾温肾，固涩止泻。

方药：附子理中汤合四神丸。人参、白术、炮姜、甘草、附子、补骨脂、五味子、肉豆蔻、吴茱萸。

加减：久泻不止者，加诃子、罂粟壳、赤石脂敛肠固涩止泻；兼食滞者，加焦山楂、炒麦芽、陈皮消食助运；脱肛者，加黄芪、升麻升提中气。

【辨证施护】

一、护理评估

1. 喂养史、卫生习惯。
2. 大便性状、气味、次数、病程。
3. 有无脱水、电解质和酸碱平衡紊乱。
4. 辩证：伤食泻、风寒泻、湿热泻、寒湿泻、脾虚泻、脾肾阳虚证。

二、主要护理诊断/问题

1. 腹泻；
2. 体液不足；
3. 体温过高；
4. 营养失调低于机体需要量。

三、护理目标

1. 患儿排便次数减少至正常。
2. 患儿腹泻、呕吐症状在短期内好转，皮肤弹性改善。
3. 患儿体温逐渐恢复正常。
4. 患儿住院期间臀部皮肤保持正常。

四、护理措施

（一）一般护理

1. 心理护理：本病的发生与患者的精神状态有着密切的联系，大多患者在患病之前或患病之后出现了精神抑郁或焦虑，导致了胃肠神经系统的功能紊乱，肠黏膜分泌增加，因此，在护理过程中，主动、适时地关心患者，并耐心的听取他们的主诉，进行有效的心理疏导，给予他们病情的解释及其增加患者治疗的信心，与患者建立良好的护患关系。

2. 饮食护理：在治疗的过程中食用易消化、清淡、少渣、高能量、高维生素饮食。切勿食用辛辣、寒凉、油腻饮食，注意个人卫生，戒烟戒酒。适量食用一些富含维生素的水果。

3. 起居护理：保持病室的安静与卫生，定时通风，建立良好的作息制度，定时进餐，休息，劳逸结合，增强体质。养成良好的个人卫生习惯，饭前、便后要洗手，保持肛周的清洁、干燥。

（二）分型护理

1. 湿热证：在护理的过程中要保持病房的清洁、安静，以清淡宜消化的无渣半流质饮食为主，可适当的食用一些清凉的水果，指导在进食后适量的运动，密切观察病情，多与患者进行沟通，解除患者的焦虑情绪，如症状加重者及时告知医生进行处理，及时的做好肛门部的护理。

2. 寒湿证：在护理的过程中，始终注意保暖，病房的空气要清新，饮食上以温热、清淡、易消化饮食为主，多食温性食物、温水等，腹部给予保暖，适当的腹部按摩，或实施温针灸治疗。

3. 气滞证：在护理的过程中要保持病房的美化，对患者实施心理的护理，及时的心理疏导，避免不良的刺激，多介绍一些以往治疗效果较好的病例，增加患者的治疗信心，在饮食中以清淡易消化饮食为主，用陈皮泡水代茶饮。

4. 气虚证：在护理的过程中注意患者的情志变化，及时的疏导沟通，增加患者的信心，并注意防寒保暖，防止寒邪入侵，适度的运动。饮食以清淡、易消化、滋补的饮食为主。

第二十一节　真心痛（心肌梗死）中医护理方案

真心痛是胸痹进一步发展的严重病证，其特点为剧烈而持久的胸骨后疼痛，伴心悸、水肿、肢冷、喘促、汗出、面色苍白等症状，甚至危及生命。

【诊断依据】

1. 发病特点

主症：心痛是真心痛最早出现、最为突出的症状，其疼痛剧烈，难以忍受，且范围广泛，持续时间长久，患者常有恐惧、濒死感。

兼症：可出现心悸、水肿、喘促（心力衰竭）；或亡阳厥脱，亡阴厥脱（心源性休克）。

年龄：本病多发生在 40 岁以上的中老年人，男性多于女性。

诱因：过劳、激动、暴饮暴食、寒冷刺激、便秘。

2. 相关检查

①心电图和心向量图检查：心电图有进行性和特征性改变，对诊断和估计心肌梗塞与心肌梗死病变的部位、范围和病情演变，都有很大帮助。心电图波形变化包括三种类型：1、坏死区的波形向坏死心肌的导联，出现深而宽的 Q 波。2、损伤区的波形面向坏死区周围的导联，显示抬高的 ST 段。3、缺血区的波形面向损伤区外周的导联，显示 T 波倒置。

②心脏超声心动图：依据节段性心肌动力学异常改变，也可间接判断心肌缺血部位及程度，同时可作为心肌炎、心肌病、心脏瓣膜病等的鉴别诊断。可检出室壁运动异常，心肌梗死并室壁瘤、附附壁血栓、乳头肌功能不全所致二尖瓣反流、室间隔穿孔和心包填塞等。

③实验室检查：起病 24～48 小时后白细胞可升高；肌红蛋白起病后 2 小时内升高，12 小时达高峰，24～48 小时内恢复正常；肌钙蛋白 I 起病 3～4 小时后升高，血清肌酸磷酸激酶（CK 或 CPK）发病 6 小时内出现，24 小时达高峰，48～72 小时后消失。

④其他检查：放射性核素检查、冠造动脉造影有助于诊断和鉴别诊断。

【证候分型】

真心痛系由于心脉阻塞心脏相应部位所致，由于阻塞部位和程度不同，表现不同的临床症状，视其不同的临床表现辨证论治。

1. 气虚血瘀

症状：心胸刺痛，胸部闷窒，动则加重，伴短气乏力，汗出心悸，舌体胖大，脉弦细无力。

治法：益气活血，通络止痛。

方药：保元汤合血府逐瘀汤加减。

2. 寒凝心脉

症状：胸痛彻背，胸闷气短，心悸不宁，神疲乏力，形寒肢冷，舌苔白腻，脉沉无力。

治法：温补心阳，散寒通脉。

方药：当归四逆汤加味。

3. 正虚阳脱

症状：心胸绞痛，胸中憋闷或有窒息感，喘促不宁，心慌，面色苍白，大汉淋漓，烦躁不安，表情淡漠，重者神志昏迷，四肢厥冷，脉疾数无力或脉微欲绝。

治法：回阳救逆，益气固脱。

方药：四逆加人参汤加减。

【辨证施护】

一、护理评估

了解与本病证相关的因素，详细询问饮食习惯，有无过饥过饱，发病经过，有无心绞痛的症状，发作的次数、部位、严重程度，每次发作持续时间、情绪等，有无高血压、高血脂、高胆固醇等其他心血管疾病。

二、主要护理诊断/问题

1. 疼痛
2. 恐惧濒死感
3. 心输出量减少
4. 自理缺陷、活动无耐力
5. 缺乏康复保健知识
6. 便秘
7. 潜在并发症：心源性休克

三、护理目标

1. 胸痛不适缓解，症状减轻；
2. 减少焦虑，情绪稳定；
3. 胸痛发作减少，无并发症发生：
4. 增进自我防护能力和保健知识。

四、护理措施

（一）一般护理

1. 病室应阳光充足、空气新鲜、温湿度适宜，特别强调环境安静，禁止大声喧哗，对重症真心痛者尤应入住 CCU。

2. 饮食以清淡为原则，以素食为主，忌食辛辣生冷、肥甘厚味、粘滑滋腻之品，如动物的脑、内脏、肥肉、蛋黄、鱼子、蟹子、带鱼、奶油、黄油等。忌饮浓茶、咖啡；忌烟及烈酒；适当增加含粗纤维的食品，如新鲜蔬菜、水果、洋葱、大蒜、海藻、木耳、芹菜、玉米制品等。淡酒有温阳散寒，活血通痹的作用，可以少量饮用。同时饮食宜有规律、定时定量、少食多餐、不宜过饱。

3. 情志不遂是诱发真心痛的重要因素，故要注意做好情志护理，稳定情绪，保持精神宁静，乐观愉快，劝告病人避免抑郁忧伤或紧张激动。疼痛反复发作，病程长者，易产生思想顾虑和对治疗信心不足，医护人员要主动关心病人，及时采取有效措施止痛，并解除其悲观情绪，使其心情愉快，配合治疗。

4. 保持大便通畅，避免排便用力努责引起胸痛发作。方法以帮助病人养成定时排便的习惯及在饮食中增加粗纤维食物或蜂蜜等为主，必要时可给缓泻剂。

5. 胸痛频作，或有真心痛发作时，应绝对卧床休息，重症者减少探视，保证睡眠。

加强生活护理，疼痛减轻后方可适当活动，但活动量应逐渐增加，以不感疲劳为度。

6. 中药宜温服或热服，服药期间应注意情志舒畅，避免烦躁、恼怒，服药后可自行按摩中脘及两胁，以增强药效。

7. 注意观察病情变化，发现下列情况应立即报告医生处理。

（1）严重的心绞痛发作，予吸氧及含服硝酸甘油不缓解者；

（2）心绞痛发作频繁，加重，时间延长，性质改变者；

（3）心绞痛发作时伴有恶心、呕吐、大汗、明显心律加快或减慢者；

（4）突然发作，头晕或昏倒，脉细弱结代或迟缓者。

8. 胸痛发作时可遵医嘱给予以下处理：

（1）给予吸氧，一般给氧流量为 2～3 升/分，若疼痛剧烈、冷汗出、唇青者可加压给氧。

（2）心痛发作时可用宽胸气雾剂类药，用时将瓶倒置，喷口对准口腔咽部，在病人吸气动作时喷数下。或速效救心丸、或用硝酸甘油片、消心痛舌下含服止痛。给药后应注意观察起效时间的长短，疼痛缓解的程度，病人有何不适或反应，并及时记录。若用药后15 分钟仍不缓解，应及时报告医生采取必要措施。如予肌注度冷丁或吗啡等，用时要注意药物的疗效及恶心、头晕、血压降低等副作用。

（3）针灸治疗真心痛可选用极泉穴为主穴，在急性发作时使用效果最好，可以用针刺，也可以用手指弹拨极泉穴处的神经或血管，尤其是远离医生的时候，可以用这种方法自救或解除症状。

（4）若病人出现心跳骤停时，应立即报告医生，并同时施行心脏复苏术。

（二）分型护理

1. 气虚血瘀

（1）本型病情复杂，变化突然，病情较重，应加强巡视和心电监护，做到早发现早护治，以挽救病人生命。

（2）饮食宜偏温热，多食禽类、鱼类、核桃、花生、葵花籽、水果、蔬菜等食品，可酌情少量饮用山楂酒、红花酒、丹参酒，以助气血运行。

（3）中药汤剂宜饭后 1～2 小时热服，以利温通心阳，活血化瘀。常用药：人参、黄芪补益心气；柴胡、枳壳、桔梗行气豁痰宽胸。药疗时应注意观察给药后反应。如症状不减，应立即报告医生。病重口服有困难者可改用鼻饲，或肌肉注射、静脉滴注、灌肠等方式给药。

（4）情志不调是本病发生的重要诱因，故应解除焦急忧虑和恐惧心理，保持稳定的情绪，使肝气条达，心脉气血运行通畅，以利宽胸达痹。

2. 寒凝心脉

（1）病室要求温暖向阳，通风换气时要让病人着衣盖被，避免直接当风，严防感冒。若畏寒甚者，可适当提高室温或加放热水袋、热敷袋保暖。

（2）饮食宜温热，忌生冷及寒凉食物，水果可煮后食用。可用少量干姜、川椒等调味。以助温运中阳，或饮用少量糯米酒、山楂酒，以通阳活络散寒。食疗可用黄芪粥，生姜、葱白煎汤热饮，甜浆粥（粳米、鲜豆浆、少量冰糖）等补脾温阳以通痹。

（3）中药汤剂宜饭后 1～2 小时热服，服药后观察药物发生作用的时间、疼痛缓解程度及病人的反应。

（4）寒象明显，加干姜、蜀椒；气滞加白檀香。

3. 正虚阳脱

（1）阴竭加五味子。并可急用独参汤灌胃或鼻饲，或参附注射液 50 毫升，不加稀释直接推注，15 分钟一次，直至阳气回复，四肢转暖，改用参附注射液 100 毫升继续滴注。

（2）应注意休息，静心养病，切勿过早操劳，以减少气血耗损。体力许可时可适当活动，以不引起心痛为度，如练气功、打太极拳、散步，以增强体质。

（3）中药汤剂宜饭后 1 小时温服，服药后适当卧床休息，避免过劳。

（4）消除紧张心理，减轻思想负担，保证充足睡眠。

（5）自汗、盗汗多者，及时更换内衣，避免汗出当风而发生感冒。

（三）健康指导

1. 保持心情舒畅，忌愤怒、紧张，避免情志过激引起胸痛，树立乐观精神。

2. 饮食以清淡为宜，合理调配膳食，少食膏粱厚味、肥甘油腻，减少动物性脂肪及食盐的摄入，多食蔬菜水果，忌生冷辛辣之品。肥胖者应注意控制食量，减肥。戒烟，忌浓茶及烈性酒。

3. 注意劳逸适度，坚持适当的体育锻炼，如打太极拳、练八段锦等，以促进心肺功能，使气血调畅，有利康复。但忌过劳，体力活动的强度应以不引起胸痹发作为原则。

4. 保持大便通畅，避免用力引起胸痛发作。生活起居要有规律，注意适寒温，特别是素体阳虚，心肺气虚者，外邪易乘虚而人，应随四时气候变化增减衣被。

5. 指导病人遵医嘱服药，定时复诊，随身携带急救药如硝酸甘油、消心痛、速效救心丸等。以便发作时服用，争取缓解。

6. 积极防治有关的疾病，如上呼吸道感染、高血压病、高脂血症、糖尿病。

第二十二节　心悸（心律失常）中医护理方案

心悸是指病人自觉心中悸动，惊惕不安，甚则不能自主的一种病证，临床一般多呈发作性，每因情志波动或劳累过度而发作，常伴胸闷、气短、失眠、健忘、眩晕、耳鸣等症。病情较轻者为惊悸，病情较重者为怔忡，可呈持续性。

【诊断依据】

1. 疾病特点

主症：自觉心搏异常，或快速，或缓慢，或跳动过重，或忽跳忽止，呈阵发性或持续不解，神情紧张，心慌不安，不能自主。

兼症：伴有胸闷不舒，易激动，心烦寐差，颤抖乏力，头晕等症。

中老年患者，可伴有心胸疼痛，甚则喘促，汗出肢冷，或见晕厥。

特点：心悸的发生多呈阵发性，也可呈持续性。

诱因：常由情志刺激，惊恐、紧张、劳倦、饮酒、饱食等因素而诱发。

2. 相关检查

①心电图检查：检测心律失常有效、可靠、方便的手段，它可区分是快速性心律失常

或是缓慢性心律失常；识别过早搏动的性质；判断Ⅰ度、Ⅱ度、Ⅲ度房室传导阻滞；心房扑动与心房颤动，心室扑动与心室颤动；病态窦房结综合征及预激综合征等。

②心脏超声心动图检查、测量血压、X线胸部摄片：有助于明确诊断。

③动态心电图监测：有助于诊断有无心律失常。

④心室晚电位检测：判断缺血性心脏病与心梗后恶性心律失常与猝死。

【证候分型】

1. 心虚胆怯证

主症：心悸不宁，善惊易恐，坐卧不安，不寐多梦而易惊醒，恶闻声响，食少纳呆，苔薄白，脉细略数或细弦。

治法：镇惊定志，养心安神。

代表方：安神定志丸加减。

常用药：朱砂、龙齿、琥珀、酸枣仁、远志、茯神、人参、茯苓、山药、天冬、生地、熟地、肉桂、五味子。

2. 心血不足证

主症：心悸气短，头晕目眩，失眠健忘，面色无华，倦怠乏力，纳呆食少，舌淡红，脉细弱。

治法：补血养心，益气安神。

代表方：归脾汤加减。

常用药：黄芪、人参、白术、炙甘草、熟地黄、当归、龙眼肉、茯神、远志、酸枣仁、木香。

3. 心阳不振证

主症：心悸不安，胸闷气短，动则尤甚，面色苍白，形寒肢冷，舌淡苔白，脉象虚弱或沉细无力。

治法：温补心阳，安神定悸。

代表方：桂枝甘草龙骨牡蛎汤合参附汤加减。

常用药：桂枝、附片、人参、黄芪、麦冬、枸杞、炙甘草、龙骨、牡蛎。

4. 水饮凌心证

主症：心悸眩晕，胸闷痞满，渴不欲饮，小便短少，或下肢浮肿，形寒肢冷，伴恶心、欲吐、流涎，舌淡胖，苔白滑，脉象弦滑或沉细而滑。

治法：振奋心阳，化气行水，宁心安神。

代表方：苓桂术甘汤加减。

常用药：泽泻、猪苓、车前子、茯苓、桂枝、炙甘草、人参、白术、黄芪、远志、茯神、酸枣仁。

5. 阴虚火旺证

主症：心悸易惊，心烦失眠，五心烦热，口干，盗汗，思虑劳心则症状加重，伴耳鸣腰酸，头晕目眩，急躁易怒，舌红少津，苔少或无，脉象细数。

治法：滋阴清火，养心安神。

代表方：天王补心丹合朱砂安神丸加减。

常用药：生地、玄参、麦冬、天冬、当归、丹参、人参、炙甘草、黄连、朱砂、茯苓、远志、酸枣仁、柏子仁、五味子、桔梗。

6. 瘀阻心脉证

主症：心悸不安，胸闷不舒，心痛时作，痛如针刺，唇甲青紫，舌质紫暗或有瘀斑，脉涩或结或代。

治法：活血化瘀，理气通络。

代表方：桃仁红花煎合桂枝甘草龙骨牡蛎汤。

常用药：桃仁、红花、丹参、赤芍、川芎、延胡索、香附、青皮、生地、当归、桂枝、甘草、龙骨、牡蛎。

【辨证施护】

（一）一般护理

1. 居室环境温湿度应适定，安静，避免突然的高声、噪音的干扰。

2. 情志因素如思虑过度、惊恐等，常为本病的诱因。所以要重视做好情志护理，避免情志刺激。当病人心悸发作时常自觉心慌恐惧，六神无主，此时最好有人守护在旁，使其感到放心，稳定情绪。

3. 心悸经常发作者，要重视休息。若属于心脏器质性病变者则要卧床休息，甚至绝对卧床。

4. 对重症心悸病人，要严密观察脉象、呼吸、面色、血压的变化。若见脉结代、呼吸不畅、面色苍白等心气衰微表现时，立即予以吸氧，报告医生。同时可针刺内关、神门。

5. 服用洋地黄类强心药之前，要测心律、心率（测一分钟），并做记录。服药后要观察服药反应，若发现有中毒症状时，暂停给药。并及时报告医生处理。

6. 针刺止悸穴位如双内关、双针神门。耳穴有心、肾、副交感等。

7. 必要时可作心电图检查。血压过高或过低者，应定期测血压。

（二）分型护理

1. 心血不足证

（1）一般护理内容。

（2）适当休息，避免过劳。

（3）适当的饮食调补，可选用桂圆、红枣、莲子、黑木耳、瘦肉、牛奶、猪心等食品。忌烟、酒、浓茶及咖啡。

（4）心悸发作时卧床休息，针双内关、双神门，服用补心丹1~2粒，每日2次。

2. 阴虚火旺证

（1）一般护理内容。

（2）重视情志护理，避免情志的刺激，郁怒伤肝，致肝阴虚阳亢。同时必须作发了家属工作；积极配合。

（3）戒烟忌酒，忌食辛辣刺激性食品，痰多者忌肥厚细腻之品。

（4）饮食可适当清补，补益心肾之阴，如可食用甲鱼、桑椹、银耳、红枣、鲜藕等。

（5）心悸时可服用珠砂安神丸1~2粒。或针内关、神门，或耳穴埋豆。

（6）心悸伴头晕目眩者，要观察血压变化，必要时每日测血压1~2次。

3. 心阳不足证

（1）一般护理内容。

（2）心悸甚者，必须卧床休息。

（3）注意保暖，居室向阳，注意随气候变化，增减衣着。

（4）兼有水肿症状者，给予低盐或无盐饮食，适当限制饮水量，并记录24小时出入量。重度水肿者参照"水肿"病护理。

4. 心血瘀阻证

（1）一般护理内容。

（2）本证常伴胸闷心痛，要密切观察脉象等病情变化，若病人出现剧烈胸痛、面色苍白、脉结代或细微欲绝，则属心阳暴脱之危证，应及时报告医生。并立即予头低卧位或平卧位，测呼吸、血压。配合医生抢救。

（3）心悸伴有胸闷不适者，需卧床休息。

（4）饮食宜清淡、少油腻及肥甘厚味、忌食动物油脂及内脏，鱼子、虾子、蟹子黄、蛋黄、富含胆固醇应慎食或不宜食。可用少许红花酒20ml，每日小酌，有活血通脉作用。

（5）心悸胸痛发作时可服用三七粉1.5g，琥珀粉1.5g。

（三）健康指导

（1）积极治疗各种原发疾病，如各种心脏病、甲亢、贫血等。

（2）重视自我调节情志，保持乐观开朗的情绪，丰富生活内容，怡情悦志，使气血条达，心气和顺。

（3）膳食方面：合理的膳食．低脂、低胆固醇。多食清淡之品，多食含维生素C的食物如蔬菜、水果、海味食物及豆类等含植物蛋白质食物，如黑木耳、香菇、海带、无花果、红枣、胡萝卜等，食用油以豆油、玉米油为佳。少吃甜食，少吃盐，不吸烟、少饮酒、少喝咖啡或浓茶。适量食用柑橘有益于冠心病的治疗。

（4）起居方面：生活有规律，注意防寒保暖，及时增减衣服；衣着柔软宽松，利于血液流畅，合理调节起居，保证充足睡眠，饭后不应立即就寝，睡眠右侧卧位，双腿微屈曲，夜间不要独居一室。

（5）运动方面：避免剧烈活动，参加适量的体力劳动和适当的运动，对于防治和减少肥胖有一定的益处。可进行散步、打太极拳等锻炼。运动强度以不出现胸闷气短，不增加心率和血压，不出现新的心律失常为原则，即做到"力所能及，动中有静"。

（6）心理方面：情志异常可导致脏腑功能紊乱而发病，尤与心病关系密切。故防治本病必须高度重视精神调摄。精神要开朗、乐观，不要背包袱。人体动脉粥样硬化病变完全可以通过防治减轻或消除症状，应与医生积极配合，避免过度的紧张和劳累及情绪激动，保持心理平衡。

第二十三节　厥证（晕厥）中医护理方案

厥证是由多种原因引起的，以气机逆乱，升降失调，气血阴阳不相接续为基本病机，以突然昏倒，不省不事，或伴有四肢逆冷为主要临床表现的一种急性病证。病情轻者，一般在短时内苏醒，醒后无偏瘫、失语及口眼㖞斜等后遗症；但病情重者，则昏厥时间较长，甚至一厥不复而导致死亡。

【诊断依据】

1. 发病特点

本病的特点有急骤性、突发性和一时性。急骤发病，突然昏倒，移时苏醒。往往在发病前有明显的诱发因素，如情绪紧张、恐惧、惊吓、疼痛等，发作前有头晕、恶心、面色苍白、出汗等先期症状。发作时昏仆，不知人事，或伴有四肢逆冷。由于气、血、痰、食、暑等厥的不同，又各有相应的不同病史及临床证候表现。

2. 病因

（1）体质因素此为厥证的病因之一。

（2）精神刺激是厥证的主要病因。

（3）暴感外邪主要是暑邪。

3. 相关检查

脑电图、脑干诱发电位、心电图、颅脑 CT、Mm 等检查有助于诊断。

【临床表现】

厥证乃为内科急症，临床上以突然发生一时性的神志异常为证候特征。厥之轻者在昏倒不知人事后可于短时间内苏醒，醒后感到头昏乏力，倦怠口干，并无其他明显后遗症。厥之重者可一厥不醒，"半日远至一日"，乃致死亡。

【证候分型】

1. 气厥

实证

症状：由情志异常、精神刺激而发作，突然昏倒，不知人事，或四肢厥冷，呼吸气粗，口噤拳握，舌苔薄白，脉伏或沉弦。

治法：开窍，顺气，解郁。

方药：通关散、五磨饮子。

虚证

症状：发病前有明显的情绪紧张、恐惧、疼痛或站立过久等诱发因素，发作时眩晕昏仆，面色苍白，呼吸微弱，汗出肢冷，舌淡，脉沉细微。

治法：补气，回阳，醒神。

方药：生脉注射液、参附青注射液、四味回阳饮。

2. 血厥

实证

症状：多因急躁恼怒而发，突然昏倒，不知人事，牙关紧闭，面赤唇紫，舌黯红，脉弦有力。

治法：开窍，活血，顺气，降逆。

184

方药：清开灵注射液、通瘀煎。.

虚证

症状：因失血过多而发，突然昏厥，面色苍白，口唇无华，四肢震颤，自汗肢冷，目陷口张，呼吸微弱，舌质淡，脉芤或细数无力。

治法：补养气血。

方药：急用独参汤灌服，继服人参养营汤。

3. 痰厥

症状：素有咳喘宿痰，多湿多痰，恼怒或剧烈咳嗽后突然昏厥，喉有痰声，或呕吐涎沫，呼吸气粗，舌苔白腻，脉沉滑。

治法：行气豁痰。

方药：导痰汤。

4. 暑厥

症状：发于暑热夏季，面红身热，突然昏仆，甚至谵妄，眩晕头痛，舌红干，脉洪数。

治法：清暑益气，开窍醒神。.

方药：清开灵注射液、万氏牛黄清心丸或紫雪丹、白虎加人参汤。

【辨证施护】

（一）一般护理

1. 病室环境：病室应整洁、安静、空气新鲜、流通，但应注意通风时不要让风直接吹病人，冬季要注意防寒保暖。光线宜暗，避免噪音和各种声光刺激。

2. 生活起居：病人应卧床休息，平卧时，头应转向一侧或侧卧。病情缓解后，仍应卧床休息。痉、厥发作时，要解开衣领裤带，床旁加床档保护，防止坠床，在抽搐时切忌强加约束，以免造成骨折。

3. 病情观察：要密切观察病人的体温、脉搏、呼吸、血压、瞳孔及面色的变化。

4. 情志护理：厥证病人发病常与情志过极有关，应劝慰病人不要急躁、恐惧，同时要作好家属的工作，切忌在病床前谈论病情或伤心哭泣，以免影响病人的情绪，嘱咐家属要与医护人员合作做病人的思想工作。

5. 饮食护理：痉厥发作时应暂禁食，待病情缓解后，不能经口进食的可鼻饲喂食。饮食宜给易消化的高热量的流质，补充足够的果汁以滋养筋脉，忌食辛辣油腻、煎炸、腥发等助热生痰之品。

6. 皮肤护理：病人痉厥发作时，或发热时都会出汗，应及时擦干、更换湿衣被，保持皮肤和衣被的干燥、清洁、平整。抽搐停止后，可给以翻身、更换卧位，用红花酒精按摩骨突部位，预防褥疮的发生。

7. 口腔护理：病人痉厥发作，出现牙关紧闭时，应用开口器轻轻撑开口腔，用裹有纱布的压舌板或牙垫垫在上下牙齿之间。以防咬伤舌体。抽搐停止后应协助病人清洁口腔，可用2%黄柏液或银花甘草液漱口，或做特殊口腔护理。

8. 保持呼吸道的通畅：病人抽搐时应将头向后仰，并及时清除口咽部痰涎及分泌物，防止呼吸道阻塞。

（二）辩证护理

1. 血厥

（1）实证者立即平卧，测血压，并针刺十宣放血。

（2）遵医嘱分次频喂羚羊角粉、牛黄清心丸等药物。

（3）厥证缓解后，关心体贴，给予精神上安慰，勿恼怒，少劳累，保持心情舒畅，切忌喝闷酒。

（4）因大出血随气脱的虚证，面色苍白、肢冷，要格外保暖，盖好衣被，防止感受风寒加重病情。

（5）可采用艾灸到脉回汗止为度。常用穴位是太溪、气海、脐中、百会等，也可用耳针，常用穴是肾上腺、升压点、皮质下等，以达到疏通气血，回阳举陷之目的。

（6）饮食宜给热量较高，易于消化的糖水、米粥、蛋汤、牛奶等，平时常吃一些补中益气、补血之品如龙眼、大枣、荔枝、羊肝等食物。

（7）认真记好尿量。若每日尿量500ml以下，表示厥证未复，若更少伴呕吐可能为变证的发生。

（8）中药宜热饮。独参汤要按时正确服下，可少量多次饮服，若药不能纳，则病难除。

（9）密切观察血压的变化，及时做好输血的准备工作。

2. 气厥

（1）对实证晕厥者，立即让其平卧头低位，解开衣，领有痰者可侧向一边，便于分泌物排出。

（2）急用针刺人中、素髎、内关、百会、十宣等穴位开闭通阳。

（3）也可用生半夏末或皂荚末取少许吹入鼻中，使之喷嚏。或用菖薄末吹鼻中，桂末纳舌下，达到通窍醒神之效。

（4）患者住单间，劝慰家属不要惊惶失措，频频呼叫，更不能在床旁啼哭或议论隐情。

（5）及时测量血压，观察脉搏、呼吸，认真做好记录。立即给予氧气吸入，并遵医嘱建立静脉通路

（6）虚证患者要保暖，室温宜偏高，醒后可让患者口嚼金桔饼理气解郁。

（7）要让患者卧床休息，减少活动，保证夜间有充分的睡眠。若眠不实可服镇静药或针刺内关、神门，防止耗伤元气，气厥发作。

（8）饮食给予营养丰富，易消化的流质或半流。

3. 痰厥

（1）取侧卧位，痰不易咯去可拍其背部，或口服竹沥水以利化痰，痰在膈上者，急盐汤探吐。

（2）若喉间痰鸣者，立即用吸痰器吸出，以免窒息。

（3）饮食宜清淡，甜食、肥甘厚味、油腻、粘滑之品易助热生痰，不宜多食。这些就是中医护理之厥证的辩证施护。

（三）健康指导

加强举炼，注意营养，增强体质。注意思想修养，陶冶情志，避免恶性的精神和环境

刺激。对已发厥证者，要加强护理，密切观察病情的发展、变化，采取相应措施救治。患者苏醒后，要消除其紧张情绪，针对不同的病因予以不同的饮食调养，如暑厥宜给予清凉素淡饮食，并多进食鲜水果或果汁。所有厥证患者应严禁烟酒及辛辣香燥之品，以免助热生痰，加重病情。

第二十四节　折骨（下肢骨骨折）中医护理方案

下肢骨骨折多因局部受直接或间接暴力，或肌肉强力牵拉，或积累性劳损而致下肢骨连续遭到破坏所致。以局部肿胀、疼痛、功能障碍，或同时出现畸形、骨摩擦音及假关节活动等为主要症状，相当于西医学中的股骨、髌骨、胫骨、腓骨、踝部骨折脱位、距骨、跟骨、跖骨、趾骨等骨折。

【诊断依据】

1. 临床表现

（1）畸形长骨骨折，骨折段移位后，受伤体部的形状改变，并可出现特有畸形，如 Colles 骨折的"餐叉"畸形。

（2）反常活动在肢体非关节部位，骨折后出现不正常的活动。

（3）骨擦音或骨擦感骨折端接触及互相磨擦时，可听到骨擦音或摸到骨擦感。

2. 辅助检查

（1）X 线检查

常规 X 线平片操作简单，成像时间短，可即刻明确诊断。对于常规 X 线平片检查显示可疑骨折者，可进行 CT 进一步检查。

（2）CT 检查

【辩证施护】

一、主要护理诊断/问题

1. 疼痛；

2. 焦虑、恐惧；

3. 自理能力降低；

4. 有癃闭的危险；

5. 潜在并发症：便秘；

6. 有牵引无效的可能；

7. 发热；

8. 有患肢功能障碍的可能；

9. 有神经损伤的可能；

10. 有骨筋膜室综合征的可能；

11. 潜在并发症：褥疮或压疮；

12. 潜在并发症：坠积性肺炎；

13. 潜在并发症：淋证；

14. 有发生肿胀的可能；

15. 有废用性关节僵硬的危险。

二、护理措施

1. 疼痛

相关因素

（1）与骨断筋伤、气滞血瘀有关。

（2）与手术创伤、脉络受损有关。

措施：

（1）患肢制动，根据病情行夹板外固定或石膏外固定。

（2）抬高患肢20°，并呈外展15°～20°中立位，可将病人置于勃朗氏架或皮垫之上。

（3）调整患肢于舒适位，减轻疼痛感。教会病人做股四头肌的收缩或踝的活动，每日3～4次，每次做50～100次，以舒筋活络、减轻肿胀。

（4）保持病室安静整齐，情绪稳定，避免因情绪烦躁而加重疼痛。

（5）观察外固定的松紧情况，观察肢端血运、温度、感觉、运动、皮色等变化。如肢端严重肿胀、剧痛、感觉迟钝、皮色紫暗，及时报告医生恰当处理，防止骨筋膜综合征形成。

（6）经常观察被牵引的患肢位置是否正确，牵引装置是否合理，嘱病人及陪护者不要随意增减牵引重量及移动位置；以免引起疼痛。在换药、摄片时尽量保持原固定位置，以防骨折再移位，保持牵引法有效。

（7）教会病人使用放松术，如缓慢地深呼吸、听音乐等，以分散对疼痛的注意力。

（8）遵医嘱按时口服活血祛瘀止痛的中药，必要时应用镇痛剂。

（9）耳穴压豆，取神门、交感、肾、大腿、膝、小腿、足等穴，每日按揉3～5次，每次3～5分钟。

（10）遵医嘱外用南星止痛膏，以活血化瘀止痛。

2. 焦虑、恐惧

相关因素

（1）与突然受伤有关；

（2）与担心预后有关；

（3）与对环境陌生有关；

（4）与惧怕手术有关。

措施

（1）对病人关心体贴，主动与病人沟通，取得病人的信任和支持，同时对病人的受伤深表同情和关怀，帮助病人消除恐惧。

（2）介绍病情及治疗方案，使病人对自己的伤情有初步的了解和正确的认识，以解除顾虑。

（3）介绍病区环境和周围病友的姓名和情况，及本病区的诊疗护理程序，使病人尽快熟悉环境，建立新的人际关系。

（4）避免谈及能引起病人焦虑的家事和单位上的事，必要时限制探陪人员，保持病室安静，创造条件让病人多休息，尽快恢复精神和体力。

（5）耳穴压豆，取神门、交感、肾、心、肝、胆，每日数次，

（6）向病人讲解手术的大致过程及麻醉方法，尽可能地解除病人惧怕手术的思想。

3. 自理能力降低

相关因素

（1）与骨断筋伤有关；

（2）与疼痛有关；

（3）与牵引、外固定有关；

（4）与术后置引流管有关。

措施

（1）协助病人解决生活所需，如吃饭、喝水、大小便、洗漱等。

（2）帮助病人利用健侧建立新的生活自理技巧。

（3）生活必需品放置于便于取放处。

（4）保持病人床单元整齐、清洁、干燥，定时协助病人更换体位，以减轻不适和疼痛。

（5）观察牵引、外固定是否正确，经常询问病人有无不适感觉。

4. 有癃闭的危险

相关因素

（1）与不习惯床上排便有关；

（2）与精神紧张有关；

（3）与麻醉刺激有关；

措施

（1）向病人说明在床上排小便的必要性，协助病人采取正确的排尿姿势，指导病人及陪护人员正确使用便器。

（2）术后及时鼓励病人排尿，并为病人创造一个安静、避人的排尿环境。

（3）诱导病人排尿，选取听流水声、顺时针按摩小腹。无禁忌症时可在会阴、小腹部温热敷。

（4）开塞露 1~2 支塞肛，促使病人在排出大便的同时排出小便。

（5）遵医嘱电针三阴交、中极、关元、气海等穴，中等强度刺激，留针 20 分钟。

（6）遵医嘱肌肉注射新斯的明 0.5~1 毫克，或给予止疼剂，解除伤口疼痛利于排尿。

（7）遵医嘱行无菌导尿术。

5. 潜在并发症：便秘

相关因素

（1）与久卧气虚、大肠传导无力有关。

（2）与麻醉致肠蠕动减弱有关。

（3）与不习惯床上排便有关。

（4）与津枯肠燥有关。

（5）与饮食结构改变有关。

措施

（1）帮助病人制订每日食谱，适当食一些润肠通便、富有营养的食物，如新鲜绿叶、粗纤维的蔬菜、犁、苹果、香蕉等，忌饮酒、辛辣油炸之品。

（2）顺时针按摩腹部，每日数次，每次 5～10 分钟。每日清晨空腹饮淡盐水 500 毫升。

（3）协助病人练习床上排大小便，创造环境，尽量减轻病人的不适应感，使其排除杂念，定时排便。

（4）鼓励病人多饮水，每日饮水量不少于 1500 毫升。

（5）给予番泻叶 6～9 克泡水代茶饮，或给予开塞露 1 支塞肛，促使排便。

6. 有牵引无效的可能

相关因素

（1）与缺乏相关知识有关。

（2）与牵引装置失效有关。

措施

（1）皮牵引者应注意胶布有无松散或脱落。如胶布过敏、局部刺痒、病人不能忍受，可考虑用海绵带皮牵引或骨牵引。病人不能擅自撕下胶布，否则影响治疗效果。

（2）保持牵引锤悬空、滑车灵活、牵引绳与患肢长轴平行，防止滑车抵住床尾或床头，防止牵引锤着地，防止牵引绳断裂或滑脱，牵引绳上不能放置枕头、被子等物。

（3）适当抬高床尾以保持牵引力与体重的平衡。

（4）牵引重量应根据病情需要调节，不可随意增减。当病人叙述患处疼痛时，应认真分析原因。

（5）告诉病人及家属，不能擅自改变体位，不能自己增减重量，否则造成牵引失效。

（6）根据损伤部位的不同，选择合适的体位：如股骨颈骨折、大转子骨折时，患肢需保持外展中立位；胫腓骨中下段骨折行跟骨牵引时，可将牵引绳系在牵引外角，使踝关节轻度内翻，以利于骨折复位。

7. 发热

相关因素

（1）与瘀久化热有关；

（2）与外邪侵袭有关；

（3）与组织吸收热有关。

措施

（1）保持病室空气新鲜、流通，温、湿度适宜。体虚多汗者要经常擦干汗液，及时更换内衣。

（2）观察体温变化，每 4 小时测体温 1 次。如体温超过 38℃以上，要查找原因。伤后 1 周体温超过 39℃以上二应及时报告医生，妥善处理。

（3）开放性骨折、手术治疗或行骨牵引治疗的病人，应定时更换敷料，如敷料潮湿随时更换。如体温升高、伤口剧痛，伴有全身症状时，要及时报告医生。

（4）遵医嘱针刺曲池、合谷、大椎等穴，留针 15～20 分钟；或针刺耳尖放血。

（5）必要时可用温水或 50% 酒精擦浴，30 分钟后观察体温变化。

（6）遵医嘱按时服用活血化瘀、清热解毒之剂。

（7）鼓励病人多饮水，宜食清淡、易消化、高蛋白、高纤维素饮食。

8. 有患肢功能障碍的可能

相关因素

（1）与缺乏相关知识有关；

（2）与患肢长期外固定有关；

（3）与惧怕疼痛有关。

措施

（1）向病人讲解各关节的功能和功能锻炼的意义、原则、方法、注意事项等，使病人心中有数，便于合作。

（2）把相应部位骨折的功能锻炼计划告诉病人，具体指导病人进行伤肢及全身的功能锻炼。如股骨颈骨折后 1 ～ 2 周，练习股四头肌等长收缩，每日数次，共 100 次左右，以活血化瘀，防止肌肉萎缩：同时应随时被动活动髌骨（即左右推动髌骨），防止关节面粘连，还应练习踝关节和足部其他小关节活动。2 周后根据病情可伸直膝关节，去掉牵引或外固定后，全面锻炼关节和肌肉。6 周后可行患肢不负重走路，并教会病人使用枴杖。8 周后再逐渐负重行走。

（3）若病人怕痛，担心活动对，骨折愈合不利，可请其他病人介绍功能锻炼的体会，以打消其顾虑。介绍在功能锻炼的过程中可能出现疼痛、肿胀重现或加重的原因及预后，解除病人对疼痛的恐惧。

（4）指导病人如何进行中药薰洗，以通经活络、加快功能恢复。

9. 有神经损伤的可能

相关因素

（1）与骨折有关；

（2）与脱位有关；

（3）与外力作用有关。

措施

（1）经常观察、询问病人伤肢的感觉、运动情况。如出现足背伸肌无力，发生足下垂畸形，足背外侧、胫前外侧感觉迟钝等，或胫神经损伤，出现足踝不能跖屈，足底皮肤感觉障碍，应及时报告医生。

（2）经常观察、调整牵引及外固定装置，使其处于正常、舒适的功能位置，避免骨折断端刺伤神经及外力作用压迫神经。

10. 有骨筋膜室综合征的可能

相关因素

（1）与软组织严重挫伤有关；

（2）与脉络损伤有关；

（3）与外周固定过紧有关。

措施

（1）严密观察病情，发现下述情况及时报告医生：伤肢持续性灼痛，进行性加重，与创伤程度不成比例；局部感觉异常，过敏或迟钝，两点分辨觉消失，患侧足趾呈曲状，被动牵拉引起剧痛。

（2）保持外固定松紧适度，防止因伤后肢体肿胀使外固定过紧。

（3）患肢平放，不可抬高，以免加重组织缺血，不能按摩和热敷，必要时冷敷。

（4）向病人和家属讲明本并发症的危害性，使其提高警惕，有异常感觉时要及时通知医护人员。

（5）向病人介绍牵引、夹板、石膏固定的治疗方法、目的及配合要点，教会其自我保健的技术和治疗期间生活自理的方法，如床上大小便、进饮食、洗漱及外固定部位的锻炼方法。

11. 潜在并发症：褥疮或压疮

相关因素

（1）与久卧气虚有关；

（2）与年老体弱有关；

（3）与营养不良有关；

（4）与长期牵引或外固定有关。

措施

（1）保持床铺清洁、干燥、柔软、平整、透气好，床单潮湿或污染后要及时更换。

（2）经常检查骨突部位如骶尾处、腓骨小头处、内外踝、足跟部等是否有受压隋况，必要时垫以微型气圈，并用当归红花酒按摩骶尾、肩胛、足跟等受压部位，每日 3～4 次。

（3）改变以前的不合理的饮食习惯，进食富有高蛋白、高维生素、易消化的食物，加强营养，增强体质。

（4）保持牵引和外固定的正确位置及松紧程度，经常询问病人有无不适感觉，防止牵引带摩擦皮肤或牵引弓下落、石膏压迫过久而发生局部压疮。

（5）使用便器时要确保臀部抬起后放入便器，确保抬起臀部后再取出便器，严禁拖、拉、拽等动作，以免擦伤皮肤。

（6）鼓励和指导病人进行功能锻炼，如肌肉的静止收缩，三点式、五点式及各关节的有效运动，以达到舒筋活络、通利关节、加速骨折愈合的目的。

12. 潜在并发症：坠积性肺炎

相关因素

（1）与久卧气虚、外邪易侵有关；

（2）与肺卫不固有关。

措施

（1）保持室内空气新鲜，定时通风，禁止吸烟，限制探陪人员，每日用紫外线消毒。

（2）注意保暖，随气温变化增减衣被，避免直吹风。汗出较多时，要及时擦干汗液，更换内衣。

（3）教会病人做呼吸操，每日 2 次。用空心拳叩击病人背部，促使痰液松动咳出，并根据病情适当做躯体的各种运动。

（4）痰稠不易咳出者，遵医嘱口服鲜竹沥水或行雾化吸入。经常观察痰的色、量、质、气味等的情况，发现异常及时报告医生。

（5）钦食宜清淡，禁食油腻、煎炸、辛辣食物，多食梨、枇杷、萝卜、银耳、百合等清热化痰、滋阴补肺之品。

13. 潜在并发症：淋证

相关因素

（1）与久卧气虚、湿热内伤有关；

（2）与膀胱残余尿量过多有关；

（3）与怕麻烦别人而饮水不足有关；

（4）与留置导尿管有关。

措施

（1）保持会阴部及接触物清洁干燥，每日用水擦洗1～2次，勤换内裤，必要时用碘伏擦洗会阴。

（2）指导病人床上排尿，每次尽量排空膀胱，减少残余量。

（3）嘱病人多饮水，每日不少于1500毫升。多食利尿水果，如西瓜、梨、桃、冬瓜，禁食辛辣、酒等。

（4）行导尿术时，需严格无菌操作。每日冲洗膀胱1～2次，每日更换引流袋，每周更换导尿管1次。

（5）注意观察尿的色、量、质、气味变化及病人排尿时的异常感觉，如发现异常及时报告医生。

14. 有发生肿胀的可能

相关因素

（1）与外伤致营血离经、瘀积肌腠有关。

（2）与久卧气虚、血瘀脉络有关。

（3）与痰湿凝滞、脉络痹阻有关。

措施

（1）注意观察患处的肿胀情况，将患肢与健肢对比，必要时用皮尺测量，做好记录。忌按摩。

（2）损伤早期可冷敷，忌热敷。

（3）如无禁忌，伤肢应抬高，略高于心脏水平。整复固定后下肢可做勾脚动作，以舒筋活络，减轻肿胀。

（4）在肿胀加剧或消退过程中，要注意观察、调整外固定的松紧隋况，以免过紧造成肢体受压或过松导致外固定不牢使骨折再移位。

（5）遵医嘱外敷或口服活血消肿之中药。损伤早期忌食辛辣、肥甘煎炸之品。

（6）如骨折或术后5～7天后，肿胀不但没减轻反而加重，要高度怀疑下肢深静脉血栓形成（DVT），要积极协助医生做好如下处理：

①抬高伤肢略高于心脏水平，禁做按摩推拿。

②协助病人做好有关检查，如周围血管彩色多普勒、血液流变学检查等。

③遵医嘱用芒硝、冰片适量装入袋中外敷于患肢。芒硝吸入水分变成块时要及时更换。更换浸湿的被服。

④遵医嘱按时应用活血化瘀、消栓通络的药物，如腹蛇抗栓酶、尿激酶、凯时、血栓

通等。密切观察溶栓类药物的副作用，发现有出血征兆时要及时报告医生。

⑤如病人既往有 TVD 病史，要及时报告医生，以便及早预防。如末端穿弹力袜或弹力裤，抬高并按摩忠肢，提早应用相关的药物，如阿斯匹林、丹参注射液、小剂量的尿激酶等。饮食以低脂、易消化的清淡食物为主。

15. 有废用性关节僵硬的危险

相关因素

（1）与长期骨牵引、外固定有关。

（2）与气滞血瘀、筋脉失养有关。

（3）与怕痛拒动有关。

措施

（1）向病人讲解早期进行功能锻炼的目的、必要性，具体指导病人在每个阶段的锻炼方法，如固定部位的肌肉等长收缩、非固定部位的肢体运动、三点式支撑、五点式支撑，做到动、静结合，被动运动和主动运动相结合，循序渐进，以不疲劳为宜。

（2）被动按摩患肢，并指压有关穴位，如照海、昆仑、涌泉、承山、血海等穴，每日 2 次，以舒筋活血、滋养肌筋。

（3）遵医嘱局部应用活血止痛散薰洗，以舒筋活络。

（4）拆除石膏后遵医嘱扶双拐下地行走，每日 3～4 次，每次 10 分钟。活动量逐日增加，4 周后改为持单拐负重行走。

（5）每日用频谱治疗仪照射患肢 30 分钟之后锻炼患处，每日 3 次。

第二十五节　先天性髋关节发育不良中医护理方案

先天性髋关节发育不良是由于先天禀赋不足，后天养育不当所致。临床上较为常见，男女之比约为 1∶4～1∶6，左侧多于右侧。常见发病原因有三：①子宫内胎位不正或子宫内压力过大使髋关节发生了脱位；②难产助产时发生了髋关节脱位而未被发现；③新生儿期和婴儿期髋关节伸直位包扎使髋关节发育不良加重。临床表现和体征为：①新生儿期和婴儿期主要表现为会阴部增宽，患侧县体缩短，关节活动受限，髋关节呈屈曲外旋位牵拉时有弹响并引发病儿哭闹，大腿内侧及臀纹加深上移；②幼儿期主要表现为开始行走的时间晚，单侧脱位者可呈跛行步态，双侧脱位行走呈"鸭步"，站立时臀部后耸、腹部前坠；③体征有：Galeazzi 征阳性，A11is 征阳性，弹进弹出征阳性，屈膝屈髋外展试验阳性，套叠试验阳性，单腿独立试验阳性。还可通过 B 超和 X 线检查判断有无髋关节脱出。

【诊断依据】

（1）临床表现：大腿皮肤皱褶的不对称，摇摆步态

（2）X 线检查

194

【辩证施护】

一、主要护理诊断/问题

1. 知识缺乏；
2. 有髋关节再脱位的危险；
3. 躯体移动障碍；
4. 有受伤的危险；
5. 饮食调节的需要；
6. 有呼吸窘迫的危险。

二、护理措施

1. 知识缺乏

相关因素

（1）与喂养不当有关；

（2）与先天禀赋不足有关。

措施

（1）加强新生儿出生后的早期体检工作，提高检出率，防止漏诊、误诊。

（2）向家长宣传有关育儿的知识，如不要将新生儿或婴儿的髋关节伸直位包裹，以免导致髋关节发育不全，引起或加重髋关节脱位。

（3）新生儿均应穿连体袜套4个月，可预防及早治疗先天性髋关节脱位。

2. 有髋关节再脱位的危险

相关因素

（1）与家长缺乏相关知识有关；

（2）与先天髋臼发育不良有关；

（3）与外固定结扎松弛有关。

措施

（1）保持髋关节屈曲90°，外展外旋位，不允许随意去除固定装置。行牵引复位的患儿要做好牵引护理。

（2）对用蛙式板外固定的患儿在做好清洁护理时，勿去掉外固定，不要弄湿外固定敷料，根据医嘱决定连续使用的时间。

（3）根据治疗需要须更换外固定装置时，应由医护人员实施。更换石膏时应注意保持髋关节稳定，防止过多移动而发生再脱位。

（4）根据病儿年龄、病情、治疗方法等不同，外固定期限亦不同。拆除外固定的时间应由医生决定，病儿家长不可擅作主张。

3. 躯体移动障碍

相关因素

（1）与骨牵引有关。

（2）与外固定（石膏、蛙式板、连衣袜套等）有关。

（3）与手术有关。

措施

（1）做好大小便护理，勤换尿布，保证垫布清洁、干燥，每日定时为患儿清洗会阴部，既要防止大小便污染石膏支具，又要防止发生会阴部湿疹。

（2）保持患儿皮肤清洁，定期擦洗。

（3）对外固定牢固的病儿，可抱起在房间或室外玩耍，让病儿多呼吸新鲜空气，并保证必要的晒太阳时间。冬季应注意肢体保暖。

（4）帮助患儿进行患侧足趾的功能锻炼。较大患儿可做股四头肌的等长收缩运动。

（5）满足病人的一切生活所需和精神、心理需求，使病儿安静、愉快地接受治疗。

4. 有受伤的危险

相关因素

（1）与骨牵引位置不正确有关；

（2）与髋"人"字石膏外固定有关；

（3）与幼儿皮肤娇嫩、异物摩擦有关；

（4）与石膏外固定过紧有关。

措施

（1）对各种外固定一经固定稳妥后，及时检查对皮肤肢体有无擦伤。

（2）注意倾听幼儿啼哭及幼儿主诉，发现异常时注意观察血液循环，检查外固定装置，预防压疮发生及牵引位置异常引起患肢疼痛。

（3）保持石膏清洁、干燥、不变形。

（4）髋"人"字石膏固定后，要观察患儿有无石膏综合征，如腹痛、呕吐，呕吐物为胃内容物，一般无胆汁，呼吸窘迫，紫绀等情况，发现异常要及时检查原因并报告医生。

5. 饮食调节的需要

相关因素

（1）与久卧气虚有关；

（2）与脾胃虚弱有关。

措施

（1）根据患儿的饮食习惯，帮助家长制订合理的食谱。饮食宜高蛋白、高维生素、清淡、宜消化食物，少食多餐，以增加患儿的摄食量。

（2）久病体虚者可适当增加益胃健脾类的食物，如赤小豆、枣粥、莲子汤、八珍糕等。

（3）根据患儿的特点，制作口感、色彩鲜艳的食物。改掉以前好吃偏食的习惯，少食或不吃巧克力类的小食品，以免抑制食欲。特别是饭前 1 小时，禁吃零食。

6. 有呼吸窘迫的危险

相关因素

（1）与全麻未醒有关；

（2）与大量呕吐有关。

措施

（1）术后体位应去枕平卧，肩下垫一薄枕，头后仰且面部偏向一侧。

（2）氧气吸入，采用面罩式或导管式均可。

（3）密切观察患儿生命体征及神志变化。如病人突然出现屏气、唇甲紫绀、抽搐、牙关紧闭等症状，立即报告医生，紧急抢救。启开患儿牙关，清除分泌物，保持气道通畅；遵医嘱应用镇静止痉药；若呼吸停止，要立即采取口对口呼吸或气管插管等。

（4）如神志不清患儿突然大量呕吐，要及时启开牙关，快速吸引呕吐物，必要时采取口对口吸引，防止窒息的发生。

（5）备好抢救物品和药品。

第二十六节　人工髋关节置换术中医护理方案

人工髋关节是用生物相容性、机械性能良好、化学性能稳定、不引起过敏反应的金属材料制成的一种类似人体骨关节的假体。利用手术方法将人工髋关节来置换被疾病或损伤所破坏的髋关节面，其目的是切除病灶、清除疼痛、恢复关节的活动与原有的功能。

【辨证施护】

一、主要护理诊断/问题

1. 焦虑；
2. 疼痛；
3. 躯体移动障碍；
4. 有癃闭的可能；
5. 有便秘的可能；
6. 发热；
7. 潜在并发症：下肢肿胀；
8. 有人工髋关节脱位的危险。

二、护理措施

1. 焦虑

相关因素

（1）与担心预后有关；

（2）与不了解治疗方案有关；

（3）与对环境陌生有关。

措施

（1）热情接待病人，主动向病人介绍主管医生、专业护士、护士长及同室病友，使病人尽快适应新的生活环境，建立起新的人际关系。

（2）向病人讲解疾病的有关知识，并介绍治疗成功的病例，以消除其顾虑，增强其治疗疾病的信心。

（3）在制度允许的范围内，最大限度地保留病人的生活、饮食等习惯，使其心情舒畅。

（4）做好家属的工作，取得他们的积极配合。

（5）耐心倾听病人的诉说，解决病人的实际困难，使病人安心治疗。

2. 疼痛

相关因素

（1）与气滞血瘀有关；

（2）与手术损伤脉络有关。

措施

（1）保持病室安静，温、湿度适宜，床铺松软、舒适，减轻病人因心烦而加重疼痛。

（2）指导病人学会放松技巧，分散病人的注意力，不要刻意体会局部的感觉。

（3）患肢制动并抬高 150，外展中立，以减轻疼痛。

（4）耳穴压豆，取穴神门、交感、肾，每日按压数次，每次 3~5 分钟。

（5）必要遵医嘱给予止痛剂。

（6）观察刀口处有无红、肿、热及患肢温度、皮色、动脉搏动、感觉、运动等情况，以辨别疼痛的原因。

3. 躯体移动障碍

相关因素

（1）与疼痛有关。

（2）与医源性制度有关。

措施

（1）鼓励病人在床上进行限定范围内的活动，如进行股四头肌、臀肌的等长收缩法，患侧和健侧交替进行，每日 3~4 次，每次 20~50 次。术后 3 天内做髋、膝、踝关节的被动屈伸运动，以后逐渐过渡到主动运动，自控各个关节。

（2）术后 2 天协助患者扶助行器下床活动。

（3）协助病人解决生活所需，帮助病人建立新的生活自理技巧，如床上进饮食、洗漱、抬臀置便器等。

（4）生活常用品就近放置，便于病人取用。

4. 有癃闭的可能

相关因素

（1）与麻醉有关。

（2）与留置止痛泵有关。

（3）与不习惯卧位排便有关。

（4）与心理因素有关。

措施

（1）术前训练病人床上大小便及使用便器的方法。

（2）安慰病人放松紧张情绪，使其排尿，不要使膀胱过度充盈。

（3）热敷小腹，或轻轻自上而下按压腹部，听流水声，或用温水冲洗会阴部，以诱导排尿。

（4）针灸关元、气海、中极、三阴交、阴陵泉等穴，留针 15~20 分钟。

（5）给予开塞露塞肛，以通腑气，促使排尿。

（6）必要时遵医嘱用新斯的明 0.5 ~ 1 毫克肌肉注射，并观察排尿情况及其副作用。

（7）遵医嘱在无菌操作下行导尿术。

5. 有便秘的可能

相关因素

（1）与久卧气虚有关；

（2）与津少肠燥有关；

（3）与饮食偏细有关；

（4）与持续应用麻醉止痛泵有关。

措施

（1）改变饮食结构，给予宜消化、清淡的食物，如新鲜蔬菜、水果。术后早期不吃苹果、牛奶，以免肠胀气。禁食油炸、辛辣、肥甘之物。

（2）多饮水，每日 1500 ~ 2000 毫升。

（3）以脐为中心，顺时针按摩腹部，每次 20 ~ 30 圈，每圈至乙状结肠处做刮肠 10 次，即从上而下，以半圆弧形状刮至耻骨联合，以促进肠蠕动。

（4）可用番泻叶 6 ~ 9 克泡水代茶饮，或大黄片 4 ~ 6 片口服。

（5）每日定时送便器，使病人养成定时排便的习惯。

（6）如病人有便意，可用开塞露塞肛，必要时遵医嘱灌肠。

6. 发热

相关因素

（1）与瘀血郁久化热有关；

（2）与邪毒外袭有关；

（3）与组织吸收热有关；

措施

（1）观察体温的变化，如术后 1 周内体温不超过 38℃，伤口局部无红肿、热痛及外感症状应视为组织吸收热，不用作特别处理；如 1 周后体温仍持续不降，并有上升趋势，应报告医生，分析原因作相应的处理。

（2）鼓励病人多饮水，每日不少于 1500 ~ 2000 毫升，以补充体液，助热外达。

（3）汗出过多时应及时用干毛巾擦干，更换衣被，注意筹暖，防止外邪入侵。

（4）保持病室空气新鲜、流通，限制探陪人员，防止交叉感染。

（5）饮食宜清淡、易消化、高营养的食物，忌食辛辣、肥厚等助湿生热之品。

（6）保持引流管引流通畅，每日更换引流袋，保持刀口敷料清洁、干燥，如渗出较多时要及时更换。

7. 潜在并发症：下肢肿胀

相关因素

（1）与手术损伤脉络有关；

（2）与患肢长期制动有关；

（3）与气虚血瘀、脉络瘀阻有关。

措施

（1）术后患肢外展中立，抬高 15°。

（2）早期指导病人做股四头肌的等长收缩、髋部被动活动和踝关节、足趾的主动运动。

（3）教会陪护人员按摩患肢并指压有关穴位，如涌泉、三阴交、承山、足三里、阴陵泉、血海等穴，以活血通络、止痛。

（4）解除老年病人思想上的顾虑，克服依赖思想，遵医嘱尽早开始功能锻炼，以恢复正气。

（5）经常观察患肢有无肿胀、疼痛、紫绀、感觉异常、水肿等情况，并与健侧比较，发现异常及时报告医生。

（6）如有肿胀，可用芒硝 2000 克加冰片 10 克外敷患侧下肢，以渗湿利水消肿。

（7）遵医嘱使用抗凝溶栓药物，并观察牙龈、粘膜、眼、刀口、皮下等部位有无出血现象。

（8）如病人既往有下肢深静脉血栓形成的病史，要及时报告医生，以便及早采取预防措施。

8. 有人工髋关节脱位的危险

相关因素

（1）与活动不当有关；

（2）与体内假体松动、下陷有关；

（3）与病人对人工关节不适应有关。

措施

（1）术后置患肢保持外展中立位，两腿中间放置 T 形枕。

（2）术后 2 天可扶助行器下床活动。

（3）忌过度屈髋大于 90°，盘腿等动作。

（4）有意识地主动锻炼髋关节外展，以增强外展肌群的肌力。

第二十七节　痿证（格林巴利综合征）中医护理方案

急性炎症性脱髓鞘型多发性神经病又称格林巴利综合征，是以周围神经和神经根的脱髓鞘及小血管周围淋巴细胞及巨噬细胞的炎性反应为病理特点的自身免疫病。

本病与中医学的"肢痿"相类似，可归属于"痿痹"等范畴。

【诊断依据】

1. 发病特点

主症：发病前 1～4 周有呼吸道、胃肠道感染史或预防接种史。急性或亚急性起病，首发症状常为四肢对称性肢体无力（迟缓性瘫痪），可有感觉异常，如烧灼感、麻木、刺痛和不适感。

（1）运动障碍：四肢和躯干肌瘫是本病的最主要症状。一般从下肢开始，逐渐波及躯干肌、双上肢和颅神经，可从一侧到另一侧。通常在 1～2 周内病情发展至高峰。瘫痪一般近端较远端重，肌张力低下。如呼吸、吞咽和发音受累时，可引起自主呼吸麻痹、吞咽和发音困难而危及生命。

（2）感觉障碍：一般较轻，多从四肢末端的麻木、针刺感开始。也可有袜套样感觉减退、消失或过敏，以及自发性疼痛，压痛以腓肠肌和前壁肌角明显。偶而可见节段性或传导束性感觉障碍。

（3）反射障碍：四肢腱反射多是对称性减弱或消失，腹壁、提睾反射多正常。少数患者可因椎体束受累而出现病理反射征。

（4）植物神经功能障碍：初期或恢复期常有多汗、汗臭味较浓，可能是交感神经受刺激的结果。少数患者初期可有短期尿潴留，可由于支配膀胱的植物神经功能暂时失调或支配外扩约肌的脊神经受损所致；大便常秘结；部分患者可出现血压不稳、心动过速和心电图异常等。

（5）颅神经症状：半数患者有颅神经损害，以舌、咽、迷走神经和一侧或两侧面神经的外周瘫痪多见。其次为动眼、滑车、外展神经。偶见视神经乳头水肿，可能为视神经本身炎症改变或脑水肿所致，也可能和脑脊液蛋白的显著增高，阻塞了蛛网膜绒毛、影响脑脊液吸收有关。

体征：四肢腱反射常减低，少数患者可有肌肉压痛，偶有 Kernig 征和 Lasegue 征等神经根刺激症状。脑神经受累以双侧面神经麻痹常见。

年龄：多见于 40 岁以上的中老年人，青少年发病与遗传有关

诱因：饮食毒物所伤，久病房劳，跌打损伤，药物损害。外因：感受温毒，湿热浸淫。

2. 相关检查

脑脊液和肌电图检查

（1）脑脊液：有蛋白－细胞分离，即蛋白含量高而细胞数正常。

（2）肌电图：最初改变是运动单位动作电位降低，早期 F 波或 H 反射延迟，运动 NCV 减慢。

（3）腓肠神经活检：可见验证细胞浸润及神经脱髓鞘。

【证候分型】

病机以湿热为标，气血阴精亏损为本，兼挟证有痰、瘀等。病变所涉脏腑多在肺胃肝肾四经，其中肺为标，肝肾为本，脾胃则标本相兼（湿热为标，中虚为本）。治疗方面，早期以清热利湿为主，兼健脾益气，后期以健脾益气、补益肝肾、强筋健骨为主。

1. 肺热津伤证

主症：发病急，病起发热，或热后突然出现肢体软弱无力，可较快发生肌肉瘦削，皮肤干燥，心烦口渴，咳呛少痰，咽干不利，小便黄赤或热痛，大便干燥。舌质红，苔黄，脉细数。

治法：清热润燥，养阴生津。

代表方：清燥救肺汤加减。

常用药：人参、麦冬、生甘草、阿胶、苦杏仁、炒胡麻仁、生石膏、霜桑叶、炙枇杷叶。

2. 湿热浸淫证

主症：起病较缓，逐渐出现肢体困重，痿软无力，尤以下肢或两足痿弱为甚，兼见微

肿、手足麻木，扪及微热，喜凉恶热，或有发热，胸脘痞闷，小便赤涩热痛。舌质红，舌苔黄腻，脉濡数或滑数。

治法：清热利湿，通利经脉。

代表方：加味二妙散加减。

常用药：苍术、黄柏、萆薢、防己、薏苡仁、蚕砂、木瓜、牛膝、龟板。

3. 脾胃虚弱证

主症：起病缓慢，肢体软弱无力逐渐加重，神疲肢倦，肌肉萎缩，少气懒言，纳呆便溏，面色白或萎黄无华，面浮。舌淡苔薄白，脉细弱。

治法：补中益气，健脾升清。

代表方：参苓白术散合补中益气汤加减。

常用药：人参、白术、山药、扁豆、莲肉、甘草、大枣、黄芪、当归、薏苡仁、茯苓、砂仁、陈皮、升麻、柴胡、神曲。

4. 肝肾亏损证

主症：起病缓慢，渐见肢体痿软无力，尤以下肢明显，腰膝酸软，不能久立甚至步履全废，腿胫大肉渐脱，或伴有眩晕耳鸣，舌咽干燥，遗精或遗尿，或妇女月经不调。舌红少苔，脉细数。

治法：补益肝肾，滋阴清热。

代表方：虎潜丸加减。

常用药：狗骨、牛膝、熟地、龟板、知母、黄柏、锁阳、当归、白芍、陈皮、干姜。

5. 脉络瘀阻证

主症：久病体虚，四肢痿弱，肌肉瘦削，手足麻木不仁，四肢青筋显露，可伴有肌肉活动时隐痛不适。舌痿不能伸缩，舌质暗淡或有瘀点、瘀斑，脉细涩。

治法：益气养营，活血行瘀。

代表方：圣愈汤合补阳还五汤加减。

常用药：人参、黄芪、当归、川芎、熟地、白芍、川牛膝、地龙、桃仁、红花、鸡血藤。

【辩证施护】

一、护理评估

了解与本病证相关的因素，详细询问饮食习惯，有无过饥过饱，发病经过，有无肢体运动、感觉等障碍，严重程度，病程长短，有无高血压。心脏病、高胆固醇，心脑血管病史。

二、主要护理诊断/问题

1. 体温升高；
2. 筋肌痿软无力；
3. 吞咽困难；
4. 自理缺陷；

5. 悲观；

6. 有发生褥疮的危险，有误吸的危险；

7. 有呼吸困难的危险；

8. 有营养不良的危险；

9. 有废用综合征的危险。

三、护理目标

1. 密切观察病情，缓解不适，减轻症状；

2. 减轻焦虑，稳定情绪；

3. 注意生命体征的变化，必要时心电监护。保持呼吸道通畅，注意患者有无吞咽困难，不能吞咽的尽早鼻饲；

4. 注意患者皮肤及营养情况，定时翻身拍背，帮助其功能锻炼；

5. 增进自我防护能力和保健知识。

四、护理措施

（一）一般护理

1. 按内科一般护理常规。

2. 观察痿软发生的部位，肌肉萎缩的程度，皮肤感觉，肢体活动等，做好记录。

3. 重症患者应卧床休息。保持床铺平整干燥患者用护架或夹板固定保持功能位置，勿受压或负重。

4. 生活不能自理者，加强床边巡视及安全措施，防止跌倒，并主动做好生活护理。

5. 加强皮肤护理，预防褥疮；兼有便秘者应分别对症处理，发生癃闭或淋证者，可参照有关病症护理常规。

6. 痿躄肢体常有麻木及针刺感，甚至出现肌肉疼痛，护士或家属可协助被动肢体活动和肢体按摩，并配合针灸理疗等以促进气血循行、筋脉濡养。

7. 中药汤剂宜温服，观察服药后的效果及反应。

8. 有下列情况应立即报告医师，如呼吸变浅，微弱、发生紫绀、呼吸困难，甚至呼吸骤停等危象，并应作应急护理。

9. 病室环境要求整洁、安静，创造温馨氛围，肺热津伤者宜清爽湿润；湿热浸淫着宜干燥通风。

10. 做好宣传解释工作，解除病人顾虑、使病人懂得为了早日康复，减少生活不便预防并发症主动接受生活护理。

11. 根据病情一点一滴的训练病人力所能及的生活自理项目，使病人增强自信，减轻悲观失望情绪，促进健康。

12. 介绍本病的基本知识及特殊性，介绍本病临床治疗有效的实例，使病人树立坚持治疗的观念，不因一时的不效而气馁，增强治疗信心减轻悲观失望情绪。

13. 应用转移注意力法减轻悲观的心境，开展多样的精神生活护理，如聊天讲故事、听音乐、读书看报、看电视、邀亲友探视，以及进行功能锻炼等。

14. 做家属及亲友的思想工作动员他们多来探望病人，以鼓舞病人的生活情趣；多给予病人精神及生活的关爱，是病人感到生活的美好，增强治疗的信心。

15. 对早期轻症患者应鼓励加强肢体功能锻炼，逐步加强运动量，预防肌肉萎缩，重症患者应协助每日多做被动活动，或进行按摩。对于长期卧床不起·又不能自动变换体位的患者，在骨突出可用红花油做环形按摩。若病情较长者，根据具体病情及体质情况，可采用以下不同的方式进行锻炼：

（1）卧位式 缓慢抬头，有力后再进行仰卧起坐，平稳的挺胸、挺腰、抬臀，臀肌等。

（2）坐位式 患者坐于椅上，在医师或家人的保护下，练习举手（前举、侧举、上举）缓慢向前、后、左、右弯腰等。

（3）还可采用站立式或行走式，但只能适可而止，不宜劳倦过度。

16. 饮食调护

主食：可选择含维生素、蛋白质及多种物质丰富的主食，如粳米小麦小米等。

肉食：可选择含丰富蛋白质及 B 族维生素的猪肉鸡肉兔肉牛肉紫河车甲鱼牛猪蹄筋等。

水果：可选择含维生素丰富的水果，如芒果栗子梨葡萄等。

蔬菜：可选择含维生素、矿物质丰富的品种，如芹菜、菠菜、大白菜、番茄、蘑菇、荠菜等。总之饮食以清淡、高营养、多纤维食物为宜。

饮食禁忌 忌食肥腻辛辣醇酒等生痰助热、伤津耗气之品。

17. 加强瘫痪肢体的护理：

（1）肢体活动，被动运动，按摩 2~3 次/日，每次 20 分钟左右。

（2）一旦肌力恢复，鼓励病人加强主动运动的锻炼，不断促进神经、肌肉功能方面的恢复。

（3）肢体应用被架支托，并便其处于最大可能的正常功能位置，以放肢体的挛缩畸形。

18. 康复期护理

（1）每天用温水擦洗感觉障碍的身体部位，以促进血液循环和感觉恢复。

（2）保持床位整洁、干燥、无渣屑，防止感觉障碍的身体部分受损。

（3）注意给病人肢体保暖，但使用热水袋时，水温不宜超过 50℃，以防烫伤。

（4）给予肢体按摩和被动运动。

（5）协助翻身，每 2 小时 1 次，并做到勤按摩、勤更换、勤整理、勤擦洗，防止发生褥疮。

（6）经常给病人做知觉训练，如用纸、毛线等刺激浅触觉、温水刺激温度觉、用针灸刺激痛觉等。

（二）分型护理

1. 肺热津伤

（1）居室环境宜清爽通风，温湿度适宜。

（2）高热患者应每 4 小时测体温一次。热退汗出后，应及时更换衣被，加强皮肤护理。

（3）肺热津伤患者小便黄少，有些患者可出现遗尿，应保持单位干燥、平整、勤换勤洗。

（4）出现癃闭的患者可针灸或按摩，或以鲜柳叶煎水内服，或用金钱草、海金沙水煎代茶饮；必要时导尿、保留尿管。特别注意无菌操作及防泌尿系统感染。

（5）服用中药汤剂以温服为宜。

（6）患者亦可见心烦口渴，咳呛少痰，咽干不利之证候，应使患者保持心情平静，多饮水，或用鲜芦根煎水频服，即可减轻口渴咽干之证。必要时做雾化吸人，以稀释痰液，使痰液易于排出。

（7）肺热证有一定的流行性，好发于小儿，应入隔离室治疗。

2. 湿热浸淫

（1）居室干燥通风，避免潮湿阴暗。

（2）忌辛辣、肥甘等助湿生热之品，可给薏米仁醪（生薏仁、酒酿）、薏米粥等。

（3）患者四肢萎软，身体困重，应在病情允许情况下，多做户外锻炼。以利康复。

（4）偶有患者四肢麻木微肿，以下肢居多，可于休息时，抬高下肢，以利血液回流，减轻肿胀。

3. 脾胃虚弱

（1）饮食宜清淡，多吃具有益气健脾作用的饮食，如扁豆粥、薏仁粥、蜂蜜大枣粥．山药粥、黄芪粥等。

（2）此时肢体萎软无力，逐渐加重。肢体功能锻炼尤为重要。可于床上被动活动肢体，或借助床档、椅背、拐杖行自主运动，但勿过猛过急，必须由医护人员陪同，随时注意脉搏面色的变化。

（3）中药频服，每口2～4次，可提高药物吸收率。

（4）注意大便次数、形状；如有大便溏薄及时报告医生。

（5）加强病情观察。如发现呼吸变浅，呼吸困难或呼吸骤停，应证即报告医生并备好呼吸兴奋药。

（6）出现吞咽困难时，应予以鼻饲，以保证有充足的营养摄人，亦可避免咳呛造成窒息。

（7）解除患者思想顾虑，多做对症宣教。

4. 肝肾亏虚

（1）饮食富于营养滋补之品，可用猪棒骨煮汤后喝，或用枸杞泡酒饮用。

（2）做好皮肤护理，由于患者肢体萎废不用，或局部长期受压，气血运行受阻，肌肤筋脉失于濡养，极易发生褥疮故应于骨凸处加垫气圈、海棉，并保持衣被平整干燥，避免发生褥疮。

（3）多做床上肢体被动运动，并经常按摩四肢肌肉，以防止肌肉萎缩。保持肢体功能位，防止足下垂和足内翻。

（4）由于长期卧床，胃肠蠕动减慢，可致便秘。应予及时解决。

以上证型均配以

1. 针灸法

取穴：上肢瘫：大杼、曲池、阳溪、合谷、手三里；下肢瘫：肾俞、大肠、秩边、环跳、髀关、梁丘、足三里、三阴交、阳陵泉、悬钟。

随证配穴：上肢活动困难，可配肩贞、手三里、尺泽、外关；下肢抬腿困难可配风门、委中、血海、承山、昆仑、解溪。

辨证取穴：肺胃伤津去大椎、尺泽、曲池、合谷，用泻法，湿热浸淫去阴陵泉、行间、足临泣，用泻法；肝肾阴虚取肝俞、肾俞、太溪、三阴交，用补法。

以上各穴一般用弱刺激，也可配合电针。每日1次，10次为1个疗程。

2. 推拿法

选择的推拿方法主要是穴位推拿，一般先用摩法，逐渐改用揉法，从肢体远端到近端，约35分钟。

上肢瘫：坐位，自肩关节周围开始，然后从三角肌经肱三头肌，肱二头肌向肘关节，向下沿前臂腕部，往返数次。上肢可选缺盆、肩贞、曲池、尺泽、少海、大陵、阳池、阳溪、阳谷、气冲、环跳、手三里、合谷等穴。

下肢瘫：取肾俞、命门、气冲、阳陵泉、环跳、承扶、委中、承山、昆仑、足三里、三阴交、阳陵泉、绝骨、解溪。用揉法或推法，自上而下，先推后面，后推前面。

3. 捏脊法

以双手拇、示、中指从腰骶部皮肤捏起，沿脊柱向上捏捻，每捏3次，向上提拉1次，直至大椎穴。每日1次，每次捏6~8遍。

注意：急性期动作宜轻柔，恢复期手法可渐加重。7次为1个疗程。

4. 外洗法

老鹳草、伸筋草各30克，红花、续断各15克，水煎，药浴患处。用于筋骨屈伸不利。

5. 紫外线疗法

照射病变的脊髓节段神经根，Ⅱ~Ⅲ级红斑量（4~10个生物量），待红斑消退后再照射一次，每次递增1~2个生物量，6次1个疗程。用于消炎；止痛；对消除病灶，刺激再生有效。

第二十八节　痫症（癫痫）中医护理方案

痫症是一种发作性神志异常的疾病，因其发作时有类似羊叫吼的声音，故又称羊痫风，有根据其病位的头之巅，而被称为癫痫。"痫"，有间断发作之意。其临床特征为发作时突然晕倒，不省人事，两目上视，四肢抽搐，口吐涎沫，或有叫吼声，可自行缓解，醒后一如常人。相当于西医中的原发性和继发性癫痫。

【诊断依据】

1. 症状

痫症的发作特点为间歇性，阵发性的意识丧失，抽搐，并发出异常的声音，不治自能中止，醒后除疲乏外，一如常人，但对发作的情况没有记忆。

2. 体征

癫痫发作期间多无明显体征，少数患者可有神经系统损害体征；癫痫发作时可见眼球上视或向一侧偏转，瞳孔散大，对光反射消失，Babinski征阳性；部分患者发作后遗留暂时性局部肢体无力或轻瘫，称Todd瘫痪。

3. 相关检查

（1）脑电图：这是诊断癫痫最重要的辅助检查方法。许多患者在发作间期脑电图可见尖波，棘波，尖—慢波或棘—慢波等痫样放电，对电线诊断有特异性。

（2）神经影像学检查：可确定脑结构异常或病变，对癫痫有时可作出病因诊断，如颅内肿瘤，灰质移位等。头颅 MRI 较敏感，特别是冠状位和海马体积测量能较好的显示颞叶，海马病变。

4. 鉴别诊断

（1）癫痫临床虽较易诊断，然尚需与其他发作性疾病相鉴别。癔症性抽搐：本病多有情志刺激而诱发，虽有抽搐，但不呈僵直型或阵挛型，而是随意运动，因其神志清楚，不伴有咬舌，跌伤大小便失禁等症，抽搐时间较长癫痫为长，往往在他人的抚慰或治疗后方能中止，脑电图检查多无改变。

（2）晕厥：晕厥多发生于身体虚弱或血管神经功能不稳定的患者，往往在直立位置因紧张情绪，疼痛，出血（或见别人出血）或与通风不良的场所而发生。发作时面色苍白，较少出现咬破舌头，二便失禁的情况，且引起抽搐的时间较短，通常在 15 秒以下，而癫痫大发作可持续 50 秒。脑电图检查一般只出现慢波，间歇期往往正常。

（3）病症鉴别：痫症与中风，痉症，厥症：三者均有眩仆表现：痫症者眩仆后口吐涎沫，并发出吼叫声，不用药可自行苏醒，醒后一如常人；中风仆地无声，醒后多有半身不遂等后遗症；气厥之属实者，亦可突然无声厥仆，但意识可不全丧失，且无抽搐现象。痫症，痉症均可出现抽搐，但痫症持续时间短，痉症持续时间较长。

5. 护理问题 护理诊断

（1）短时间的意识丧失与大脑皮质神经元过度放电有关。

（2）有窒息的危险与唾液阻碍气道有关。

（3）有受伤的危险与昏仆抽搐有关。

护理目标

（1）神志转清

（2）不发生窒息

（3）无舌咬伤及外伤发生

【辩治要领】

1. 辩证要点

明确原发还是继发：一般来说，幼年起病者，多为原发性；青壮年新近发病而无家族史者，多为继发性。

辨别病情轻重：癫痫发作的时间有长有短，长则数时，短则数秒。间歇期有久有暂，可数日一发，或数月数年一发，也可每日发作，或日发数次。程序有重有轻，重者来势急骤，突然晕倒，不省人事，卒然号叫，抽搐延涌，二便失禁；轻者变现为短暂的意识丧失，既不跌倒，又无抽搐，患者往往突然停止原来的活动，中断谈话，或失落手中物件，有时头突然向前倾下，而又迅速抬起，一般持续 6~20 秒，发作停止，意识立即恢复。

区分痰浊浅深：初起正气未衰，痰浊尚浅，故即使发病却不重；病久正气日衰，痰浊益盛，故发作即频又重。

2. 诊疗原则

频繁发作时，以治标为主着重涤痰息风，开窍定痫。若痰涎壅堵喉间，可探吐逐痰。平时重在治本，宜健脾化痰，补益心肾。

【护理措施】

一、一般护理

（1）病室宜宽敞，尽量少陈设物品，床应加栏，以防突然发病致伤。

（2）生活有规律，切忌过劳。频繁发作者不宜单独外出活动，夜晚发作者应有专人陪护。

（3）重视精神护理，及时了解患者的精神状态。发现悲观失望者，注意稳定其情绪，帮助其树立战胜疾病的信心，避免再度精神刺激。

（4）饮食以清淡为宜，忌辛辣，肥甘厚味之品，禁烟酒。体虚明显者，可酌情加服猪心，猪脑以调补之。

（5）测体温宜放腋下，忌用测口腔温度的体温计，以防患者病情突然发作而咬断体温计。

二、观察要点

1. 观察发作时的症状表现，了解神昏，抽搐程度，发作的持续时间，有无吼叫声，瞳孔大小，痰涎壅塞状况，有无呼吸停止现象。

2. 仔细检查患者发作后有无口舌咬破，骨折或外伤现象。了解患者发作后精神萎缩，昏沉的状况。

3. 观察发作的诱因，了解发作的次数。

三、辩证施护

1. 风痰闭阻

主要症状：发作前可见眩晕，胸闷，乏力之先兆。发作时，重则突然晕倒，两目上视，抽搐口噤，咬牙涎壅，或吼叫，二便失禁；轻则短暂神志不清，精神恍惚而无抽搐，舌苔白腻，脉多弦滑。

护理措施

（1）病室环境：对发作期患者，应保持室内安静，避免惊叫及噪声，患者不宜受到强光刺激。

（2）饮食调护：平时加强饮食营养，饮食宜富营养，宜消化之品，戒烟酒及辛辣食品。宜长服疏利，健脾化痰之品，如柑橘，金菊饼，山药，薏米等，食疗方可选青果白金膏涤痰开窍（青果500g，郁金25g，白矾沫100g，蜂蜜适量）。

（3）情志调护：重视精神调摄，避免一切精神刺激，帮助患者树立战胜疾病的信心。

（4）药物内治：治以涤痰息风，开窍定痫为法，方选定痫丸加减。常用药有竹沥，石菖蒲，胆南星，半夏，天麻，全蝎，僵蚕，琥珀，远志，矾水郁金等。

（5）其他疗法：小发作者，一般不需特殊护理，让患者原地休息即可。大发作者，

208

因立即就地治疗，昏迷不醒者可掐人中，刺涌泉穴位，强刺激不留针。让患者平卧在地上或床上，适当顺势扶持抽搐的肢体，切勿强压，以免引起骨折；托住下颌，防止脱位；迅速解开衣扣或裤带及其他衣带束缚，及时清除痰涎，以利呼吸，防止引发呼入性肺炎；用毛巾手帕或以包纱布的压舌板，置于患者上下齿之间，防止咬伤口舌。若痫症持续发作，时间较长，应警惕出现危象，须积极配合抢救。如给予氧气吸入，遵医嘱应用镇静类药，静脉注射安定 10~20mg。合并脑水肿时，可予 20% 甘露醇 200ml，静脉滴注。二便失禁者，及时更换衣裤及床单被褥。痰多者可以雪羹汤煎汤代茶饮。

（6）药后观察：记录发作的频率和持续时间，观察发作的类型，是否伴有意识障碍，头痛，二便失禁等。应用抗癫痫药者不可骤然停药，若停药一定要缓慢逐步减量，直至停药，并且要注意观察长期服用抗癫痫药引起的副作用。

康复指导：平时避免劳累，发作频繁者不宜单独外出，不可去危险场所，如河边，铁路等，必要时有专人陪护。

2. 心肾亏虚

主要症状：常发不已，发时手足颤抖，但不甚强直，叫声如斯，发后精神萎靡，或昏沉欲睡，平时智力减退，言语不清，健忘，心悸，头晕目眩，腰膝酸软，神疲乏力，苔薄腻，脉细滑。

护理措施

（1）病室环境：发病后及时安排患者卧床休息，消除噪音，拉好窗帘。

（2）饮食调护：平时加强饮食营养，饮食宜富营养，宜消化之品，戒烟酒及辛辣食品。常服滋补肝肾之品，如黑芝麻、桑葚、猪腰等，食疗方法可选羊肝平肝汤补益肝肾（羊肝 50g，谷精草 10g，白菊花 10g，水煎服）。

（3）情志调护：避免劳逸过度及精神刺激，保持心情舒畅。

（4）药物内治：治以补益心肾，健脾化痰为法，方选大补元煎，六君子汤加减。常用药有熟地黄、山药、山茱萸、枸杞子、当归、杜仲、人参、甘草、石菖蒲、远志等。

（5）其他疗法：发作时协助医生抢救（参照风痰闭阻症处理）。睡眠不实者可用天王补心丹 6~9g，每晚服 1 次。肾虚明显者可服胎盘粉。

（6）药后观察：记录发作的频率和持续时间，观察发作的类型等。应用抗癫痫者不可骤然停药，并且要注意观察长期服用抗癫痫药引起的副作用。

（7）康复指导：生活要有规律，保证充足的休息和睡眠。不宜从事高空作业，不宜游泳，骑自行车等，以防病情突发而出现意外。

健康教育

（1）重视怀孕妇女的身心健康，切忌受惊吓，严禁服用某些影响胎儿脑部发育的药物。

（2）有癫痫家族史者，尤当注意精神调摄，避免过劳。

（3）既病之后，应防止悲观情绪的发生，鼓励患者树立战胜疾病的信心。

（4）不向单位隐瞒病史，不勉强承担不适合自己的工作，如高空作业等。

第二十九节　中风（脑梗死）中医护理方案

脑梗死（cerebral infarction，CI）又称缺血性脑卒中（cerebral ischemic stroke），是指因脑部血液循环障碍，缺血、缺氧所致的局限性脑组织的缺血性坏死或软化。属中医"中风"范畴。多因素体痰热内盛、阴虚阳亢或气血亏虚，遇饮食、情志、劳倦诱因等所致。以突然口舌歪斜、半身不遂、语言謇涩，或仅见口眼歪斜为主要临床表现。病位在心、脑、肝、肾。脑梗死发病率为 110/10 万，约占全部脑卒中的 60%～80%，临床上最常见的有脑血栓形成和脑栓塞。

（一）脑血栓形成（cerebral thrombosis，CT）是脑血管疾病中最常见的一种。是指颅内外供应脑组织的动脉血管壁发生病理改变，血管腔变狭窄或在此基础上形成血栓，造成脑局部急性血流中断，脑组织缺血、缺氧、软化坏死，出现相应的神经系统症状与体征，常出现偏瘫、失语。

【发病特点】

主症：多数病人在安静休息时发病，常在睡眠中发生，次晨被发现不能说话，一侧肢体瘫痪。病情多在几小时或几日内发展达到高峰，也可为症状进行性加重或波动。多数病人意识清楚，少数病人可有不同程度的意识障碍，持续时间较短。

兼症：常见为局灶性神经功能缺损的表现如失语、偏瘫、偏身感觉障碍等。

年龄：好发于中老年人，多见于 50～60 岁以上的动脉硬化者，且多伴有高血压、冠心病或糖尿病；年轻发病者以各种原因的脑动脉炎为多见；男性稍多于女性。

病因：脑动脉粥样硬化是脑血栓形成最常见的原因，高脂血症糖尿病等则往往加速脑动脉硬化的进展。其次是脑动脉炎、胶原系统疾病等。

（二）脑栓塞是由各种栓子（血流中异常的固体、液体、气体）沿血液循环进入脑动脉，引起急性血流中断而出现相应供血区脑组织缺血、坏死及脑功能障碍。

【发病特点】

主症：突起偏瘫，一过性意识障碍可伴有抽搐或有其他部位栓塞。严重者可突起昏迷、全身抽搐，可因脑水肿或颅内压增高，继发脑疝而死亡。

兼症：局限性抽搐、偏盲、偏瘫、偏身感觉障碍、失语等，意识障碍常较轻且很快恢复。

年龄：任何年龄均可发病，风湿性心脏病引起者以中青年为多，冠心病及大动脉病变引起者以中老年居多。

病因：栓子来源可分为心源性、非心源性、来源不明性三大类。心源性为脑栓塞最常见的原因。

【相关检查】

1. 血液检查　血常规、血糖、血脂、血液流变学、凝血功能。
2. 影像学检查

（1）CT 检查：是最常用的检查，发病当天多无改变，但可除外脑出血，24h 以后脑梗死出现低密度灶。脑干和小脑梗死 CT 多显示不佳。

（2）MRI 检查：可以早期显示缺血组织的大小、部位，甚至可以显示皮质下、脑干和小脑的小梗死灶。

（3）TCD：对判断颅内外血管狭窄或闭塞、血管痉挛、侧支循环建立程度有帮助，还可用于溶栓监测。

（4）放射性核素检查可显示有无脑局部的血流灌注异常。

（5）DSA：脑血管造影可显示血栓形成的部位、程度及侧支循环，但不作为脑梗死的常规检查。

【证候分型】

1. 肝阳暴亢型：证见：半身不遂，口舌歪斜，舌强语謇，眩晕头痛，面红耳赤，口苦咽干，心烦易怒，便秘尿黄，舌红或绛，苔黄或燥，脉弦有力。

2. 痰热腑实型：证见：半身不遂，舌强不语，口舌歪斜，口黏痰多，腹胀便秘，午后面红烦热，舌红，苔黄腻或灰黑，脉弦滑。

3. 风痰阻络型：证见：半身不遂，口舌歪斜，舌强言謇，肢体麻木或手足拘急，头晕目眩，苔白腻或黄腻，脉弦滑。

4. 气虚血瘀型：证见：半身不遂，肢体软弱，偏身麻木，舌强语謇，手足肿胀，面色淡白，气短乏力，心悸自汗，舌黯淡，苔薄或白腻，脉细缓或细涩。

5. 阴虚风动型：证见：半身不遂，肢体麻木，舌强语謇，心烦失眠，眩晕耳鸣，手足拘挛或蠕动，舌红或黯淡，少苔或光剥，脉弦细或数。

【辨证施护】

一、护理评估

1. 生命体征、意识、神志、瞳孔、肢体活动、语言表达等情况。
2. 生活方式及休息、排泄等状况。
3. 心理社会状况。
4. 辨证：临床上常将中风分为中经络和中脏腑两大类。中经络者一般无神志改变而病轻，中脏腑常有神志不清而病重。中脏腑者主要以脑出血为主，病灶范围大、密度高，病灶周围水肿重，脑室受压及中线移位明显，病损在里；中经络者以脑梗死为主，病灶呈小片状低密度灶，病灶周围水肿轻，脑室受压及中线移位少，病损在表。风火蔽窍、痰火闭窍、痰湿蔽窍、元气衰败之中脏腑证；肝阳暴亢、风痰阻络、痰热腑实、气虚血瘀、阴虚风动之中经络证。

（1）中经络：大部分患者神志清楚，少数患者有轻度的意识障碍。证见肌肤不仁，手足麻木，突然口眼歪斜，言语不利，口角流涎，半身不遂，舌质红，苔白腻，脉弦细。

（2）中脏腑：根据正邪情况有闭证和脱证之分。①闭证：邪闭于内，以痰浊为主，为实证。突然昏仆，不省人事，牙关紧闭，口禁不开，两手握固，大小便闭。可见气粗，鼻鼾，痰鸣。舌苔黄腻，脉弦滑数；②脱证：气脱于外，以正气外脱为主，为虚证。突然昏迷，面色苍白，目合口张，手撒汗多，遗尿，四肢厥冷，舌痿，脉细弱或微欲绝。

二、主要护理问题

1. 躯体活动障碍　与偏瘫或平衡能力降低有关。
2. 吞咽障碍　与意识障碍或延髓麻痹有关。
3. 语言沟通障碍　与大脑语言中枢功能受损有关。

三、护理目标

1. 病人能适应卧床或生活自理能力降低的状态，能采取有效的沟通方式表达自己的需要和情感，生活需要得到满足，情绪稳定，舒适感增强。
2. 能配合进行语言和肢体功能的康复训练，掌握进食的恰当方法，维持正常的营养供给；语言表达能力、躯体活动能力和吞咽功能逐步恢复正常。
3. 能描述可能导致受伤和感染的原因并采取积极应对措施，不发生受伤、误吸、压疮及各种感染。

四、护理措施

1. 一般护理
（1）按中医内科急症一般护理常规进行。
（2）卧床休息，取适宜体位，避免搬动。若呕吐、流涎较多者，可将其头偏向一侧，以防发生窒息；对烦躁不安者，应加床档保护。
（3）注意患肢保暖防寒，保持肢体功能位置。
（4）加强口腔、眼睛、皮肤及会阴的护理。用盐水或中药液清洗口腔；眼睑不能闭合者，覆盖生理盐水湿纱布；保持床单位清洁，定时为患者翻身拍背；尿失禁者给予留置导尿，定时进行膀胱冲洗。
（5）伴神昏者参照神昏护理。
2. 病情观察，做好护理记录。
（1）密切观察患者意识、生命体征、神志、瞳孔、四肢活动等情况。
（2）发生头痛、颈项强直、呕吐、呕血时，应报告医师，及时处理。
3. 给药护理
（1）服中药后避免受风寒，汗出后用干毛巾擦干。
（2）服药后观察患者病情的逆顺变化。
（3）及时记录服至宝丹、牛黄清醒丸、苏合香丸等辛香开窍、急救醒脑之品的时间，神志清醒后立即报告医师。
（4）服降压药、脱水药时，应观察血压变化，防止头晕，注意安全。
4. 饮食护理
（1）饮食宜清淡、少油腻、易消化，以新鲜蔬菜、水果为主。
（2）昏迷和吞咽困难者，可采用鼻饲，以保持营养。
5. 情志护理
（1）中风患者多为心火暴盛，应耐心做好情志护理。解除患者的恐惧、急躁等情绪，避免不良刺激。

（2）对神志清醒患者及家属进行精神安慰，使其消除紧张、恐惧、焦虑等不良情绪，积极治疗。

6. 临证（症）施护

（1）高热者，头部给予冰袋冷敷。

（2）元气衰败者，突然出现昏仆、不省人事、目合口开、手撒肢冷、脉微欲绝时，遵医嘱艾灸等救治。

（3）尿潴留者，可按摩腹部，虚者加艾灸，必要时遵医嘱行留置导尿。

（4）便秘者，遵医嘱给予通便中药内服。

7. 中经络者的辩证施护

（1）因正气不足，络脉空虚，风邪得以乘虚而入，引动痰湿流窜经络，至经络闭阻，气血流行不畅。证见肌肤不仁，手足麻木，口眼歪斜，语言不利，甚者半身不遂，舌苔白腻，脉浮滑。

治则：祛风通络，调和营卫。

（2）肾阴亏损，风火上亢。症见头痛，眩晕耳鸣，突发性口眼歪斜，语言不利，手足麻木，舌苔红或黄，脉弦洪大。

治则：平肝潜阳，化痰通络。

护理：①中经络者，神志尚清醒，或仅发生短时间轻度昏迷，但患者仍有紧张，恐惧心理，担心病情进一步发展，故应劝慰患者安心治疗，并且避免一切精神因素的刺激。②病室安静、空气新鲜、温湿度适宜、光线柔和。③注意勿使风直吹患者，可用屏风遮挡④口眼歪斜时，针刺的穴位有风池、太阳、下关、颊车、地仓、阳白、鱼腰等。⑤如患者口角流涎不严重，可给予一般饮食，但应忌食公鸡肉。因鸡属风禽，尤其是公鸡，有动风之虑，故慎用。⑥指导患者适当参加文娱活动和体育锻炼，以使其精神愉快，尽早康复。

【健康指导】

1. 生活起居指导

（1）创造一个良好的休养环境，居室宜朝阳，环境应安静、舒适、空气新鲜。

（2）穿着宽大、舒适、易穿脱的衣服，衣扣、鞋带可采用拉链或粘扣。注意保暖，根据天气的变化随时增减衣被，避免受凉加重病情。

（3）鼓励病人进行肢体主动与被动锻炼，每次活动各个关节30分钟，每日2次。同时护理人员及家属给予肌肉按摩，加强肢体的血液循环，减轻致残程度，提高生活质量。①肌肉无自主活动阶段：鼓励病人配合运动，需家庭护理人员帮助进行。病人必须思想高度集中，健肢带动患肢，让患肢做有意识的活动。护理人员需用语言鼓励，并在运动中配合口令，当肌肉痉挛时，应做意识放松练习。每次30分钟，每日2~3次。②肌肉有主动活动阶段：可坐位锻炼，逐渐增加锻炼的时间和次数，保持坐位平衡。上下肢锻炼，首先锻炼肌力，可用负重法或抗阻力练习。

（4）对失语的病人积极进行语言训练，鼓励其多与周围人交谈。

（5）保持良好个人卫生状况。保持皮肤、口腔清洁，经常为病人洗澡，修剪指甲。

（6）正确使用大小便器，要将病人臀部抬高后放人便器，避免拖拉病人或便器划伤病人皮肤。

（7）骨骼突出处适当垫气圈或海绵垫，防止形成压疮。

2. 情志指导

（1）鼓励病人说出自己对疾病的感觉，消除病人自卑感，通过各种途径满足病人生理、心理、社会等各方面的需求。

（2）讲解疾病的相关知识，并给病人健康宣教材料，让病人真正熟知疾病的康复过程，做到心中有数，树立信心，积极治疗。

3. 饮食指导

（1）低盐、低脂、低糖、高维生素饮食，如多食豆制品、银耳、黑木耳、蘑菇、芹菜、洋葱、鱼类、香瓜、木瓜、草莓、山楂、桃仁、葵花籽等。禁烟酒及肥甘辛辣之品。

（2）吞咽困难者应取坐位或头高侧位，食品要从健侧嘴巴放入，喂食速度缓慢，每次量要少，饭后检查两颊部有无食物残留，并清洁口腔。

4. 用药指导

（1）使用抗凝、扩血管药时应注意有无出血倾向及出凝血时间延长现象。

（2）用脱水剂治疗脑水肿时，要注意病人的心功能状态，有心力衰竭者慎用。

（3）对感染性栓塞的病人必须给予强有力的抗生素治疗，要按疗程用药，药量充分，不能见疾病有好转就停药或减量。

（4）应用利尿剂时，准确记录尿量，注意观察有无低血钾症状。

5. 预防指导

（1）保持心情舒畅，避免急躁恼怒、情志过激而使疾病再度复发；要积极预防原发疾病，对心血管病病人要定时查心律、脉搏、血压。

（2）生活起居有常，避免过劳，适当休息。随天气变化增减衣被，注意保暖。

（3）保持情志平和，培养乐观的生活态度。

（4）定时服药，防止形成新的血栓而致疾病复发。

（5）根据自身的情况，适当进行肢体功能锻炼及语言训练。

（6）保持大便通畅，避免用力过度，以免再发中风。经常食用含纤维素多的新鲜蔬菜、水果，以润肠通便。

（7）定期复查，测血压、血糖、血脂及做心电图等检查。一旦出现头痛、失语、偏瘫、偏盲、局限性癫痫发作或偏身感觉障碍时应立即送医院就诊。

第三十节　血瘀证（脑出血）中医护理方案

出血性中风属"血瘀证"范畴。中医认为"凡出血必离经，离经之血则为血瘀"。血在血管内的"结"、"滞"和在血管外的出血，均称为血瘀证。中风属本虚标实之证，本虚为气虚，标实为血瘀。

一、病因

中风的病因学说很多，不外"外风"与"内风"两端。唐宋以前主要以"外风"学说为主，多以"内虚邪中"立论，唐宋以后，金元时代，才提出以"内风"立论。认为中风的发病原因，内因是主要的或者是综合因素致病。

二、发病机制

中医认为，中风的发病与风、火、痰、气、血有密切关系，尤以肝风为主。其病理基础是年老体衰、气血亏虚、气血阴阳失调，加之忧思愤怒、饮食不节、寒温失调及操劳过度等均可致肝肾阴虚，肝阳暴亢，阳化风动，气血逆乱的病理状态。内风或逆乱的气血上冲脑部，并溢于脉外，脑髓受损，出现舌强语謇，肢体偏瘫，或神志昏蒙等。气血升降逆乱是出血性中风的主要发病机理。

三、辅助检查

血常规可有白细胞增高；重症急性期除白细胞增高外，可有蛋白尿、尿糖、血尿素氮和血糖增高。腰穿脑脊液压力增高且均为血性。CT、MRI、DSA 检查可早期发现脑出血部位、范围和数量，明确诊断。

四、诊断标准

1. 闭证（阳闭、阴闭）

（1）阳闭：肝阳暴张，风火挟痰，上蒙清窍。

证候：突然昏仆，不省人事，牙关紧闭，口噤不开，双手握固，半身不遂，二便失禁，面赤身热，喉中痰鸣，躁动不安，舌红或暗，脉弦或洪大，舌苔黄腻。

证候分析：肝阳暴张，阳升风动，气血上逆，挟痰火上蒙清窍，故突然昏仆，不省人事，风火痰热内闭经络，故见面赤身热，口噤不开，喉中痰鸣，躁动不安等：舌苔黄腻，脉弦滑数，均为痰热内闭之象。

（2）阴闭：痰湿阻滞，蒙闭心神。

证候：突然昏仆，不省人事，牙关紧闭，大小便失控，面白唇暗，静卧不烦，四肢不温，痰涎壅盛，舌暗苔腻，脉沉滑缓。

证候分析：痰湿偏盛，风挟痰湿上蒙清窍，内闭经络，故突然昏倒，不省人事；痰湿属阴故静卧不烦，痰湿阻滞阳气不得温煦，故四肢不温、面白唇暗，苔白腻，脉沉滑缓，均为痰湿内盛之象。

2. 脱证：元气败脱，心神散乱。

证候：突然昏仆，或由闭证转为脱证者。证见昏迷不醒，面色苍白，目合口开，手撒肢冷，大汗淋漓，呼吸短促或见歇止，大小便自遗，肢体软瘫，舌短缩，脉微欲绝，血压下降。

证候分析：阳浮于上，阴竭于下，有阴阳离决之势，正气虚脱，由于阴阳气血虚极所致：或继发于闭证者，则因风火上腾，痰热灼炼真阴，元气大伤而致脱。证见不醒人事，目合口开，鼻鼾手撒，舌痿，大小便失禁，呼吸低微，多汗不止，脉细弱而微，均属阴精欲绝、阳气暴脱之证。

3. 气虚血瘀，脉络瘀滞

证候：半身不遂，口舌歪斜，语言不利，神疲乏力，面色暗淡无华，舌暗或有瘀斑，苔薄白或薄黄，脉弦细。

证候分析：气为血帅，血为气母，气虚不能摄血，血溢脉外，离经之血，则为瘀血。病后正气大虚，气虚则血行无力而瘀滞，血瘀则经脉不通肢体，并瘀阻清窍，故见肢体偏瘫、语言蹇涩；气虚则面色无华，神静少语，无力推动，故见便秘；脉弦细，苔薄白或薄黄，舌暗或瘀斑，为气虚血瘀之象。

4. 肝肾亏虚，经脉失养

证候：肢体偏枯不用，麻木不仁，口舌歪斜，语言蹇涩，喉中痰鸣，或神识呆痴，头痛头晕，舌红少苔，脉弦细。

证候分析：肝肾阴亏，精血耗伤，经脉失其濡养故肢体偏枯，麻木不仁，口舌歪斜；肾精不能上荣咽喉，则语言不利；湿痰中阻故见精神呆痴；肝阳上亢则头痛头晕；舌红少苔，脉象弦细均为肝肾阴亏之象。

五、治疗

在治法上，采用标本兼治，"或攻或补"，皆以调气为先。根据"气为血帅，血为气母，气行则血行"，血随气行之大法。故采用益气活血化瘀为主及随证加减的方法来治疗出血性中风。脑出血病人在急性期多有意识障碍，属中风中脏腑范畴，中脏腑又分闭证与脱证。闭证以邪实内闭为主，属实证，急宜祛邪开窍；脱症以阳虚欲脱为主，属虚证，急宜扶正固脱。闭证又根据有无热证而分为阳闭与阴闭。闭证与脱证均属危重病人。"按急则治其标、缓则治其本"的原则辨证施治。但有部分脑出血无意识障碍的轻病人或由意识障碍转为清醒的恢复期和后遗症的病人，属于中风中经络范畴。其中以气虚血瘀、肝肾亏虚者居多。可采用标本兼治的方法，用于病情不尽相同，其治法各异。

1. 闭证（阳闭、阴闭）

（1）阳闭：

治法：先辛凉开窍，后用清肝熄风。

（2）阴闭：

治法：辛温开窍，豁痰熄风。

2. 脱证：元气败脱，心神散乱。

治法：益气回阳，救阴固脱。

3. 气虚血瘀，脉络瘀滞

治法：益气活血，化瘀通络。

4. 肝肾亏虚，经脉失养

治法：滋补肝肾，濡养经脉。

六、中西医结合治疗

近年来运用中医、中西医结合的方法，治疗出血性中风方面已取得许多进展，从而为本病的临床和实验研究提供了新的途径。脑出血急性期，凡有意识障碍者，属于中脏腑。其中有些病人，病情危重，按急则治其标的原则，根据病情轻重的不同程度，应及时给予脱水剂降低颅内压，并用冰帽局部降温有助于降颅压。同时投安宫牛黄丸1丸，灌服或鼻饲，以醒神开窍，当病情稳定后，采用标本兼治的方法，可用羚羊角汤加减，方中重用活血化瘀药物，以促进脑内血肿吸收，减轻脑水肿，缓解脑受压，从而改善神经系统功能的恢复。若意识障碍逐渐加深、出血量＞30ml、血肿呈外侧型者，可以考虑外科治疗，以抢救生命。当急性期症状已控制后，可服用中成药，配合针灸、按摩等康复治疗。

七、辩证施护

1. 护理评估

（1）病史和身体评估：多数病人来诊时，起病急，常有头痛、呕吐、肢体瘫痪、意识障碍、血压升高，严重时神志昏迷、瞳孔不等大。追问原因时，患者常有高血压或动脉粥样硬化，多数病人在白天有情绪激动、过度兴奋、劳累或用力排便、脑力紧张的活动时发病。

（2）心理社会资料：评估病人的家庭支持系统和经济基础对疾病的认识程度。长期患有高血压和动脉粥样硬化等疾病而未予以重视，少数病人在工作劳累时常有头痛、舌麻或手脚不灵。严重脑出血病人神志不清，家属处于紧张、恐惧的状态。

2. 主要护理诊断/问题

（1）意识障碍：与脑出血有关。

（2）舒适的改变：头痛与脑水肿颅内压增高有关。

（3）潜在并发症：脑疝、消化道出血。

（4）有便秘的危险：与长期卧床有关。

（5）有废用综合征的危险：与一侧肢体瘫痪有关。

3. 护理目标

（1）病人能够保持良好的意识水平，表现为神志清楚和意识障碍无进一步加重。

（2）患者头痛减轻或消失，感觉舒适。

（3）脑疝和消化道出血发生时能及时发现并处理。

（4）患者无便秘发生。

（5）患者无废用综合征的发生。

4. 护理措施：

（1）一般护理

①病情观察：病情观察是护理人员运用望、闻、问、切、仪器测量等方法，对病人的神志、瞳孔、脉搏、呼吸、血压、言谈举止、五官、舌苔、分泌物、排泄物、肢体活动等情况，进行细致观察及了解，并做出综合分析，判断是中经络还是中脏腑，是闭症还是脱症等，为辨证施护提供可靠依据。如发现异常及时报告医师进行处理。

②保持呼吸道通畅，头偏向一侧，防止口腔分泌物及呕吐物引起窒息，必要时做气管切开。

③危重病人应剪短指甲、去除发夹，以免损伤皮肤。取掉假牙，防止误入气管或吞入胃内。

④中枢性高热者，给物理降温，但头部禁用酒精。

⑤控制补液量和速度，以防突然脑压增高导致脑疝。用脱水剂时可快速给药，以保证脱水效果。随时观察血压、尿量变化及水、电解质紊乱情况，并记录出入液量。

⑥二便失禁者，要注意保持会阴部清洁干燥。必要时插导尿管，保留导尿。

（2）情志护理

祖国医学将情志过激因素列为致病因素之一（内因），认为精神、情志方面刺激太过，可以导致人体内脏功能失调而产生各种病证。《素问·阴阳应象大论》中还具体地说到各种不同的情志改变，可以引起不同脏器改变。如"怒伤肝"、"喜伤心"、"思伤脾"、"悲伤肺"、"恐伤肾"等。脑出血后，由于突然出现偏瘫，言语功能障碍，有的出现恐惧、焦虑的心情；有的出现悲观失望，对生活失去信心；有的忧心忡忡，担心经济；有的甚至出现愤怒的心情等。针对以上各种异常情志，做到有的放矢，做好情志护理，以助五脏之气得以畅和调适，早日恢复健康。同时做好治疗护理等一切操作前的宣教工作，如针灸护理前要对患者讲解针灸的常识，消除患者的思想顾虑，使其积极配合治疗和护理。

（3）生活起居护理

①病室环境脑出血后病人起初多数出现烦躁不安，床铺加床栏，防止坠床；温度一般18～20℃为宜，湿度50%～60%；光线稍微偏暗些；并且要限制探视人员及避免噪音。但是，具体还得辨证施护，如阳虚、寒证病人温度偏高些，湿度偏低些；而阳亢、热证病人，温度宜偏低些，湿度50%～60%，光线偏暗等。

②日常生活护理特别是急性期，要求绝对卧床。日常生活的护理至关重要，每天要做好口腔、皮肤、会阴的卫生清洁；衣裤要宽松，保持床单的干燥、整洁；并定时翻身拍背，预防压疮和肺部感染。

③动静结合发病第一周，以卧床休息为主，但要保持肢体的功能位，主要是正确掌握三种卧位的方法，目的是为了预防患侧肩下沉后缩，上臂内旋，屈肘，手指屈曲；病侧骨盆上抬，髋、膝关节伸直，足内翻下垂等废用综合征发生。一周以后可以在床上被动或主动运动；两周以后要加强肢体功能锻炼，使经络通畅，关节滑利，气血营卫调和。

（4）饮食护理

脑出血患者的饮食宜多样化，冷热要适宜。对有高血压、高血脂的宜清淡素食为主，多食蔬菜、水果、粗粮等多纤维的食物，保持大便通畅。脾胃虚寒者，可吃些温补脾胃的姜、枣、淮山药等；热症者，可吃些薏苡仁、绿豆、苦瓜等。

（5）中医护理

①急性期护理（发病第一周）按医嘱正确给药，特别是脱水药的使用。对中脏腑：阴闭者，给清心开窍、息风豁痰，用至宝丹温开水溶化鼻饲；阳闭者给芳香开窍，息风豁痰，用苏合香丸温开水溶化鼻饲。脱症者独参汤或参附汤鼻饲，也可以用艾条或隔姜灸气海、关元、神阙、百会等穴，以回阳固脱。此期一般不主张针刺，以免加重或再次脑出血。

②恢复期护理（发病一周以后）运用中医理论，实施辨证施护具有显著的疗效。

A：对半身不遂者，以疏通经络，宣导气血。取手足阳明经为主，辅以少阳经穴。一般患侧取穴，上肢取穴：肩髃、曲池、手三里、外关、合谷；下肢取穴：环跳、阳陵泉、足三里、解溪、昆仑。并随症加减，肝肾阴虚，风阳上亢加太冲、太溪、太阳，以滋阴潜阳，息风清热；经脉空虚，风邪入中加风池、大椎、合谷，以疏风泄邪。手法以泻法为主。

B：眼口歪斜者，以疏通经络，调和气血。取手足阳明经为主，患侧取穴：地仓、颊车、翳风、合谷、内庭、太冲。有抽动者用泻法，迟缓者用补法。

C：手足水肿取外关、曲池、足三里、丰隆等穴用补法针刺，用隔姜或盐灸效果更佳。

D：智力减退者，针刺百会、人中、印堂、哑门、巨阙。

（6）分型施护

①肝阳暴张，风火上扰

a）保持环境清静，注意通风，不宜过多过猛搬动病人。

b）饮食宜清淡而营养丰富，如小米粥、莲子粥、粳米粥，忌食辛辣，炙煿、厚味之品。

c）严密观察神志、血压变化，根据血压情况每日定时测量血压。

d）服中药汤药时，须防吞咽困难而致呛入气管。对神志不清或有吞咽障碍的病人，以采用鼻饲法为好。

e）加强皮肤护理，保持病床单位的整洁，定期为病人擦浴更衣，定时为病人翻身拍背，用红花酒精，三石散按摩涂擦受压部位及骨突处，防止褥疮发生。

f）平时应加强锻炼，增强体质，抵制外邪。

②痰浊蒙蔽，瘀血阻络

a）病室光线宜暗，取头高足低侧卧位，避免搬动。

b）鼻饲法给食一般在病发 7 天以后进行，可给米汤、果汁、菜汤等。饮食要营养丰富，易于消化，以低盐、低脂肪、低胆固醇饮食为宜，多食蔬菜、水果，少食肥甘厚味及辛辣之品，忌烟酒。

c）呕吐、痰涎较多，可将头偏向一边，以防窒息。必要时使用吸痰器及时吸出痰液及呕吐物。

d）若有缺氧症状，及时吸氧，注意呼吸道通畅、用氧浓度及流量，每日更换氧气管，以免引起鼻粘膜的损伤。

e）出现高热者，头部可用冰帽行物理降温。汗出甚多时，切忌汗出当风，随时用干毛巾将汗拭干，更换汗湿衣被。

f）经常保持血压平稳，避免过高过低而引起不适。

g）大便秘结者，可按摩腹部、鸠尾及上、次、中、下髎等穴位。并针刺关元、大肠俞、脾俞、足三里等穴，或服蜂蜜、番泻叶泡水等，以及用开塞露肛门灌入、灌肠等方法通便，必要时应戴手套掏取粪便。

h）尿潴留者，可针刺关元、气海、中极、肾俞、足三里、三阴交等穴位。

③痰热腑实，风痰上窜

a）病室须安静、卫生，随季节变化为病人增减衣服和调节室内温度。

b）饮食宜清淡易消化之半流质，忌辛辣甘肥之品，进食细嚼慢咽，可选用萝卜、冬瓜、桂圆、鱼、瘦肉、蛋、甲鱼等。

c）耐心做好情志调护，解除病人的恐惧、急躁等情绪，避免一切精神因素上的不良刺激。

d）中药少量多次频服，防止咳呛呕吐。

e）半身不遂者选穴针刺天突、手三里、肩髃、肩井、肩贞、曲池、外关、合谷、劳宫、环跳、风池、阳陵泉、足三里、绝骨、三阴交、内庭等。

f）失语者针刺廉泉、哑门，承浆、大椎等穴。

g）口眼歪斜而成双目闭合困难，可用凡士林或生理盐水纱布覆盖双眼，以免角膜干燥和损伤。

h）可在肩、肘、髋、膝、踝、手、足等部位进行手法按摩或循经推拿等，以帮助恢复肢体功能。也可用梅花针刺激患侧肢体，防止和治疗肌肉萎缩。

i）如出现失语，须进行耐心的语言训练，从最简单的语言开始逐渐强化大脑皮层，也可配合针灸治疗逐渐恢复说话能力。

八、健康教育

1. 脑出血病人应积极配合医生将血压控制在正常水平。当有血压升高，高血压性脑病或有出血倾向时，均应及时积极治疗，以免导致脑出血。

2. 脑出血后遗症的病人和家属都要掌握一些脑血管疾病防治方面的基本知识，了解脑出血的危险因素和诱发因素。避免情绪激动和不良刺激，戒烟，忌酒，注意劳逸结合，重视脑出血后遗症的先兆征象，当发现头晕、头痛、肢体麻木、昏沉思睡、性格异常时，要采取治疗措施，避免脑出血后遗。

3. 学习脑出血后遗症的护理和康复方法等等。

4. 了解一些有关脑出血后遗症的药物的用法、作用和副作用预防。

（1）一级预防：一级预防的基本思想是"健康比生病或死亡更好"。群体预防高危状态的方法具有更大的优势和潜力，特别是当危险因子广泛存在于人群中时，群体方法更为必需。脑出血最重要的危险因素是高血压，因此，控制高血压是预防脑出血的重要环节，对大多数收缩压超过 22.7kPa（170mmHg）的病人进行积极药物治疗仍不能预防约 2/3 的卒中。低盐饮食是预防高血压的病因之一，因为盐对血管壁有直接损害作用。长期锻炼身体可使血压下降，祖国医学中的气功对降血压有良好的作用。

（2）二级预防：二级预防着重于通过早期诊断和早期治疗来减少卒中较严重的后遗症。对已产生的疾病进行及时周到的治疗，包括早期康复的医疗措施。

（3）三级预防：三级预防的目的在于减轻疾病进一步发展和减少并发症，它是卒中治疗和康复医学的重要组成部分。对已引起不可逆的形态和功能改变时，也应采取积极的康复措施，发展功能代偿或给予辅助措施，以尽量恢复其生活能力，做到残而不废。康复方法，包括主动锻炼（医疗体育，作业疗法、气功疗法、生物反馈训练等）；被动治疗（各种理疗、针灸、按摩等治疗）；对某些机体功能起到调节或增强的作用，并能提高患者对长期残废的适应能力。

第三十一节　心悸（二尖瓣病变）中医护理方案

二尖瓣病变系风湿热后遗症，是慢性风湿性心脏瓣膜并损害中最常见的病变。临床表现是病变的瓣膜区出现相应的心脏杂音；心室、心房增大，后期出现心功能不全等。

【诊断依据】

1. 发病特点

主症：由于瓣膜炎症反复发作，瓣膜增厚并缩短、粘连和纤维化造成瓣膜关闭不全和狭窄。早期可无症状，随时间的推移产生心脏增大、心律失常（以心房颤动为主），逐步出现心悸、气急、浮肿、咯血、心力衰竭等。

兼症：可伴有风湿性关节炎，部分病例可发生心房血栓，血栓脱落可能导致脑栓塞或其它脏器的栓塞。。

年龄：多数病人为 20 至 40 岁的青壮年，女性稍多。

诱因：风湿外侵、心脉瘀阻、心体内虚、风热袭表、心脾两亏、脾肾阳虚（水气凌心）等。

2. 相关检查

①心电图：二尖瓣狭窄左心房扩大者呈现 P 波增高、增宽或双峰样，右心室肥厚、劳损，电轴右偏。二尖瓣关闭不全显示心电轴左偏、左心室肥厚、心肌劳损或传导阻滞。

②胸部 X 线：二尖瓣狭窄右心房、右心室亦可扩大。心脏收缩时，扩大的左心房向两侧膨胀性搏动是二尖瓣关闭不全特有的征象。

③心脏超声心动图：是诊断风湿性瓣膜病的最佳检查方法。正常成年人二尖瓣口面积为 $4 \sim 6 cm^2$。病变后二尖瓣瓣口面积可减小，$1.5 \sim 4 cm^2$ 为轻度狭窄，$1.0 \sim 1.5 cm^2$ 为中度狭窄，$1.0 cm^2$ 以下为重度狭窄。

【临床分型】

1. 二尖瓣狭窄：青壮年有见湿热病史，心功能代偿期可无症状，失代偿后，出现活动后气短、心悸，阵发性呼吸困难。严重时端坐呼吸，咯血等，晚期出现右心衰。明显二尖瓣面容（两颧及口唇紫红，心尖部触到舒张期震颤）。

2. 二尖瓣关闭不全：心功能代偿期可无症状，一般可心悸、活动后喘促、疲劳，乏力，咯血等左心功能不全。后期出现右心功能不全症状，如肝大，下肢浮肿。体征明显，心尖部可见搏动增强及触到有力的局限性抬举样冲动，叩诊心界向左下扩大。

【证候分型】

1. 心血瘀阻

症状：心悸不安，胸闷不舒，心痛时作，咳嗽甚则咯血，两颧紫红，唇甲青紫，舌质紫暗或有瘀斑。

治法：活血化瘀，理气通络。

2. 气血两虚

症状：心悸气短，头晕乏力，面色无华，睡眠欠佳，舌质淡红，脉细弱。

治法：补血养心，益气安神。

3. 心肾阳虚

症状：心悸眩晕，胸脘痞满，咳嗽喘急，甚则不得卧。浮肿尿少，手足不温，舌质淡紫，脉沉细而数或结代。

治法：温阳利水，左以扶正。

4. 脾肾阳虚（水气凌心）

症状：心悸如脱，形寒怯冷，咳嗽喘满，气短难续，四肢逆冷，面色虚浮，全身浮肿，自汗尿少。

治法：调肝健脾，滋阴益肾。

【辨证施护】

一、护理评估

了解与本病证相关的因素，详细询问饮食习惯，有无过饥过饱，发病经过，有无心绞痛的症状，发作的次数、部位、严重程度，每次发作持续时间、情绪等，有无高血压、高血脂、高胆固醇等其他心血管疾病。

二、主要护理诊断/问题

1. 咳嗽；
2. 咯血；
3. 心律失常；
4. 焦虑/恐惧；
5. 组织灌注改变（心、肺）；
6. 活动无耐力；
7. 知识缺乏：缺乏康复保健知识。

三、护理目标

1. 咳嗽、咯血减轻；
2. 减少焦虑，情绪稳定；
3. 无并发症发生：
4. 增进自我防护能力和保健知识。

四、护理措施

（一）一般护理

1. 病室应阳光充足、空气新鲜、温湿度适宜，特别强调环境安静，禁止大声喧哗。

2. 饮食以清淡为原则，以素食为主，忌食辛辣生冷、肥甘厚味、粘滑滋腻之品。心功能不全者应控制水分的摄入，饮食中适量限制钠盐，每日以 10 克（2 钱）以下为宜，切忌食用盐腌制品。服用利尿剂者应吃些水果如香蕉、桔子等。饮食宜有规律、定时定量、少食多餐、不宜过饱。

3. 情志不遂者要注意做好情志护理，稳定情绪，保持精神宁静，乐观愉快，劝告病人避免抑郁忧伤或紧张激动。

4. 房颤的病人不宜作剧烈活动。应定期门诊随访；在适当时期要考虑行外科手术治疗，何时进行，应由医生根据具体情况定。如需拔牙或作其他小手术，术前应采用抗生素预防感染。

5. 中药宜温服或热服，服药期间应注意情志舒畅，避免烦躁、恼怒，服药后可自行按摩中脘及两胁，以增强药效。

6. 风心病出现心力衰竭、心房颤动、脑栓塞等并发症时，应及时治疗。可在中医师的辨证基础上选用以下中成药：①属心阴亏损型宜滋阴养血，宁心安神。可服天王补心丹、朱砂安神丸。②属心气不足型宜养心益脾，温阳补气。可服归脾丸、柏子养心丸。③属心血瘀阻型宜通阳益气、活血化瘀。可服血府逐瘀丸、冠心苏合丸、复方丹参片等。

（二）健康指导

1. 不要过度进行体力劳动，但又不能消极静养。要经常参加体育锻炼，以不增加症状为度。

2. 每顿饭都不可以吃得过饱而增加心脏负担，宜少食多餐。食物宜细软，易于消化，清淡；不要食入过多的盐类，有心衰水肿时更要控制钠盐的摄入。

3. 要避免着凉、感冒，积极治疗扁桃腺炎等。

第三十二节　主动脉瓣病变中医护理方案

主动脉病变主要原因为风湿性心内膜炎。临床表现是病变的瓣膜区出现相应的心脏杂音；心室、心房增大，后期出现心功能不全等。风湿性心脏病（简称风心病）是常见的一种心脏病，是风湿病变侵犯心脏的后果，表现为瓣膜口狭窄和/或关闭不全，患者中女多于男。由于瓣膜炎症反复发作，瓣膜增厚并缩短、粘连和纤维化造成主动脉瓣膜关闭不全和狭窄。

【诊断依据】

1. 发病特点

主症：由于瓣膜炎症反复发作，瓣膜增厚并缩短、粘连和纤维化造成瓣膜关闭不全和狭窄。早期可无症状，随时间的推移产生心脏增大、心律失常（以心房颤动为主），逐步出现心悸、气急、浮肿、咯血、心力衰竭等。

兼症：可伴有风湿性关节炎，部分病例可发生心房血栓，血栓脱落可能导致脑栓塞或其它脏器的栓塞。

年龄：多数病人为20至40岁的青壮年，女性稍多。

诱因：风湿外侵、心脉痹阻、心体内虚、风热袭表、心脾两亏、脾肾阳虚（水气凌心）等。

2. 相关检查

①心电图：主动脉瓣狭窄心电图显示左心室肥厚、劳损，电轴左偏。主动脉瓣关闭不全显示电轴左偏、左心室肥厚，晚期可显示心肌劳损、缺血。

②胸部X线：心脏扩大呈靴形。

③心脏超声心动图：是诊断风湿性瓣膜病的最佳检查方法。正常成年人二尖瓣口面积为 $4 \sim 6 cm^2$。病变后二尖瓣瓣口面积可减小，$1.5 \sim 4 cm^2$ 为轻度狭窄，$1.0 \sim 1.5 cm^2$ 为中度狭窄，$1.0 cm^2$ 以下为重度狭窄。

【临床分型】

1. 主动脉瓣狭窄：重症者出现头昏，甚者晕厥，心绞痛，心律失常，甚或猝死。晚期出现呼吸困难、咳嗽、咯血等左心功能不全症状，体征为主动瓣区听到响亮粗糙的吹风样收缩期杂音，向颈部传导，并伴有收缩期震颤等。

2. 主动脉关闭不全：失代偿期可见心悸、头部有振动感，偶有心绞痛，重者出现阵发性呼吸困难，咳嗽等左心衰竭的表现。颈动脉及足背动脉搏动明显，心尖瓣搏动增强，向左下移位，呈抬举性。

【证候分型】

1. 心血瘀阻
症状：心悸不安，胸闷不舒，心痛时作，咳嗽甚则咯血，两颧紫红，唇甲青紫，舌质紫暗或有瘀斑。
治法：活血化瘀，理气通络。

2. 气血两虚
症状：心悸气短，头晕乏力，面色无华，睡眠欠佳，舌质淡红，脉细弱。
治法：补血养心，益气安神。

3. 心肾阳虚
症状：心悸眩晕，胸脘痞满，咳嗽喘急，甚则不得卧。浮肿尿少，手足不温，舌质淡紫，脉沉细而数或结代。
治法：温阳利水，左以扶正。

4. 脾肾阳虚（水气凌心）
症状：心悸如脱，形寒怯冷，咳嗽喘满，气短难续，四肢逆冷，面色虚浮，全身浮肿，自汗尿少。
治法：调肝健脾，滋阴益肾。

【辨证施护】

一、护理评估

了解与本病证相关的因素，详细询问饮食习惯，有无过饥过饱，发病经过，有无心绞痛的症状，发作的次数、部位、严重程度，每次发作持续时间、情绪等，有无高血压、高血脂、高胆固醇等其他心血管疾病。

二、主要护理诊断/问题

1. 咳嗽；

2. 咯血；

3. 心律失常；

4. 焦虑/恐惧；

5. 组织灌注改变（心、肺）；

6. 活动无耐力；

7. 知识缺乏：缺乏康复保健知识。

224

三、护理目标

1. 咳嗽、咯血减轻；
2. 减少焦虑，情绪稳定；
3. 无并发症发生；
4. 增进自我防护能力和保健知识。

四、护理措施

（一）一般护理

1. 病室应阳光充足、空气新鲜、温湿度适宜，特别强调环境安静，禁止大声喧哗。
2. 饮食以清淡为原则，以素食为主，忌食辛辣生冷、肥甘厚味、粘滑滋腻之品。心功能不全者应控制水分的摄入，饮食中适量限制钠盐，每日以 10 克（2 钱）以下为宜，切忌食用盐腌制品。服用利尿剂者应吃些水果如香蕉、桔子等。饮食宜有规律、定时定量、少食多餐、不宜过饱。
3. 情志不遂者要注意做好情志护理，稳定情绪，保持精神宁静，乐观愉快，劝告病人避免抑郁忧伤或紧张激动。
4. 房颤的病人不宜作剧烈活动。应定期门诊随访；在适当时期要考虑行外科手术治疗，何时进行，应由医生根据具体情况定。如需拔牙或作其他小手术，术前应采用抗生素预防感染。
5. 中药宜温服或热服，服药期间应注意情志舒畅，避免烦躁、恼怒，服药后可自行按摩中脘及两胁，以增强药效。
6. 风心病出现心力衰竭、心房颤动、脑栓塞等并发症时，应及时治疗。可在中医师的辨证基础上选用以下中成药：①属心阴亏损型宜滋阴养血，宁心安神。可服天王补心丹、朱砂安神丸。②属心气不足型宜养心益脾，温阳补气。可服归脾丸、柏子养心丸。③属心血瘀阻型宜通阳益气、活血化瘀。可服血府逐瘀丸、冠心苏合丸、复方丹参片等。

（二）健康指导

1. 不要过度进行体力劳动，但又不能消极静养。要经常参加体育锻炼，以不增加症状为度。
2. 每顿饭都不可以吃得过饱而增加心脏负担，宜少食多餐。食物宜细软，易于消化，清淡；不要食入过多的盐类，有心衰水肿时更要控制钠盐的摄入。
3. 要避免着凉、感冒，积极治疗扁桃腺炎等。

第三十三节　白疕（寻常性银屑病）中医护理方案

一、常见证候要点

1. **血热证**　新出皮疹不断增多，迅速扩大；皮损潮红，银白鳞屑，有筛状出血，瘙痒，可伴有尿黄，便干。舌质红，舌苔薄黄或白。

2. 血燥证　皮损淡红，干燥脱屑，可伴有皲裂，口干咽燥。舌质淡，舌苔少或薄白。

3. 血瘀证　皮损肥厚浸润，经久不退，颜色暗红，鳞屑附着紧密，女性可有痛经，舌质紫暗或有瘀点、瘀斑。

二、常见症状/证候施护

（一）皮损潮红、鳞屑

1. 观察皮疹部位、颜色、形状、鳞屑、有无出血点及同形反应。如突然出现全身弥漫性潮红、大量脱屑，并伴有高热等症状或皮肤瘙痒剧烈时，立即报告医生。

2. 禁用热水烫洗皮肤，避免外伤等。

3. 遵医嘱中药湿敷。

4. 遵医嘱中药涂药。

5. 鳞屑较多的患者宜在擦药前温水洗浴，轻轻去除鳞屑；皮损处留有其它药物时宜用棉球蘸植物油将其拭去；当患处结痂较厚时，用植物油或清热解毒软膏，如黄连膏、化毒散膏厚涂，待痂皮软化去除后再行涂药。

6. 头皮部位的皮损，擦药前宜把头发剪短；女患者不愿剪发时，可用梳子将头发分开再上药。

（二）皮损淡红、干燥脱屑

1. 观察皮疹部位、颜色、形状、鳞屑情况。

2. 遵医嘱中药药浴。

3. 遵医嘱中药薰洗。

4. 遵医嘱中药涂药。

（三）皮损肥厚浸润、经久不退

1. 观察皮疹部位、颜色、形状、鳞屑情况。

2. 遵医嘱中药涂药，涂后选用塑料薄膜或纱布封包患处。

3. 遵医嘱中药药浴。

4. 遵医嘱拔火罐，适用于肌肤丰厚处。

（四）瘙痒

1. 评估瘙痒程度，观察皮肤有无抓痕、血痂、感染，是否影响睡眠等。

2. 宜选用干净柔软的纯棉衣服，可用手轻轻拍打痒处。

3. 保持皮肤清洁，选用温和、刺激性小的洗涤用品，水温适宜。

4. 遵医嘱中药涂药。

5. 遵医嘱中药药浴。

6. 遵医嘱中频治疗：取曲池、内关、足三里、三阴交等穴。

7. 遵医嘱穴位贴敷：取神阙穴。

（五）便干

1. 评估排便的次数、量、性质。

2. 告知患者养成定时排便的习惯，指导进行腹肌锻炼。

3. 腹部按摩：取平卧位，以肚脐为中心，顺时针方向按摩腹部，以腹内有热感为宜。每日 2~3 次。

4. 遵医嘱穴位按摩：取胃俞、脾俞、关元、中脘、支沟、天枢等穴。

5. 遵医嘱耳穴贴压：取大肠、直肠、肺、便秘点等穴。

三、中医特色治疗护理

（一）药物治疗

1. 内服中药（详见附录1）。

2. 注射给药（详见附录1）。

（二）特色技术

1. 中药湿敷：适用于皮损色红者，药液温度20~25℃，以6~8层纱布浸湿，用双钳夹起或戴无菌手套将其挤干（以不滴水为度），将湿敷垫紧贴在患部（中间不能有空隙），每隔20分钟更换一次，持续时间40分钟，每日1~2次（其他详见附录2）。

2. 中药药浴：适用于血燥、血瘀证，皮损色暗或淡，静止或趋于消退者。遵医嘱中药煎汤浸浴，每次30分钟，每日或隔日1次（其他详见附录2）。

3. 中药熏洗：适用于血燥、血瘀证。遵医嘱中药煎汤，熏蒸温度50~70℃为宜，待药液降至38~42℃时拭洗，每日或隔日1次（其他详见附录2）。

4. 中药涂药：薄涂患部，揉擦使之均匀，每日1~2次。血瘀证，皮损肥厚浸润、经久不退的患者，宜厚涂，涂药后可选用塑料薄膜或纱布封包患处，每日1~2次。

5. 穴位贴敷：每次6~8小时，每日1次（其他详见附录2）。

6. 拔火罐：适用于血燥、血瘀证患者。在肌肤丰厚，皮损肥厚处，遵医嘱采用拔（走）罐法，每日或隔日1次（其他详见附录2）。

7. 耳穴贴压（详见附录2）。

8. 穴位按摩（详见附录2）。

四、健康指导

（一）生活起居

1. 保持床单位清洁，选用柔软、纯棉制品，减少摩擦。

2. 保护皮肤，勤修剪指甲，防止搔抓及强力刺激；禁用热水烫洗，避免外伤及滥用药物。

3. 保证充足睡眠，避免过度疲劳，避免风、湿、热邪侵入。

4. 鼓励患者加强健身和文体活动，可进行八段锦、太极拳等养生操锻炼。

（二）饮食指导

1. 血热证：宜食清热凉血、清淡的食品，如雪梨、藕粉、莲子、西瓜等。食疗方：绿豆百合汤、地黄马齿苋粥。多饮水、忌狗肉、巧克力、芒果等热性食物。

2. 血燥证：宜食调理脾胃、平补清补、滋阴润燥的食品，如瘦肉、蛋类、鸭肉等。

3. 血瘀证：宜食健脾利湿、活血散瘀的食品，如薏苡仁、山药、山楂、红糖等。

4. 瘙痒者禁食辛辣腥发动风的食品，如牛羊肉、鹿肉、狗肉、海鲜、辣椒、花椒等。

5. 皮损部位大量脱屑的患者，应提高蛋白质和微量元素摄入量，宜食禽、畜、蛋、奶、植物蛋白等，必要时可使用营养素补充剂。

6. 告知患者注意观察可能引起病情发作或加重的食物，对可疑食物避免食用。

7. 建议选用蒸、煮、炖等方法烹制食物，避免烟熏、炙烤、油炸等。

（三）情志调理

1. 多与患者沟通，采用倾听、言语开导、移情易性、顺情解郁、暗示调理等方法，及时疏导患者。

2. 鼓励家属多陪伴患者，给予良好的家庭和社会支持。

五、护理难点

患者情志失调

解决思路：

1. 对白疕病患者情志致病情况进行评估调查，如使用焦虑测评量表等。

2. 通过健康宣教、集体心理疏导和单独心理治疗等多层次干预，改善患者心理状态，减少情志致病，提高中医临床疗效和中医护理效果。如通过网络微博，宣传健身气功八段锦运动等。

3. 建立"银屑病患者病友会"，利用"世界银屑病日"、"银屑病患者关爱"等系列活动，开展医、护、患等多种形式的互动活动。

六、护理效果评价

附：白疕（寻常型银屑病）中医护理效果评价表

第三十四节　促脉证（阵发性心房颤动）中医护理方案

一、常见证候要点

1. 气阴两虚证：心中悸动，五心烦热，失眠多梦，短气，咽干，口干烦躁。舌红少苔。

2. 心虚胆怯证：心悸怔忡，善惊易恐，坐卧不安，恶闻声响，多梦易醒。舌质淡红，苔薄白。

3. 痰热内扰证：心悸，睡眠不安，心烦懊恼，胸闷脘痞，口苦痰多，头晕目眩，胸闷或胸痛。舌红苔黄腻。

4. 气虚血瘀证：心悸怔忡，气短乏力，胸闷心痛阵发，面色淡白，或面唇紫暗。舌质黯淡或有瘀斑。

二、常见症状/证候施护

（一）心悸

1. 严密观察心率、心律、呼吸、面色、血压等变化。重症患者遵医嘱持续心电监护。患者出现呼吸不畅、面色苍白、大汗或自觉濒死感时，报告医师并留置静脉通路，遵医嘱予吸氧、药物治疗，配合做好急救工作。

2. 心悸发作时，卧床休息，取舒适体位，尽量减少搬动患者；病室保持安静，避免噪音干扰，减少探视。

3. 遵医嘱中药泡洗。

4. 遵医嘱穴位贴敷，取关元、气海、膻中、足三里、太溪、复溜、内关、三阴交等穴。

5. 遵医嘱耳穴贴压，取心、肺、肾、神门、皮质下等穴；伴失眠者可配交感、内分泌等穴。

6. 遵医嘱穴位按摩，取神门、心俞、肾俞、三阴交、内关等穴；伴汗出者可加合谷穴。

（二）胸闷胸痛

1. 密切观察胸闷胸痛的部位、性质、持续时间、诱发因素及伴随症状，遵医嘱监测心率、心律、脉搏、血压等变化。绝对卧床休息，遵医嘱给予氧气吸入。出现异常或胸痛加剧、汗出肢冷时，报告医师，配合处理。遵医嘱用药，并观察服药后症状缓解程度。

2. 遵医嘱穴位贴敷，取心俞、膈俞、脾俞、肾俞、内关、膻中等穴。

3. 遵医嘱耳穴贴压，取心、神门、交感、内分泌、肾等穴。

4. 病情稳定时可遵医嘱中药泡洗。

5. 遵医嘱穴位按摩，取内关、神门、心俞、膻中等穴。

6. 遵医嘱艾灸治疗，取心俞、膈俞、膻中、足三里、内关、气海等穴；气虚血瘀者，给予隔姜灸，取心俞、膻中、关元、气海等穴；也可给予艾条灸，取足三里、内关等穴。气阴两虚、痰热内扰病证者慎用此方法。

（三）气短乏力

1. 卧床休息，限制活动，减少探视。

2. 加强巡视和生活护理，做好患者安全防护。

3. 遵医嘱中药泡洗。

4. 遵医嘱穴位贴敷，取内关、神门、关元、气海等穴。

（四）夜寐不安

1. 环境安静舒适，光线宜暗，床被褥松软适宜，避免噪音。

2. 遵医嘱穴位按摩，睡前按摩神门、三阴交、中脘等穴。

3. 遵医嘱耳穴贴压，取心、脾、神门、三焦、皮质下、肝等穴。

4. 遵医嘱中药泡洗，每晚睡前半小时遵医嘱予中药泡足。

三、中医特色治疗护理

（一）药物治疗

1. 内服中药：气阴两虚型、心虚胆怯型及气虚血瘀型中汤药剂宜热服；痰热内扰型中汤药剂宜温服；利水药需浓煎空腹或饭前服用；活血化瘀类中成药宜饭后服用（其他详见附录1）。

2. 注射给药

（1）严格按医嘱调节输注速度，可选用输液泵控制速度。

（2）严密观察药物反应，尤其抗心律失常药物的反应，如出现纳差、恶心、呕吐、头痛、乏力、黄绿视心律失常等症状，及时报告医生，予以处理。

（3）其他详见附录1。

（二）特色技术

1. 耳穴贴压（详见附录2）。

2. 中药泡洗（详见附录2）。

3. 穴位贴敷（详见附录2）。

4. 穴位按摩（详见附录2）。

5. 艾灸：应用华法林等抗凝药物的患者，避免应用（其他详见附录2）。

四、健康指导

（一）生活起居

1. 合理安排休息与活动，协助患者制定合理作息时间，不宜晚睡，睡前不宜过度兴奋。最好在上午、下午各有一次卧床休息或短暂睡眠的时间，以30分钟为宜。

2. 季节交替温差变化大时，注意预防感冒。

3. 发作期静卧休息，缓解期适当锻炼，根据患者情况制定活动计划，活动量应按循序渐进的原则，以不引起胸闷、心悸等不适症状为度，活动中密切观察患者心率、呼吸、血压变化，如有头晕、气促、汗出、胸闷痛等症状要停止活动，休息缓解，严重不适及时报告医生处理。

4. 指导患者养成每天定时排便习惯，排便时勿过于用力屏气，保持排便通畅。

（二）饮食指导

1. 气阴两虚证：宜食补气、性平、味甘或甘温，营养丰富、容易消化的食品，如大枣、花生、山药等。忌食破气耗气、生冷性凉、油腻厚味、辛辣的食品，避免煎炸食物。

2. 心虚胆怯证：宜食滋阴清热养阴安神的食品，如柏子玉竹茶。忌食辛辣香燥食品。

3. 痰热内扰证：宜食清化痰热，补中益气，滋养心阴的食品，如荸荠、甘蔗等；也可选用薏苡仁、大枣、山药、莲子等熬粥食用。

4. 气虚血瘀证：宜食补气、化瘀通络，行气活血的食品，如山药、菱角、荔枝、葡萄、鲢鱼、鳝鱼等。也可食用桃仁、油菜等活血祛瘀的食品。忌食破气耗气、生冷酸涩、油腻厚味、辛辣等食品。

（三）情志护理

1. 对心悸发作时自觉心慌恐惧的患者专人守护，稳定情绪。

2. 指导患者平淡静志，避免七情过激和外界不良刺激。消除患者的紧张心理，树立战胜疾病的信心和勇气，以利于疾病的好转或康复。

3. 告知患者诱发促脉证的各种因素，使患者对疾病有正确的认识，积极主动加强自我保健，提高患者的依从性。

五、护理难点

患者自我护理能力差，疾病复发率高。

解决思路：

1. 教会患者自测脉搏，甄别房颤节律，一旦疾病发作时能够早就医，以免延误病情。

2. 建立促脉证患者自我疾病认知调查档案，对患者及家属的疾病认知进行评估。提出护理问题，协同患者及家属共同制定护理计划，逐步实施。

3. 针对出院后的患者进行定期电话随访监控，出院后 15 天、30 天、60 天。随访内容为：用药依从性、生活起居规律性、自我疾病管理的自律性。提升患者自我护理能力。

六、护理效果评价

附：促脉证（阵发性心房纤颤）中医护理效果评价表

第三十五节　大肠息肉（结肠息肉）中医护理方案

一、常见证候要点

1. **湿瘀阻滞证**：大便溏烂不爽或粘液便，或见便下鲜红或暗红血液，或腹痛腹胀，或腹部不适，脘闷纳少。舌质偏暗或有瘀点、瘀斑，苔白厚或腻。

2. **肠道湿热证**：腹胀腹痛，大便溏泻，或粘液便，泻下不爽而秽臭，或有便血，或大便秘结，兼口渴喜饮，小便黄，肛门灼热坠胀，舌质偏红，舌苔黄腻。

3. **气滞血瘀证**：脘腹胀闷疼痛，或有刺痛，便秘、便血或大便溏烂，或有痞块，时消时聚，舌质偏暗或有瘀斑。

4. **脾虚夹瘀证**：见腹痛隐作，大便溏薄，便血色淡，神倦乏力，面色萎黄，纳呆，或畏寒，四肢欠温，舌质淡胖而暗，或有瘀斑、瘀点。

二、常见症状/证候施护

（一）腹痛

1. 密切观察腹痛的部位、性质、发作时间及诱发因素，腹部剧烈疼痛时，注意观察患者神志、血压、心率变化。

2. 疼痛发作时，宜卧床休息。

3. 遵医嘱穴位贴敷，取中脘、天枢、胃俞、关元等穴。

4. 遵医嘱耳穴贴压，取大肠、脾、胃、神门、交感、腹、内分泌等穴。

5. 遵医嘱穴位注射，取天枢、三阴交、足三里等穴。

6. 遵医嘱艾灸，取关元、天枢、大肠俞等穴。

7. 遵医嘱穴位按摩，取足三里、大肠俞、天枢等穴。

8. 遵医嘱红外线照射，取神阙、天枢、关元、气海等穴。

（二）泄泻

1. 观察大便的频率、次数、颜色、性状等，观察是否有脱水及电解质紊乱发生，并及时报告医师。

2. 保持肛门及会阴部的清洁，便后用软纸擦拭，用温水清洗。

3. 遵医嘱艾灸（回旋灸）腹部，取神阙、中脘、天枢、关元、气海等穴。

4. 遵医嘱耳穴贴压，取小肠、大肠、胃、脾等穴。

5. 遵医嘱穴位贴敷，取天枢、神阙、关元等穴。

6. 遵医嘱穴位按摩，取足三里、大肠俞、天枢等穴。

（三）便秘

1. 餐后1～2小时可顺时针按摩腹部促进肠蠕动。

2. 遵医嘱穴位按摩，取天枢、上巨虚、大肠俞等穴。

3. 遵医嘱耳穴贴压，取大肠、直肠、脾、皮质下、便秘点等穴。

三、中医特色治疗护理

（一）药物治疗

1. 内服中药（详见附录1）。

2. 注射给药（详见附录1）。

（二）特色技术

1. 穴位贴敷（详见附录2）。

2. 穴位注射（详见附录2）。

3. 艾灸（详见附录2），回旋灸：以神阙为中心，上、下、左、右旁开1～1.5寸，时间5～10分钟。

4. 耳穴贴压（详见附录2）。

5. 穴位按摩（详见附录2）。

6. 红外线照射：运用红外线在相应穴位进行照射，探头距离患者皮肤30cm，每次照射30分钟。

四、健康指导

（一）生活起居

1. 腹痛急性发作时宜卧床休息。

2. 减少增加腹压的姿势，如下蹲、屏气。不宜久坐、久立、久行和劳累过度。

（二）饮食指导

1. 湿瘀阻滞证：宜食行气化湿的食品，如陈皮、薏苡仁、姜黄，少食马铃薯、汽水等。忌食生冷油腻的食品。

2. 肠道湿热证：宜食清利湿热的食品，如白萝卜、荸荠、蒲公英、百合、马齿苋等，多吃蔬菜水果，保持大便的通畅。忌食辣椒、酒等。

3. 气滞血瘀证：宜食补脾理气的食品，如柑橘、姜、海带、白萝卜、桃仁。少食甘薯、芋艿、蚕豆、栗子等容易胀气的食品。忌食冷饮、雪糕。

4. 脾虚夹瘀证：宜食健脾理气的食品，如山药、瘦猪肉、羊肉、白扁豆等。忌食生冷油腻的食品。

5. 指导便秘患者多饮水，多吃蔬菜水果，平时可饮蜂蜜水，保持大便的通畅。

（三）情志调理

1. 患者出现情绪烦躁时，使用安神静志法，指导患者闭目静心全身放松，平静呼吸。也可指导患者通过适当运动、欣赏音乐、书法、绘画等移情易性，保持乐观开朗情绪。

2. 鼓励病友间多沟通交流疾病防治经验，提高认识，增强治疗信心。

五、护理效果评价

附：大肠息肉（结肠息肉）中医护理效果评价表

第三十六节　丹毒中医护理方案

一、常见证候要点

湿热毒蕴证：发于下肢，局部红赤肿胀、灼热疼痛，或见水疱、紫斑，甚至结毒化脓或皮肤坏死；或伴恶寒发热，胃纳不香。舌质红，苔黄腻。

二、常见症状/证候施护

（一）局部红赤肿胀

1. 卧床休息，避免劳累。告知患者戒烟、酒。

2. 抬高患肢30°～40°，穿着合适的鞋袜和棉制衣物，避免穿着化纤毛织品，减少摩擦、搔抓，避免强烈阳光直射患部皮肤。

3. 观察红赤肿胀的部位、性质、范围，每日定时、定位用软尺测量患肢肿胀部位的周径，以了解肿胀变化情况。患侧肢体严禁静脉输液。

4. 每日用碘伏消毒清洗创面。尽可能暴露水肿部分，避免翻身时擦伤、剥脱、局部挤压，防止炎症扩散。

5. 遵医嘱中药泡洗（未溃期）。

6. 遵医嘱中药外敷。

7. 遵医嘱中药湿敷。

8. 遵医嘱中药熏洗。

9. 遵医嘱中药熏蒸。

（二）发热

1. 监测体温等情况。寒战者注意保暖，加盖衣被。高热者遵医嘱采取相应的退热措施。

2. 鼓励患者多饮水约1500～2000ml/天，遵医嘱可选用清热解毒中药煎汤代茶频频饮服，如菊花、金银花等。

3. 遵医嘱穴位按摩，取大椎、合谷、曲池等穴，按摩手法用泻法。

（三）疼痛

1. 观察疼痛的性质、部位、程度、持续时间。

2. 遵医嘱穴位按摩，取合谷、内关、足三里等穴。

3. 遵医嘱耳穴贴压，取神门、脑、交感、枕、肾上腺、皮质下等穴。

4. 遵医嘱中药外敷。

5. 遵医嘱中药湿敷。

6. 遵医嘱中药塌渍。

（四）水疱

1. 水疱超过3cm者，遵医嘱抽吸疱液。

2. 保持局部皮肤清洁，忌用强刺激性沐浴品及热水烫洗局部皮肤，避免摩擦、搔抓及强烈阳光直接照射皮肤等，以免造成再次感染。

3. 遵医嘱中药外敷。

三、中医特色治疗护理

（一）药物治疗

1. 内服中药（详见附录1）。

2. 注射给药（详见附录1）。

3. 外用中药（详见附录1）。

（二）特色技术

1. 中药外敷：药物涂抹厚度约1~2mm，敷药面积应超过红肿部位1~2cm，一般敷药4~6小时（其他详见附录2）。

2. 中药湿敷：适用于周围皮肤瘙痒、渗出较多或伴有水疱糜烂者，每日2次。温度以24~31℃为宜，定时淋药以保持局部湿润。一般敷药4~6小时（其他详见附录2）。

3. 中药熏蒸：适用于肢体肿胀、疼痛、溃疡创面不敛、久不收口者等。应用中药熏蒸设备，喷气口与皮肤之间最佳距离为25~30cm，防止烫伤（其他详见附录2）。

4. 中药熏洗：早期不宜选用，一周后若局部红肿减轻，颜色转淡红，可行中药熏洗，每日1次（其他详见附录2）。

5. 中药塌渍（详见附录2）。

6. 中药泡洗：每日1~2次，每次30分钟（其他详见附录2）。

7. 穴位按摩（详见附录2）。

8. 耳穴贴压（详见附录2）。

四、健康指导

（一）生活起居

1. 注意与他人隔离，洁具专用，每日用温水洗脚，忌用热水烫洗局部皮肤。

2. 有足癣者，可用纯米醋或白醋，加温至30℃，每晚睡前泡脚一次，以浸入患处即可，每次30分钟。

（二）饮食指导

指导患者宜食清热利湿，富含维生素、高蛋白和烟酸的食品，如扁豆、赤小豆、绿豆、冬瓜、苦瓜、猕猴桃、鲜油菜叶、蛋、奶、花生、香菇、蕃茄等。忌食辛辣刺激、肥甘厚味的食品，如羊肉、鲐鱼、香椿、虾、蟹、葱、蒜、辣椒等。

（三）情志调理

1. 对待对病情不了解，对治疗护理产生顾虑的患者，制定健康教育手册，并按手册内容多与患者及家属沟通，使其消除顾虑配合治疗。

2. 对待焦虑、抑郁的患者，采用言语开导法及移情疗法。

3. 对待疼痛紧张的患者，采用放松疗法，并指导患者练习各种养生保健操：放松操、拍打操、太极拳等。

4. 组织形式多样、寓教于乐的病友活动，开展同伴支持教育，鼓励病友间多沟通交流防治疾病的经验，介绍成功的病例。鼓励家属多陪伴患者给予情感支持。

五、护理效果评价

附：丹毒中医护理效果评价表

第三十七节 胆胀（胆囊炎）中医护理方案

一、常见证候要点

（一）肝胆郁滞证：右胁胀满疼痛，痛引右肩，遇怒加重，胸闷脘胀，善太息，嗳气频作，吞酸嗳腐。苔白腻。

（二）肝胆湿热证：右胁胀满疼痛，胸闷纳呆，恶心呕吐，口苦心烦，大便粘滞，或见黄疸。舌红苔黄腻。

（三）气滞血瘀证：右胁刺痛较剧，痛有定处而拒按，面色晦暗，口干口苦。舌质紫暗或舌边有瘀斑。

（四）肝郁脾虚证：右胁胀痛，倦怠乏力，情绪抑郁或烦躁易怒，腹胀，嗳气叹息，口苦，恶心呕吐，食少纳呆，大便稀溏或便秘。舌淡或暗，苔白。

（五）胆腑郁热证：右胁灼热疼痛，或绞痛或胀痛或钝痛或剧痛。疼痛放射至右肩胛，脘腹不舒，恶心呕吐，大便不畅或见黄疸或伴发热。舌质红，苔黄。

二、常见症状/证候施护

（一）右胁疼痛

1. 观察疼痛的部位、性质、程度、持续时间、诱发及缓解因素，与饮食、体位、睡眠的关系。若疼痛剧烈、可能有出血或出现休克现象者，立即报告医生。

2. 急性发作时宜卧床休息，给予精神安慰；禁饮食，密切观察病情变化。

3. 遵医嘱穴位贴敷，取胆囊穴、章门、期门等穴。

4. 遵医嘱穴位按摩，取右侧肝俞、右侧胆俞、太冲、侠溪等穴。

5. 遵医嘱耳穴贴压，取肝、胆、交感、神门等穴。

6. 遵医嘱穴位注射：取胆囊等穴。

7. 遵医嘱肝病治疗仪治疗。

（二）右胁胀满不适

1. 观察胀满的部位、性质、程度、时间、诱发因素及伴随症状。
2. 鼓励患者饭后适当运动，保持大便通畅。
3. 腹部行顺时针方向按摩。
4. 遵医嘱穴位贴敷，取脾俞、胃俞、神阙、中脘等穴。
5. 遵医嘱穴位注射，取足三里、胆囊等穴。
6. 遵医嘱耳穴贴压，取肝、胆、大肠、交感等穴。
7. 遵医嘱穴位按摩，取胆囊、天枢等穴。

（三）嗳气、恶心、呕吐

1. 观察嗳气、恶心、呕吐的频率、程度与饮食的关系。
2. 指导患者饭后不宜立即平卧。
3. 呕吐患者汤药宜少量频服，服药前用生姜汁数滴滴于舌面或姜片含于舌下，以减轻呕吐。
4. 遵医嘱穴位注射，取双侧足三里、胆囊等穴。
5. 遵医嘱穴位按摩，取合谷、中脘、胆囊等穴。
6. 遵医嘱耳穴贴压，取胆囊、胃、内分泌、交感、神门等穴。
7. 遵医嘱艾灸，取脾俞、胃俞、中脘、足三里等穴。
8. 遵医嘱穴位贴敷，取肝俞、胆俞、中脘、足三里等穴。

（四）纳呆

1. 观察患者饮食状况、口腔气味及舌质、舌苔的变化，保持口腔清洁。
2. 遵医嘱穴位按摩，取脾俞、胃俞、中脘、阳陵泉等穴。
3. 遵医嘱耳穴贴压，取脾、胃、小肠、大肠、神门等穴。
4. 遵医嘱穴位贴敷，取中脘、胃俞、足三里等穴。

（五）发热

1. 观察体温变化。
2. 保持皮肤清洁，汗出后及时擦干皮肤、更换衣被，忌汗出当风。
3. 遵医嘱穴位注射，取曲池等穴。

三、中医特色治疗护理

（一）药物治疗

1. 内服中药
（1）肝郁脾虚证中药宜温服，恶心呕吐者宜浓煎频服，湿热证者宜凉服。
（2）服用含有大黄成分的中成药后，要注意观察大便的次数及性质，尤其关注年老体弱的患者。
（3）其他见附录1。
2. 注射给药（详见附录1）。

（二）特色技术

1. 穴位贴敷（详见附录2）。

236

2. 耳穴贴压（详见附录2）。

3. 穴位注射（详见附录2）。

4. 穴位按摩（详见附录2）。

5. 艾灸（详见附录2）。

四、健康指导

（一）生活起居

1. 病室安静、整洁、空气清新，温湿度适宜。

2. 急性发作时宜卧床休息。

（二）饮食指导

1. 肝胆郁滞证：宜食疏肝利胆的食品，如苦瓜、芹菜、白菜、丝瓜等。忌食壅阻气机的食品，如豆类、红薯、南瓜等。

2. 肝胆湿热证：宜食清热利湿的食品，如薏苡仁、黄瓜、芹菜、冬瓜等。

3. 气滞血瘀证：宜食疏肝理气，活血祛瘀的食品，如山楂、大枣等。

4. 肝郁脾虚证：宜食疏肝健脾的食品，如莲藕、山药等。

5. 胆腑郁热证：宜食清热泻火的食品，如冬瓜、苦瓜、菊花泡茶饮等。

（三）情志调理

1. 多与患者沟通，了解其心理状态，指导其保持乐观情绪。

2. 指导患者采用移情相制疗法，转移其注意力。针对患者焦虑或抑郁的情绪变化，可采用暗示疗法或顺情从欲法。

3. 鼓励家属多陪伴患者，给予患者心理支持。指导患者和家属了解本病的相关知识，掌握控制疼痛的简单方法，如深呼吸、全身肌肉放松、听音乐等。

4. 鼓励病友间多沟通，交流疾病防治经验，提高认识，增强治疗信心。

五、护理难点

患者建立正确的饮食习惯较困难

解决思路：

1. 利用多种形式向患者及家属介绍食疗及养生方法。

2. 利用图表等形式向患者演示饮食不当诱发胆囊炎的机理，使患者了解疾病与饮食的相关性，并嘱家属协同做好督促工作。

3. 定期进行电话回访，鼓励坚持正确的饮食习惯。定期门诊复查，筛查危险因素，进行针对性干预。

六、护理效果评价

附：胆胀（胆囊炎）中医护理效果评价表

第三十八节 肺胀（慢性阻塞性肺疾病稳定期）中医护理方案

一、常见证候要点

1. 肺脾气虚证：咳嗽，喘息，气短，动则加重；神疲、乏力或自汗；恶风，易感冒；纳呆或食少；胃脘胀满或腹胀或便溏；舌体胖大或有齿痕，舌苔薄白或腻。

2. 肺肾气虚证：喘息，气短，动则加重；乏力或自汗；易感冒，恶风；腰膝酸软，耳鸣，头昏或面目虚浮；小便频数、夜尿多，或咳而遗尿；舌质淡、舌苔白。

3. 肺肾气阴两虚证：喘息，气短，动则加重；自汗或乏力；易感冒；腰膝酸软；耳鸣，头昏或头晕；干咳或少痰、咳嗽不爽；盗汗；手足心热；舌质淡或红、舌苔薄少或花剥。

二、常见症状/证候施护

（一）咳嗽、咳痰

1. 取舒适体位，指导患者有效咳嗽、咳痰、深呼吸的方法。卧床患者定时翻身拍背，痰液无力咳出者，予胸部叩击或振动排痰。

2. 遵医嘱耳穴贴压，取肺、气管、神门、皮质下等穴。

3. 遵医嘱拔火罐，取大椎、定喘、肺俞、风门、膏肓等穴。

4. 遵医嘱中药离子导入，离子导入的部位为背部湿罗音最明显处。

5. 遵医嘱足部中药泡洗。

6. 遵医嘱中药雾化。

（二）喘息、气短

1. 观察喘息气短的程度及有无紫绀，遵医嘱给予氧疗，观察吸氧效果。

2. 取合适体位，如高枕卧位、半卧位或端坐位，指导采用放松术，如缓慢呼吸、全身肌肉放松、听音乐等。

3. 指导患者进行呼吸功能锻炼，常用的锻炼方式有缩唇呼吸、腹式呼吸等。

4. 遵医嘱穴位贴敷，取大椎、定喘、肺俞、脾俞、天突等穴。

5. 遵医嘱耳穴贴压，取交感、心、胸、肺、皮质下等穴。

6. 遵医嘱穴位按摩，取列缺、内关、气海、关元、足三里等穴。

7. 遵医嘱艾灸，取大椎、肺俞、命门、足三里、三阴交、气海等穴，用补法。

（三）自汗、盗汗

1. 衣着柔软、透气，便于穿脱；汗出时及时擦干汗液、更衣，避免汗出当风。

2. 遵医嘱耳穴贴压，取交感、肺、内分泌、肾上腺等穴。

3. 遵医嘱穴位贴敷，取神阙等穴。

（四）腹胀、纳呆

1. 病室整洁，避免刺激性气味，咳痰后及时用温水漱口。

2. 顺时针按摩腹部 10～20 分钟，鼓励患者适当运动，促进肠蠕动，减轻腹胀。

3. 遵医嘱穴位贴敷，取中脘、气海、关元、神阙等穴。

4. 遵医嘱耳穴贴压，取脾、胃、三焦、胰、交感、神门等穴。

5. 遵医嘱穴位按摩，取中脘、足三里等穴。

6. 遵医嘱艾灸，取中脘、足三里等穴。

三、中医特色治疗护理

（一）药物治疗

1. 内服中药膏方：宜早晨和晚上睡前空腹温水调服，服药期间避免油腻、海鲜、辛辣之品，戒烟、限酒，忌食萝卜、忌饮浓茶。感冒、咳嗽痰多或其他急性疾病时应暂停服用。膏方开启后应冷藏（其他详见附录1）。

2. 注射给药（详见附录1）

（二）特色技术

1. 穴位贴敷（详见附录2）。

2. 耳穴贴压（详见附录2）。

3. 穴位按摩（详见附录2）。

4. 拔火罐（详见附录2）。

5. 中药离子导入（详见附录2）。

6. 中药泡洗（详见附录2）。

7. 艾灸（详见附录2）。

8. 中药雾化（详见附录2）。

（三）五音疗法

宜选用商调、羽调音乐，于 15 时～19 时欣赏《阳春白雪》、《黄河》、《金蛇狂舞》等曲目可助长肺气；于 7 时～11 时欣赏《梅花三弄》、《船歌》、《梁祝》等曲目，可促使肾气隆盛。

（四）物理治疗

1. 胸部叩击（详见喘病中医护理方案）。

2. 有效咳嗽（详见喘病中医护理方案）。

3. 振动排痰。

（五）呼吸功能锻炼

1. 缩唇呼吸及腹式呼吸（详见喘病中医护理方案）

2. 全身呼吸操练习：以缩唇呼气配合肢体动作为主，吸气用鼻，呼气用嘴。第一节：双手上举吸气，放下呼气，10～20 次；第二节：双手放于身体侧面，交替沿体侧上移下滑，10～20 次；第三节：双肘屈曲握拳，交替向斜前方击拳，出拳吸气，还原呼气，10～20 次；第四节：双腿交替抬起，屈曲 90°，抬起吸气，放下呼气；第五节：吹悬挂的小纸球训练。

四、健康指导

（一）生活起居

1. 保持室内空气清新，温湿度适宜，室内勿摆放鲜花。

2. 顺应四时，根据气温变化，及时增减衣物，勿汗出当风。呼吸道传染病流行期间，避免去公共场所，防止感受外邪诱发或加重病情。

（二）饮食指导

1. 肺脾气虚证：宜食健脾补肺的食品，如山药、百合、薏苡仁、核桃、胡萝卜、鸡肉等。

2. 肺肾气虚证：宜食补益肺气、肾气的食品，如枸杞子、黑芝麻、核桃、木耳、山药、杏仁、桂圆、牛肉、猪心、羊肉等。

3. 肺肾气阴两虚证：宜食益气养阴的食品，如莲子、牛乳、蛋类、百合、荸荠、鲜藕、雪梨、银耳、老鸭等。

4. 汗出较多者，可多饮淡盐水，进食含钾丰富的食物，如橘子、香蕉等；腹胀纳呆者可用山楂、炒麦芽少许代茶饮。

5. 饮食宜少量多餐，每餐不宜过饱，以高热量、高蛋白、高维生素、易消化的饮食为主，烹调方式以炖、蒸、煮为宜，忌食辛辣、煎炸或过甜、过咸之品。

（三）情志调理

1. 经常与患者沟通，了解其心理问题，及时予心理疏导。

2. 采取说理开导、顺情解郁、移情易性等方法对患者进行情志护理，并注意充分发挥患者社会支持系统的作用。

（四）康复指导

1. 呼吸功能锻炼：腹式呼吸、缩唇呼吸和全身呼吸操锻炼，提高肺活量，改善呼吸功能。

2. 病情较轻者鼓励下床活动，可每日散步 20～30 分钟或打太极拳等。病情较重者指导其在床上进行翻身、四肢活动等主动运动，或予四肢被动运动。

3. 自我按摩印堂、迎香、合谷、内关、足三里、三阴交、涌泉等穴位，以促进气血运行，增强体质。

4. 进行耐寒训练，如入秋后开始用凉水洗脸等。

五、护理难点

患者对呼吸功能锻炼依从性差
解决思路：

1. 向患者讲解呼吸功能锻炼对改善肺功能，延缓疾病的进展，提高生活质量的重要意义。

2. 为患者制定切实可行的锻炼方案，采取多种指导和教育的方法，使患者易于接受和掌握。

3. 提供病友之间沟通交流的机会，分享锻炼体会，提高患者锻炼的信心。

4. 定期随访，鼓励坚持锻炼。

六、护理效果评价

附：肺胀（慢性阻塞性肺疾病稳定期）中医护理效果评价表

第三十九节　混合痔中医护理方案

一、常见证候要点

1. 风伤肠络证：大便带血，滴血或喷射状出血，血色鲜红，大便秘结或有肛门瘙痒。舌质红，苔薄黄。

2. 湿热下注证：便血色鲜，量较多，肛内肿物外脱，可自行回纳，肛门灼热，重坠不适。舌质红、苔黄腻。

3. 气滞血瘀证：肛内肿物脱出，甚或嵌顿，肛管紧缩，坠胀疼痛，甚则内有血栓形成，肛缘水肿，触痛明显。舌质暗紫，苔白。

4. 脾虚气陷证：肛门松弛，似有便意，内痔脱出不能自行回纳，需用手法回纳。便血色鲜或淡，伴头晕、气短、面色少华、神疲自汗、纳少、便溏等。舌淡，苔薄白。

二、常见症状／证候施护

（一）便血

1. 观察出血的色、质、量及伴随症状。若出现面色苍白、脉搏加快、血压下降、头晕、心慌等，及时报告医师，协助处理。

2. 指导患者卧床休息，改变体位时宜缓慢，避免剧烈活动。

3. 保持肛门及会阴部清洁。

4. 遵医嘱给予中药熏洗。

（二）疼痛

1. 观察疼痛部位、性质、强度、伴随症状和持续时间。

2. 协助患者取舒适体位。

3. 指导患者采用放松疗法，如缓慢呼吸、全身肌肉放松、听舒缓的音乐。

4. 遵医嘱穴位按摩：取足三里、承山等穴。

5. 遵医嘱耳穴贴压：取肛门、直肠、神门等穴。

6. 遵医嘱中药熏洗。

（三）肿物脱出

1. 观察脱出物的大小、颜色，脱出的痔核表面有无糜烂、分泌物、坏死。

2. 急性发作期宜采取侧卧位休息。

3. 出现痔核轻微脱出时，指导患者手指涂抹润滑油，轻轻将其回纳，回纳后平卧休息20分钟；如发生嵌顿或突发血栓外痔，及时报告医生，协助处理。

4. 遵医嘱中药熏洗。

5. 遵医嘱中药外敷。

（四）便秘

1. 观察排便的频次。

2. 遵医嘱中药保留灌肠。

3. 遵医嘱穴位按摩：取天枢、胃俞、足三里、中脘、支沟等穴。

4. 遵医嘱艾灸：取气海、三阴交、足三里等穴。

5. 遵医嘱耳穴贴压：取直肠、大肠、脾、胃、皮质下等穴。

6. 遵医嘱刮痧：刮背脊部膀胱经腰骶段，大肠俞刮至出痧；刮督脉腰阳关至长强至潮红或至出痧；刮肚脐两侧天枢、大横穴至出痧。

（五）肛周潮湿瘙痒

1. 指导患者穿宽松清洁内衣，如有污染及时更换。

2. 指导患者保持局部皮肤清洁干燥，勿抓挠瘙痒部位。

3. 遵医嘱中药熏洗。

4. 遵医嘱中药外敷。

三、中医特色治疗护理

（一）药物治疗

1. 内服中药（详见附录1）。

2. 注射给药（详见附录1）。

（二）特色技术

1. 艾灸（详见附录2）。

2. 穴位按摩（详见附录2）。

3. 耳穴贴压（详见附录2）。

4. 中药保留灌肠（详见附录2）。

5. 中药熏洗（详见附录2）。

6. 中药外敷（详见附录2）。

7. 刮痧（详见附录2）。

（三）围手术期护理

1. 术后排尿困难者，遵医嘱艾灸，取关元、气海、中极等穴；或遵医嘱穴位按摩，取中极、气海、三阴交、足三里、阴陵泉等穴。

2. 首次排便后，遵医嘱中药熏洗及中药外敷。

四、健康指导

（一）生活起居

1. 保持肛门及会阴部清洁，指导患者每日便后及每晚温水清洗。

2. 避免肛门局部刺激，便纸宜柔软，不穿紧身裤和粗糙内裤。

3. 指导患者养成定时排便的习惯，便秘时指导患者绕脐周顺时针按摩腹部，每日3

次，每次 20 ~ 30 圈。

4. 指导患者避免增加腹压，避免用力排便、咳嗽、久站、久蹲等。

5. 指导患者进行提肛运动。运动方法：深吸气时收缩并提肛门，呼气时将肛门缓慢放松，一收一放为 1 次；每日晨起及睡前各做 1 遍，每遍做 20 ~ 30 次。

（二）饮食指导

1. 风伤肠络证：宜食清热凉血的食品，如绿豆、苦瓜、芹菜、马蹄等。

2. 湿热下注证：宜食清热利湿的食品，如菜花、赤小豆、绿豆、薏苡仁、小米等。

3. 气滞血瘀证：宜食理气活血的食品，如山楂、木耳、桃仁、番茄、黑米等。

4. 脾虚气陷证：宜食益气养血的食品，如茯苓、山药、薏苡仁、鸡肉等。

5. 便血者，进软食、多饮水，多食蔬菜水果及补血之品，忌粗糙、坚硬食品。

6. 忌食辛辣刺激肥甘的食品，术后初期避免进食产气食品。

（三）情志调理

1. 指导患者保持心情舒畅，避免烦躁、恐惧等不良情绪。

2. 多与患者沟通，了解其心理状态，及时予以心理疏导。

五、护理难点

患者对健康生活方式的依从性差

解决思路：

1. 多种形式向患者宣传良好的生活方式，如发放健康教育手册等。

2. 根据患者情况进行个性化的健康教育，对吸烟喝酒的患者，使其充分认识到烟酒的危害性，帮助其制定详细的计划，树立戒烟、戒酒的决心和信心；对喜食辛辣油腻饮食的患者可指导其逐步养成合理饮食的习惯。

3. 对患者进行电话回访，给予针对性干预。

六、护理效果评价

附：混合痔中医护理效果评价表

第四十节　积聚（肝硬化）中医护理方案

一、常见证候要点

1. 湿热内阻证：皮目黄染，黄色鲜明，恶心或呕吐，口干苦或口臭，胁肋灼痛，或纳呆，或腹胀，小便黄赤，大便秘结或粘滞不畅，舌苔黄腻。

2. 肝脾血瘀证：胁痛如刺，痛处不移，朱砂掌，或蜘蛛痣色暗，或毛细血管扩张，胁下积块，胁肋久痛，面色晦暗，舌质紫暗，或有瘀斑瘀点。

3. 肝郁脾虚证：胁肋胀痛或窜痛，急躁易怒，喜太息，口干口苦，或咽部有异物感，纳差或食后胃脘胀满，腹胀，嗳气，乳房胀痛或结块，便溏，舌质淡红，苔薄黄或薄白。

4. 脾虚湿盛证：纳差或食后胃脘胀满，便溏或黏滞不爽，腹胀，气短，乏力，恶心或呕吐，自汗，口淡不欲饮，面色萎黄，舌质淡或齿痕多，舌苔薄白或腻。

5. 肝肾阴虚证：腰痛或腰酸膝软，眼干涩，五心烦热或低热，耳鸣，耳聋，头晕，眼花，胁肋隐痛，劳累加重，口干咽燥，小便短赤，大便干结，舌红少苔。

6. 脾肾阳虚证：五更泄，腰痛或腰酸腿软，阳痿，早泄，耳鸣，耳聋，形寒肢冷，小便清长或夜尿频数，舌质淡胖，苔润。

二、常见症状/证候施护

（一）胁痛

1. 观察疼痛的部位、性质、程度、发作的时间、伴随症状以及与气候、饮食、情志、劳倦的关系，避免疼痛的诱发因素。

2. 病室宜安静，减少外界不良刺激，疼痛发作时卧床休息。

3. 遵医嘱局部中药离子导入。

4. 遵医嘱药熨，热熨疼痛部位。湿热内阻证不宜此法。

5. 遵医嘱穴位贴敷，取肝俞、章门、阳陵泉等穴。

6. 遵医嘱肝病治疗仪治疗。

（二）腹胀

1. 观察腹胀的部位、性质、程度、时间、诱发因素，及伴随症状，观察腹胀发作的规律，定期测量腹围及体重。避免腹胀发作的诱因，如饮食过饱、低钾等。

2. 保持大便通畅，予腹部按摩，顺时针方向环形按摩，每次 15~20 分钟，每日 2~3 次，便秘者遵医嘱保留灌肠。

3. 遵医嘱穴位贴敷，取神阙穴。

4. 遵医嘱药熨，热熨腹部。湿热内阻证不宜此法。

5. 遵医嘱艾灸，取足三里、中脘、天枢等穴。湿热内阻、肝肾阴虚发热者忌用此法。

6. 遵医嘱耳穴贴压，取肝、胃、大肠等穴。

（三）黄疸

1. 密切观察黄疸伴随症状，加强巡视。如果患者出现黄疸迅速加深，伴高热、腹水、神志恍惚、烦躁等急黄证，及时报告医师，积极配合抢救。

2. 保持大便通畅，便秘者遵医嘱口服通便药物，禁止使用碱性液体灌肠。

3. 并发皮肤瘙痒时，指导患者着棉质宽松透气衣裤，保持个人卫生，避免用力抓挠，防止皮肤破溃，洗澡时禁用肥皂或浴液等碱性用品。

4. 遵医嘱中药保留灌肠。

5. 遵医嘱中药全结肠灌洗。

6. 遵医嘱中药熏洗。

（四）纳呆

1. 观察患者饮食情况、口腔气味、口中感觉、伴随症状及舌质舌苔的变化，保持口腔清洁。

2. 保持病室空气新鲜，及时清除呕吐物、排泄物，避免不良气味刺激。

3. 遵医嘱穴位按摩，取足三里、脾俞、中脘等穴。

4. 遵医嘱艾灸，取脾俞、中脘、足三里等穴。

三、中医特色治疗护理

（一）药物治疗

1. 内服中药

（1）合并食管静脉曲张者中药汤剂宜温服。

（2）脾虚湿盛者中药汤剂宜浓煎，少量频服；湿热内阻者中药宜温服。

（3）其他详见附录1。

2. 注射给药（详见附录1）。

（二）特色技术

1. 穴位贴敷（详见附录2）。

2. 中药保留灌肠（详见附录2）。

3. 中药离子导入（详见附录2）。

4. 耳穴贴压（详见附录2）。

5. 艾灸（详见附录2）。

6. 穴位按摩（详见附录2）。

7. 中药全结肠灌洗（详见附录2）。

8. 中药熏洗（详见附录2）。

9. 药熨法（详见附录2）。

四、健康指导

（一）生活起居

1. 保持病室整洁，空气清新，起居有常，避免劳累，保证充足的睡眠。

2. 积极治疗原发疾病，戒酒，纠正不良生活习惯。

3. 在医师指导下用药，避免加重肝脏负担和肝功能损害。

（二）饮食指导

1. 湿热内阻证：饮食宜偏凉，宜食清热利湿类的食品，如西瓜、梨子、番茄、藕、冬瓜、苦瓜、黄瓜、薏苡仁、绿豆、赤小豆、鲤鱼等。

2. 肝脾血瘀证：饮食宜稀软，宜食理气活血化瘀的食品，如金桔、柚子、橙子、扁豆、萝卜、山楂等。

3. 肝郁脾虚证：宜食疏肝健脾的食品，如山楂、山药、扁豆、黑鱼、黑豆、莲藕等。

4. 脾虚湿盛证：宜食健脾利湿的食品，如红枣、山药、莲子、薏苡仁、甘薯、鲤鱼、鲫鱼、赤小豆等。

5. 肝肾阴虚证：宜食滋补肝肾的食品，如百合、枸杞、栗子、木耳、鸭肉、甲鱼、瘦肉等。

6. 脾肾阳虚证：宜食温补脾肾的食品，如韭菜、胡桃、山药、羊肉、牛肉、鸡肉等。

7. 饮食原则：清淡、易消化低脂半流饮食，不食山芋、土豆等胀气食物，勿暴饮暴食，忌食生冷辛辣、煎炸油腻、粗硬之品，禁烟酒。并发肝性脑病者予低蛋白饮食，禁食动物蛋白；长期使用利尿剂者，摄入含钾高的食物，如柑橘、橘汁、蘑菇等。

（三）情志调理

1. 对于焦虑的患者，加强健康教育，针对病情恰当解释，使患者和家属对疾病有正确的认识，不思少虑，防止思多伤脾。

2. 对于恐惧或急躁易怒的患者，加强与患者沟通，介绍成功病例，增强患者治疗的信心；向患者说明疾病和情志的关系，鼓励患者积极面对疾病，提高患者治疗的依从性；采用移情易性、澄心静志疗法，以疏导情志，稳定情绪。

3. 对于情绪低落或悲观失望的患者，鼓励患者积极参与社会活动，多与家人、同事、朋友沟通，建立良好的人际关系，争取社会支持，以利康复。

4. 病情稳定时，进行体育锻炼，如气功、太极拳、八段锦、五禽戏等。

五、护理难点

（一）服药的依从性差

解决思路：

1. 向患者及家属讲解抗病毒等综合治疗的必要性，强调自行停药、减量后对身体的危害。

2. 定期门诊复查及追踪回访，督促患者坚持治疗。

3. 根据患者情况，选择合适的药物。

（二）不良生活习惯及饮食习惯难以纠正

解决思路：

1. 加强健康教育，宣传饮酒、熬夜等不良生活方式的危害，督促患者自觉戒除，逐步养成良好生活习惯。

2. 介绍饮食调护方法，鼓励患者养成良好的饮食习惯；专业营养师给予康复治疗与指导，帮助患者制定食谱，并督促执行。

3. 定期追踪回访，督促患者坚持健康的生活方式和饮食调护。

4. 必要时对嗜酒患者进行强制戒酒。

六、护理效果评价

附：积聚（肝硬化）中医护理效果评价表

第四十一节　急性非淋巴（髓）细胞白血病中医护理方案

一、常见证候要点

1. 邪盛正虚证：面色苍白，头晕，疲乏无力，活动后心慌气短，或发热，出血，骨痛。舌质淡，苔薄白。

2. 邪热炽盛证：壮热口渴，皮现紫癜，齿鼻渗血，血色鲜红。舌质红，苔黄。

3. 痰瘀互结证：瘰疬痰核，胁下包块，按之坚硬，时有胀痛，或伴有低热、盗汗，面色不华。舌质暗，苔腻。

二、常见症状/证候施护

（一）疲乏无力

1. 注意休息，适当活动，重度贫血者，卧床休息，限制探视。

2. 注意观察患者的面色、皮肤和黏膜以及自觉症状，监测血红蛋白值及白细胞、粒细胞、血小板计数等。

3. 心慌气短伴头晕明显者，遵医嘱给予氧气吸入。

4. 遵医嘱耳穴贴压，取穴心、神门、交感、皮质下、内分泌等穴。粒细胞缺乏（<0.5×10^9/L）的患者禁用。

5. 遵医嘱穴位贴敷，取穴脾俞、肾俞、足三里等穴。

（二）发热

1. 密切观察患者体温变化，准确监测、记录体温。

2. 高热者可在头部、腋下、腹股沟置冰袋，或使用冰毯机物理降温，遵医嘱给予退热药物，热退汗出时，及时更换衣裤、被褥，防止受凉。

3. 保证休息，限制陪住和探视，避免交叉感染。

4. 遵医嘱穴位按摩，取合谷、曲池、耳尖等穴。有出血倾向的患者禁用。

5. 遵医嘱中药熏洗或中药湿敷。

（三）骨痛

1. 卧床休息，减少活动，改变体位时动作轻缓。

2. 保持肢体功能位，避免受压，可给予局部冷敷，以减轻疼痛。

3. 遵医嘱穴位按摩，取太阳、印堂、头维、上星、百会、风池、风府、列缺、合谷、阿是穴等穴。有出血倾向的患者禁用。

4. 遵医嘱耳穴贴压，取脑、额、枕、神门、肝等穴。粒细胞缺乏（<0.5×10^9/L）的患者禁用。

（四）出血

1. 观察出血的部位、色、质、量的变化及病情症状，出现面色苍白、气息短促、出冷汗、四肢厥冷或突然间的剧烈头痛等症状立即报告医师，并配合抢救。

2. 局部出血护理：

（1）鼻腔出血：协助患者取坐位或半卧位，报告医师，遵医嘱用云南白药棉球填塞鼻腔，如出血量大且位置较深时请耳鼻喉科会诊填塞；遵医嘱耳穴贴压，取内鼻、肺、肾上腺、额等穴，粒细胞缺乏（<0.5×10^9/L）的患者禁用。

（2）牙龈出血：报告医师，遵医嘱用棉棒蘸止血药物局部按压，或用云南白药/三七粉棉球外敷牙龈或遵医嘱予凉血止血类中药汤剂含漱止血，做好口腔护理。

（3）皮肤黏膜出血：注意出血部位观察和皮肤保护，治疗或注射后穿刺局部应按压15分钟以上，避免出血。

三、中医特色治疗护理

（一）药物治疗

1. 内服中药（详见附录1）。

2. 中药含漱：遵医嘱实施中药含漱，每日5次（晨起、睡前、三餐后及出血时），每次2~3遍，每遍10~20ml。先用清水漱口，然后口含中药30秒，再行冲击性漱口1分钟，使漱口液充分接触牙龈齿缝及口腔黏膜。中药漱口后10分钟内禁止刷牙、饮水及进食。

3. 注射给药

（1）亚砷酸注射液：稀释后3~4小时内输注，可用输液泵控制输液速度，注意观察胃肠道反应。

（2）三尖杉注射液：易损害心肌及心脏传导，输液速度小于40滴/分，注意观察心律及血压的变化。

（3）其他详见附录1。

（二）特色技术

1. 耳穴贴压（详见附录2）。

2. 穴位贴敷（详见附录2）。

3. 穴位按摩（详见附录2）。

4. 中药熏洗（详见附录2）。

5. 中药湿敷（详见附录2）。

四、健康指导

（一）生活起居

1. 病室安静整洁，定时开窗通风。

2. 保证充分的休息，限制陪住和探视，重症患者卧床休息，粒细胞缺乏的患者（< 0.5×10^9/L）实行保护性隔离。

3. 指导患者建立良好的生活习惯，保持口腔清洁，经常漱口，用软毛牙刷刷牙，避免挖鼻孔、用力擤鼻涕等。

4. 指导患者保持大便通畅，便后用温水清洗肛周，女性患者注意经期卫生。

5. 指导患者适度活动，避免磕碰、外伤，洗浴用水不宜过热，不可用力搔抓皮肤，保持皮肤清洁。

（二）饮食指导

1. 邪盛正虚证：宜食益气养阴的食品，如银耳、山药、莲子等；忌食寒凉冰冷的食品，如海鲜、绿豆等。

2. 邪热炽盛证：宜食清热解毒的食品，如冬瓜、绿豆、竹笋等；忌食温热辛辣的食品，如羊肉、辣椒等。

3. 痰瘀互结证：宜食祛瘀化痰的食品，可选用杏仁、白萝卜、陈皮等；忌食肥甘厚腻的食品，如肥肉、奶油等。

4. 发热患者多饮水或果汁，如西瓜汁、梨汁、桔汁或用鲜芦根煎汤代茶饮，汗出较多者，可适量饮用淡盐水，脾胃虚寒者慎用。

5. 贫血患者宜食富含铁的食品，如豌豆、黑豆、芝麻酱、蛋黄、血豆腐、猪肝等。

6. 有出血倾向患者避免食用坚硬或带骨刺的食品，如坚果、排骨、鱼虾等。

（三）情志调理

1. 向患者及家属讲解疾病的相关知识，如发病诱因、治疗方法及化疗时注意事项等，使患者正确面对疾病，积极配合治疗和护理。

2. 注意调节情志，宜平淡静志，避免七情过激和外界不良刺激，可采用移情疗法、暗示疗法等，及时发泄抑郁情绪，化郁为畅。

3. 定期组织病友会，患者通过沟通交流，增强树立战胜疾病的信心。

五、护理难点

PICC 置管患者导管相关性感染发生率高。

解决思路：

1. 患者骨髓抑制期要监测血象及体温，每日评估导管情况，如发现穿刺局部红肿、疼痛及出现分泌物等，及时处理。

2. 患者化疗期间可沿置入 PICC 导管的血管走向外敷金黄膏或血管保护膜。

3. 教会患者 PICC 置管的自我护理方法，如日常活动、洗澡的注意事项以及自我观察知识等。

六、护理效果评价

附：急性非淋巴（髓）细胞白血病中医护理效果评价表

第四十二节　面瘫病（面神经炎）中医护理方案

一、常见证候要点

1. 风寒袭络证：突然口眼歪斜，眼睑闭合不全，兼见面部有受寒史，舌淡苔薄白。

2. 风热袭络证：突然口眼歪斜，眼睑闭合不全，继发于感冒发热，或咽部感染史，舌红苔黄腻。

3. 风痰阻络证：突然口眼歪斜，眼睑闭合不全，或面部抽搐，颜面麻木作胀，伴头重如蒙、胸闷或呕吐痰涎，舌胖大，苔白腻。

4. 气虚血瘀证：口眼歪斜，眼睑闭合不全日久不愈，面肌时有抽搐，舌淡紫，苔薄白。

二、常见症状/证候施护

（一）口眼歪斜

1. 观察患者口眼歪斜的程度和方向。

2. 指导患者面肌运动，包括：抬眉训练、闭眼训练、耸鼻训练、示齿训练、努嘴训练、鼓腮训练等。

3. 遵医嘱红外线照射患侧面部。

4. 遵医嘱面部中药湿敷。

5. 遵医嘱面部中药熏洗。

6. 遵医嘱穴位按摩，取患侧太阳、承浆、阳白、鱼腰、承泣、四白、地仓、颊车、印堂、翳风、迎香等穴。

（二）眼睑闭合不全

1. 观察患侧眼睑闭合的程度。

2. 眼部护理：注意眼部卫生，擦拭时尽量闭眼，由上眼睑内侧向外下侧轻轻擦拭。

3. 在睡觉或外出时应佩戴眼罩或有色眼镜，避免强光刺激眼球。遵医嘱给予营养、润滑、抗感染眼药水滴眼或眼膏涂眼，以保护角膜及预防眼部感染。

4. 遵医嘱穴位按摩，取患侧太阳、阳白、鱼腰、承泣、四白、印堂等穴。

5. 遵医嘱穴位注射，取足三里、三阴交等穴。

（三）颜面麻木

1. 遵医嘱患侧面部中药湿敷。

2. 指导患者面肌运动，包括：抬眉训练、闭眼训练、耸鼻训练、示齿训练、努嘴训练、鼓腮训练等。

3. 遵医嘱穴位按摩，取患侧太阳、承浆、阳白、鱼腰、承泣、四白、地仓、颊车、印堂、翳风、迎香等穴。

4. 遵医嘱耳穴贴压，取面颊、肝、口、眼、皮质下等穴。

5. 遵医嘱穴位贴敷，取患处颊车、地仓、太阳、翳风等穴。

6. 遵医嘱面部中药熏洗。

（四）面部抽搐

1. 注意观察面肌痉挛患者抽搐发生的时间、性质、程度等情况。

2. 遵医嘱艾灸，风寒袭络证者取翳风、四白、颊车等穴。

3. 遵医嘱穴位按摩，取患侧颊车、地仓、迎香、四白等穴。

4. 遵医嘱面部中药熏洗。

三、中医特色治疗护理

（一）药物治疗

1. 内服中药（详见附录1）。

2. 注射给药（详见附录1）。

（二）特色技术

1. 穴位按摩（详见附录2）。

2. 穴位注射（详见附录2）。

3. 穴位贴敷（详见附录2）。

4. 艾灸（详见附录2）。

5. 中药熏洗（详见附录2）。

6. 中药湿敷（详见附录2）。

7. 耳穴贴压（详见附录2）。

8. 红外线照射：照射面部时，应用纱布遮盖双眼，开启红外线后3～5分钟，询问患者的温热感是否适宜。照射过程中询问局部有无灼痛感，及时调整距离，防止灼伤，治疗结束时，将照射部位的汗液擦干，观察局部皮肤有无异常，于室内休息15分钟后方可外出。

四、健康指导

（一）生活起居

1. 病室避免对流风，慎避外邪，注意面部和耳后保暖，热水洗脸，外出佩戴口罩。

2. 保持口腔清洁，餐后漱口，遵医嘱予清热解毒类中药汤剂口腔护理，预防感染。

（二）饮食指导

1. 风寒袭络证：宜食辛温祛风散寒的食品，如大豆、葱白、生姜等。忌食凉性食物及生冷瓜果等食品。

2. 风热袭络证：宜食疏风清热的食品，如丝瓜、冬瓜、黄瓜、赤小豆等。忌辛辣燥热的食品。

3. 风痰阻络证：宜食通阳泄浊的食品，如海参、海蜇、荸荠、白萝卜、百合、桃仁、蘑菇、柚子等。忌食肥甘厚味的食品。

4. 气虚血瘀证：宜食益气活血的食品，如桃仁等。忌食辛香行窜、滋腻补血的食品。

（三）情志调理

1. 面瘫患者易致紧张或悲观情绪。关心尊重患者，疏导其紧张情绪，鼓励家属多陪伴患者，建立良好的社会支持系统，共同帮助患者正视疾病。

2. 指导患者倾听舒心的音乐或喜悦的相声，抒发情感，排解悲观情绪，达到调理气血阴阳的作用。

3. 鼓励病友间相互交流治疗体会，提高认知，调摄情志，增强信心。

（四）康复指导

1. 抬眉训练　抬眉动作的完成主要依靠枕额肌额腹的运动。嘱患者上提健侧与患侧的眉目，有助于抬眉运动功能的恢复。用力抬眉，呈惊恐状。每次抬眉10～20次，每日2～3次。

2. 闭眼训练　闭眼的功能主要依靠眼轮匝肌的运动收缩完成。训练闭眼时，嘱患者开始时轻轻地闭眼，两眼同时闭合10～20次，如不能完全闭合眼睑，露白时可用食指的指腹沿着眶下缘轻轻的按摩1次，然后再用力闭眼10次，有助于眼睑闭合功能的恢复。

3. 耸鼻训练　耸鼻运动主要靠提上唇肌及压鼻肌的运动收缩来完成。耸鼻训练可促进压鼻肌、提上唇肌的运动功能恢复。

4. 示齿训练　示齿动作主要靠颧大、小肌、提口角肌及笑肌的收缩来完成。嘱患者口角向两侧同时运动，避免只向一侧用力练成一种习惯性的口角偏斜运动。

5. 努嘴训练　努嘴主要靠口轮匝肌收缩来完成。进行努嘴训练时，用力收缩口唇并向前努嘴，努嘴时要用力。口轮匝肌恢复后，患者能够鼓腮，刷牙漏水或进食流口水的症状随之消失。训练努嘴时同时训练了提上唇肌、下唇方肌及颏肌的运动功能。

6. 鼓腮训练　鼓腮训练有助于口轮匝肌及颊肌运动功能的恢复。鼓腮漏气时，用手上下捏住患侧口轮匝肌进行鼓腮训练。患者能够进行鼓腮运动，说明口轮匝肌及颊肌的运动功能可恢复正常，刷牙漏水、流口水及食滞症状消失。此方法有助于防治上唇方肌挛缩。

五、护理难点

眼睑闭合不全导致暴露性结膜炎
解决思路：
1. 保护眼睛：闭眼、注意休息，保证充足睡眠，减少用眼。
2. 外出时戴墨镜，睡觉时可眼罩或盖纱布块等保护措施。
3. 遵医嘱给患者患侧眼睛滴眼药水或涂药膏，既可以起到润滑、消炎、营养眼睛的作用，又可以预防眼睛感染。

六、护理效果评价

附：面瘫病（面神经炎）中医护理效果评价表

第四十三节　呕吐（急性胃炎）中医护理方案

一、常见证候要点

1. 饮食伤胃证：呕吐酸腐、胃脘疼痛，脘腹胀满，恶心，厌食，嗳气，大便不爽，舌质红或暗红，苔厚腻。
2. 风寒袭胃证：突然呕吐，胃脘剧痛，吐出物清稀而无酸腐，头身疼痛，恶寒发热，口淡不渴，大便不调，或伴有肠鸣泄泻，舌质淡红或舌尖红，苔白腻。
3. 暑湿伤胃证：胸脘满闷疼痛，恶心呕吐，头身重痛，发热汗出，口渴或口中粘腻，小便短赤，大便不爽，舌质红，苔白腻或黄腻。
4. 浊毒犯胃证：呕吐频繁，胃脘灼热疼痛或痞闷，心烦不寐，口干口苦，大便秘结，小便短赤，舌质红或暗红，苔黄厚腻。
5. 湿浊中阻证：恶心呕吐，脘痞不食，头身困重，胸膈满闷，或心悸头眩，身热不扬，大便粘腻不爽，舌淡红或暗红，苔白腻。
6. 脾胃虚弱证：呕吐清水，胃脘隐痛，或脘腹满闷，纳谷不振，神疲乏力，大便稀溏，舌淡红，苔薄白。

二、常见症状/证候施护

（一）呕吐

1. 观察和记录呕吐物颜色、气味、性质、量、次数及伴随症状。呕吐剧烈、量多，或呕吐物中带咖啡样物或鲜血时，及时报告医师，并配合处理。

2. 遵医嘱穴位贴敷，取中脘、足三里、内关、膈俞、脾俞、胃俞等穴。

3. 遵医嘱穴位按摩，取内关、膈俞、胃俞、脾俞等穴。

4. 遵医嘱穴位注射，取足三里或内关穴。

5. 遵医嘱耳穴贴压，取脾、胃、交感、神门、贲门等穴。

6. 遵医嘱药熨（中药封包）。

7. 遵医嘱艾灸，取中脘、内关、足三里等穴。

（二）胃脘疼痛

1. 观察疼痛的部位、性质、程度、持续时间、诱发因素及伴随症状。出现疼痛加剧，冷汗、面色苍白时应立即报告医师，采取应急处理措施。

2. 急性发作时宜卧床休息，给予精神安慰；伴有呕血或便血时立即报告医师，指导患者暂禁饮食，避免活动及精神紧张。

3. 遵医嘱穴位贴敷，取中脘、胃俞、脾俞、足三里、梁丘等穴。

4. 遵医嘱穴位按摩，取中脘、胃俞、脾俞、足三里、内关、梁丘等穴。

5. 遵医嘱耳穴贴压，取脾、胃、交感、神门、内分泌等穴。

6. 遵医嘱艾灸，取中脘、内关、足三里等穴。

7. 遵医嘱药熨。

8. 遵医嘱拔火罐，取足三里、脾俞、胃俞等穴。

9. 遵医嘱红外线照射，取中脘、天枢、足三里等穴。或遵医嘱予荷叶药熨（中药封包）胃脘部配以红外线照射。

（三）脘腹胀满

1. 观察胀满的部位、性质、程度、时间、诱发因素及伴随症状。

2. 鼓励患者饭后半小时适当运动，如慢走，以不超过20分钟为宜。保持大便通畅。

3. 遵医嘱穴位贴敷，取脾俞、胃俞、天枢、中脘等穴。

4. 遵医嘱穴位注射，取双侧足三里、合谷穴。

5. 遵医嘱艾灸，取中脘、天枢等穴。

三、中医特色治疗护理

（一）药物治疗

1. 内服中药

勿空腹服药，服药前宜先进食少量易消化食物，如稀粥等，以减少药物对胃肠道刺激；呕吐严重者中药汤剂宜浓煎，少量频服。服药期间禁食辛辣刺激之品，以免影响药效（其他详见附录1）。

2. 注射给药（详见附录1）。

（二）特色技术

1. 穴位贴敷（详见附录2）。

2. 穴位注射（详见附录2）。

3. 艾灸（详见附录2）。

4. 耳穴贴压（详见附录2）。

5. 穴位按摩（详见附录2）。

6. 药熨法（详见附录2）。

7. 拔火罐（详见附录2）。

8. 药熨法（中药封包）：遵医嘱红外线治疗仪（TDP）照射中药封包，提醒患者勿擅自调节温度。若患者自觉温度过高或不能耐受，将封包稍放松或在封包与患处之间垫布，操作完毕后，嘱患者暂不吹风，记录中药封包的温度、部位、时间及患者感受等（其他详见附录2）。

9. 红外线照射：开启红外线后3~5分钟，询问患者的温热感是否适宜。照射过程中询问局部有无灼痛感，及时调整距离，防止灼伤，治疗结束时，将照射部位的汗液擦干，观察局部皮肤有无异常，于室内休息15分钟后方可外出。

四、健康指导

（一）生活起居

1. 急性发作时宜卧床休息，保证睡眠。

2. 保持口腔清洁，呕吐后及时用温水漱口。

3. 指导患者注意保暖，避免腹部受凉，根据气候变化及时增减衣服。

（二）饮食指导

1. 饮食伤胃证：宜食消食导滞的食品，如山楂、炒麦芽、陈皮、萝卜等。忌油腻、炙煿的食品，如肥肉、烤肉、炸油条等。

2. 风寒袭胃证：宜食温中散寒的食品，如生姜、茴香、苏叶、葱白等。忌寒凉之品，如鸭肉、螃蟹、香蕉等。

3. 暑湿伤胃证：宜食清暑化湿的食品，如赤小豆、紫苏叶、荷叶、藿香、白扁豆等。忌食助湿化热的食品，如羊肉、狗肉及煎熏烤炸之品。

4. 浊毒犯胃证：宜食化浊解毒的食品，如苇根、荸荠、竹茹、绿豆、冬瓜、苦瓜等。忌食火热之品，如桂圆、羊肉、狗肉、驴肉、辣椒、韭菜、油炸食物等。

5. 脾胃虚弱证：宜食健脾养胃的食品，如白扁豆、莲子肉、芡实、茯苓、山药、薏苡仁等。忌食易损伤脾胃的食品，如咖啡、韭菜、辣椒、酒类等。

6. 湿浊中阻证：宜食利湿化浊的食品，如砂仁、白豆蔻、红豆、荷叶、薏苡仁等。忌油炸食物、羊肉、狗肉、辣椒、酒类等助火之品。

7. 呕吐严重者4~6小时应禁食。呕吐停止后应遵循流食—半流食—软食—普食的原则。少食多餐、细嚼慢咽。

（三）情志调理

1. 采用移情相制疗法，转移其注意力。

2. 鼓励家属多陪伴患者，给予患者心理支持。

3. 鼓励病友间多沟通交流疾病防治经验。

五、护理效果评价

附：呕吐（急性胃炎）中医护理效果评价表

第四十四节 青盲（视神经萎缩）中医护理方案

一、常见证候要点

1. 肝郁气滞证：视物模糊，视野中央区或某象限可有大片暗影遮挡；心烦郁闷，口苦胁痛，头晕目胀，舌红苔薄白。

2. 肝肾不足证：双眼昏矇日久，渐至失明，口眼干涩，头晕耳鸣，腰酸肢软，烦热盗汗，男子遗精，大便干，舌红苔薄白。

3. 气血两虚证：视力渐降，日久失明，面色无华，唇甲色淡，神疲乏力，懒言少语，心悸气短，舌淡苔薄白。

4. 气滞血瘀证：视神经萎缩见于外伤或颅内手术后，头痛健忘，舌暗红有瘀点。

二、常见症状/证候施护

（一）视物模糊

1. 做好安全评估，如日常生活能力评定、跌倒/坠床评估等，防止意外事件发生。
2. 加强巡视，及时了解患者所需，协助服药到口，防止漏服、误服。
3. 遵医嘱耳穴贴压，取肝、肾、眼、神门等穴。
4. 遵医嘱穴位注射，取太阳穴、肾俞、肝俞等穴。
5. 遵医嘱中药离子导入，取太阳穴。
6. 遵医嘱艾灸，取光明、足三里等穴。
7. 遵医嘱足部中药泡洗。

（二）心烦郁闷

1. 为患者提供安静、舒适的休养环境，室内光线柔和，温度适宜。
2. 观察患者情绪变化，经常与其交谈，增强患者与慢性疾病作斗争的信心，保持情志安和，身心愉快。
3. 对于忧郁、焦虑的患者，要安慰患者，讲解情志与疾病的密切关系，使患者能自觉调整和控制情绪。
4. 遵医嘱耳穴贴压，取心、肾、神门、交感等穴。
5. 遵医嘱中药代茶饮，如菊花代茶饮。

（三）眼干涩

1. 指导患者少用目力，适当休息，保证充足的睡眠时间。
2. 避免强光刺激，室内光线柔和，外出可佩带有色眼镜。
3. 遵医嘱穴位按摩，取上睛明、承泣、四白、养老等穴。
4. 遵医嘱予睑板腺按摩。
5. 遵医嘱中药熏蒸。
6. 遵医嘱中药代茶饮，如菊花、金银花、枸杞子代茶饮。

三、中医特色治疗护理

（一）药物治疗

1. 内服中药（详见附录1）。

2. 注射给药（详见附录1）。

（二）特色技术

1. 穴位注射（详见附录2）。

2. 耳穴贴压（详见附录2）。

3. 中药泡洗（详见附录2）。

4. 穴位按摩（详见附录2）。

5. 中药熏蒸：患者宜采取坐位，眼部由远及近，慢慢向熏蒸头靠近，觉得温度可耐受时保持此距离进行熏蒸，注意眼部距熏蒸头不得小于10厘米（其他详见附录2）。

6. 中药离子导入（详见附录2）

7. 艾灸（详见附录2）

四、健康指导

（一）生活起居

1. 生活起居有节，注意用眼卫生，不可久用目力。

2. 指导患者做眼保健操、按摩眼部周围穴位，如上睛明、丝竹空、承泣、养老等穴，或按摩肾俞、涌泉等强壮穴。

3. 患者外出活动应有人陪伴，并尽量避免夜间外出。

4. 根据患者年龄、病情等选择太极拳、散步等活动，以增强体质。

5. 指导患者戒烟限酒。

（二）饮食指导

1. 肝郁气滞证：宜食疏肝理气的食品，如荞麦、橘皮、豆制品、萝卜等。也可用菊花茶、绿豆汤、荷叶粥等配合治疗。悲伤郁怒后不宜立刻进食，以免影响消化。

2. 肝肾不足证：宜食补肝益肾的食品，如肝、血、黑芝麻、黑豆。可配合食疗方：银杞明目汤。眼干涩者，可配合菊花、枸杞子代茶饮，多食滋阴食物，如百合、薏苡仁、木耳等。

3. 气血两虚证：宜食补气养血的食品，如红枣、桂圆、甲鱼，服用补药时忌食萝卜、白芥子等破气的食品，也可配合服龙眼肉粥以养心安神。

4. 气滞血瘀证：宜多食有活血行气功效的食品，如山楂、丝瓜、大白菜等。食疗方：桃仁粥。少食寒凉之品，以免加重气血郁滞。

5. 指导患者饮食上补充动物的肝脏、麸皮等富含维生素 B_1、B_{12} 的食品，多吃新鲜水果蔬菜，补充维生素 C，忌食辛辣刺激之品，忌烟酒。

（三）情志调理

1. 告知患者及家属本病的特殊性，向患者介绍有关疾病知识及治疗成功经验，增强患者信心，鼓励患者积极面对疾病。

2. 多听舒缓放松的音乐，如渔舟唱晚、高山流水、彩云追月等。

3. 适当增加户外活动及社会交往，以放松身心。

五、护理难点

患者易产生悲观失望情绪

解决思路：

1. 向患者及家属讲解疾病的发生发展及转归，使患者逐渐接受此病的康复是一个长期过程。

2. 鼓励病友间沟通、交流，提高患者对治疗、护理的依从性。

3. 鼓励患者提高生活自理能力，如自取物品，室内活动，独自出行。

六、护理效果评价

附：青盲（视神经萎缩）中医护理效果评价表

第四十五节　乳腺癌中医护理方案

一、常见证候要点

1. 气滞痰凝证：乳房肿块胀痛，两胁作胀，心烦易怒。或口苦，头晕目眩。舌苔薄白或薄黄。

2. 冲任失调证：乳房肿块胀痛，两胁作胀，头晕目眩。或月经失调，腰腿酸软，五心烦热，目涩，口干。舌质红，苔少有裂纹。

3. 毒热蕴结证：乳房肿块迅速增大，疼痛或红肿甚至溃烂翻花，分泌物臭秽等，或发热，心烦，口干，便秘。舌质暗红，舌苔黄白或黄厚腻。

4. 气血两虚证：疲倦乏力，精神不振，食欲不振，失眠多梦，口干少津，二便失调。舌淡，苔薄白。

5. 气阴两虚证：乏力、口干苦、喜饮，纳差，乏力，腰腿酸软，五心烦热。舌质干红，少苔或薄苔。

6. 瘀毒互结证：肿瘤增长迅速，神疲乏力，纳差消瘦，面色晦暗。或伴有疼痛，多为刺痛或胀痛，痛有定处。或伴有乳房肿物坚韧，若溃破则腐肉色败不鲜。舌淡或淡暗，苔白。

二、常见症状/证候施护

（一）肢体肿胀

1. 评估患侧肢体水肿程度，如出现肿胀加重及时报告医生。

2. 平卧时抬高患肢，使其与心脏保持同一水平；患肢不宜进行静脉输液及测血压。

3. 指导患者做患肢握拳活动，每次 5～10 分钟，每日 2～3 次。

4. 遵医嘱气压式血液循环驱动仪治疗，每次 30 分钟，每日 1 次。

5. 遵医嘱中药外敷。

6. 遵医嘱中药湿敷。

（二）疼痛

1. 采用《疼痛评估量表》进行评估。

2. 指导患者使用转移注意力的方法，如读书、看报、与人交流等。

3. 教会患者使用放松术，如全身肌肉放松、缓慢的深呼吸、听舒缓音乐等。

4. 遵医嘱耳穴贴压：取乳腺、腋下、肝、交感、内分泌等穴。

5. 遵医嘱中药外敷。

（三）心烦易怒

1. 多与患者及家属交流，及时了解患者存在的心理问题，帮助其排忧解难。

2. 帮助患者取得爱人、家属的理解和关爱。

3. 推荐患者听轻音乐，舒缓情绪。焦虑患者：听安静、柔和、婉约的乐曲，如高山流水、古筝等；抑郁患者：听冥想式的乐曲，如沉思、古琴等。

4. 遵医嘱耳穴贴压：取心俞、肝俞、神门、脑、皮质下等穴。

（四）恶心、呕吐（化疗期间）

1. 观察呕吐物的量、色、性质，及时记录并报告医生。

2. 呕吐后，遵医嘱以温开水或中药漱口液漱口。

3. 遵医嘱耳穴贴压：取脾、胃、交感、膈等穴位。

4. 遵医嘱艾灸：取中脘、关元、足三里、神阙等穴。

5. 遵医嘱穴位按摩：取足三里、合谷、内关及两侧脊穴等穴。

（五）四肢麻木（化疗期间）

1. 保证环境安全，避免烫伤、灼伤、磕碰等。

2. 注意四肢保暖，穿棉袜，带棉质手套，防止受凉。

3. 遵医嘱气压式血液循环驱动仪治疗，每次 30 分钟，每日 1 次。

4. 遵医嘱穴位按摩：取足三里、手三里、太冲、阳陵泉、曲池、内关等穴。

5. 遵医嘱中药泡洗。

三、中医特色治疗护理

（一）药物治疗

1. 内服中药

（1）以清热解毒为主的中药餐后半小时服用，以减少其对胃粘膜的刺激。

（2）气滞痰凝证：汤药宜三餐后凉服；气血两虚证：汤药宜三餐后温热服。

（3）其他详见附录 1。

2. 注射给药

（1）华蟾素注射液：建议使用中心静脉导管给药。

（2）艾迪注射液：①使用前后应以 0.9% NS 冲洗；②关注患者的肝肾功能检查（含

斑蝥有毒）。

（3）其他详见附录1。

（二）特色技术

1. 中药外敷（详见附录2）

2. 中药湿敷（详见附录2）

3. 耳穴贴压（详见附录2）

4. 穴位按摩（详见附录2）

5. 艾灸（详见附录2）

6. 中药泡洗：毒热蕴结证温度为30℃；气滞痰凝证、冲任失调证、气血两虚证、气阴两虚证及瘀毒互结症温度为37～40℃。

四、健康指导

（一）生活起居

1. 定期对健侧乳房进行自我检查，乳房切除的患者建议佩戴义乳。

2. 适当锻炼：如太极拳、气功、八段锦、伸展运动等。

（二）饮食指导

1. 气滞痰凝证：宜食疏肝理气，化痰散结的食品，如陈皮、丝瓜、李子、海带、紫菜等。食疗方：海带汤。

2. 冲任失调证：宜食调理冲任，补益肝肾的食品，如红枣、甲鱼、桑葚、黑木耳等。食疗方：红杞鲫鱼汤。

3. 毒热蕴结证：宜食清热解毒，活血化瘀的食品，如莲藕、苦瓜、葡萄、柠檬、大白菜、茄子、香菇等。食疗方：菱角汤或菱角薏米粥。

4. 气血两虚证：宜食益气养血，健脾补肾的食品，如龙眼肉、大枣、茯苓、山药、黑芝麻等，多食瘦肉、牛奶及蛋类等。食疗方：小米大枣粥。

5. 气阴两虚证：宜食益气养阴的食品，如黑木耳、银耳、鸭肉等。食疗方：莲藕小米粥。

6. 瘀毒互结证：宜食解毒化瘀的食品，如苦瓜、丝瓜、海带、海蜇、马蹄等。食疗方：绿豆粥。

7. 恶心者，宜食促进消化、增加胃肠蠕动的食品，如生白萝卜捣汁饮用；呕吐者，进食止呕和胃的食品，如频服姜汤（生姜汁1汤匙，蜂蜜2汤匙，加开水3汤匙调匀）。

8. 化疗期间，宜食促进消化、健脾开胃、补益气血的食品，如萝卜、香菇、陈皮、菠菜、桂圆、金针菇等，禁食辛辣及油炸的食品。

9. 放疗期间，宜食生津养阴、清凉甘润的食品，如藕汁、雪梨汁、萝卜汁、绿豆汤、冬瓜汤、竹笋、西瓜、橙子、蜂蜜、甲鱼等。

（三）情志调理

1. 鼓励患者主动抒发心中的不良情绪，保持心态稳定。

2. 鼓励病友间相互交流，增强战胜疾病的信心。

3. 指导患者使用转移注意力的方法，如阅读、倾听（音乐、广播）、写作、绘画、练书法等。

4. 鼓励家属多与患者交谈，多陪伴。

五、护理难点

双侧乳癌患者的静脉通路建立与维护较难

解决思路：

1. 短期置管：可选择颈内静脉、锁骨下静脉及股静脉置管。
2. 长期置管：探索下腔静脉的 PICC 置管。
3. 管道维护：建立长、短期中心静脉置管维护的操作流程及规范。

六、护理效果评价

附：乳腺癌中医护理效果评价表

第四十六节　肾风（局灶节段性肾小球硬化）
中医护理方案

一、常见证候要点

1. 风伏肾络证：面目或四肢浮肿，遇风发病或遇风复发或遇风加重或迁延日久不愈，四肢关节不适，尿中泡沫增多，面色晦暗，腰膝酸软，倦怠乏力。舌质淡，苔薄黄或白。

2. 湿热蕴结证：遍体浮肿，胸脘痞闷，烦热口渴，小便短赤，或大便干结或溏滞不爽。舌质红，苔黄腻。

3. 肾络瘀阻证：肾病迁延不愈，反复发作，浮肿时发时止，面色黧黑或面色无华，骨痛。舌质暗或有瘀斑瘀点。

4. 肾虚湿瘀证：四肢浮肿不甚，面、唇、肤色晦滞黧黑，腹部青筋暴露，手足心热，腰膝酸软，或妇女经色暗红有紫块，或经少经闭，小便黄赤。舌质红或紫暗，苔黄腻。

5. 气阴两虚证：浮肿日久，面目四肢浮肿不甚，气短乏力，手足心热，口干咽燥，头目眩晕，腰膝酸软，时见自汗或盗汗，小便短赤，舌红少苔或舌淡而边有齿痕。

6. 脾肾阳虚证：全身浮肿，腰以下为甚，按之凹陷不易恢复，脘腹胀闷，纳呆便溏，面色萎黄，神倦肢冷，或腰部冷痛，小便短少。舌质淡胖，苔白滑或白腻。

二、常见症状／证候施护

（一）泡沫尿（蛋白尿）

1. 观察尿泡沫多少及消散时间。遵医嘱留取尿常规、24 小时尿蛋白定量及尿微量蛋白等。标本留取应正确、及时，避免尿液过度稀释或浓缩，防止标本污染或变性。

2. 注意观察有无发热、剧烈运动，以及体位改变等因素对患者泡沫尿（蛋白尿）的影响。

3. 大量泡沫尿（蛋白尿）患者，以卧床休息为主，适度床旁活动。卧床时需定时翻身，做足背屈、背伸等动作，病情缓解后，可逐步增加活动量。

4. 做好口腔、皮肤、会阴等护理，避免因感染致病情反复，蛋白尿增加。

5. 遵医嘱艾灸，可取气海、关元、足三里等穴位。

（二）水肿

1. 及时评估水肿程度、部位，监测体重、腹围、出入量等。重度水肿宜卧床休息，记24小时出入量，重点观察血压、心率、呼吸及肾功能等变化。下肢高度浮肿患者，需注意观察双下肢浮肿程度是否对称、有无疼痛感、皮温升高等情况，及时发现血栓性事件发生。

2. 保持皮肤清洁、干燥，衣着柔软宽松，定时翻身，防止皮肤破损、感染发生。头面眼睑水肿者应将枕头垫高；下肢水肿明显应抬高足部；阴囊水肿用阴囊托托起。严重胸水、腹水时宜取半坐卧位。

3. 适当控制饮水量，指导患者量出为入，保持出入量平衡。

4. 使用攻下逐水剂或利尿剂时，应重视血压监测、观察尿量，及大便的次数和量，防止有效血容量减少导致的休克及电解质紊乱。

5. 遵医嘱中药泡洗。

6. 遵医嘱中药外敷。

7. 遵医嘱中药熏蒸。

（三）血尿

1. 辨尿色、性状。定期检查尿液，观察尿红细胞量增减、反复与日常生活的相关性，如活动、睡眠、疲劳等，以及有无感染等因素影响。

2. 血尿辨证多属于或兼有肾络瘀阻证，遵医嘱予活血化瘀类中药，护理中应注意观察皮肤、口腔、牙龈等部位有无出血，女性患者月经期经量改变等。

（四）头晕、血压增高

1. 加强巡视、监测血压。眩晕发生时，尽量使患者卧床休息。若出现头痛剧烈、呕吐、血压明显升高、视物模糊、立即报告医师，做好抢救准备。

2. 应用降压药物时，注意监测血压动态变化，避免降压速度过快。并注意观察降压药物可能对肾功能产生的影响。一般血压应控制在130/80mmHg，对于尿蛋白>1g/24小时，血压应控制在125/75mmHg。

3. 遵医嘱耳穴贴压，取神门、肝、降压沟、心、交感等穴。

4. 遵医嘱穴位按摩，取风池、百会、太阳等穴。

（五）尿量异常（少尿、无尿；多尿、夜尿）

1. 少尿、无尿是肾风重症，关注血压、心率、呼吸、神志、24小时出入量等变化，尤其重视有无高钾、高血容量、酸中毒及其对心肺功能的影响。严格控制水分摄入，保持出入量平衡。

2. 对多尿、夜尿患者应观察尿量、尿比重、尿渗透压、排尿次数等。

3. 遵医嘱艾灸，取肾俞、关元、足三里与命门、气海、三阴交两组穴位交替、间歇应用。

4. 遵医嘱中药全结肠灌洗。

（六）腰膝酸软

1. 观察疼痛性质、部位、伴发症状，注意区别肾外因素导致的腰痛。

2. 行肾穿刺患者术后往往有腰酸胀痛情况，一般术后 3 日内忌在腰部行各项物理治疗。

3. 遵医嘱耳穴贴压，取肾、腰骶等穴。

4. 遵医嘱艾灸，取肾俞、气海、关元等穴。

5. 遵医嘱中药外敷，取双侧肾俞、三焦俞等穴。

三、中医特色治疗护理

（一）药物治疗

1. 内服中药：服补益类中药，应注意观察有无外感、伤食、气滞、湿困等征象，以防补益药滋腻助邪。应用活血消癥类中药，注意观察皮肤、粘膜、口腔等部位有无出血情况，肾穿刺前后应遵医嘱停用。祛风除湿中药如雷公藤多苷片，遵医嘱观察患者服药后有无胃肠道不适反应，并观察月经周期的改变，若出现月经紊乱、闭经等异常表现，及时向医生反映（其他详见附录 1）。

2. 注射给药（详见附录 1）。

（二）特色技术

1. 中药外敷：

（1）芒硝外敷：将芒硝捣碎成粉末或细颗粒状，入敷药专用袋内，均匀摊开，贴敷于治疗部位。每次敷药时间 8～10 小时，每日 1 次。

（2）药熨（中药热奄包）：将中药制作成热奄包，以 40～50℃为宜，外敷于双侧肾俞、三焦俞等穴位，治疗过程中注意保暖，询问有无不适感觉，如出现局部皮肤烧灼、热烫的感觉应立即停止治疗。治疗结束后用毛巾轻轻拭干皮肤。每次 20～30 分钟，每日 1～2 次（其他详见附录 2）。

2. 中药泡洗：双下肢水肿患者中药泡洗时，膝关节以下皮肤应全部浸没于药液中。水温 40～42℃，每日或隔日 1 次（其他详见附录 2）。

3. 中药熏蒸（详见附录 2）。

4. 中药全结肠灌洗（详见附录 2）。

5. 艾灸（详见附录 2）。

6. 耳穴贴压（详见附录 2）。

7. 穴位按摩（详见附录 2）。

四、健康指导

（一）生活起居

1. 保持病室静谧清爽，起居有时；顺应四时，避免六淫邪气入侵。

2. 保持口腔、皮肤、会阴清洁，防止感染。

3. 避免肾损害加重因素，如过度劳累等。慎用对肾脏有损害的药物和食物。

4. 定期监测血压，控制血压于合理范围。

5. 适当运动有利于增强体质，如太极运动、八段锦等。

6. 指导患者进行中医特色的自我保健方法，如穴位按摩等。

（二）饮食指导

1. 风伏肾络证：宜食祛风通络的食品，如木瓜、丝瓜、樱桃等。

2. 湿热蕴结证：宜食清热利湿的食品，如薏苡仁、冬瓜、苦瓜、鲫鱼等。

3. 肾络瘀阻证：宜食活血散结、补气行气的食品，如山楂、桃仁、香菇、海带、金橘等。

4. 肾虚湿瘀证：宜食益肾活血、清热利湿的食品，如山药、桃仁、樱桃等。

5. 气阴两虚证：宜食益气养阴的食品，如莲子、红枣、山药、黑米、枸杞等。

6. 脾肾阳虚证：宜食健脾益肾、温阳利水的食品，如山药、木瓜、薏苡仁、莲子、红枣、泥鳅等。

7. 出现浮肿、高血压时应低盐饮食，建议每日盐摄入量控制在 2～3g，忌食腌制品、含盐蔬菜（如茴香等）。高度浮肿时遵医嘱短期内无盐饮食。当肾功能不全（GFR ≤ 50ml/min）时，应限制蛋白质摄入，蛋白质 0.6～0.8g/kg. d，且优质蛋白占 50% 以上。极低蛋白饮食（0.3～0.4g/kg. d）患者，还应配合 α－酮酸治疗。必要时，可以麦淀粉替代部分主食，保证热量摄入充分。

（三）情志调理

1. 本病病程长，病情易反复，患者抑郁善忧，情绪不宁，可采用顺情从欲方法，疏导患者的不良情绪，以化郁为畅，疏泄情志。

2. 使用激素、免疫抑制剂的患者担心副作用，心理压力大，可采用说理开导方法，多与患者沟通，了解心理状况，做好针对性解释工作，给予心理支持。当患者表现为郁怒、躁动等肝阳亢盛、血压增高现象时，应及时心理疏导，避免言语、行为、环境因素等不良刺激。

3. 采用自我放松、分心移情的方法，如听音乐、放松操等；鼓励患者生活中培养兴趣爱好，参与力所能及的家务和社会活动，如种植花草、烹饪、棋艺等。

五、护理难点

服药依从性差

解决思路

1. 加强健康教育，提高患者对自身病情的认识，了解药物的作用、副作用及用药注意事项，客观认识药物治疗的利弊，积极配合治疗。

2. 制定随访制度，定期随访，提高治疗依从性。

六、护理效果评价

附：肾风（局灶节段性肾小球硬化）中医护理效果评价表

第四十七节　吐酸病（胃食管反流病）中医护理方案

一、常见证候要点

1. 肝胃郁热证：烧心，反酸，胸骨后灼痛，胃脘灼痛，脘腹胀满，嗳气反食，心烦易怒，嘈杂易饥，舌红苔黄。

2. 胆热犯胃证：口苦咽干，烧心，脘胁胀痛，胸痛背痛，反酸，嗳气反流，心烦失眠，嘈杂易饥，舌红苔黄腻。

3. 中虚气逆证：反酸或泛吐清水，嗳气反流，胃脘隐痛，胃痞胀满，食欲不振，神疲乏力，大便溏薄，舌淡苔薄。

4. 气郁痰阻证：咽喉不适如有痰梗，胸膺不适，嗳气或反流，吞咽困难，声音嘶哑，半夜呛咳，舌苔白腻。

5. 瘀血阻络证：胸骨后灼痛或刺痛，后背痛，呕血或黑便，烧心，反酸，嗳气，胃脘隐痛，舌质紫暗或瘀斑。

二、常见症状/证候施护

（一）烧心、反酸、嘈杂

1. 观察烧心、反酸的频率、程度、伴随症状及与饮食的关系。

2. 指导患者饭后 30 分钟内不宜平卧，就寝时宜抬高床头 30°。反酸明显者，用温淡盐水漱口。口苦、口臭、牙龈肿痛做好口腔护理，可遵医嘱应用中药含漱。

3. 遵医嘱穴位贴敷，取天枢、中脘、膈俞、天突等穴。

4. 遵医嘱耳穴贴压，取脾、胃、神门等穴。

5. 遵医嘱穴位按摩，取内关、胃俞、合谷、膈俞等穴。

6. 遵医嘱穴位注射，取足三里、合谷等穴。

7. 遵医嘱艾灸，取神阙、中脘、天枢等穴。

（二）胸骨后灼痛

1. 观察疼痛的部位、性质、程度、持续时间、诱发因素。

2. 注意休息，少量饮温开水，可自上而下按摩胃脘部，使气顺而痛缓。

3. 遵医嘱艾灸，取中脘、气海、关元、足三里等穴。

4. 遵医嘱穴位按摩，取膻中、中脘、胃俞等穴。

（三）嗳气、胃脘胀满

1. 观察嗳气的时间、次数及伴随症状。

2. 遵医嘱穴位按摩，取中脘、天枢、气海、内关、合谷、足三里等穴。

3. 遵医嘱穴位贴敷，取中脘、天枢、胃俞等穴。

4. 遵医嘱耳穴贴压，取脾、胃、神门、肝胆等穴。

5. 遵医嘱穴位注射，取足三里、合谷等穴。

三、中医特色治疗护理

（一）药物治疗

1. 内服中药：中药以餐后少量频服为宜（其他详见附录1）。
2. 注射给药（详见附录1）。

（二）特色技术

1. 穴位贴敷（详见附录2）。
2. 穴位注射（详见附录2）。
3. 艾灸（详见附录2）。
4. 耳穴贴压（详见附录2）。
5. 穴位按摩（详见附录2）。

四、健康指导

（一）生活起居

1. 季节变化时注意胃区保暖，避免受凉。
2. 由于反流易发生在夜间，睡眠时应抬高床头30°。
3. 餐后：宜取直立位或0.5~1.5小时后进行散步，运动时间30~40分钟，以身体发热、微汗、不感到疲劳为宜。
4. 睡前：不进食，晚餐与入睡的间隔不少于3小时；腹部按摩：仰卧位双腿屈曲，用右手的掌心在腹部按顺时针方向做绕圈按摩，也可从上腹往下腹缓缓按摩，每天进行3~4次，每次5~10分钟左右。

（二）饮食指导

1. 肝胃郁热证：宜食疏肝解郁，和胃清热的食品，如金橘根、猪肚；肝气犯胃者宜食理气降气的食品，如萝卜、佛手、生姜等。
2. 胆热犯胃证：宜食疏肝利胆，清热和胃的食品，如猕猴桃、甘蔗（不宜空腹食用）、白菜、蚌肉、生姜等。
3. 中虚气逆证：宜食补中益气、健脾和胃的食品，如粳米、莲藕、香菇、山药、猪肚、莲子等。
4. 气郁痰阻证：宜食理气止郁，健脾化痰的食品，如扁豆、佛手、萝卜等。
5. 瘀血阻络证：宜食活血化瘀，理气通络的食品，如莲藕、丝瓜等。
6. 烧心反酸的患者忌食生冷，少食甜、酸之品，戒烟酒、浓茶、浓咖啡、韭菜、茴香等，不宜过饱或过量饮水；胸骨后灼痛的患者忌食过热、过烫的食物以免损伤食道粘膜，忌食辛辣、肥甘、煎炸之品，戒烟酒；胃脘胀满的患者宜少量多餐，控制饮食摄入量，可进少量清淡易消化流食。
7. 烹调方法。食物应切细煮软，烹调以烧、蒸、煮等软性烹调为主，忌煎、炸、熏烤及腌制食品。

（三）情志调理

1. 了解患者心理状态，指导患者避免忧思恼怒，保持乐观情绪。鼓励家属多陪伴患者，给予患者心理支持。针对患者不良情绪，指导采用移情相制疗法，转移其注意力，淡化、消除不良情志；针对患者焦虑或抑郁的情绪变化，可采用暗示疗法，如言语暗示、药物暗示、情境暗示等，解除患者心理上的压力和负担。

2. 鼓励患者间沟通，交流疾病防治经验，提高对疾病的认识，增强治疗信心。

五、护理难点

患者难以建立和保持健康饮食习惯

1. 设计通俗易懂的吐酸病健康教育手册，便于患者学习。

2. 加强患者出院后的延续护理，通过电话访视的方式定期的对患者进行健康教育管理，有健康的生活方式和饮食习惯的养成。

六、护理效果评价

附：吐酸病（胃食管反流病）中医护理效果评价

第四十八节　尪痹（类风湿关节炎）中医护理方案

一、常见证候要点

1. 风湿痹阻证：肢体关节疼痛、重着，或有肿胀，痛处游走不定，关节屈伸不利，舌淡红苔白腻。

2. 寒湿痹阻证：肢体关节冷痛，肿胀、屈伸不利，局部畏寒，得寒痛剧，得热痛减，舌胖，舌质淡暗，苔白腻或白滑。

3. 湿热痹阻证：关节肿痛，触之灼热或有热感，口渴不欲饮，烦闷不安，或有发热，舌质红，苔黄腻。

4. 痰瘀痹阻证：关节肿痛日久不消，晨僵，屈伸不利，关节周围或皮下结节，舌暗紫，苔白厚或厚腻。

5. 气血两虚证：关节肌肉酸痛无力，活动后加剧，或肢体麻木，肌肉萎缩，关节变形；少气乏力，自汗，心悸，头晕目眩，面黄少华，舌淡苔薄白。

6. 肝肾不足证：关节肌肉疼痛，肿大或僵硬变形，屈伸不利，腰膝酸软无力，关节发凉，畏寒喜暖，舌红，苔白薄。

二、常见症状/证候施护

（一）晨僵

1. 观察晨僵持续的时间、程度及受累关节。

2. 注意防寒保暖，必要时配戴手套、护膝、袜套、护腕等。

3. 晨起用力握拳再松开，交替进行 50～100 次（手关节锻炼前先温水浸泡）；床上行膝关节屈伸练习 30 次。

4. 遵医嘱穴位按摩：取双膝眼、曲池、肩髃、阿是穴等穴。

5. 遵医嘱艾灸：悬灸阿是穴。

6. 遵医嘱中药泡洗。

7. 遵医嘱中药离子导入。

8. 遵医嘱中药熏洗。

（二）关节肿痛

1. 观察疼痛性质、部位、程度、持续时间及伴随症状。

2. 疼痛剧烈的患者，以卧床休息为主，受损关节保持功能位。

3. 局部保暖并在关节处加护套。

4. 勿持重物，可使用辅助工具，减轻对受累关节的负重。

5. 遵医嘱穴位贴敷：取阿是穴。局部皮肤色红，禁止穴位贴敷。

6. 遵医嘱中药离子导入。

7. 遵医嘱中药药浴。

（三）关节畸形

1. 做好安全评估，如日常生活能力、跌倒/坠床等，防止跌倒或其他意外事件发生。

2. 遵医嘱艾灸：取阿是穴。

3. 遵医嘱中药泡洗。

4. 遵医嘱中药离子导入。

5. 遵医嘱穴位贴敷：取阿是穴。

（四）疲乏无力

1. 急性期多卧床休息，恢复期适量活动，防止劳累，减少弯腰、爬高、下蹲等动作。

2. 遵医嘱艾灸：取足三里、关元、气海等穴。

3. 遵医嘱穴位贴敷：取肾俞、脾俞、足三里等穴。

三、中医特色治疗护理

（一）药物治疗

1. 内服中药：风寒湿痹者中药宜温服；热痹者中药宜偏凉服（其他详见附录1）。

2. 注射给药（详见附录1）。

（二）特色技术

1. 中药泡洗：建议在晨晚间进行；温度在 37～40℃，以患者耐受为宜；夏季温度可偏凉，冬季温度可适当调高（其他详见附录2）。

2. 中药离子导入（详见附录2）。

3. 艾灸（详见附录2）。

4. 穴位按摩（详见附录2）。

5. 穴位贴敷（详见附录2）。

6. 中药熏洗（详见附录2）。

7. 中药药浴

（1）湿热痹阻证：温度38～40℃左右。

（2）寒湿痹阻证：温度 40~43℃ 左右。

（3）夏季温度可偏凉，冬季温度可适当调高。

（4）其他详见附录 2。

四、健康指导

（一）生活起居

1. 居室环境宜温暖向阳、通风、干燥，避免寒冷刺激。

2. 避免小关节长时间负重，避免不良姿势，减少弯腰、爬高、蹲起等动作。

3. 每日适当晒太阳，用温水洗漱，坚持热水泡足。

4. 卧床时保持关节功能位，行关节屈伸运动。

（二）饮食指导

1. 风湿痹阻：宜食祛风除湿、通络止痛的食品，如鳝鱼、薏苡仁、木瓜、樱桃等。食疗方：薏仁粥、葱豉汤。

2. 寒湿痹阻：宜食温经散寒、祛湿通络的食品，如牛肉、山药、枣、红糖、红小豆等。食疗方：红枣山药粥、黄酒烧牛肉等。

3. 湿热痹阻：宜食清热祛湿的食品，如薏苡仁、红豆、黄瓜、苦瓜、冬瓜、丝瓜、绿豆芽、绿豆等。食疗方：丝瓜绿豆汤、冬瓜薏仁汤。

4. 痰瘀痹阻：宜食活血化瘀的食品，如山楂、桃仁、陈皮、薏苡仁、绿豆等。食疗方：薏苡仁桃仁汤、山芋薏仁粥等。

5. 气血两虚：宜食补益气血的食品，如大枣、薏苡仁、赤小豆、山药、阿胶、鸡肉、牛肉、乌骨鸡、黑芝麻、龙眼肉等。食疗方：大枣山药粥、乌鸡汤。

6. 肝肾不足：宜食补益肝肾的食品，如甲鱼、山药、枸杞子、鸭肉、鹅肉、芝麻、黑豆等。食疗方：山药芝麻糊、枸杞鸭汤等。

（三）情志调理

1. 多与患者沟通，了解其心理状态，及时给予心理疏导。同时鼓励患者与他人多交流。

2. 鼓励家属多陪伴患者，给予情感支持。

（四）康复指导

1. 保持关节的功能位，并在医护人员指导下做康复运动，活动量应循序渐进的增加，避免突然剧烈活动。

2. 病情稳定后，可借助各种简单工具与器械，进行关节功能锻炼，如捏核桃、握力器、手指关节操等，锻炼手指关节功能；空蹬自行车，锻炼膝关节；踝关节屈伸运动等。逐步可进行太极拳、八段锦、练气功等锻炼。

五、护理难点

患者坚持功能锻炼的依从性差

解决思路：

1. 开展多种形式的健康教育。

2. 制定个体化的康复锻炼计划。

3. 多与患者（家属）沟通及随访。

六、护理效果评价

附：尪痹（类风湿关节炎）中医护理效果评价表

第四十九节　胃癌中医护理方案

一、常见证候要点

1. 脾气虚证：纳少、腹胀、便溏、气短、乏力，舌淡苔白。

2. 胃阴虚证：胃脘嘈杂、灼痛，饥不欲食，口干、口渴、便干，舌红少苔乏津。

3. 血虚证：体表肌肤黏膜组织呈现淡白，头晕乏力，全身虚弱，舌质淡。

4. 脾肾阳虚证：久泄久痢、水肿、腰腹冷痛、肢冷、便溏、乏力，舌淡胖，苔白滑。

5. 热毒证：胃脘灼痛、消谷善饥、面赤、口渴喜冷饮、便干，舌红苔黄。

6. 痰湿证：脾胃纳运功能障碍及胸脘痞闷、纳差，苔腻。

7. 血瘀证：固定疼痛、肿块、出血，舌质紫暗，或见瘀斑瘀点。

8. 肝胃不和证：脘胁胀痛、嗳气、吞酸、情绪抑郁，舌淡红、苔薄白或薄黄。

二、常见症状/证候施护

（一）胃脘痛

1. 观察疼痛的性质、部位、程度、持续时间、诱发因素及伴随症状，总结疼痛发作规律。出现疼痛加剧，伴呕吐、寒热，或出现厥脱先兆症状时应立即报告医师，采取应急处理措施。

2. 急性发作时宜卧床休息，注意防寒保暖。

3. 指导患者采用转移注意力或松弛疗法，如缓慢呼吸、全身肌肉放松、听舒缓音乐等，以减轻患者对疼痛的敏感性。

4. 遵医嘱耳穴贴压，取脾、胃、交感、神门等穴。

5. 遵医嘱艾灸，取中脘、天枢、足三里等穴。

6. 遵医嘱穴位贴敷，取脾俞、胃俞等穴。

（二）吞酸、嗳气

1. 观察吞酸、嗳气的频率、程度、伴随症状及与饮食的关系。

2. 遵医嘱使用粘膜保护剂与抑酸剂。粘膜保护剂应在餐前半小时服用，以起保护作用；抑酸剂应在餐后 1 小时服用，以中和高胃酸；抗菌药时应在餐后服用，减少抗菌素对胃粘膜的刺激。

3. 指导患者饭后不宜立即平卧，发作时宜取坐位，可小口频服温开水；若空腹时出现反酸、嗳气症状，应立即进食以缓解不适。

4. 遵医嘱穴位按摩，取足三里、合谷、天突等穴。

5. 遵医嘱耳穴贴压，取脾、胃、交感、神门等穴。

6. 遵医嘱艾灸，取胃俞、足三里、中脘等穴。

（三）腹胀

1. 观察腹胀的部位、性质、程度、时间、诱发因素、排便、排气情况及伴随症状。

2. 患者宜卧床休息，给予半坐卧位。鼓励饭后适当运动，保持大便通畅。

3. 遵医嘱给予肛管排气，观察排便、排气情况。

4. 遵医嘱中药外敷，保留时间 6~8 小时。

5. 遵医嘱艾灸，取中脘、肝俞等穴。

（四）便溏

1. 观察排便次数、量、性质及有无里急后重感。

2. 遵医嘱指导患者正确使用缓泻剂，保持肛周皮肤清洁。

3. 严重便溏者适量饮淡盐水。

4. 遵医嘱穴位按摩，取足三里、中脘、关元等穴。

5. 遵医嘱耳穴贴压，取大肠、小肠、胃、脾等穴。

6. 遵医嘱艾灸（回旋灸）腹部，以肚脐为中心，上、下、左、右旁开 1~1.5 寸，时间 5~10 分钟。

（五）便秘

1. 观察排便次数、性状、排便费力程度及伴随症状。

2. 指导患者规律排便，适度增加运动量，餐后 1~2 小时，取平卧位，以肚脐为中心，顺时针方向摩揉腹部，促进肠蠕动，排便时忌努责。

3. 遵医嘱穴位按摩，取足三里、中脘等穴。

4. 遵医嘱耳穴贴压，取大肠、小肠、胃、脾等穴。

5. 遵医嘱中药导管滴入。

三、中医特色治疗护理

（一）药物治疗

1. 内服中药（详见附录1）。

2. 注射给药

（1）康莱特注射液：同肺癌。

（2）榄香烯注射液：同肺癌。

（3）鸦胆子油乳剂：①少数患者有油腻感，厌食等消化道不适反应；②油乳剂如有分层停止使用。

（4）其他详见附录1。

（二）特色技术

1. 穴位贴敷（详见附录2）。

2. 艾灸（详见附录2）。

3. 耳穴贴压（详见附录2）。

4. 穴位按摩（详见附录2）。

5. 中药外敷（详见附录2）。

6. 中药导管滴入（详见附录2）。

四、健康指导

（一）生活起居

1. 虚寒型患者住向阳病室为宜，阴虚型患者室温宜略低，凉爽湿润。

2. 做好安全评估，防呕吐窒息、昏厥摔伤、自杀倾向等意外。

3. 指导患者注意保暖，避免腹部受凉。

（二）饮食指导

1. 脾气虚证：宜食补中健脾的食品，如鸡蛋、瘦猪肉、羊肉、大枣、桂圆、白扁豆、山药、茯苓。

2. 胃阴虚证：宜食滋补胃阴的食品，如莲子、山药、百合、大枣、薏苡仁、枸杞等。

3. 血虚证：宜食补气养血的食品，如大枣、桂圆、山药。

4. 脾肾阳虚证：宜食温补脾肾的食品，如羊肉、桂圆、肉桂、生姜等。

5. 热毒证：宜食疏肝清热的食品，如海带、紫菜、杏仁、绿豆、藕粉、菊花、蒲公英、金银花等。

6. 痰湿证：宜食清热除湿的食品，如荸荠、马齿苋、赤小豆等。

7. 血瘀证：宜食活血祛瘀的食品，如桃仁、山楂、大枣、赤小豆等。忌粗糙、坚硬、油炸、厚味之品，忌食生冷性寒之物。

8. 肝胃不和证：宜食疏肝和胃的食品，如山楂、山药、萝卜、生姜、桂花等。

9. 指导患者戒烟酒，宜食健脾养胃的食品，如山药、红枣等。根据食滞轻重控制饮食，避免进食过饱。

10. 便秘者，指导患者进食富含膳食纤维的食物，如蔬菜、水果、粗粮等。

11. 腹胀者，指导患者进食增加肠动力的食物，如苹果、番茄、白萝卜等，避免产气食物的摄入。

12. 吞酸、嗳气者，应避免产酸的食物，如山楂、梅子、菠萝等。

（三）情志调理

1. 针对患者忧思恼怒、恐惧紧张等不良情志，指导患者采用移情相制疗法，转移其注意力。

2. 针对患者焦虑或抑郁的情绪变化，可采用暗示疗法或顺情从欲法。

3. 多与患者沟通，了解其心理状态，指导患者和家属掌握缓解疼痛的简单方法，减轻身体痛苦和精神压力，多陪伴患者，给予患者安慰，精神支持。

4. 鼓励病友间多交流疾病防治经验，提高认识，增强治疗信心。

五、护理效果评价

附：胃癌中医护理效果评价表

第五十节　消渴病痹症（糖尿病周围神经病变）
中医护理方案

一、常见证候要点

1. 气虚血瘀证：肢体麻木，如有蚁行感，肢末时痛，多呈刺痛，下肢为主，入夜痛甚；气短乏力，神疲倦怠，自汗畏风，易于感冒，舌质淡暗，或有瘀点，苔薄白。

2. 阴虚血瘀证：肢体麻木，腿足挛急，酸胀疼痛，或小腿抽搐，夜间为甚，或灼热疼痛，五心烦热，失眠多梦，皮肤干燥，腰膝酸软，头晕耳鸣；口干不欲饮，便秘，舌质嫩红或淡红，苔花剥少津。

3. 寒凝血瘀证：肢体麻木不仁，四末冷痛，得温痛减，遇寒痛增，下肢为著，入夜更甚；神疲乏力，畏寒怕冷，尿清便溏，或尿少浮肿，舌质淡暗或有瘀点，苔白滑。

4. 痰瘀阻络证：肢体麻木不止，常有定处，足如踩棉，肢体困倦，头重如裹，昏蒙不清，体多肥胖，口粘乏味，胸闷纳呆，腹胀不适，大便粘滞。舌质紫暗，舌体胖大有齿痕，苔白厚腻。

5. 肝肾亏虚证：肢体痿软无力，肌肉萎缩，甚者痿废不用，腰膝酸软，阳痿不举，骨松齿摇，头晕耳鸣，舌质淡，少苔或无苔。

二、常见症状/证候施护

（一）肢体麻木、挛急、疼痛

1. 观察四肢末端皮肤颜色、温度的变化、有无破溃及足背动脉搏动情况。
2. 观察疼痛发作的时间、性质、程度。
3. 注意肢体及足部保暖，做好足部护理，预防足部溃疡及压疮的发生。
4. 遵医嘱气压式血液循环驱动治疗。
5. 遵医嘱耳穴贴压，取内分泌、脾、腰、足等穴。
6. 遵医嘱足部中药泡洗，药液温度38～40℃，防止烫伤。
7. 遵医嘱双下肢穴位按摩，取足三里、地机、太溪、涌泉等穴。
8. 遵医嘱穴位贴敷，取涌泉等穴。
9. 遵医嘱中药离子导入，取足三里、地机、太溪、涌泉等穴。
10. 遵医嘱艾灸，取地机、委中等穴。

（二）肢体痿软无力

1. 起居有时，避免劳累，卧床休息为主。
2. 根据病情指导并协助功能锻炼，防止肌肉萎缩。病情稳定后适量运动，循序渐进。
3. 注意安全，做好预防措施防止跌倒。
4. 遵医嘱艾灸，取气海、关元、足三里、三阴交等穴。
5. 遵医嘱穴位贴敷，取肾俞、脾俞、足三里等穴。

（三）腰膝酸软

1. 遵医嘱监测血糖，观察有无低血糖发生。

2. 遵医嘱艾灸，取肾俞、神阙、气海、关元、三阴交等穴。

3. 遵医嘱穴位按摩，取气海、关元、委中、涌泉等穴。

4. 遵医嘱耳穴贴压，取皮质下、内分泌、脾、胰等穴。

三、中医特色治疗护理

（一）药物治疗

1. 内服中药：活血化瘀类药一般饭后服；气虚血瘀、寒凝血瘀者偏热服；痰瘀阻络者宜温凉服；肝肾亏虚者宜温服（其他详见附录1）。

2. 注射用药（详见附录1）

（二）特色技术

1. 中药泡洗：适用于下肢麻木、发凉、疼痛者，遵医嘱选用活血通络止痛制剂。水温以38～40℃为宜，时间15～20分钟，严防烫伤（其他详见附录2）。

2. 穴位按摩（详见附录2）。

3. 耳穴贴压（详见附录2）。

4. 中药离子导入（详见附录2）。

5. 艾灸（详见附录2）。

6. 穴位贴敷：首次贴敷2小时左右即可，以后每日1次，每次保留4小时，10～14天为一疗程（其他详见附录2）。

四、健康指导

（一）生活起居

1. 顺应四时及时增减衣物，慎起居、避风寒。

2. 避免劳累，戒烟限酒。

3. 教育患者及其家属重视足部自查及保护。每天自查内容：观察双足1～2次，注意足部皮肤颜色、温度改变；检查趾间、趾甲、足底皮肤有无水肿、鸡眼、红肿、甲沟炎、溃疡、坏死等；评估足部感觉减退、麻木、刺痛的程度；足背动脉搏动有无减弱、皮肤是否干燥等。

4. 促进足部血液循环：经常按摩足部；每天进行适度运动，如散步、起坐等，以促进血液循环；冬天注意保暖，避免使用热水袋、电热器等直接暖足，谨防烫伤皮肤而引起感染。

5. 选择宽松的鞋袜，大小适中，鞋子轻巧，鞋底较厚而鞋内较柔软，透气良好，不建议穿皮鞋；袜子以弹性好，透气及散热性好的棉毛质地为佳。

6. 保持足部清洁，避免感染，勤换鞋袜。每日用中性皂水或温水泡脚，水温38～40℃（用水温计试水温，勿直接用脚试温），时间15～20分钟，洗净后用清洁、柔软的毛巾轻轻擦干，尤其注意擦干趾间；干燥皮肤可以使用油膏类护肤品。趾甲修剪不宜过短，不随意自行剔除胼胝。

7. 预防外伤：指导患者不要赤脚或穿拖鞋走路，以防扎伤；穿鞋前先检查鞋内有无异物或异常；足部疾患应及时治疗。

8. 定期足部穴位按摩，取足三里、三阴交、地机、涌泉等穴。

（二）饮食指导

1. 气虚血瘀证：宜食益气活血的食品，如山药等。

2. 阴虚血瘀证：宜食滋阴化瘀的食品，如百合、银耳、黑木耳、黑芝麻等。

3. 寒凝血瘀证：宜食温经通络的食品，如肉桂、茴香、花椒等。

4. 痰瘀阻络证：宜食化痰活血的食品。如山楂、陈皮、金橘等。

5. 肝肾亏虚证：宜食滋补肝肾的食品，如枸杞子、甲鱼、老鸭、银耳等。

6. 肢体萎软者，宜食补中益气类的食品，如山药、鱼肉、香菇等。

7. 腰膝酸软者，适当食用枸杞、黑豆等固肾之品。

（三）情志调理

1. 多与患者沟通，鼓励患者表达内心感受，使患者增强战胜疾病的信心。

2. 组织形式多样、寓教于乐的病友活动，开展同伴支持教育，介绍成功的病例，鼓励参与社会活动。

3. 听舒缓的音乐以转移对疾病的注意力。

（四）康复指导

1. 制定切合实际的运动计划，根据病情选择合适的有氧运动方式，如太极拳、八段锦、散步、游泳等。做到定时，量力而行，循序渐进，持之以恒。空腹不宜运动，运动时随身携带糖果，血糖 <5.5mmol/L 时运动前需适量补充含糖食物，如饼干、面包等。运动要确保安全，安全运动强度的简易计算法：运动后心率（次/分钟）=170－年龄（次/分钟）。

2. 运动选择在饭后 1 小时（第 1 口饭记时）左右，运动时间为每周至少 150 分钟，一周运动 5 天，每次 30 分钟，运动后以周身发热、微微出汗、精神愉悦为宜。

3. 指导肢体麻木患者主动活动，防止局部受压；肢体萎缩或无力者，协助正确的体位移动。使肢体处于功能位，防止足下垂，并进行肌肉按摩，防止肌肉进一步萎缩。

4. 血糖 >16.7mmol/L，肢体痿软无力严重，合并糖尿病急性代谢并发症以及合并各种心、肾等器官严重慢性并发症者暂不宜运动。

5. 糖尿病神经或血管病变有足部麻木、发凉等不适者可每天做 5 分钟足部操，注意足部保暖。足部操具体动作：动作一：平卧，患肢伸直抬高 45°，足趾作背伸跖屈；动作二：平卧，患肢伸直抬高 45°，踝关节作伸屈活动；动作三：平卧，患侧靠床边，患肢伸直抬高 45°并维持 1~2 分钟，再垂于床边 1~2 分钟。

6. 八段锦的"两手攀足固腰肾"法

松静站立，两足平开，与肩同宽。两臂平举自体侧缓缓抬起至头顶上方转掌心朝上，向上作托举。稍停顿，两腿绷直，以腰为轴，身体前俯，双手顺势攀足，稍作停顿，将身体缓缓直起，双手顺势起于头顶之上，两臂伸直，掌心向前，再自身体两侧缓缓下落于体侧。

五、护理难点

老年患者缺乏自我足部护理能力

解决思路：

1. 老年患者以少文字、大图片、反复强化等健康教育方式，提高患者依从性。

2. 对与子女同住的老年患者可指导家属参与足部护理。对孤寡老人指导简单易行的足部护理方法。

3. 指导老年患者穿白色棉袜，用白色毛巾擦脚，以便及时发现足部小破溃。

4. 对患者进行电话随访，督促患者按时进行相关检查。

六、护理效果评价

附：消渴病痹病（糖尿病周围神经病变）中医护理效果评价表

第五十一节　消渴目病（糖尿病视网膜病变）中医护理方案

一、常见证候要点

1. 气阴两虚，络脉瘀阻证：口干咽燥，视力减退，目睛干涩，神疲乏力，便干或稀溏。舌胖，紫暗或有瘀斑。

2. 肝肾阴虚，目络失养证：视物模糊或变形，目睛干涩，腰膝酸软，头晕耳鸣，大便干结。舌暗红，少苔。

3. 阴阳两虚，血瘀痰凝证：五心烦热，视物模糊或不见，神疲乏力，失眠健忘，腰酸肢冷，大便溏结交替。舌胖少津或有瘀点。

二、常见症状/证候施护

（一）视物模糊

1. 病室光线明亮，避免强光刺激，物品摆放有序，地面防滑。

2. 观察患者视物模糊或变形的程度，评估跌倒的高危因素，悬挂标识，加装护栏，督促其更换防滑鞋。

3. 患者突然出现眼前全黑或漂浮的圆形黑影等眼底出血症状时，立即报告医师。

4. 遵医嘱耳穴贴压：取肝、眼、肾、神门、交感等穴。

5. 遵医嘱中药离子导入。

（二）目睛干涩

1. 避免强光与烟尘刺激，阅读及使用电脑大于 1 小时应闭目休息 10 分钟。

2. 遵医嘱眼部中药湿敷。

3. 遵医嘱眼部中药熏蒸或雾化。

4. 遵医嘱眼部中药离子导入。

5. 遵医嘱穴位按摩：取太阳、上睛明、四白、丝竹空等穴。

6. 遵医嘱耳穴贴压：取肝、眼、肾、神门、皮质下等穴。

（三）头晕耳鸣

1. 出现头晕、头痛加重、血压升高时卧床休息并及时报告医生，改变体位时动作宜缓慢，防止跌扑。

2. 遵医嘱耳穴贴压：取心、肝、肾、神门、交感等穴。

三、中医特色治疗护理

（一）药物治疗

1. 内服中药：知柏地黄丸宜空腹或饭前服用（详见附录1）。

2. 注射给药（详见附录1）。

（二）特色技术

1. 穴位按摩（详见附录2）。

2. 耳穴贴压（详见附录2）。

3. 中药熏蒸

（1）距离：3～5cm。

（2）温度：37～40℃。

（3）时间：20～30分钟。

（4）其他详见附录2。

4. 中药湿敷

（1）无需加热，闭目贴敷于双眼。

（2）每次15～20分钟，每天2～3次。

（3）其他详见附录2。

5. 中药离子导入（详见附录2）。

6. 中药雾化：操作时超声雾化器的伸缩管距离雾化部位3～5cm，调节适宜的雾量，以患者能耐受为度，治疗过程中询问患者如有不适。操作完毕后，用纱布轻轻拭干皮肤。

四、健康指导

（一）生活起居

1. 室内光线明亮，避免强光等不良刺激，眼底出血者卧床休息。

2. 保持大便通畅，避免努责，戒烟酒。

3. 选择合理的运动方式，如散步、太极拳、八段锦等。避免剧烈运动，运动时随身携带糖果。

（二）饮食指导

1. 气阴两虚，络脉瘀阻证：宜食益气养阴，活血通络的食品，如莲子、百合、山药等。食疗方：山药排骨汤。

2. 肝肾阴虚，目络失养证：宜食补益肝肾，养血通络的食品，如黑芝麻、枸杞等。

食疗方：枸杞蒸鸡。

3. 阴阳两虚，血瘀痰凝证：宜食阴阳双补，化痰祛瘀的食品，如牛肉、羊肉、枸杞等。食疗方：清炖枸杞鸽。

（三）情志调理

1. 讲解疾病的相关知识，解除患者疑虑、恐惧心理。

2. 耐心倾听患者主诉，了解心理状态，给予心理疏导。

3. 鼓励病友间交流治疗体会，增强治疗信心。

4. 根据患者不同情况采取不同方法进行情志调理：

①清静养神法：对视物模糊或视物不见的患者，通过闭目静坐、静卧，全身放松，平静呼吸，以达到全身气血流通顺畅。

②顺意从欲法：对于暴盲、精神压力大的患者，鼓励并引导其倾诉，以疏泄情志。

③五行相胜法：对于视力逐渐减弱或暴盲的患者，易出现忧虑情绪，根据五行制约法则——喜胜忧，指导患者根据自身的喜好选择相声或听欢快、喜气的乐曲，减轻忧虑。

五、护理难点

消渴目病患者行玻璃体切除术后特殊体位耐受性差

解决思路：

1. 加强对患者家属的教育，取得家属的支持。

2. 对术中采用 C_3F_8 气体注入或硅油充填的患者，术后患者每日俯卧位 18 小时以上。给予患者额下垫一自制软枕，或以额颏胸垫辅助体位，变换体位时面部必须严格保持朝下。

（1）俯卧位：保持面部与地面平行的体位，应加强巡视，及时纠正体位。

（2）半卧位：患者头部纵轴线与地平线的夹角≥75°，也可头向一侧倾斜。

3. 加强随访工作。

六、护理效果评价

附：消渴目病（糖尿病视网膜病变）中医护理效果评价表

第五十二节　紫癜风（过敏性紫癜）中医护理方案

一、常见证候要点

1. 风盛血热证：病情较急，出血严重，皮肤紫癜成片，高出皮面，瘙痒，发热恶风，口干咽痛。

2. 阴虚火旺证：紫癜色红，时发时隐。或紫癜消失后，仍感腰膝酸软，五心烦热，潮热盗汗，头晕，口燥咽干。

3. 气虚不摄证：紫癜反复发作，遇劳即发，迁延不愈，紫癜隐约散在，色淡红。面色少华，疲乏气短，食欲下降。

4. 湿热蕴结证：皮肤散在紫癜。伴有腹胀腹痛，或有关节肿痛，口黏口苦，头重身倦，大便黏滞，或有呕吐腹泻，纳呆，甚则便血。

二、常见症状/证候施护

（一）皮肤紫癜

1. 观察皮肤色泽和紫癜分布情况，以了解疾病发展情况。
2. 加强皮肤护理，定期修剪指甲，避免抓伤引起感染。
3. 患者衣被宜柔软、棉质为宜。
4. 皮肤瘙痒时可用中药涂擦皮肤。
5. 遵医嘱耳穴贴压，取风溪、肺、肾上腺、内分泌等穴。
6. 遵医嘱中药熏洗。

（二）关节肿痛

1. 急性期患者卧床休息，抬高患肢，尽量减少活动。
2. 疼痛关节不宜热敷。
3. 幼儿患者加床档，做好安全防护工作。
4. 遵医嘱耳穴贴压，取肘、膝、肾上腺等穴。

（三）腹痛

1. 注意观察腹痛的性质、持续时间及有无呕吐等伴随症状；观察大便色、质、量。
2. 遵医嘱穴位按摩，取三阴交、内关、足三里等穴。
3. 遵医嘱耳穴贴压，取胃、腹、肾上腺等穴。

（四）咽痛

1. 注意观察咽部黏膜变化情况。
2. 遵医嘱中药雾化。
3. 遵医嘱耳穴贴压，取咽喉、扁桃体、肺、肾上腺等穴。
4. 遵医嘱中药含漱、频饮。指导患者仰头含漱，含漱液含口中 1～2 分钟后吐出，含漱后不要立刻漱口、进食（半小时后可漱口、进食）。

（五）发热

1. 观察体温、有无汗出、恶风寒、头身痛等。
2. 遵医嘱物理降温。
3. 遵医嘱耳穴贴压，取咽耳尖、肺、神门、咽喉、扁桃体等穴。

三、中医特色治疗护理

（一）药物治疗

1. 内服中药（详见附录1）。
2. 注射给药（详见附录1）。

（二）特色技术

1. 耳穴贴压：急性期选穴以缓解症状为主，稳定期选穴原则以补益脾肾为原则，选穴以脾、胃、肾为主（其他详见附录2）。

2. 中药雾化（详见附录2）。

3. 穴位按摩：局部皮肤紫癜严重者不宜摩法，手法以按压为主（其他详见附录2）。

4. 中药熏洗：中药熏洗时间20分钟为宜，熏蒸药液温度50～60℃为宜，当药液温度降至35～38℃时，方可冲洗（其他详见附录2）。

四、健康指导

（一）生活起居

1. 避免接触过敏源。

2. 避风寒，防外感诱发加重疾病。

3. 注意安全，避免外伤，保持皮肤清洁、干燥，防破损、划伤。

4. 急性期应卧床休息，急性期症状消失后，适度锻炼。

（二）饮食指导

1. 风盛血热证：宜食清热凉血的食品，如丝瓜、雪梨、苦瓜等。

2. 阴虚火旺证：宜食滋阴降火的食品，如山药、枸杞、黄瓜等。

3. 气虚不摄证：宜食益气养血的食品，如红枣、桂圆等。

4. 湿热蕴结证：宜食清热除湿功效的食品，如绿豆汤、山药、薏苡仁、冬瓜等。

5. 腹痛患者，宜进半流食、少渣食物，少食多餐，不可饱餐。

6. 急性期禁动物性蛋白质，忌腥膻发物、辛辣刺激性食物、海鲜以及煎烤、固硬之物。

（三）情志调理

1. 因病情反复发作引起的患者疑惑和顾虑，可采用以释疑解惑法，消除患者不良情绪。

2. 对因饮食限制引起焦虑的患儿，可采用移情易性法，尽量满足患儿合理要求，家属多陪伴，安排同病种患儿于同一病房，以保持饮食原则的一致性。

3. 减少不良应激事件对患者的刺激，鼓励支持患者诉说自身感受，培养兴趣爱好，多听音乐、多与其他患者交流，可采用移情法，树立患者治愈疾病的信心和耐心。

五、护理效果评价

附：紫癜风（过敏性紫癜）中医护理效果评价表

第五章 中医护理效果评价表

第一节 胸痹心痛病（缺血性心脏病）中医护理效果评价表

医院： 患者姓名： 性别： 年龄： ID： 文化程度： 入院日期：

证候诊断：发作期：寒凝血瘀证□ 气滞血瘀证□
缓解期：气虚血瘀证□ 气阴两虚、心血瘀阻证□
痰阻血瘀证□ 气滞血瘀证□ 热毒血瘀证□其他：

一、护理效果评价

主要症状	主要辨证施护方法	中医护理技术		护理效果
胸闷、胸痛□	1. 体 位□ 2. 活 动□ 3. 情志护理□ 4. 生活护理□ 5. 其他护理措施：	1. 耳穴贴压□ 应用次数：____次，应用时间：____天 2. 艾 灸□ 应用次数：____次，应用时间：____天 3. 穴位按摩□ 应用次数：____次，应用时间：____天 4. 中药泡洗□ 应用次数：____次，应用时间：____天 5. 穴位贴敷□ 应用次数：____次，应用时间：____天 6. 穴位注射□ 应用次数：____次，应用时间：____天 7. 其他：____ 应用次数：____次，应用时间：____天		好□ 较好□ 一般□ 差□
心悸、气短□	1. 活 动□ 2. 情志护理□ 3. 其他护理措施：	1. 耳穴贴压□ 应用次数：____次，应用时间：____天 2. 穴位按摩□ 应用次数：____次，应用时间：____天 3. 中药泡洗□ 应用次数：____次，应用时间：____天 4. 穴位贴敷□ 应用次数：____次，应用时间：____天 5. 其他：____ 应用次数：____次，应用时间：____天		好□ 较好□ 一般□ 差□
便秘□	1. 饮 水□ 2. 腹部按摩□ 3. 排便指导□ 4. 饮食指导□ 5. 其他护理措施：	1. 耳穴贴压□ 应用次数：____次，应用时间：____天 2. 穴位按摩□ 应用次数：____次，应用时间：____天 3. 穴位贴敷□ 应用次数：____次，应用时间：____天 4. 中药灌肠□ 应用次数：____次，应用时间：____天 5. 其他：____ 应用次数：____次，应用时间：____天		好□ 较好□ 一般□ 差□
呼吸困难□	1. 体 位□ 2. 活 动□ 3. 用药指导□ 4. 其他护理措施：	1. 耳穴贴压□ 应用次数：____次，应用时间：____天 2. 穴位贴敷□ 应用次数：____次，应用时间：____天 3. 穴位注射□ 应用次数：____次，应用时间：____天 4. 其他：____ 应用次数：____次，应用时间：____天		好□ 较好□ 一般□ 差□

其他□（请注明）	1. 2. 3.		好□　较好□ 一般□　差□

二、护理依从性及满意度评价

评价项目		患者对护理的依从性			患者对护理的满意度		
		依从	部分依从	不依从	满意	一般	不满意
中医护理技术	耳穴贴压						
	艾　灸						
	穴位按摩						
	穴位贴敷						
	中药足浴						
	中药灌肠						
	穴位注射						
健康指导		/	/	/			
签名		责任护士签名：			上级护士或护士长签名：		

三、对本病中医护理方案的评价：

实用性强□　　　实用性较强□　　　实用性一般□　　　不实用□

改进意见：

四、评价人（责任护士）

姓名____　　　技术职称____　　　护士长签字____

第二节　风湿痹病（类风湿性关节炎）中医护理效果评价表

医院：　　患者姓名：　　性别：　年龄：　　ID：　文化程度：　　入院日期：

证候诊断：风寒湿痹证□　　风湿热痹证□

一、护理效果评价

主要症状	主要辨证施护方法	中医护理技术	护理效果
疼痛（关节肿痛）□	1. 体　位□ 2. 活　动□ 3. 情志护理□ 4. 生活护理□ 5. 其他护理措施：	1. 针　灸□　应用次数：___次，应用时间：___天 2. 穴位按摩□　应用次数：___次，应用时间：___天 3. 中药湿敷□　应用次数：___次，应用时间：___天 4. 穴位贴敷□　应用次数：___次，应用时间：___天 5. 拔　罐□　应用次数：___次，应用时间：___天 6. 穴位注射□　应用次数：___次，应用时间：___天 7. 其他：___　应用次数：___次，应用时间：___天	好□　较好□ 一般□　差□
发热□	活　动□ 饮食护理□ 3. 皮肤护理□ 4. 其他护理措施：	1. 穴位按摩□　应用次数：___次，应用时间：___天 2. 其他：___　应用次数：___次，应用时间：___天	好□　较好□ 一般□　差□
药物毒性反应□	1. 饮　水□ 2. 药物指导□ 3. 饮食指导□ 4. 其他护理措施：	1. 其他：___　应用次数：___次，应用时间：___天	好□　较好□ 一般□　差□
肌肉萎缩□	1. 体　位□ 2. 皮肤护理□ 3. 生活护理□ 4. 活　动□ 5. 其他护理措施：	1. 穴位按摩□　应用次数：___次，应用时间：___天 2. 中药熏洗□　应用次数：___次，应用时间：___天 3. 其　他　应用次数：___次，应用时间：___天	好□　较好□ 一般□　差□
活动受限□	1. 体　位□ 2 其他护理措施：	1. 穴位按摩□　应用次数：___次，应用时间：___天 2. 艾　灸□　应用次数：___次，应用时间：___天 3. 其　他　应用次数：___次，应用时间：___天	好□　较好□ 一般□　差□
其他□（请注明）	1. 2. 3.		好□　较好□ 一般□　差□

282

二、护理依从性及满意度评价

评价项目		患者对护理的依从性			患者对护理的满意度		
		依从	部分依从	不依从	满意	一般	不满意
中医护理技术	拔罐						
	艾　灸						
	穴位按摩						
	穴位贴敷						
	中药熏洗						
	中药湿敷						
	穴位注射						
健康指导		/	/	/			
签名		责任护士签名：			上级护士或护士长签名：		

三、对本病中医护理方案的评价：

实用性强□　　　实用性较强□　　　实用性一般□　　　不实用□

改进意见：

四、评价人（责任护士）

姓名____ 技术职称____

第三节　石淋病（泌尿系结石）中医护理效果评价表

医院：　　患者姓名：　　性别：　　年龄：　　ID：　文化程度：　　入院日期：

证候诊断：热淋□　石淋□　气淋□　血淋□　膏淋□　劳淋□　其他：

一、护理效果评价

主要症状	主要辨证施护方法	中医护理技术		护理效果
排尿异常□	1. 活　　　动□ 2. 饮　　　水□ 3. 音乐与安慰疗法□ 4. 情志护理□ 5. 其他护理措施：	1. 耳穴压豆□ 2. 穴位按摩□ 3. 中药坐浴□ 4. 中药汤剂□ 5. 针　　刺□ 6. 其他：____	应用次数：____次，应用时间：____天 应用次数：____次，应用时间：____天 应用次数：____次，应用时间：____天 应用次数：____次，应用时间：____天 应用次数：____次，应用时间：____天 应用次数：____次，应用时间：____天	好□　较好□ 一般□　差□

疼痛□	疼痛评分：____分 1. 体　位□ 2. 活　动□ 3. 情志护理□ 4. 音乐疗法□ 5. 其他护理措施：	1. 耳穴压豆□ 应用次数：____次，应用时间：____天 2. 艾　灸□ 应用次数：____次，应用时间：____天 3. 拔　罐□ 应用次数：____次，应用时间：____天 4. 局部热敷□ 应用次数：____次，应用时间：____天 5. 针　刺□ 应用次数：____次，应用时间：____天 6. 其他：____ 应用次数：____次，应用时间：____天	好□　较好□ 一般□　差□
体温过高□	1. 活　动□ 2. 饮　水□ 3. 皮肤护理□ 4. 其他护理措施：	1. 穴位按摩□ 应用次数：____次，应用时间：____天 2. 中药汤剂□ 应用次数：____次，应用时间：____天 3. 其他：____ 应用次数：____次，应用时间：____天	好□　较好□ 一般□　差□
其他：	1. 2. 3.		好□　较好□ 一般□　差□

二、护理依从性及满意度评价

评价项目		患者对护理的依从性			患者对护理的满意度		
		依从	部分依从	不依从	满意	一般	不满意
中医护理技术	耳穴压豆						
	拔　罐						
	穴位按摩						
	中药坐浴						
	中药汤剂						
	针刺						
健康指导		/	/	/			
签名		责任护士签名：			上级护士或护士长签名：		

三、对本病中医护理方案的评价

实用性强□　　实用性较强□　　实用性一般□　　不实用□

改进意见：

四、评价人（责任护士）

姓名____　　技术职称____　　护士长签字____

284

第四节　混合痔（痔疮）中医护理效果评价表

医院：　　　患者姓名：　　性别：　年龄：　　ID：　文化程度：　　　入院日期：

证候诊断：风伤肠络证□　湿热下注证□　气滞血瘀证□　脾虚气馅证□　其他：

一、护理效果评价

主要症状	主要辨证施护方法	中医护理技术	护理效果
疼痛□	疼痛评分：_____分 1. 体　位□ 2. 活　动□ 3. 情志护理□ 4. 音乐疗法□ 5. 排便指导□ 6. 其他护理措施：	1. 耳穴压豆□　应用次数：_____次，应用时间：_____天 2. 艾　灸□　应用次数：_____次，应用时间：_____天 3. 穴位按摩□　应用次数：_____次，应用时间：_____天 4. 中药坐浴/熏洗□ 应用次数：_____次，应用时间：_____天 5. 中药外敷□　应用次数：_____次，应用时间：_____天 6. 针刺□　应用次数：_____次，应用时间：_____天 7. 其他：_____　应用次数：_____次，应用时间：_____天	好□　较好□ 一般□　差□
便秘□	1. 饮　水□ 2. 腹部按摩□ 3. 排便指导□ 4. 其他护理措施：	1. 耳穴压豆□　应用次数：_____次，应用时间：_____天 2. 穴位按摩□　应用次数：_____次，应用时间：_____天 3. 中药外敷□　应用次数：_____次，应用时间：_____天 4. 中药熏洗□　应用次数：_____次，应用时间：_____天 5. 中药灌肠□　应用次数：_____次，应用时间：_____天 6. 其他：_____　应用次数：_____次，应用时间：_____天	好□　较好□ 一般□　差□
便血□	1. 活　动□ 2. 情志护理□ 3. 皮肤护理□ 4. 其他护理措施：	1. 耳穴压豆□　应用次数：_____次，应用时间：_____天 2. 穴位按摩□　应用次数：_____次，应用时间：_____天 3. 中药外敷□　应用次数：_____次，应用时间：_____天 4. 其他：_____　应用次数：_____次，应用时间：_____天	好□　较好□ 一般□　差□
其他：	1. 2. 3.		好□　较好□ 一般□　差□

二、护理依从性及满意度评价

评价项目		患者对护理的依从性			患者对护理的满意度		
		依从	部分依从	不依从	满意	一般	不满意
中医护理技术	耳穴压豆						
	艾　灸						
	穴位按摩						
	中药外敷						
	中药坐浴/熏洗						
	中药灌肠						
	针刺						
健康指导		/	/	/			
签名		责任护士签名：			上级护士或护士长签名：		

三、对本病中医护理方案的评价

实用性强□　　实用性较强□　　实用性一般□　　不实用□

改进意见：

四、评价人（责任护士）

姓名____　　技术职称____　　护士长签字____

第五节　肛漏（肛瘘）中医护理效果评价表

医院：　　患者姓名：　　性别：　年龄：　　ID：　文化程度：　　入院日期：

证候诊断：湿热下注证□　正虚邪恋证□　阴液亏虚证□　　其他：

一、护理效果评价

主要症状	主要辨证施护方法	中医护理技术	护理效果
肛周疼痛□	疼痛评分：＿＿分 1. 体　　位□ 2. 活　　动□ 3. 情志护理□（方案中无） 4. 管道护理□ 5. 音乐疗法□ 6. 其他护理措施	1. 耳穴贴压□　应用次数：＿＿次，应用时间：＿＿天 2. 换　　药□　应用次数：＿＿次，应用时间：＿＿天 3. 中药熏洗□　应用次数：＿＿次，应用时间：＿＿天 4. 其他：＿＿　应用次数：＿＿次，应用时间：＿＿天	好□　较好□ 一般□　差□
瘘流脓□	1. 体　　位□ 2. 饮　　食□ 3. 皮肤护理□ 4. 情志护理□（方案中无） 5. 其他护理措施：	1. 中药熏洗□　应用次数：＿＿次，应用时间：＿＿天 2. 中药灌肠□　应用次数：＿＿次，应用时间：＿＿天 3. 其他：＿＿　应用次数：＿＿次，应用时间：＿＿天	好□　较好□ 一般□　差□
发热□	1. 休　　息□ 2. 饮　　食□ 3. 皮肤护理□（方案中无） 4. 口腔护理□ 5. 其他护理措施：	1. 穴位按摩□　应用次数：＿＿次，应用时间：＿＿天 2. 其他：＿＿　应用次数：＿＿次，应用时间：＿＿天	好□　较好□ 一般□　差□
癃闭□	1. 体位／环境□ 2. 诱导排尿□ 3. 用药护理□ 4. 情志护理□（方案中无） 5. 其他护理措施：	1. 针　　灸□　应用次数：＿＿次，应用时间：＿＿天 2. 其他：＿＿　应用次数：＿＿次，应用时间：＿＿天	好□　较好□ 一般□　差□
出血□	1. 保持大便通畅□ 2. 活　　动□ 3. 用药护理□ 4. 病情观察□ 5. 情志护理□（方案中无） 6. 其他护理措施：	1. 耳穴贴压□　应用次数：＿＿次，应用时间：＿＿天 2. 其他：＿＿　应用次数：＿＿次，应用时间：＿＿天	好□　较好□ 一般□　差□
其他：□（请注明）	1. 2. 3.		好□　较好□ 一般□　差□

二、护理依从性及满意度评价

评价项目		患者对护理的依从性			患者对护理的满意度		
		依从	部分依从	不依从	满意	一般	不满意
中医护理技术	耳穴贴压						
	针　灸						
	穴位按摩						
	中药熏洗						
	换　药						
	中药灌肠						
健康指导		／	／	／			
签名		责任护士签名：			上级护士或护士长签名：		

三、对本病中医护理方案的评价

实用性强□　　　实用性较强□　　　实用性一般□　　　不实用□

改进意见：

四、评价人（责任护士）

姓名____　　技术职称____　　护士长签字____

288

第六节　肛裂中医护理效果评价表

医院：　　患者姓名：　　性别：　　年龄：　　ID：　文化程度：　　入院日期：

证候诊断：血热肠燥证□　阴虚津亏证□　气滞血瘀证□　其他：

一、护理效果评价

主要症状	主要辨证施护方法	中医护理技术	护理效果
肛门疼痛□	疼痛评分：___分 1. 体位／休息□ 2. 用药护理□ 3. 保持大便通畅□ 4. 皮肤护理□ 5. 情志护理□ 6. 其他护理措施：	1. 中药熏洗□　应用次数：___次，应用时间：___天 2. 针　　灸□　应用次数：___次，应用时间：___天 3. 其他：___　　应用次数：___次，应用时间：___天 （请注明，下同）	好□　较好□ 一般□　差□
癃闭□	1. 体位／环境□ 2. 诱导排尿□ 3. 用药护理□ 4. 情志护理□（方案中无） 5. 其他护理措施：	1. 针　　灸□　应用次数：___次，应用时间：___天 2. 其　　他□　应用次数：___次，应用时间：___天	好□　较好□ 一般□　差□
便血□	1. 保持大便通畅□ 2. 活　　动□ 3. 用药护理□ 4. 病情观察□ 5. 情志护理□（方案中无） 6. 其他护理措施：	1. 耳穴贴压□　应用次数：___次，应用时间：___天 2. 中药口服□　应用次数：___次，应用时间：___天 3. 其他：___　　应用次数：___次，应用时间：___天	好□　较好□ 一般□　差□
便秘□	1. 饮　　食□ 2. 腹部按摩□ 3. 排便指导□ 4. 其他护理措施：	1. 耳穴贴压□　应用次数：___次，应用时间：___天 2. 穴位按摩□　应用次数：___次，应用时间：___天 3. 中药口服□　应用次数：___次，应用时间：___天 4. 艾　　灸□　应用次数：___次，应用时间：___天 5. 其他：___　　应用次数：___次，应用时间：___天	好□　较好□ 一般□　差□
其他：□（请注明）	1. 2. 3.		好□　较好□ 一般□　差□

二、护理依从性及满意度评价

评价项目		患者对护理的依从性			患者对护理的满意度		
		依从	部分依从	不依从	满意	一般	不满意
中医护理技术	耳穴贴压（耳穴埋豆）						
	针　灸						
	穴位按摩						
	中药口服						
	中药熏洗						
	艾　灸						
健康指导		/	/	/			
签名		责任护士签名：			上级护士或护士长签名：		

三、对本病中医护理方案的评价

实用性强□　　　实用性较强□　　　实用性一般□　　　不实用□

改进意见：

四、评价人（责任护士）

姓名____　　　技术职称____　　　护士长签字____

第七节 时行感冒（流行性感冒）中医护理效果评价表

医院：　　　患者姓名：　　性别：　年龄：　　ID：　文化程度：　　入院日期：

证候诊断：风寒束表证□　风热犯表证□　暑湿伤表证□　其他：

一、护理效果评价

主要症状	主要辨证施护方法	中医护理技术	护理效果
咳嗽/咳痰□	1. 体位□ 2. 咳痰/深呼吸训练□ 3. 拍背□____次数/天 4. 其他护理措施：	1. 耳穴贴压□　应用次数：____次，应用时间：____天 2. 针　刺□　应用次数：____次，应用时间：____天 3. 其他：____　应用次数：____次，应用时间：____天 （请注明，下同）	好□　较好□ 一般□　差□
鼻塞、流涕□	1. 病室环境□ 2. 饮　食□ 3. 情志护理□ 4. 其他护理措施：	1. 穴位按摩□　应用次数：____次，应用时间：____天 2. 耳穴贴压□　应用次数：____次，应用时间：____天 3. 其他：____　应用次数：____次，应用时间：____天	好□　较好□ 一般□　差□
发热□	1. 活　动□ 2. 饮食/水□ 3. 皮肤护理□ 4. 情志护理□ 5. 其他护理措施：	1. 穴位按摩□　应用次数：____次，应用时间：____天 2. 针　刺□　应用次数：____次，应用时间：____天 3. 拔火罐法□　应用次数：____次，应用时间：____天 4. 其他：____　应用次数：____次，应用时间：____天	好□　较好□ 一般□　差□
头昏胀痛□	疼痛评分：____分 1. 体　位□ 2. 情志护理□ 3. 音乐疗法□ 4. 其他护理措施：	1. 耳穴贴压□　应用次数：____次，应用时间：____天 2. 艾　灸□　应用次数：____次，应用时间：____天 3. 穴位按摩□　应用次数：____次，应用时间：____天 4. 其他：____　应用次数：____次，应用时间：____天	好□　较好□ 一般□　差□
咽痛□	疼痛评分：____分 1. 饮　食□ 2. 情志护理□ 3. 其他护理措施：	1. 耳穴贴压□　应用次数：____次，应用时间：____天 2. 针　刺□　应用次数：____次，应用时间：____天 3. 刮　痧□　应用次数：____次，应用时间：____天 4. 其他：____　应用次数：____次，应用时间：____天	好□　较好□ 一般□　差□
周身酸楚不适□	1. 饮　食□ 2. 活　动□ 3. 情志护理□ 4. 其他护理措施：	1. 穴位按摩□　应用次数：____次，应用时间：____天 2. 刮　痧□　应用次数：____次，应用时间：____天 3. 其他：____　应用次数：____次，应用时间：____天	好□　较好□ 一般□　差□

胸闷□	1. 体 位□ 2. 情志护理□ 3. 腹式呼吸□ 4. 活 动□ 5. 其他护理措施：	1. 耳穴贴压□ 应用次数：＿＿次，应用时间：＿＿天 2. 其他：＿＿ 应用次数：＿＿次，应用时间：＿＿天	好□ 较好□ 一般□ 差□
恶心□	1. 口腔清洁□ 2. 饮 食□ 3. 情志护理□ 4. 其他护理措施：	1. 耳穴贴压□ 应用次数：＿＿次，应用时间：＿＿天 2. 穴位按摩□ 应用次数：＿＿次，应用时间：＿＿天 3. 其他：＿＿ 应用次数：＿＿次，应用时间：＿＿天	好□ 较好□ 一般□ 差□
其他： □（ 请注 明）	1. 2. 3.		好□ 较好□ 一般□ 差□

二、护理依从性及满意度评价

评价项目		患者对护理的依从性			患者对护理的满意度		
		依从	部分依从	不依从	满意	一般	不满意
中医护理技术	耳穴贴压（耳穴埋豆）						
	艾 灸						
	穴位按摩						
	针 刺						
	拔火罐法						
健康指导		/	/	/			
签名		责任护士签名：			上级护士或护士长签名：		

三、对本病中医护理方案的评价

实用性强□ 实用性较强□ 实用性一般□ 不实用□

改进意见：

四、评价人（责任护士）

姓名＿＿ 技术职称＿＿ 护士长签字：＿＿

292

第八节　失眠（不寐）中医护理效果评价表

医院：　　　　患者姓名：　　　性别：　　年龄：　　　ID：　文化程度：　　　　入院日期：
证候诊断：心脾两虚证□　阴虚火旺证□　　痰热内扰证□　　肝郁化火证□　　其他：

一、护理效果评价

主要症状	主要辨证施护方法	中医护理技术	护理效果
睡眠差□	1. 环　　　境□ 2. 饮　　　食□ 3. 活　　　动□ 4. 情志护理□ 5. 其他护理措施：	1. 耳穴贴压□　应用次数：＿＿次，应用时间：＿＿天 2. 艾　　灸□　应用次数：＿＿次，应用时间：＿＿天 3. 穴位按摩□　应用次数：＿＿次，应用时间：＿＿天 4. 中药泡洗□　应用次数：＿＿次，应用时间：＿＿天 5. 穴位贴敷□　应用次数：＿＿次，应用时间：＿＿天 6. 针　　刺□　应用次数：＿＿次，应用时间：＿＿天 7. 其他：＿＿＿　应用次数：＿＿次，应用时间：＿＿天	好□　较好□ 一般□　差□
焦虑、烦躁□	1. 饮　　　食□ 2. 情志护理□ 3. 音乐疗法□ 4. 其他护理措施：	1. 耳穴贴压□　应用次数：＿＿次，应用时间：＿＿天 2. 艾　　灸□　应用次数：＿＿次，应用时间：＿＿天 3. 穴位按摩□　应用次数：＿＿次，应用时间：＿＿天 4. 中药泡洗□　应用次数：＿＿次，应用时间：＿＿天 5. 其他：＿＿＿　应用次数：＿＿次，应用时间：＿＿天	好□　较好□ 一般□　差□
心悸□	1. 活　　　动□ 2. 情志护理□ 3. 其他护理措施：	1. 耳穴贴压□　应用次数：＿＿次，应用时间：＿＿天 2. 穴位按摩□　应用次数：＿＿次，应用时间：＿＿天 3. 中药泡洗□　应用次数：＿＿次，应用时间：＿＿天 4. 穴位贴敷□　应用次数：＿＿次，应用时间：＿＿天 5. 其他：＿＿＿　应用次数：＿＿次，应用时间：＿＿天	好□　较好□ 一般□　差□
头晕、头痛□	1. 饮　　　食□ 2. 情志护理□ 3. 活　　　动□ 4. 其他护理措施：	1. 针　　刺□　应用次数：＿＿次，应用时间：＿＿天 2. 穴位按摩□　应用次数：＿＿次，应用时间：＿＿天 3. 耳穴贴压□　应用次数：＿＿次，应用时间：＿＿天 4. 其他：＿＿＿　应用次数：＿＿次，应用时间：＿＿天	好□　较好□ 一般□　差□
其他：□（请注明）	1. 2. 3.		好□　较好□ 一般□　差□

二、护理依从性及满意度评价

评价项目		患者对护理的依从性			患者对护理的满意度		
		依从	部分依从	不依从	满意	一般	不满意
中医护理技术	耳穴贴压						
	艾　灸						
	穴位按摩						
	穴位贴敷						
	中药泡洗						
	针　刺						
健康指导		/	/	/			
签名		责任护士签名：			上级护士或护士长签名：		

三、对本病中医护理方案的评价

实用性强□　　　实用性较强□　　　实用性一般□　　　不实用□
改进意见：

四、评价人（责任护士）

姓名____ 技术职称____　　　　护士长签字：____

第九节 眩晕（原发性高血压）中医护理效果评价表

医院： 患者姓名： 性别： 年龄： ID： 文化程度： 入院日期：

证候诊断：肝阳上亢□ 肝肾阴虚□ 痰浊中阻□ 气血亏虚证□ 瘀血阻窍证□

一、护理效果评价

主要症状	主要辨证施护方法	中医护理技术	护理效果
疼痛□	1. 体位□ 2. 情志护理 3. 音乐疗法 4. 其他护理措施：	1. 耳穴贴压□　应用次数：＿＿次，应用时间：＿＿天 2. 穴位按摩　应用次数：＿＿次，应用时间：＿＿天 3. 温针灸　　应用次数：＿＿次，应用时间：＿＿天	好□　较好□ 一般□　差□
意识改变□	1. 体　位□ 2. 翻身拍背，预防压疮□ 3. 口腔清洁□ 4. 情志护理□ 5. 其他护理措施：	1. 针灸　　　应用次数：＿＿次，应用时间：＿＿天	好□　较好□ 一般□　差□
高血压急症□	1. 活　动□ 2. 情志护理 3. 体位	1. 穴位按摩□　应用次数：＿＿次，应用时间：＿＿天 2. 耳穴贴压＿＿　应用次数：＿＿次，应用时间：＿＿天	好□　较好□ 一般□　差□
纳呆□	1. 饮　食□ 2. 情志护理□	1. 耳穴贴压□　应用次数：＿＿次，应用时间：＿＿天 2. 穴位按摩□　应用次数：＿＿次，应用时间：＿＿天	好□　较好□ 一般□　差□
便秘□	1. 饮　食□ 2. 腹部按摩□ 3. 排便指导□	1. 耳穴贴压□　应用次数：＿＿次，应用时间：＿＿天 2. 穴位按摩□　应用次数：＿＿次，应用时间：＿＿天 3. 中药泡洗□　应用次数：＿＿次，应用时间：＿＿天	好□　较好□ 一般□　差□
恶心呕吐□	1. 口腔清洁□ 2. 饮　食□ 3. 情志护理□ 4. 其他护理措施：	1. 耳穴贴压□　应用次数：＿＿次，应用时间：＿＿天 2. 穴位按摩□　应用次数：＿＿次，应用时间：＿＿天	好□　较好□ 一般□　差□

二、护理依从性及满意度评价

评价项目		患者对护理的依从性			患者对护理的满意度		
		依从	部分依从	不依从	满意	一般	不满意
中医护理技术	耳穴贴压（耳穴埋豆）						
	艾　灸						
	穴位按摩						
	中药外敷						
	中药泡洗						
	温针灸						
健康指导		/	/	/			
签名		责任护士签名：			上级护士或护士长签名：		

三、对本病中医护理方案的评价

实用性强□　　　实用性较强□　　　实用性一般□　　　不实用□

改进意见：

四、评价人（责任护士）

姓名____ 技术职称____　　　护士长签字：____

第十节　痹症（糖尿病周围神经病变）中医护理效果评价表

医院：　　　患者姓名：　　性别：　年龄：　　ID：　文化程度：　　　入院日期：

证候诊断：气虚血瘀证□　阴虚血瘀证□　痰瘀阻络证□

一、护理效果评价

主要症状	主要辨证施护方法	中医护理技术	护理效果
手足麻木	1. 饮　食□ 2. 活　动□ 3. 情志护理□ 4. 预防外伤	1. 穴位按摩□　应用次数：____次，应用时间：____天 2. 中药泡洗□　应用次数：____次，应用时间：____天 3. 穴位贴敷□　应用次数：____次，应用时间：____天	好□　较好□ 一般□　差□

视力障碍□	1. 活　动□ 2. 情志护理□ 3. 眼部护理	1. 耳穴贴压□　应用次数：＿＿次，应用时间：＿＿天 2. 穴位按摩□　应用次数：＿＿次，应用时间：＿＿天 3. 中药泡洗□　应用次数：＿＿次，应用时间：＿＿天 4. 穴位贴敷□　应用次数：＿＿次，应用时间：＿＿天	好□　较好□ 一般□　差□
便秘□	1. 饮　水□ 2. 腹部按摩□ 3. 排便指导□ 4. 饮食指导	1. 耳穴贴压□　应用次数：＿＿次，应用时间：＿＿天 （方案中无） 2. 穴位按摩□　应用次数：＿＿次，应用时间：＿＿天 3. 穴位贴敷□　应用次数：＿＿次，应用时间：＿＿天 4. 中药灌肠□　应用次数：＿＿次，应用时间：＿＿天	好□　较好□ 一般□　差□
腿足酸胀疼痛	1. 活动 2. 情志护理 3. 饮食	1. 穴位按摩　应用次数：＿＿次，应用时间：＿＿天 2. 穴位贴敷　应用次数：＿＿次，应用时间：＿＿天 3. 全身药浴　应用次数：＿＿次，应用时间：＿＿天 4. 穴位贴敷　应用次数：＿＿次，应用时间：＿＿天	好□　较好□ 一般□　差□

二、护理依从性及满意度评价

评价项目		患者对护理的依从性			患者对护理的满意度		
		依从	部分依从	不依从	满意	一般	不满意
中医护理技术	耳穴贴压						
	药　浴						
	穴位按摩						
	穴位贴敷						
	中药足浴						
	中药灌肠						
健康指导		／	／	／			
签名		责任护士签名：			上级护士或护士长签名：		

三、对本病中医护理方案的评价

实用性强□　　　实用性较强□　　　实用性一般□　　　不实用□
改进意见：

四、评价人（责任护士）

姓名＿＿＿　技术职称＿＿＿　　　护士长签字：＿＿＿

297

第十一节　脱疽（糖尿病足）中医护理效果评价表

医院：　　　患者姓名：　　　性别：　　年龄：　　　ID：　文化程度：　　　入院日期：

证候诊断：湿热毒蕴，筋腐肉烂证□　热毒伤阴，瘀阻脉络证□　气血两虚，络脉瘀阻证□　肝肾阴虚，瘀阻脉络证□

脾肾阳虚，痰瘀阻络证□　其他：

一、护理效果评价

主要症状	主要辨证施护方法	中医护理技术	护理效果
静息痛□	疼痛评分：____分 1. 饮食□ 2. 足部护理□ 3. 足部运动□ 4. 情志护理□ 5. 其他护理措施：	1. 针　灸□　应用次数：____次，应用时间：____天 2. 穴位按摩□　应用次数：____次，应用时间：____天 3. 中药浸泡熏洗□应用次数：____次，应用时间：____天 4. 其他：　　应用次数：____次，应用时间：____天	好□　较好□ 一般□　差□
间歇性跛行□	1. 饮食□ 2. 肢体功能活动□ 3. 皮肤护理□ 4. 情志护理□ 5. 其他护理措施：	1. 推　拿□　应用次数：____次，应用时间：____天 2. 穴位按摩□　应用次数：____次，应用时间：____天 3. 中药浸泡熏洗□应用次数：____次，应用时间：____天． 4. 其他：　　应用次数：____次，应用时间：____天	好□　较好□ 一般□　差□
组织溃烂□	1. 体　位□ 2. 情志护理□ 3. 皮肤护理□ 4. 活　动□ 5. 其他护理措施：	1. 清　创□　应用次数：____次，应用时间：____天 2. 中药外敷□　应用次数：____次，应用时间：____天 3. 红外线照射□　应用次数：____次，应用时间：____天 4. 其他：　　应用次数：____次，应用时间：____天	好□　较好□ 一般□　差□
感染□	1. 活　动□ 2. 皮肤护理□ 3. 其他护理措施：	1. 穴位按摩□　应用次数：____次，应用时间：____天 2. 中药浸泡熏洗□应用次数：____次，应用时间：____天 3. 其他：　　应用次数：____次，应用时间：____天	好□　较好□ 一般□　差□
肢端坏疽□	疼痛评分：____分 1. 活　动□ 2. 足背动脉搏动情况□ 3. 局部皮肤护理□ 4. 情志护理□ 5. 其他护理措施：	1. 中药外敷□　应用次数：____次，应用时间：____天 2. 红外线照射□　应用次数：____次，应用时间：____天 3. 其他：　　应用次数：____次，应用时间：____天	好□　较好□ 一般□　差□
其他：□（请注明）	1. 2. 3.		好□　较好□ 一般□　差□

298

二、护理依从性及满意度评价

评价项目		患者对护理的依从性			患者对护理的满意度		
		依从	部分依从	不依从	满意	一般	不满意
中医护理技术	推　拿						
	针　灸						
	穴位按摩						
	中药浸泡熏洗						
	中药外敷						
	红外线照射						
健康指导		/	/	/			
签名		责任护士签名：			上级护士或护士长签名：		

三、对本病中医护理方案的评价

实用性强□　　　实用性较强□　　　实用性一般□　　　不实用□

改进意见：

四、评价人（责任护士）

姓名＿＿　技术职称＿＿＿　　　护士长签字：＿＿＿

第十二节　水肿（糖尿病肾病）中医护理效果评价表

医院：　　患者姓名：　　性别：　年龄：　　ID：　文化程度：　　入院日期：

证候诊断：气阴两虚证□　肝肾阴虚证□　阴阳两虚证□　脾肾阳虚证□

一、护理效果评价

主要症状	主要辨证施护方法	中医护理技术	护理效果
蛋白尿□	1. 活　　动□ 2. 饮　　食□ 3. 情志护理□ 4. 其他护理措施：	1. 中药灌肠□　应用次数：＿＿＿次，应用时间：＿＿＿天 2. 针　　灸□　应用次数：＿＿＿次，应用时间：＿＿＿天 3. 中药药浴□　应用次数：＿＿＿次，应用时间：＿＿＿天 4. 超 声 波□　应用次数：＿＿＿次，应用时间：＿＿＿天 5. 其他：＿＿＿　应用次数：＿＿＿次，应用时间：＿＿＿天	好□　较好□ 一般□　差□
水肿□	1. 阳水饮食护理□ 2. 阴水饮食护理□ 3. 情志护理□ 4. 起居护理□ 5. 其他护理措施：	1. 耳穴贴压□　应用次数：＿＿＿次，应用时间：＿＿＿天 2. 中医泡水代茶饮应用次数：＿＿＿次，应用时间：＿＿＿天 3. 中药肛滴　应用次数：＿＿＿次，应用时间：＿＿＿天 4. 其他：＿＿＿　应用次数：＿＿＿次，应用时间：＿＿＿天	好□　较好□ 一般□　差□
高血压□	1. 饮　　食□ 2. 运　　动□ 3. 卧床休息□ 4. 情志护理□ 5. 其他护理措施：	1. 穴位按摩□　应用次数：＿＿＿次，应用时间：＿＿＿天 2. 其他：＿＿＿　应用次数：＿＿＿次，应用时间：＿＿＿天	好□　较好□ 一般□　差□
氮质血症□	1. 饮　　食□ 2. 情志护理□ 3. 其他护理措施：	1. 中药灌肠□　应用次数：＿＿＿次，应用时间：＿＿＿天 2. 中药脐敷□　应用次数：＿＿＿次，应用时间：＿＿＿天 3. 其他：＿＿＿　应用次数：＿＿＿次，应用时间：＿＿＿天	好□　较好□ 一般□　差□
胸闷憋气□	1. 体　　位□ 2. 情志护理□ 3. 腹式呼吸□ 4. 活　　动□ 5. 其他护理措施：	1. 耳穴贴压□　应用次数：＿＿＿次，应用时间：＿＿＿天 2. 其他：＿＿＿　应用次数：＿＿＿次，应用时间：＿＿＿天	好□　较好□ 一般□　差□
纳呆□	1. 饮　　食□ 2. 情志护理□ 3. 其他护理措施：	1. 耳穴贴压□　应用次数：＿＿＿次，应用时间：＿＿＿天 2. 穴位按摩□　应用次数：＿＿＿次，应用时间：＿＿＿天 3. 中药保留灌肠应用次数：＿＿＿次，应用时间：＿＿＿天 4. 其他：＿＿＿　应用次数：＿＿＿次，应用时间：＿＿＿天	好□　较好□ 一般□　差□
便秘□	1. 饮　　食□ 2. 腹部按摩□ 3. 排便指导□ 4. 其他护理措施：	1. 耳穴贴压□　应用次数：＿＿＿次，应用时间：＿＿＿天 2. 穴位按摩□　应用次数：＿＿＿次，应用时间：＿＿＿天 3. 中药泡洗□　应用次数：＿＿＿次，应用时间：＿＿＿天 4. 其他：＿＿＿　应用次数：＿＿＿次，应用时间：＿＿＿天	好□　较好□ 一般□　差□

| 恶心呕吐□ | 1. 口腔清洁□
2. 饮食□
3. 情志护理□
4. 其他护理措施： | 1. 耳穴贴压□　应用次数：＿＿次，应用时间：＿＿天
2. 穴位按摩□　应用次数：＿＿次，应用时间：＿＿天
3. 中药保留灌肠　应用次数：＿＿次，应用时间：＿＿天
4. 其他：＿＿　　应用次数：＿＿次，应用时间：＿＿天 | 好□　较好□
一般□　差□ |
| 其他：□（请注明） | 1.
2.
3. | | 好□　较好□
一般□　差□ |

二、护理依从性及满意度评价

评价项目		患者对护理的依从性			患者对护理的满意度		
		依从	部分依从	不依从	满意	一般	不满意
中医护理技术	耳穴贴压（耳穴埋豆）						
	艾　灸						
	穴位按摩						
	中药脐敷						
	中药保留灌肠						
	超声波						
	针　灸						
健康指导		/	/	/			
签名		责任护士签名：			上级护士或护士长签名：		

三、对本病中医护理方案的评价

实用性强□　　实用性较强□　　实用性一般□　　不实用□

改进意见：

四、评价人（责任护士）

姓名＿＿＿　技术职称＿＿＿　　　护士长签字：＿＿＿

第十三节 痹症（痛风）中医护理效果评价表

医院：　　　患者姓名：　　性别：　年龄：　　ID：　文化程度：　　入院日期：

证候诊断：风寒湿痹证□　风湿热痹证□　痰淤痹阻证□　肝肾两虚证□　其他：

一、护理效果评价

主要症状	主要辨证施护方法	中医护理技术	护理效果
疼痛□	疼痛评分：＿＿分 1. 体　位□ 2. 情志护理□ 3. 音乐疗法□ 4. 其他护理措施：	1. 耳穴贴压□　应用次数：＿＿次，应用时间：＿＿天 2. 艾　灸□　应用次数：＿＿次，应用时间：＿＿天 3. 中药外敷□　应用次数：＿＿次，应用时间：＿＿天 4. 穴位按摩□　应用次数：＿＿次，应用时间：＿＿天 5. 中药泡洗□　应用次数：＿＿次，应用时间：＿＿天 6. 穴位贴敷□　应用次数：＿＿次，应用时间：＿＿天 7. 其他：＿＿　应用次数：＿＿次，应用时间：＿＿天	好□　较好□ 一般□　差□
胸闷/心慌□	1. 体　位□ 2. 情志护理□ 3. 腹式呼吸□ 4. 活　动□ 5. 饮食调护□ 6. 其他护理措施：	1. 耳穴贴压□　应用次数：＿＿次，应用时间：＿＿天 2. 艾　灸□　应用次数：＿＿次，应用时间：＿＿天 3. 穴位按摩□　应用次数：＿＿次，应用时间：＿＿天 4. 穴位贴敷□　应用次数：＿＿次，应用时间：＿＿天 5. 其他：＿＿　应用次数：＿＿次，应用时间：＿＿天	好□　较好□ 一般□　差□
发热□	1. 活　动□ 2. 皮肤护理□ 3. 其他护理措施：	1. 穴位按摩□　应用次数：＿＿次，应用时间：＿＿天 2. 刮　痧□　应用次数：＿＿次，应用时间：＿＿天 3. 中药外敷□　应用次数：＿＿次，应用时间：＿＿天 4. 其他：＿＿　应用次数：＿＿次，应用时间：＿＿天	好□　较好□ 一般□　差□
生活自理能力下降□	1. 体　位□ 2. 功能锻炼□ 3. 情志护理□ 4. 音乐疗法□ 5. 饮食调护□ 6. 其他护理措施：	1. 耳穴贴压□　应用次数：＿＿次，应用时间：＿＿天 2. 艾　灸□　应用次数：＿＿次，应用时间：＿＿天 3. 中药外敷□　应用次数：＿＿次，应用时间：＿＿天 4. 穴位按摩□　应用次数：＿＿次，应用时间：＿＿天 5. 中药泡洗□　应用次数：＿＿次，应用时间：＿＿天 6. 穴位贴敷□　应用次数：＿＿次，应用时间：＿＿天 7. 其他：＿＿　应用次数：＿＿次，应用时间：＿＿天	好□　较好□ 一般□　差□
其他：□（请注明）	1. 2. 3.		好□　较好□ 一般□　差□

二、护理依从性及满意度评价

评价项目		患者对护理的依从性			患者对护理的满意度		
		依从	部分依从	不依从	满意	一般	不满意
中医护理技术	耳穴贴压（耳穴埋豆）						
	艾　灸						
	穴位按摩						
	中药外敷						
	中药泡洗						
	穴位贴敷						
	刮　痧						
健康指导		／	／	／			
签名		责任护士签名：			上级护士或护士长签名：		

三、对本病中医护理方案的评价

实用性强□　　　实用性较强□　　　实用性一般□　　　不实用□

改进意见：

四、评价人（责任护士）

姓名____　技术职称____　护士长签字：____

第十四节 红蝴蝶疮（系统性红斑狼疮）
中医护理效果评价表

医院： 患者姓名： 性别： 年龄： ID： 文化程度： 入院日期：

证候诊断：热毒炽盛证□ 阴虚火旺证□

脾肾阳虚证□ 脾虚肝旺证□ 气滞血瘀证证□ 其他：

一、护理效果评价

主要症状	主要辨证施护方法	中医护理技术	护理效果
胸闷、心慌□	1. 体 位□ 2. 情志护理□ 3. 腹式呼吸□ 4. 活 动□ 5. 饮食调护□ 6. 其他护理措施：	1. 耳穴贴压□ 应用次数：____次，应用时间：____天 2. 艾 灸□ 应用次数：____次，应用时间：____天 3. 穴位按摩□ 应用次数：____次，应用时间：____天 4. 穴位贴敷□ 应用次数：____次，应用时间：____天 5. 其他：____ 应用次数：____次，应用时间：____天	好□ 较好□ 一般□ 差□
疼痛□	疼痛评分：____分 1. 体 位□ 2. 情志护理□ 3. 音乐疗法□ 4. 其他护理措施：	1. 耳穴贴压□ 应用次数：____次，应用时间：____天 2. 艾 灸□ 应用次数：____次，应用时间：____天 3. 中药外敷□ 应用次数：____次，应用时间：____天 4. 穴位按摩□ 应用次数：____次，应用时间：____天 5. 中药泡洗□ 应用次数：____次，应用时间：____天 6. 穴位贴敷□ 应用次数：____次，应用时间：____天 7. 其他：____ 应用次数：____次，应用时间：____天	好□ 较好□ 一般□ 差□
生活自理能力下降□	1. 活动与休息□ 2. 功能锻炼□ 3. 情志护理□ 4. 音乐疗法□ 5. 饮食调护□ 6. 其他护理措施：	1. 耳穴贴压□ 应用次数：____次，应用时间：____天 2. 艾 灸□ 应用次数：____次，应用时间：____天 3. 中药外敷□ 应用次数：____次，应用时间：____天 4. 穴位按摩□ 应用次数：____次，应用时间：____天 5. 中药泡洗□ 应用次数：____次，应用时间：____天 6. 穴位贴敷□ 应用次数：____次，应用时间：____天 7. 其他：____ 应用次数：____次，应用时间：____天	好□ 较好□ 一般□ 差□
焦虑□	1. 环 境□ 2. 情志护理□ 3. 其他护理措施：	1. 穴位按摩□ 应用次数：____次，应用时间：____天 2. 艾 灸□ 应用次数：____次，应用时间：____天 3. 其他：____ 应用次数：____次，应用时间：____天	好□ 较好□ 一般□ 差□
发热□	1. 活 动□ 2. 皮肤护理□ 3. 其他护理措施：	1. 穴位按摩□ 应用次数：____次，应用时间：____天 2. 中药外敷□ 应用次数：____次，应用时间：____天 3. 其他：____ 应用次数：____次，应用时间：____天	好□ 较好□ 一般□ 差□

其他：□（请注明）	1. 2. 3.		好□ 较好□ 一般□ 差□

二、护理依从性及满意度评价

评价项目		患者对护理的依从性			患者对护理的满意度		
		依从	部分依从	不依从	满意	一般	不满意
中医护理技术	耳穴贴压						
	艾　灸						
	穴位按摩						
	穴位贴敷						
	艾　灸						
	中药外敷						
	中药泡洗						
健康指导		/	/	/			
签名		责任护士签名：			上级护士或护士长签名：		

三、对本病中医护理方案的评价

实用性强□　　实用性较强□　　实用性一般□　　不实用□

改进意见：

四、评价人（责任护士）

姓名____ 技术职称____　　护士长签字：____

第十五节 石水（慢性肾炎）中医护理效果评价表

医院：   患者姓名：   性别：   年龄：   ID：   文化程度：   入院日期：

证候诊断：水肿期：风水相搏证□   脾虚湿困证□   脾肾阳虚证□   气滞水停证□   湿热蕴结证□   血瘀停滞证□   阴虚水肿证□

水肿消退期：脾肾气虚证□   脾肾阳虚证□   肝肾阴虚证□   气阴两虚证□

一、护理效果评价

主要症状	主要辨证施护方法	中医护理技术	护理效果
水肿□	1. 阳水饮食护理□ 2. 阴水饮食护理□ 3. 情志护理□ 4. 起居护理 5. 其他护理措施：	1. 耳穴贴压□ 应用次数：____次，应用时间：____天 2. 中医泡水代茶饮应用次数：____次，应用时间：____天 3. 中药肛滴 应用次数：____次，应用时间：____天 4. 其他：____ 应用次数：____次，应用时间：____天	好□ 较好□ 一般□ 差□
高血压□	1. 饮食□ 2. 运动□ 3. 卧床休息□ 4. 情志护理□ 5. 其他护理措施：	1. 针灸□ 应用次数：____次，应用时间：____天 2. 其他：____ 应用次数：____次，应用时间：____天	好□ 较好□ 一般□ 差□
蛋白尿□	1. 活动□ 2. 饮食□ 3. 情志护理□ 4. 其他护理措施：	1. 中药灌肠□ 应用次数：____次，应用时间：____天 2. 针灸□ 应用次数：____次，应用时间：____天 3. 中药药浴□ 应用次数：____次，应用时间：____天 4. 超声波□ 应用次数：____次，应用时间：____天 5. 其他：____ 应用次数：____次，应用时间：____天	好□ 较好□ 一般□ 差□
血尿□	1. 体位□ 2. 休息□ 3. 情志护理□ 4. 运动□ 5. 其他护理措施：	1. 中药灌肠□ 应用次数：____次，应用时间：____天 2. 针灸□ 应用次数：____次，应用时间：____天 3. 中药药浴□ 应用次数：____次，应用时间：____天 4. 超声波□ 应用次数：____次，应用时间：____天 5. 其他：____ 应用次数：____次，应用时间：____天	好□ 较好□ 一般□ 差□
胸闷气促□	1. 体位□ 2. 情志护理□ 3. 腹式呼吸□ 4. 活动□ 5. 其他护理措施：	1. 耳穴贴压□ 应用次数：____次，应用时间：____天 2. 其他：____ 应用次数：____次，应用时间：____天	好□ 较好□ 一般□ 差□
便溏□	1. 皮肤护理□ 2. 饮食/水□ 3. 其他护理措施：	1. 穴位按摩□ 应用次数：____次，应用时间：____天 2. 艾灸□ 应用次数：____次，应用时间：____天 3. 其他：____ 应用次数：____次，应用时间：____天	好□ 较好□ 一般□ 差□

纳呆□	1. 饮　　食□ 2. 情志护理□ 3. 其他护理措施：	1. 耳穴贴压□　应用次数：＿＿次，应用时间：＿＿天 2. 穴位按摩□　应用次数：＿＿次，应用时间：＿＿天 3. 其他：＿＿＿　应用次数：＿＿次，应用时间：＿＿天	好□　较好□ 一般□　差□
便秘□	1. 饮　　食□ 2. 腹部按摩□ 3. 排便指导□ 4. 其他护理措施：	1. 耳穴贴压□　应用次数：＿＿次，应用时间：＿＿天 2. 穴位按摩□　应用次数：＿＿次，应用时间：＿＿天 3. 中药泡洗□　应用次数：＿＿次，应用时间：＿＿天 4. 其他：＿＿＿　应用次数：＿＿次，应用时间：＿＿天	好□　较好□ 一般□　差□
其他： □（ 请注 明）	1. 2. 3.		好□　较好□ 一般□　差□

二、护理依从性及满意度评价

评价项目		患者对护理的依从性			患者对护理的满意度		
		依从	部分依从	不依从	满意	一般	不满意
中医护理技术	耳穴贴压（耳穴埋豆）						
	艾　　灸						
	穴位按摩						
	中药灌肠						
	中药药浴						
	超声波						
	针　　灸						
健康指导		/	/	/			
签名		责任护士签名：			上级护士或护士长签名：		

三、对本病中医护理方案的评价

实用性强□　　实用性较强□　　实用性一般□　　不实用□

改进意见：

四、评价人（责任护士）

姓名＿＿＿ 技术职称＿＿＿　　　护士长签字：＿＿＿

第十六节　淋证（尿路感染）中医护理效果评价表

医院：　　患者姓名：　　性别：　　年龄：　　ID：　文化程度：　　入院日期：

证候诊断：气阴两虚，膀胱湿热证□　　　　肾阴不足，膀胱湿热证□　　　　阴阳两虚，湿热下注证□　　　其他：□

一、护理效果评价

主要症状	主要辨证施护方法	中医护理技术	护理效果
尿路刺激（尿频、尿急、尿痛）□	1. 活 动□ 2. 饮 食□ 3. 深呼吸/肌肉放松□ 4. 外阴卫生护理 5. 其他护理措施：	1. 药熨法□ 应用次数：____次，应用时间：____天 2. 艾 灸□ 应用次数：____次，应用时间：____天 3. 穴位按摩□ 应用次数：____次，应用时间：____天 4. 拔火罐□ 应用次数：____次，应用时间：____天 5. 穴位贴敷□ 应用次数：____次，应用时间：____天 6. 其他：____ 应用次数：____次，应用时间：____天	好□ 较好□ 一般□ 差□
肉眼血尿□	1. 活 动□ 2. 饮 食□ 3. 排尿指导□ 3. 情志护理□ 4. 其他护理措施：	1. 穴位按摩□ 应用次数：____次，应用时间：____天 2. 穴位贴敷□ 应用次数：____次，应用时间：____天 3. 艾 灸□ 应用次数：____次，应用时间：____天 4. 其他：____ 应用次数：____次，应用时间：____天	好□ 较好□ 一般□ 差□
腰腹坠胀□	1. 体 位□ 2. 饮 食/水□ 3. 情志护理□ 4. 其他护理措施：	1. 艾 灸□ 应用次数：____次，应用时间：____天 2. 穴位按摩□ 应用次数：____次，应用时间：____天 3. 穴位贴敷□ 应用次数：____次，应用时间：____天 4. 中药坐浴□ 应用次数：____次，应用时间：____天 5. 理 疗□ 应用次数：____次，应用时间：____天 6. 其他：____ 应用次数：____次，应用时间：____天	好□ 较好□ 一般□ 差□
乏力、纳差□	1. 监测营养指标□ 2. 饮食□ 3. 其他护理措施□	1. 耳穴贴压□ 应用次数：____次，应用时间：____天 2. 穴位按摩□ 应用次数：____次，应用时间：____天 3. 其他：____ 应用次数：____次，应用时间：____天	好□ 较好□ 一般□ 差□

二、护理依从性及满意度评价

评价项目		患者对护理的依从性			患者对护理的满意度		
		依从	部分依从	不依从	满意	一般	不满意
中医护理技术	耳穴贴压						
	艾　灸						
	穴位按摩						
	穴位贴敷						
	中药坐浴						
	拔罐法						
健康指导		/	/	/			
签名		责任护士签名：			上级护士或护士长签名：		

三、对本病中医护理方案的评价

实用性强□　　　实用性较强□　　　实用性一般□　　　不实用□

改进意见：

四、评价人（责任护士）

姓名____ 技术职称____　　　护士长签字：____

第十七节　水肿（肾病综合症）中医护理效果评价表

医院：　　患者姓名：　　性别：　年龄：　　ID：　文化程度：　　入院日期：

证候诊断：脾虚湿困证□　脾肾阳虚证□　肝肾阴虚证□　气滞血瘀证□　水毒内闭证□

其他：

一、护理效果评价

主要症状	主要辨证施护方法	中医护理技术	护理效果
水肿□	1. 体　位□ 2. 饮食/水□ 3. 皮肤护理□ 4. 其他护理措施：	1. 中药熏洗□　应用次数：____次，应用时间：____天 2. 其他：____　应用次数：____次，应用时间：____天 （请注明，下同）	好□　较好□ 一般□　差□
蛋白尿□	1. 饮　食□ 2. 情志护理□ 3. 其他护理措施：	1. 耳穴压贴□　应用次数：____次，应用时间：____天 2. 其他：____　应用次数：____次，应用时间：____天	好□　较好□ 一般□　差□
低蛋白血症□	1. 饮　食□ 2. 皮肤护理□ 3. 其他护理措施：	1. 耳穴贴压□　应用次数：____次，应用时间：____天 2. 中药熏洗：____　应用次数：____次，应用时间：____天 3. 其他：____　应用次数：____次，应用时间：____天	好□　较好□ 一般□　差□
高脂血症□	疼痛评分：____分 1. 活　动□ 2. 饮　食□ 3. 情志护理□ 4. 音乐疗法□ 5. 其他护理措施：	1. 耳穴贴压□　应用次数：____次，应用时间：____天 2. 艾　灸□　应用次数：____次，应用时间：____天 3. 中药泡洗□　应用次数：____次，应用时间：____天 4. 其他：____　应用次数：____次，应用时间：____天	好□　较好□ 一般□　差□

二、护理依从性及满意度评价

评价项目		患者对护理的依从性			患者对护理的满意度		
		依从	部分依从	不依从	满意	一般	不满意
中医护理技术	耳穴贴压（耳穴埋豆）						
	穴位按摩						
	中药熏洗						
	中药泡洗						
健康指导		/	/	/			
签名		责任护士签名：			上级护士或护士长签名：		

三、对本病中医护理方案的评价

实用性强☐　　实用性较强☐　　实用性一般☐　　不实用☐

改进意见：

四、评价人（责任护士）

姓名＿＿＿　技术职称＿＿＿　　护士长签字：＿＿＿

第十八节 肺炎喘嗽（肺炎）中医护理效果评价表

医院：　　　患者姓名：　　性别：　年龄：　　ID：　文化程度：　　入院日期：
证候诊断：风寒闭肺□　　风热闭肺□　痰热闭肺□　　痰浊闭肺□　　阴虚肺热□　　肺脾气虚□其他：

一、护理效果评价

主要症状	主要辨证施护方法	中医护理技术	护理效果
发热□	1. 体　　　位□ 2. 活　　　动□ 3. 饮食/水 □ 4. 皮肤护理□ 5. 其他护理措施：	1. 耳穴贴压□　应用次数：＿＿次，应用时间：＿＿天 2. 艾　　　灸□　应用次数：＿＿次，应用时间：＿＿天 3. 穴位按摩□　应用次数：＿＿次，应用时间：＿＿天 4. 中药泡洗□　应用次数：＿＿次，应用时间：＿＿天 5. 穴位贴敷□　应用次数：＿＿次，应用时间：＿＿天 6. 其他：＿＿　应用次数：＿＿次，应用时间：＿＿天	好□　较好□ 一般□　差□
咳嗽□	1. 体　　　位□ 2. 情志护理□（方案中无） 3. 其他护理措施：	1. 耳穴贴压□　应用次数：＿＿次，应用时间：＿＿天 2. 其他：＿＿　应用次数：＿＿次，应用时间：＿＿天	好□　较好□ 一般□　差□
气促□	1. 体　　　位□ 2. 情志护理□ 3. 腹式呼吸□ 4. 活　　　动□ 5. 其他护理措施：	1. 耳穴贴压□　应用次数：＿＿次，应用时间：＿＿天 2. 其他：＿＿　应用次数：＿＿次，应用时间：＿＿天	好□　较好□ 一般□　差□
痰壅□	1. 体　　　位□ 2. 咳痰/深呼吸训练□ 3. 拍　　　背□ 4. 其他护理措施：	1. 针灸□　应用次数：＿＿次，应用时间：＿＿天 2. 其他：＿＿　应用次数：＿＿次，应用时间：＿＿天	
其他：□（请注明）	1. 2. 3.		好□　较好□ 一般□　差□

二、护理依从性及满意度评价

评价项目		患者对护理的依从性			患者对护理的满意度		
		依从	部分依从	不依从	满意	一般	不满意
中医护理技术	耳穴贴压						
	艾　灸						
	穴位按摩						
	穴位贴敷						
	中药泡洗						
	中药灌肠						
健康指导		/	/	/			
签名		责任护士签名：			上级护士或护士长签名：		

三、对本病中医护理方案的评价

实用性强□　　　实用性较强□　　　实用性一般□　　　不实用□

改进意见：

四、评价人（责任护士）

姓名____ 技术职称____　　　护士长签字：____

第十九节 惊风（惊厥）中医护理效果评价表

医院：　　　患者姓名：　　性别：　年龄：　　ID：　文化程度：　　入院日期：

证候诊断：外感惊风证□　痰食惊风证□　惊恐惊厥证□　土虚木亢证□　脾肾阳虚证□

　　阴虚风动证　其他：

一、护理效果评价

主要症状	主要辨证施护方法	中医护理技术	护理效果
抽搐□	1. 给氧□ 2. 体位□ 3. 皮肤护理□ 4. 情志护理□ 5. 其他护理措施：	1. 针刺穴位□　应用次数：____次，应用时间：____天 2. 其他：____　应用次数：____次，应用时间：____天 （请注明，下同）	好□　较好□ 一般□　差□
高热□	1. 活动□ 2. 皮肤护理□ 3. 口腔清洁□ 4. 给药护理□ 　其他护理措施：	1. 穴位按摩□　应用次数：____次，应用时间：____天 2. 其他：____ 应用次数：____次，应用时间：____天	好□　较好□ 一般□　差□
昏迷□	1. 活　动□ 2. 皮肤护理□ 3. 其他护理措施：	1. 穴位按摩□　应用次数：____次，应用时间：____天 2. 其他：____　应用次数：____次，应用时间：____天	好□　较好□ 一般□　差□
恶心呕吐□	1. 口腔清洁□ 2. 饮　食□ 3. 情志护理□ 4. 其他护理措施：	1. 艾灸□　应用次数：____次，应用时间：____天 2. 穴位按摩□　应用次数：____次，应用时间：____天 3. 其他：____　应用次数：____次，应用时间：____天	好□　较好□ 一般□　差□
其他：□（请注明）	1. 2. 3.		好□　较好□ 一般□　差□

二、护理依从性及满意度评价

评价项目		患者对护理的依从性			患者对护理的满意度		
		依从	部分依从	不依从	满意	一般	不满意
中医护理技术	针刺穴位						
	艾　灸						
	穴位按摩						
健康指导		／	／	／			
签名		责任护士签名：			上级护士或护士长签名：		

三、对本病中医护理方案的评价

实用性强□　　　实用性较强□　　　实用性一般□　　　不实用□

改进意见：

四、评价人（责任护士）

姓名____ 技术职称____　　　护士长签字：____

第二十节　小儿泄泻（腹泻）中医护理效果评价表

医院：　　患者姓名：　　性别：　年龄：　　ID：　文化程度：　　入院日期：

证候诊断：风寒证□　伤食证□　　湿热证□　　脾虚证□　脾肾阳虚证□　其他：

一、护理效果评价

主要症状	主要辨证施护方法	中医护理技术	护理效果
腹泻□	1. 皮肤护理□ 2. 饮食/水□ 3. 其他护理措施：	1. 穴位按摩□　应用次数：____次，应用时间：____天 2. 艾　灸□　应用次数：____次，应用时间：____天 3. 其他：　　应用次数：____次，应用时间：____天	好□　较好□ 一般□　差□

腹痛腹胀□	1. 体 位□ 2. 咳痰方法□ 3. 口腔清洁□ 4. 情志护理□ 5. 其他护理措施：	1. 穴位按摩□ 应用次数：＿＿次，应用时间：＿＿天 2. 艾 灸□ 应用次数：＿＿次，应用时间：＿＿天 3. 其他：＿＿ 应用次数：＿＿次，应用时间：＿＿天	好□ 较好□ 一般□ 差□
发热□	1. 活 动□ 2. 皮肤护理□ 3. 其他护理措施：	1. 穴位按摩□ 应用次数：＿＿次，应用时间：＿＿天 2. 其他：＿＿ 应用次数：＿＿次，应用时间：＿＿天	好□ 较好□ 一般□ 差□
恶心呕吐□	1. 口腔清洁□ 2. 饮 食□ 3. 情志护理□ 4. 其他护理措施：	1. 耳穴贴压□ 应用次数：＿＿次，应用时间：＿＿天 2. 穴位按摩□ 应用次数：＿＿次，应用时间：＿＿天 3. 其他：＿＿ 应用次数：＿＿次，应用时间：＿＿天	好□ 较好□ 一般□ 差□
纳呆□	1. 饮 食□ 2. 情志护理□ 3. 其他护理措施：	1. 耳穴贴压□ 应用次数：＿＿次，应用时间：＿＿天 2. 穴位按摩□ 应用次数：＿＿次，应用时间：＿＿天 3. 其他：＿＿ 应用次数：＿＿次，应用时间：＿＿天	好□ 较好□ 一般□ 差□
其他：□（请注明）	1. 2. 3.		好□ 较好□ 一般□ 差□

二、护理依从性及满意度评价

评价项目		患者对护理的依从性			患者对护理的满意度		
		依从	部分依从	不依从	满意	一般	不满意
中医护理技术	耳穴贴压（耳穴埋豆）						
	艾 灸						
	穴位按摩						
	温针灸						
	中药茶饮						
健康指导		/	/	/			
签名		责任护士签名：			上级护士或护士长签名：		

三、对本病中医护理方案的评价

实用性强□　　实用性较强□　　实用性一般□　　不实用□

改进意见：

四、评价人（责任护士）

姓名____ 技术职称____　　　　护士长签字：____

第二十一节　真心痛（心肌梗死）中医护理效果评价表

医院：　　　　患者姓名：　　性别：　年龄：　　ID：　文化程度：　　　　入院日期：

证候诊断：寒凝心脉证□气虚血瘀证□ 正阳虚脱证□ 其他：

一、护理效果评价

主要症状	主要辨证施护方法	中医护理技术	护理效果
心胸痛□	疼痛评分：____分 1. 体　位□ 2. 活　动□ 3. 情志护理□（方案中无） 4. 其他护理措施：	1. 耳穴贴压□　应用次数：____次，应用时间：____天 2. 艾　　灸□　应用次数：____次，应用时间：____天 3. 穴位按摩□　应用次数：____次，应用时间：____天 4. 中药外敷□　应用次数：____次，应用时间：____天 5. 穴位贴敷□　应用次数：____次，应用时间：____天 6. 针　　灸□　应用次数：____次，应用时间：____天 7. 中药离子导入□ 应用次数：____次，应用时间：____天 8. 其他：____　应用次数：____次，应用时间：____天	好□　较好□ 一般□　差□
胸闷、心悸□	1. 活　动□ 2. 腹式呼吸□ 3. 情志护理□（方案中无） 4. 其他护理措施：	1. 耳穴贴压□　应用次数：____次，应用时间：____天 2. 穴位按摩□　应用次数：____次，应用时间：____天 3. 中药外敷□　应用次数：____次，应用时间：____天 4. 穴位贴敷□　应用次数：____次，应用时间：____天 5. 针　　灸□　应用次数：____次，应用时间：____天 6. 艾　　灸□　应用次数：____次，应用时间：____天 7. 其他：____　应用次数：____次，应用时间：____天	好□　较好□ 一般□　差□
水肿□	1. 饮　水□ 2. 饮食护理□ 3. 其他护理措施：	1. 耳穴贴压□　应用次数：____次，应用时间：____天 （方案中无） 2. 穴位按摩□　应用次数：____次，应用时间：____天 3. 穴位贴敷□　应用次数：____次，应用时间：____天 4. 中药药浴□　应用次数：____次，应用时间：____天 5. 针　　灸□　应用次数：____次，应用时间：____天 6. 艾　　灸□　应用次数：____次，应用时间：____天 7. 刮　　痧□　应用次数：____次，应用时间：____天 8. 其他：____　应用次数：____次，应用时间：____天	好□　较好□ 一般□　差□

肢冷□	1. 环 境□ 2. 保 暖□ 3. 其他护理措施：	1. 耳穴贴压□ 应用次数：____次，应用时间：____天 （方案中无） 2. 穴位按摩□ 应用次数：____次，应用时间：____天 3. 穴位贴敷□ 应用次数：____次，应用时间：____天 4. 中药药浴□ 应用次数：____次，应用时间：____天 5. 针 灸□ 应用次数：____次，应用时间：____天 6. 艾 灸□ 应用次数：____次，应用时间：____天 7. 刮 痧□ 应用次数：____次，应用时间：____天 8. 其他：____ 应用次数：____次，应用时间：____天	好□ 较好□ 一般□ 差□
面色苍白□	1. 饮食护理□ 2. 活 动□ 3. 情志护理□（方案中无） 4. 其他护理措施：	1. 耳穴贴压□ 应用次数：____次，应用时间：____天 （方案中无） 2. 穴位按摩□ 应用次数：____次，应用时间：____天 3. 穴位贴敷□ 应用次数：____次，应用时间：____天 4. 中药药浴□ 应用次数：____次，应用时间：____天 5. 针 灸□ 应用次数：____次，应用时间：____天 6. 艾 灸□ 应用次数：____次，应用时间：____天 7. 刮 痧□ 应用次数：____次，应用时间：____天 8. 其他：____ 应用次数：____次，应用时间：____天	好□ 较好□ 一般□ 差□

二、护理依从性及满意度评价

评价项目		患者对护理的依从性			患者对护理的满意度		
		依从	部分依从	不依从	满意	一般	不满意
中医护理技术	耳穴贴压						
	艾 灸						
	穴位按摩						
	穴位贴敷						
	中药药浴						
	刮 痧						
	针 灸						
健康指导		／	／	／			
签名		责任护士签名：			上级护士或护士长签名：		

三、对本病中医护理方案的评价

实用性强□　　　实用性较强□　　　实用性一般□　　　不实用□

改进意见：

四、评价人（责任护士）

姓名____ 技术职称____　　　护士长签字：____

318

第二十二节 心悸（心律失常）中医护理效果评价表

医院： 患者姓名： 性别： 年龄： ID： 文化程度： 入院日期：

证候诊断：心虚胆怯证□ 心血不足证□ 心阳不振证□ 水饮凌心证□ 阴虚火旺证□
淤阻心脉证□ 其他□

一、护理效果评价

主要症状	主要辨证施护方法	中医护理技术	护理效果
胸闷、气短□	1. 体 位□ 2. 活 动□ 3. 情志护理□（方案中无） 4. 其他护理措施：	1. 耳穴贴压□ 应用次数：___次，应用时间：___天 2. 艾 灸□ 应用次数：___次，应用时间：___天 3. 穴位按摩□ 应用次数：___次，应用时间：___天 4. 中药泡洗□ 应用次数：___次，应用时间：___天 5. 穴位贴敷□ 应用次数：___次，应用时间：___天 6. 其他：___ 应用次数：___次，应用时间：___天	好□ 较好□ 一般□ 差□
心慌不安□	1. 活 动□ 2. 情志护理□（方案中无） 3. 其他护理措施：	1. 耳穴贴压□ 应用次数：___次，应用时间：___天 2. 穴位按摩□ 应用次数：___次，应用时间：___天 3. 中药泡洗□ 应用次数：___次，应用时间：___天 4. 穴位贴敷□ 应用次数：___次，应用时间：___天 6. 艾 灸□ 应用次数：___次，应用时间：___天 5. 其他：___ 应用次数：___次，应用时间：___天	好□ 较好□ 一般□ 差□
失眠□	1. 活 动□ 2. 情志护理□（方案中无） 3. 音乐疗法□ 4. 饮食护理□ 5. 其他护理措施：	1. 耳穴贴压□ 应用次数：___次，应用时间：___天 （方案中无） 2. 穴位按摩□ 应用次数：___次，应用时间：___天 3. 穴位贴敷□ 应用次数：___次，应用时间：___天 4. 中药药浴□ 应用次数：___次，应用时间：___天 5. 艾 灸□ 应用次数：___次，应用时间：___天 6. 其他：___ 应用次数：___次，应用时间：___天	好□ 较好□ 一般□ 差□
眩晕□	1. 体 位□ 2. 其他护理措施：	1. 耳穴贴压□ 应用次数：___次，应用时间：___天 （方案中无） 2. 穴位按摩□ 应用次数：___次，应用时间：___天 3. 穴位贴敷□ 应用次数：___次，应用时间：___天 4. 中药药浴□ 应用次数：___次，应用时间：___天 5. 艾 灸□ 应用次数：___次，应用时间：___天 6. 其他：___ 应用次数：___次，应用时间：___天	好□ 较好□ 一般□ 差□

耳鸣□	1. 情志护理□ 2. 其他护理措施：	1. 耳穴贴压□　应用次数：____次，应用时间：____天 （方案中无） 2. 穴位按摩□　应用次数：____次，应用时间：____天 3. 穴位贴敷□　应用次数：____次，应用时间：____天 4. 中药药浴□　应用次数：____次，应用时间：____天 5. 针　灸□　应用次数：____次，应用时间：____天 6. 其他：____　　应用次数：____次，应用时间：____天	好□　较好□ 一般□　差□
其他： □（ 请注 明）	1. 2. 3.		好□　较好□ 一般□　差□

二、护理依从性及满意度评价

评价项目		患者对护理的依从性			患者对护理的满意度		
		依从	部分依从	不依从	满意	一般	不满意
中医护理技术	耳穴贴压						
	艾　灸						
	穴位按摩						
	穴位贴敷						
	中药足浴						
	中药灌肠						
	针　灸						
健康指导		/	/	/			
签名		责任护士签名：			上级护士或护士长签名：		

三、对本病中医护理方案的评价

实用性强□　　实用性较强□　　实用性一般□　　不实用□

改进意见：

四、评价人（责任护士）

姓名____ 技术职称____　　　护士长签字：____

320

第二十三节 厥症（晕厥）中医护理效果评价表

医院： 患者姓名： 性别： 年龄： ID： 文化程度： 入院日期：

证候诊断：气厥□ 血厥□ 痰厥□ 暑厥□ 其他：

一、护理效果评价

主要症状	主要辨证施护方法	中医护理技术	护理效果
突然昏倒□	1. 体 位□ 2. 通 风□ 3. 避免刺激□ 4. 其他护理措施：	1. 针 灸□ 应用次数：___次，应用时间：___天 2. 穴位按摩□ 应用次数：___次，应用时间：___天 3. 穴位贴敷□ 应用次数：___次，应用时间：___天 4. 其他：___ 应用次数：___次，应用时间：___天	好□ 较好□ 一般□ 差□
不人省事□	1. 活 动□ 2. 口腔护理□ 3. 合理饮食□ 4. 其他护理措施：	1. 针刺疗法□ 应用次数：___次，应用时间：___天 2. 穴位按摩□ 应用次数：___次，应用时间：___天 3. 艾 灸□ 应用次数：___次，应用时间：___天 4. 刮痧疗法□ 应用次数：___次，应用时间：___天 5. 其他：___ 应用次数：___次，应用时间：___天	好□ 较好□ 一般□ 差□
四肢厥冷□	1. 保 暖□ 2. 皮肤干燥□ 3. 陶冶情操□ 4. 其他护理措施：	1. 拔 罐□ 应用次数：___次，应用时间：___天 2. 穴位按摩□ 应用次数：___次，应用时间：___天 3. 中药煎饮□ 应用次数：___次，应用时间：___天 4. 其他：___ 应用次数：___次，应用时间：___天	好□ 较好□ 一般□ 差□
倦怠口干□	1. 饮 食□ 2. 休 息□ 3. 口腔清洁□	1. 耳穴贴压□ 应用次数：___次，应用时间：___天 2. 穴位按摩□ 应用次数：___次，应用时间：___天 3. 艾 灸□ 应用次数：___次，应用时间：___天	好□ 较好□ 一般□ 差□

二、护理依从性及满意度评价

评价项目		患者对护理的依从性			患者对护理的满意度		
		依从	部分依从	不依从	满意	一般	不满意
中医护理技术	耳穴贴压						
	艾　灸						
	穴位按摩						
	穴位贴敷						
	中药煎饮						
	刮痧疗法						
	拔　罐						
健康指导		/	/	/			
签名		责任护士签名：			上级护士或护士长签名：		

三、对本病中医护理方案的评价

实用性强□　　　实用性较强□　　　实用性一般□　　　不实用□

改进意见：

四、评价人（责任护士）

姓名____ 技术职称____　　　护士长签字：____

第二十四节 折骨（下肢骨骨折）中医护理效果评价表

医院： 患者姓名： 性别： 年龄： ID： 文化程度： 入院日期：

证候诊断：

一、护理效果评价

主要症状	主要辨证施护方法	中医护理技术	护理效果
局部肿胀□	1. 体位□ 2. 冷敷□ 3. 按摩□____次数/天 4. 其他护理措施：	1. 穴位按摩□ 应用次数：____次，应用时间：____天 2. 其他：____ 应用次数：____次，应用时间：____天	好□ 较好□ 一般□ 差□
功能障碍□	1. 体位□ 2. 功能锻炼□ 3. 情志护理□ 4. 其他护理措施：	1. 穴位按摩□ 应用次数：____次，应用时间：____天 2. 针刺疗法□ 应用次数：____次，应用时间：____天	好□ 较好□ 一般□ 差□
发热□	1. 散热□ 2. 物理降温□ 3. 药物降温□ 4. 其他护理措施：	1. 刮痧□ 应用次数：____次，应用时间：____天 2. 拔罐□ 应用次数：____次，应用时间：____天 3. 其他：____ 应用次数：____次，应用时间：____天	好□ 较好□ 一般□ 差□
疼痛□	疼痛评分：____分 1. 体位□ 2. 情志护理□ 3. 音乐疗法□ 4. 其他护理措施：	1. 耳穴贴压□ 应用次数：____次，应用时间：____天 2. 艾灸□ 应用次数：____次，应用时间：____天 3. 中药外敷□ 应用次数：____次，应用时间：____天 4. 其他：____ 应用次数：____次，应用时间：____天	好□ 较好□ 一般□ 差□
畸形□	1. 体位□ 2. 情志护理□ 3. 活动□ 4. 其他护理措施：	1. 耳穴贴压□ 应用次数：____次，应用时间：____天 2. 穴位按摩 其他：____ 应用次数：____次，应用时间：____天	好□ 较好□ 一般□ 差□
骨摩擦音□	1. 休息□ 2. 补钙□ 3. 其他护理措施：	1. 穴位按摩□ 应用次数：____次，应用时间：____天 2. 艾灸□ 应用次数：____次，应用时间：____天 3. 其他：____ 应用次数：____次，应用时间：____天	好□ 较好□ 一般□ 差□
癃闭□	1. 热敷□ 2. 止痛□ 3. 导尿□ 4. 其他护理措施：	1. 针灸疗法□ 应用次数：____次，应用时间：____天 2. 穴位按摩□ 应用次数：____次，应用时间：____天 3. 其他：____ 应用次数：____次，应用时间：____天	好□ 较好□ 一般□ 差□

便秘 □	1. 饮　　食□ 2. 腹部按摩□ 3. 排便指导□ 4. 其他护理措施：	1. 耳穴贴压□　应用次数：＿＿次，应用时间：＿＿天 2. 穴位按摩□　应用次数：＿＿次，应用时间：＿＿天 3. 中药泡洗□　应用次数：＿＿次，应用时间：＿＿天 4. 中药灌肠□　应用次数：＿＿次，应用时间：＿＿天 5. 其他：＿＿　应用次数：＿＿次，应用时间：＿＿天	好□　较好□ 一般□　差□
褥疮 或压 疮 □	1. 环境清洁□ 2. 饮　　食□ 3. 皮肤护理□ 4. 其他护理措施：	1. 中药外敷□　应用次数：＿＿次，应用时间：＿＿天 2. 穴位按摩□　应用次数：＿＿次，应用时间：＿＿天 3. 其他：＿＿　应用次数：＿＿次，应用时间：＿＿天	好□　较好□ 一般□　差□
其他： □（ 请注 明）	1. 2. 3.		好□　较好□ 一般□　差□

二、护理依从性及满意度评价

评价项目		患者对护理的依从性			患者对护理的满意度		
		依从	部分依从	不依从	满意	一般	不满意
中医护理技术	耳穴贴压（耳穴埋豆）						
	艾　　灸						
	穴位按摩						
	中药外敷						
	中药泡洗						
	针　　灸						
健康指导		／	／	／			
签名		责任护士签名：			上级护士或护士长签名：		

三、对本病中医护理方案的评价

实用性强□　　实用性较强□　　实用性一般□　　不实用□

改进意见：

四、评价人（责任护士）

姓名＿＿　技术职称＿＿　　护士长签字：＿＿

324

第二十五节　先天性髋关节发育不良中医护理效果评价表

医院：　　　患者姓名：　　性别：　年龄：　　ID：　文化程度：　　　入院日期：
证候诊断：气虚血瘀证□ 气阴两虚、心血瘀阻证□　痰阻血瘀证□　气滞血瘀证□　热
毒血瘀证□其他：

一、护理效果评价

主要症状	主要辨证施护方法	中医护理技术	护理效果
躯体移动障碍□	1. 体　　位□ 2. 活　　动□ 3. 生活护理□ 4. 其他护理措施：	1. 其他：____　　应用次数：____次，应用时间：____天	好□　较好□ 一般□　差□
有髋关节再脱位的危险□	1. 活　　动□ 2. 体　　位□ 3. 其他护理措施：	1. 其他：____　　应用次数：____次，应用时间：____天	好□　较好□ 一般□　差□
便秘□	1. 饮　　水□ 2. 腹部按摩□ 3. 排便指导□ 4. 其他护理措施：	1. 耳穴贴压□　应用次数：____次，应用时间：____天 2. 穴位按摩□　应用次数：____次，应用时间：____天 3. 穴位贴敷□　应用次数：____次，应用时间：____天 4. 中药灌肠□　应用次数：____次，应用时间：____天 5. 其他：____　　应用次数：____次，应用时间：____天	好□　较好□ 一般□　差□
有受伤的危险□	1. 体　　位□ 2. 活　　动□ 3. 其他护理措施：	1. 其他：____　　应用次数：____次，应用时间：____天	好□　较好□ 一般□　差□
其他：□（请注明）	1. 2. 3.		好□　较好□ 一般□　差□

二、护理依从性及满意度评价

评价项目		患者对护理的依从性			患者对护理的满意度		
		依从	部分依从	不依从	满意	一般	不满意
中医护理技术	耳穴贴压						
	穴位按摩						
	穴位贴敷						
	中药灌肠						
健康指导		/	/	/			
签名		责任护士签名：			上级护士或护士长签名：		

三、对本病中医护理方案的评价

实用性强□　　　实用性较强□　　　实用性一般□　　　不实用□

改进意见：

四、评价人（责任护士）

姓名____ 技术职称____ 　　　护士长签字：____

326

第二十六节　人工髋关节置换术中医护理效果评价表

医院：　　　　患者姓名：　　性别：　年龄：　　ID：　文化程度：　　　入院日期：

证候诊断：气虚血瘀证□ 气阴两虚、心血瘀阻证□　痰阻血瘀证□　气滞血瘀证□　热毒血瘀证□其他：

一、护理效果评价

主要症状	主要辨证施护方法	中医护理技术	护理效果
癃闭□	1. 环境□ 2. 体位□ 3. 热敷小腹□ 4. 其他护理措施：	1. 针灸□　应用次数：＿＿次，应用时间：＿＿天 2. 穴位按摩□　应用次数：＿＿次，应用时间：＿＿天 3. 其他：＿＿＿　应用次数：＿＿次，应用时间：＿＿天	好□　较好□ 一般□　差□
躯体移动障碍□	1. 体位□ 2. 活动□ 3. 生活护理 4. 其他护理措施：	1. 其他：＿＿＿　应用次数：＿＿次，应用时间：＿＿天	好□　较好□ 一般□　差□
发热□	1. 活　动□ 2. 皮肤护理□ 3. 其他护理措施：	1. 穴位按摩□　应用次数：＿＿次，应用时间：＿＿天 2. 其他：＿＿＿　应用次数：＿＿次，应用时间：＿＿天	好□　较好□ 一般□　差□
疼痛□	疼痛评分：＿＿分 1. 体　位□ 2. 咳痰方法□ 3. 情志护理□ 4. 音乐疗法□ 5. 其他护理措施：	1. 耳穴贴压□　应用次数：＿＿次，应用时间：＿＿天 2. 艾　灸□　应用次数：＿＿次，应用时间：＿＿天 3. 中药外敷□　应用次数：＿＿次，应用时间：＿＿天 4. 其他：＿＿＿　应用次数：＿＿次，应用时间：＿＿天	好□　较好□ 一般□　差□
便秘□	1. 饮　食□ 2. 腹部按摩□ 3. 排便指导□ 4. 其他护理措施：	1. 耳穴贴压□　应用次数：＿＿次，应用时间：＿＿天 2. 穴位按摩□　应用次数：＿＿次，应用时间：＿＿天 3. 中药泡洗□　应用次数：＿＿次，应用时间：＿＿天 4. 其他：＿＿＿　应用次数：＿＿次，应用时间：＿＿天	好□　较好□ 一般□　差□
下肢肿胀□	1. 体位□ 2. 活动□ 3. 情志护理□ 4. 其他护理措施：	1. 中药外敷□　应用次数：＿＿次，应用时间：＿＿天 2. 穴位按摩□　应用次数：＿＿次，应用时间：＿＿天 3. 其他：＿＿＿　应用次数：＿＿次，应用时间：＿＿天	好□　较好□ 一般□　差□
其他：□	1. 2. 3.		好□　较好□ 一般□　差□

二、护理依从性及满意度评价

评价项目		患者对护理的依从性			患者对护理的满意度		
		依从	部分依从	不依从	满意	一般	不满意
中医护理技术	耳穴贴压（耳穴埋豆）						
	艾　　灸						
	穴位按摩						
	中药外敷						
	中药泡洗						
健康指导		/	/	/			
签名		责任护士签名：			上级护士或护士长签名：		

三、对本病中医护理方案的评价

实用性强□　　　实用性较强□　　　实用性一般□　　　不实用□
改进意见：

四、评价人（责任护士）

姓名____ 技术职称____　　　护士长签字：____

第二十七节 痿证（格林巴利综合征）
中医护理效果评价表

医院：　　　患者姓名：　　性别：　　年龄：　　ID：　文化程度：　　　入院日期：

证候诊断：肺热津伤证□　湿热浸淫证□　脾胃虚弱证□　肝肾亏损证□　脉络淤阻证□
　其他：

一、护理效果评价

主要症状	主要辨证施护方法	中医护理技术	护理效果
吞咽困难□	1. 饮食调护□ 2. 情志护理□ 3. 鼻饲法□	1. 耳穴贴压□　应用次数：＿＿次，应用时间：＿＿天 2. 穴位按摩□　应用次数：＿＿次，应用时间：＿＿天 （请注明，下同）	好□　较好□ 一般□　差□
肌肉萎软无力□	1. 体　位□ 2. 活　动□ 3. 情志护理□ 4. 皮肤护理□	1. 针灸法□　应用次数：＿＿次，应用时间：＿＿天 2. 推拿法□　应用次数：＿＿次，应用时间：＿＿天 3. 捏脊法□　应用次数：＿＿次，应用时间：＿＿天 4. 外洗法□　应用次数：＿＿次，应用时间：＿＿天 5. 紫外线疗法□　应用次数：＿＿次，应用时间：＿＿天	好□　较好□ 一般□　差□
发热□	1. 活　动□ 2. 皮肤护理□ 3. 饮食调护□ 4. 口腔护理□ 5. 情志护理□ 6. 用药护理□	1. 穴位按摩□　应用次数：＿＿次，应用时间：＿＿天 2. 针灸法□　应用次数：＿＿次，应用时间：＿＿天 3. 中药外敷法□　应用次数：＿＿次，应用时间：＿＿天	好□　较好□ 一般□　差□
癃闭□	1. 情志护理□ 2. 用药护理□ 3. 音乐疗法□	1. 针灸法□　应用次数：＿＿次，应用时间：＿＿天 2. 穴位按摩□　应用次数：＿＿次，应用时间：＿＿天	好□　较好□ 一般□　差□
便秘□	1. 活　动□ 2. 饮食调护□ 3. 情志护理□ 4. 排便指导□ 5. 用药护理□	1. 耳穴贴压□　应用次数：＿＿次，应用时间：＿＿天 2. 针灸法□　应用次数：＿＿次，应用时间：＿＿天 3. 穴位按摩□　应用次数：＿＿次，应用时间：＿＿天 4. 中药泡洗□　应用次数：＿＿次，应用时间：＿＿天 5. 中药灌肠□　应用次数：＿＿次，应用时间：＿＿天	好□　较好□ 一般□　差□

二、护理依从性及满意度评价

评价项目		患者对护理的依从性			患者对护理的满意度		
		依从	部分依从	不依从	满意	一般	不满意
中医护理技术	耳穴贴压（耳穴埋豆）						
	针灸法						
	穴位按摩						
	中药外敷						
	中药泡洗						
	中药灌肠						
	推拿法						
	捏脊法						
	外洗法						
	紫外线疗法						
健康指导		/	/	/			
签名		责任护士签名：			上级护士或护士长签名：		

三、对本病中医护理方案的评价

实用性强□   实用性较强□   实用性一般□   不实用□

改进意见：

四、评价人（责任护士）

姓名____ 技术职称____   护士长签字：____

330

第二十八节 痫症（癫痫）中医护理效果评价表

医院：　　　患者姓名：　　　性别：　　年龄：　　　ID：　文化程度：　　　入院日期：
证候诊断：风痰闭阻证□　　心肾亏虚证□

一、护理效果评价

主要症状	主要辨证施护方法	中医护理技术	护理效果
昏迷□	1. 体　位□ 2. 活　动□ 3. 口腔护理□ 4. 用药护理□ 5. 饮食调护□ 6. 皮肤护理□	1. 针灸法□　　应用次数：____次，应用时间：____天 2. 穴位按摩□　应用次数：____次，应用时间：____天 3. 推拿法□　　应用次数：____次，应用时间：____天	好□　较好□ 一般□　差□
头痛□	1. 活　动□ 2. 饮食调护□ 3. 情志护理□ 4. 音乐疗法□	1. 耳穴贴压□　应用次数：____次，应用时间：____天 2. 穴位按摩□　应用次数：____次，应用时间：____天 3. 穴位贴敷□　应用次数：____次，应用时间：____天 4. 针灸法□　　应用次数：____次，应用时间：____天	好□　较好□ 一般□　差□
瘫痪□	1. 活　动□ 2. 情志护理□ 3. 皮肤护理□ 4. 饮食调护□	1. 耳穴贴压□　应用次数：____次，应用时间：____天 2. 穴位按摩□　应用次数：____次，应用时间：____天 3. 穴位贴敷□　应用次数：____次，应用时间：____天 4. 针灸法□　　应用次数：____次，应用时间：____天 5. 推拿法□　　应用次数：____次，应用时间：____天	好□　较好□ 一般□　差□
大便滑脱□	1. 饮食调护□ 2. 用药护理□ 3. 皮肤护理□ 4. 情志护理□	1. 针灸法□　　应用次数：____次，应用时间：____天 2. 穴位按摩□　应用次数：____次，应用时间：____天	好□　较好□ 一般□　差□
小便失禁□	皮肤护理□ 用药护理□ 情志护理□	穴位按摩□　应用次数：____次，应用时间：____天 针灸法□　　应用次数：____次，应用时间：____天	好□　较好□ 一般□　差□

二、护理依从性及满意度评价

评价项目		患者对护理的依从性			患者对护理的满意度		
		依从	部分依从	不依从	满意	一般	不满意
中医护理技术	耳穴贴压						
	针灸法						
	穴位按摩						
	穴位贴敷						
	推拿法						
健康指导		/	/	/			
签名		责任护士签名：			上级护士或护士长签名：		

三、对本病中医护理方案的评价

实用性强□　　实用性较强□　　实用性一般□　　不实用□

改进意见：

四、评价人（责任护士）

姓名____　技术职称____　　　护士长签字：____

第二十九节　中风（脑梗死）中医护理效果评价表

医院：　　　患者姓名：　　性别：　年龄：　　ID：　文化程度：　　入院日期：

证候诊断：肝阳暴亢型□　痰热腑实型□　风痰阻络型□　气虚血瘀型□　阴虚风动型□

　其他：

332

一、护理效果评价

主要症状	主要辨证施护方法	中医护理技术		护理效果
口舌歪斜□	1. 体位□ 2. 语言功能训练□ 3. 口腔清洁□	1. 穴位按摩□ 应用次数：____次，应用时间：____天 2. 针灸□ 应用次数：____次，应用时间：____天		好□ 较好□ 一般□ 差□
半身不遂□	1. 体位□ 2. 口腔清洁□ 3. 情志护理□ 4. 活动□	1. 穴位按摩□ 应用次数：——次，应用时间：—— 天 2. 针灸□ 应用次数：——次，应用时间：—— 天		好□ 较好□ 一般□ 差□
语言謇涩□	1. 口腔清洁□ 2. 皮肤护理□	1. 穴位按摩□ 应用次数：____次，应用时间：____天 2. 其他：____ 应用次数：____次，应用时间：____天		好□ 较好□ 一般□ 差□
呕吐流涎□	1. 口腔清洁□ 2. 饮食□ 3. 情志护理	1. 耳穴贴压□ 应用次数：____次，应用时间：____天 2. 穴位按摩□ 应用次数：____次，应用时间：____天 3. 其他：____ 应用次数：____次，应用时间：____天		好□ 较好□ 一般□ 差□

二、护理依从性及满意度评价

评价项目		患者对护理的依从性			患者对护理的满意度		
		依从	部分依从	不依从	满意	一般	不满意
中医护理技术	耳穴贴压（耳穴埋豆）						
	艾 灸						
	穴位按摩						
	中药外敷						
	中药泡洗						
健康指导		/	/	/			
签名		责任护士签名：			上级护士或护士长签名：		

三、对本病中医护理方案的评价

实用性强□　　实用性较强□　　实用性一般□　　不实用□

改进意见：

四、评价人（责任护士）

姓名＿＿ 技术职称＿＿　　　护士长签字：＿＿

第三十节　血瘀证（脑出血）中医护理效果评价表

医院：　　患者姓名：　　性别：　年龄：　　ID：　文化程度：　　入院日期：

证候诊断：闭证□　阳闭　阴闭

　　　　　脱证□ 元气败脱，心神散乱

　　　　　气虚血瘀，脉络瘀滞□

　　　　　肝肾亏虚，经脉失养□

一、护理效果评价

主要症状	主要辨证施护方法	中医护理技术		护理效果
头痛□	1. 体位□ 2. 情志护理□ 3. 其他护理措施：	1. 耳穴贴压□ 2. 穴位按摩□ 3. 穴位贴敷□	应用次数：＿＿次，应用时间：＿＿天 应用次数：＿＿次，应用时间：＿＿天 应用次数：＿＿次，应用时间：＿＿天	好□　较好□ 一般□　差□
肢体瘫痪□	1. 活动□ 2. 体位□ 3. 情志护理□	1. 耳穴贴压□ 2. 穴位按摩□ 3. 中药泡洗□ 4. 穴位贴敷□	应用次数：＿＿次，应用时间：＿＿天 应用次数：＿＿次，应用时间：＿＿天 应用次数：＿＿次，应用时间：＿＿天 应用次数：＿＿次，应用时间：＿＿天	好□　较好□ 一般□　差□
意识障碍□	1. 体位□ 2. 口腔清洁□ 3. 皮肤护理□	1. 耳穴贴压□ 2. 穴位按摩□ 3. 穴位贴敷□	应用次数：＿＿次，应用时间：＿＿天 应用次数：＿＿次，应用时间：＿＿天 应用次数：＿＿次，应用时间：＿＿天	好□　较好□ 一般□　差□
血压升高□	1. 体位□ 2. 饮食□ 3. 情志护理□	1. 耳穴贴压□ 2. 穴位按摩□ 3. 穴位贴敷□	应用次数：　　次，应用时间：　　天 应用次数：　　次，应用时间：　　天 应用次数：　　次，应用时间：　　天	好□　较好□ 一般□　差□

334

二、护理依从性及满意度评价

评价项目		患者对护理的依从性			患者对护理的满意度		
		依从	部分依从	不依从	满意	一般	不满意
中医护理技术	耳穴贴压						
	艾　　灸						
	穴位按摩						
	穴位贴敷						
	中药足浴						
	中药灌肠						
健康指导		／	／	／			
签名		责任护士签名：			上级护士或护士长签名：		

三、对本病中医护理方案的评价

实用性强□　　　实用性较强□　　　实用性一般□　　　不实用□

改进意见：

四、评价人（责任护士）

姓名____ 技术职称____　　　护士长签字：____

第三十一节 心悸（二尖瓣病变）中医护理效果评价表

医院： 患者姓名： 性别： 年龄： ID： 文化程度： 入院日期：

证候诊断：心血瘀阻证□ 气血两虚证□ 心肾阳虚证□ 脾肾阳虚证□ 其他：

一、护理效果评价

主要症状	主要辨证施护方法	中医护理技术	护理效果
咳嗽、咯血□	1. 体位□ 2. 活动□ 3. 情志护理□ 4. 其他护理措施：	1. 针灸□ 应用次数：____次，应用时间：____天 2. 穴位按摩□ 应用次数：____次，应用时间：____天 3. 拔罐疗法□ 应用次数：____次，应用时间：____天 4. 药物贴敷□ 应用次数：____次，应用时间：____天 5. 其他：____ 应用次数：____次，应用时间：____天	好□ 较好□ 一般□ 差□
心悸、气急□	1. 活动□ 2. 情志护理□ 3. 其他护理措施：	1. 耳穴贴压□ 应用次数：____次，应用时间：____天 2. 穴位按摩□ 应用次数：____次，应用时间：____天 3. 中药泡洗□ 应用次数：____次，应用时间：____天 4. 穴位贴敷□ 应用次数：____次，应用时间：____天 5. 其他：____ 应用次数：____次，应用时间：____天	好□ 较好□ 一般□ 差□
乏力□	1. 活动□ 2. 情志护理□ 3. 其他护理措施：	1. 耳穴贴压□ 应用次数：____次，应用时间：____天 2. 穴位按摩□ 应用次数：____次，应用时间：____天 3. 穴位贴敷□ 应用次数：____次，应用时间：____天 4. 其他：____ 应用次数：____次，应用时间：____天	好□ 较好□ 一般□ 差□
浮肿□	1. 限水、限盐□ 2. 皮肤护理□ 3. 休息、活动□ 4. 用药观察 5. 其他护理措施：	1. 针灸□ 应用次数：____次，应用时间：____天 2. 穴位按摩□ 应用次数：____次，应用时间：____天 3. 穴位贴敷□ 应用次数：____次，应用时间：____天 4. 其他：____ 应用次数：____次，应用时间：____天	好□ 较好□ 一般□ 差□
其他：□（请注明）	1. 2. 3.		好□ 较好□ 一般□ 差□

二、护理依从性及满意度评价

评价项目		患者对护理的依从性			患者对护理的满意度		
		依从	部分依从	不依从	满意	一般	不满意
中医护理技术	耳穴贴压						
	针　灸						
	穴位按摩						
	穴位贴敷						
	中药足浴						
	拔罐疗法						
健康指导		/	/	/			
签名		责任护士签名：			上级护士或护士长签名：		

三、对本病中医护理方案的评价

实用性强□　　　实用性较强□　　　实用性一般□　　　不实用□

改进意见：

四、评价人（责任护士）

姓名____ 技术职称____　　　护士长签字：____

第三十二节　主动脉瓣病变中医护理效果评价表

医院：　　　患者姓名：　　性别：　年龄：　　ID：　文化程度：　　入院日期：
证候诊断：心血瘀阻证□　气血两虚证□　心肾阳虚证□　脾肾阳虚证□　其他：

一、护理效果评价

主要症状	主要辨证施护方法	中医护理技术	护理效果
咳嗽、咯血□	1. 体　位□ 2. 活　动□ 3. 情志护理□ 4. 其他护理措施：	1. 针灸□　应用次数：＿＿次，应用时间：＿＿天 2. 穴位按摩□　应用次数：＿＿次，应用时间：＿＿天 3. 拔罐疗法□　应用次数：＿＿次，应用时间：＿＿天 4. 药物贴敷□　应用次数：＿＿次，应用时间：＿＿天 5. 其他：＿＿　应用次数：＿＿次，应用时间：＿＿天	好□　较好□ 一般□　差□
心悸、气急□	1. 活　动□ 2. 情志护理□ 3. 其他护理措施：	1. 耳穴贴压□　应用次数：＿＿次，应用时间：＿＿天 2. 穴位按摩□　应用次数：＿＿次，应用时间：＿＿天 3. 中药泡洗□　应用次数：＿＿次，应用时间：＿＿天 4. 穴位贴敷□　应用次数：＿＿次，应用时间：＿＿天 5. 其他：＿＿　应用次数：＿＿次，应用时间：＿＿天	好□　较好□ 一般□　差□
乏力□	1. 活　动□ 2. 情志护理□ 3. 其他护理措施：	1. 耳穴贴压□　应用次数：＿＿次，应用时间：＿＿天 2. 穴位按摩□　应用次数：＿＿次，应用时间：＿＿天 3. 穴位贴敷□　应用次数：＿＿次，应用时间：＿＿天 4. 其他：＿＿　应用次数：＿＿次，应用时间：＿＿天	好□　较好□ 一般□　差□
浮肿□	1. 限水、限盐□ 2. 皮肤护理□ 3. 休息、活动□ 4. 用药观察 5. 其他护理措施：	1. 针灸□　应用次数：＿＿次，应用时间：＿＿天 2. 穴位按摩□　应用次数：＿＿次，应用时间：＿＿天 3. 穴位贴敷□　应用次数：＿＿次，应用时间：＿＿天 4. 其他：＿＿　应用次数：＿＿次，应用时间：＿＿天	好□　较好□ 一般□　差□
其他：□（请注明）	1. 2. 3.		好□　较好□ 一般□　差□

二、护理依从性及满意度评价

评价项目		患者对护理的依从性			患者对护理的满意度		
		依从	部分依从	不依从	满意	一般	不满意
中医护理技术	耳穴贴压						
	针　　灸						
	穴位按摩						
	穴位贴敷						
	中药足浴						
	拔罐疗法						
健康指导		/	/	/			
签名		责任护士签名：			上级护士或护士长签名：		

三、对本病中医护理方案的评价

实用性强□　　　实用性较强□　　　实用性一般□　　　不实用□
改进意见：

四、评价人（责任护士）

姓名____ 技术职称____　　　护士长签字：____

第三十三节　白疕（寻常型银屑病）中医护理效果评价表

医院：　　科室：　　入院日期：　　出院日期：　　住院天数：

患者姓名：　　性别：　　年龄：　　ID：　　文化程度：　　纳入中医临床路径：
是□　否□

证候诊断：　血热证□　　血燥证□　　血瘀证□　其他：

一、护理效果评价

主要症状	主要辨证施护方法	中医护理技术	护理效果
皮损潮红；鳞屑	1. 观察皮损情况□ 2. 皮损护理□ 3. 其他护理措施：	1. 中药湿敷□　应用次数：____次，应用时间：____天 2. 中药涂药□　应用次数：____次，应用时间：____天 3. 其他：____　应用次数：____次，应用时间：____天 （请注明，下同）	好□　较好□ 一般□　差□
皮损淡红；干燥脱屑□	1. 观察皮损情况□ 2. 其他护理措施：	1. 中药药浴□　应用次数：____次，应用时间：____天 2. 中药熏洗□　应用次数：____次，应用时间：____天 3. 中药涂药□　应用次数：____次，应用时间：____天 4. 其他：____　应用次数：____次，应用时间：____天	好□　较好□ 一般□　差□
皮损肥厚浸润，经久不退□	1. 观察皮损情况□ 2. 其他护理措施：	1. 中药涂药□　应用次数：____次，应用时间：____天 2. 中药药浴□　应用次数：____次，应用时间：____天 3. 拔火罐　□　应用次数：____次，应用时间：____天 4. 其他：____　应用次数：____次，应用时间：____天	好□　较好□ 一般□　差□
瘙痒□	1. 评估瘙痒情况□ 2. 生活起居□ 3. 中频治疗□ 4. 其他护理措施	1. 中药涂药□　应用次数：____次，应用时间：____天 2. 中药药浴□　应用次数：____次，应用时间：____天 3. 穴位贴敷□　应用次数：____次，应用时间：____天 4. 其他：____　应用次数：____次，应用时间：____天	好□　较好□ 一般□　差□
便干□	1. 评估排便情况 2. 腹部按摩□ 3. 其他护理措施	1. 穴位按摩□　　应用次数：____次，应用时间：____天 2. 耳穴贴压□　　应用次数：____次，应用时间：____天 3. 其他：____　　应用次数：____次，应用时间：____天	好□　较好□ 一般□　差□
其他：□（请说明）	1. 2. 3.		好□　较好□ 一般□　差□

二、护理依从性及满意度评价

评价项目		患者对护理的依从性			患者对护理的满意度		
		依从	部分依从	不依从	满意	一般	不满意
中医护理技术	中药湿敷						
	中药药浴						
	中药熏洗						
	中药涂药						
	耳穴贴压						
	穴位贴敷						
	穴位按摩						
	拔火罐						
健康指导		/	/	/			
签　名		责任护士签名：			上级护士或护士长签名：		

三、对本病中医护理方案的评价

实用性强□　　　实用性较强□　　　实用性一般□　　　不实用□
改进意见：

四、评价人

（责任护士）姓名：＿＿＿　技术职称：＿＿＿　完成日期：＿＿＿　护士长签字：＿＿＿

第三十四节　促脉证（阵发性心房纤颤）
中医护理效果评价表

医院：　　　科室：　　　入院日期：　　　出院日期：　　　住院天数：

患者姓名：　　　性别：　　　年龄：　　　ID：　　　文化程度：　　　纳入中医临床

路径：是□　否□

证候诊断：气阴两虚证□　心虚胆怯证□　痰热内扰证□　气虚血瘀证□　其他：

一、护理效果评价

主要症状	主要辨证施护方法	中医护理技术	护理效果
心悸□	1. 病情观察□ 2. 体位□ 3. 氧疗□ 4. 用药护理□ 5. 其他护理措施	1. 中药泡洗□　应用次数：____次，应用时间：____天 2. 穴位贴敷□　应用次数：____次，应用时间：____天 3. 耳穴贴压□　应用次数：____次，应用时间：____天 4. 穴位按摩□　应用次数：____次，应用时间：____天 5. 其他：____ 应用次数：____次，应用时间：____天 （请注明，下同）	好□　较好□ 一般□　差□
胸闷胸痛□	1. 病情观察□ 2. 氧疗□ 3. 生命体征监测□ 4. 用药护理□ 5. 其他护理措施：	1. 耳穴贴压□　应用次数：____次，应用时间：____天 2. 穴位贴敷□　应用次数：____次，应用时间：____天 3. 穴位按摩□　应用次数：____次，应用时间：____天 4. 中药泡洗□　应用次数：____次，应用时间：____天 5. 艾灸□　应用次数：____次，应用时间：____天 6. 其他：____　应用次数：____次，应用时间：____天	好□　较好□ 一般□　差□
气短乏力□	1. 体位□ 2. 安全防护□ 3. 其他护理措施：	1. 中药泡洗□　应用次数：____次，应用时间：____天 2. 穴位贴敷□　应用次数：____次，应用时间：____天 3. 其他：____　应用次数：____次，应用时间：____天	好□　较好□ 一般□　差□
夜寐不安□	1. 生活护理□ 2. 其他护理措施：	1. 中药泡洗□　应用次数：____次，应用时间：____天 2. 穴位按摩□　应用次数：____次，应用时间：____天 3. 耳穴贴压□　应用次数：____次，应用时间：____天 4. 其他：____　应用次数：____次，应用时间：____天	好□　较好□ 一般□　差□
其他□（请注明）	1. 2. 3.		好□　较好□ 一般□　差□

二、护理依从性及满意度评价

评价项目		患者对护理的依从性			患者对护理的满意度		
		依从	部分依从	不依从	满意	一般	不满意
中医护理技术	艾　灸						
	穴位贴敷						
	耳穴贴压						
	穴位按摩						
	中药泡洗						
健康指导		/	/	/			
签　名		责任护士签名：			上级护士或护士长签名：		

三、对本病中医护理方案的评价

实用性强□　　　实用性较强□　　　实用性一般□　　　不实用□

改进意见：

四、评价人

（责任护士）姓名＿＿＿ 技术职称＿＿＿ 完成日期＿＿＿ 护士长签字：＿＿＿

第三十五节　大肠息肉（结肠息肉）中医护理效果评价表

医院：　　　科室：　　　入院日期：　　　出院日期：　　　住院天数：

患者姓名：　　性别：　　年龄：　　ID：　　文化程度：　　纳入中医临床路

径：是□　否□

证候诊断：湿瘀阻滞证□　　肠道湿热证□　　气滞血瘀证□　　脾虚夹瘀证□　　其

他：

一、护理效果评价

主要症状	主要辨证施护方法	中医护理技术	护理效果
腹痛□	1. 活　　动□ 2. 饮　　食□ 3. 深呼吸/放松术□ 4. 其他护理措施：	1. 穴位贴敷□　　应用次数：____次，应用时间：____天 2. 耳穴贴压□　　应用次数：____次，应用时间：____天 3. 穴位注射□　　应用次数：____次，应用时间：____天 4. 穴位按摩□　　应用次数：____次，应用时间：____天 5. 艾　　灸□　　应用次数：____次，应用时间：____天 6. 红外线照射□　应用次数：____次，应用时间：____天 7. 其他：____　　应用次数：____次，应用时间：____天 （请注明，下同）	好□　较好□ 一般□　差□
泄泻□	1. 活动□ 2. 饮食□ 3. 监测营养指标□ 4. 排便指导□ 5. 其他护理措施：	1. 穴位贴敷□　　应用次数：____次，应用时间：____天 2. 耳穴贴压□　　应用次数：____次，应用时间：____天 3. 艾　　灸□　　应用次数：____次，应用时间：____天 4. 穴位按摩□　　应用次数：____次，应用时间：____天 5. 其他：____　　应用次数：____次，应用时间：____天	好□　较好□ 一般□　差□
便秘□	1. 活动□ 2. 饮食□ 3. 腹部按摩□ 4. 其他护理措施：	1. 穴位贴敷□　　应用次数：____次，应用时间：____天 2. 耳穴贴压□　　应用次数：____次，应用时间：____天 3. 其他：____　　应用次数：____次，应用时间：____天	好□　较好□ 一般□　差□
其他：□（请注明）	1. 2. 3.		好□　较好□ 一般□　差□

二、护理依从性及满意度评价

评价项目		患者对护理的依从性			患者对护理的满意度		
		依从	部分依从	不依从	满意	一般	不满意
中医护理技术	穴位贴敷						
	耳穴贴压						
	穴位注射						
	穴位按摩						
	艾　灸						
	红外线照射						
健康指导		/	/	/			
签　　名		责任护士签名：			上级护士或护士长签名：		

三、对本病中医护理方案的评价

实用性强 □　　　　实用性较强□　　　　实用性一般 □　　　　不实用□

改进意见：

四、评价人

（责任护士）

姓名____ 技术职称____ 完成日期____ 护士长签字：____

第三十六节 丹毒中医护理效果评价表

医院： 科室： 入院日期： 出院日期： 住院天数：

患者姓名： 性别： 年龄： ID： 文化程度： 纳入中医临床路

径：是□ 否□

证候诊断： 湿热毒蕴证□ 其他：

一、护理效果评价

主要症状	主要辨证施护方法	中医护理技术	护理效果
局部红赤肿胀□	1. 体 位□ 2. 观察疮面皮肤情况□ 3. 其他护理措施：	1. 中药泡洗□ 应用次数：____次，应用时间：____天 2. 中药外敷□ 应用次数：____次，应用时间：____天 3. 中药湿敷□ 应用次数：____次，应用时间：____天 4. 中药熏蒸□ 应用次数：____次，应用时间：____天 5. 其他：____ 应用次数：____次，应用时间：____天 （请注明，下同）	好□ 较好□ 一般□ 差□
发 热□	1. 监 测□ 2. 物理降温□ 3. 饮食、饮水□ 4. 其他护理措施：	1. 穴位按摩□ 应用次数：____次，应用时间：____天 2. 其他：____ 应用次数：____次，应用时间：____天	好□ 较好□ 一般□ 差□
疼 痛□	1. 评估疼痛□ 2. 情志护理□ 3. 其他护理措施：	1. 穴位按摩□ 应用次数：____次，应用时间：____天 2. 耳穴贴压□ 应用次数：____次，应用时间：____天 3. 中药外敷□ 应用次数：____次，应用时间：____天 4. 中药湿敷□ 应用次数：____次，应用时间：____天 5. 中药塌渍□ 应用次数：____次，应用时间：____天 6. 其他：____ 应用次数：____次，应用时间：____天	好□ 较好□ 一般□ 差□
水 疱□	1. 体 位□ 2. 皮肤护理□ 3. 创面暴露□ 4. 其他护理措施：	1. 中药外敷□ 应用次数：____次，应用时间：____天 2. 其他：____ 应用次数：____次，应用时间：____天	好□ 较好□ 一般□ 差□
其他：□（请注明）	1. 2. 3.		好□ 较好□ 一般□ 差□

二、护理依从性及满意度评价

评价项目		患者对护理的依从性			患者对护理的满意度		
		依从	部分依从	不依从	满意	一般	不满意
中医护理技术	中药外敷						
	中药湿敷						
	中药泡洗						
	中药熏蒸						
	中药熏洗						
	中药塌渍						
	穴位按摩						
	耳穴贴压						
健康指导		/	/	/			
签　　名		责任护士签名：			上级护士或护士长签名：		

三、对本病中医护理方案的评价

实用性强□　　　实用性较强□　　　实用性一般□　　　不实用□

改进意见：

四、评价人

（责任护士）

姓名____　技术职称____　完成日期____　护士长签字：____

第三十七节　胆胀（胆囊炎）中医护理效果评价表

医院：　　科室：　　　入院日期：　　　出院日期：　　　住院天数：

患者姓名：　　性别：　　年龄：　　ID：　　文化程度：　　纳入中医临床

路径：是□　否□

证候诊断：肝胆郁滞证□　肝胆湿热证□　气滞血瘀证□　肝郁脾虚证□　胆腑郁热证□

其他：

一、护理效果评价

主要症状	主要辨证施护方法	中医护理技术	护理效果
右胁疼痛□	1. 观察□ 2. 肝病治疗仪□ 3. 其他护理措施：	1. 穴位贴敷□　应用次数：＿＿次，应用时间：＿＿天 2. 穴位按摩□　应用次数：＿＿次，应用时间：＿＿天 3. 耳穴贴压□　应用次数：＿＿次，应用时间：＿＿天 4. 穴位注射□　应用次数：＿＿次，应用时间：＿＿天 5. 其他：＿＿　应用次数：＿＿次，应用时间：＿＿天 （请注明，下同）	好□　较好□ 一般□　差□
右胁胀满不适□	1. 观察□ 2. 活动□ 3. 腹部按摩□ 4. 其他护理措施：	1. 穴位贴敷□　应用次数：＿＿次，应用时间：＿＿天 2. 穴位注射□　应用次数：＿＿次，应用时间：＿＿天 3. 耳穴贴压□　应用次数：＿＿次，应用时间：＿＿天 4. 穴位按摩□　应用次数：＿＿次，应用时间：＿＿天 5. 其他：＿＿　应用次数：＿＿次，应用时间：＿＿天	好□　较好□ 一般□　差□
嗳气、恶心、呕吐□	1. 观察□ 2. 体位□ 3. 服药护理□ 4. 其他护理措施：	1. 穴位注射□　应用次数：＿＿次，应用时间：＿＿天 2. 穴位按摩□　应用次数：＿＿次，应用时间：＿＿天 3. 耳穴贴压□　应用次数：＿＿次，应用时间：＿＿天 4. 艾灸□　　　应用次数：＿＿次，应用时间：＿＿天 5. 穴位贴敷□　应用次数：＿＿次，应用时间：＿＿天 6. 其他：＿＿　应用次数：＿＿次，应用时间：＿＿天	好□　较好□ 一般□　差□
纳呆□	1. 口腔清洁□ 2. 其他护理措施：	1. 穴位按摩□　应用次数：＿＿次，应用时间：＿＿天 2. 耳穴贴压□　应用次数：＿＿次，应用时间：＿＿天 3. 穴位贴敷□　应用次数：＿＿次，应用时间：＿＿天 4. 其他：＿＿　应用次数：＿＿次，应用时间：＿＿天	好□　较好□ 一般□　差□
发热	1. 监测体温□ 2. 皮肤护理□ 3. 其他护理措施：	1. 穴位注射□　应用次数：＿＿次，应用时间：＿＿天 2. 其他：＿＿　应用次数：＿＿次，应用时间：＿＿天	好□　较好□ 一般□　差□
其他：□（请注明）	1. 2. 3.		好□　较好□ 一般□　差□

二、护理依从性及满意度评价

评价项目		患者对护理的依从性			患者对护理的满意度		
		依从	部分依从	不依从	满意	一般	不满意
中医护理技术	穴位贴敷						
	穴位注射						
	耳穴贴压						
	穴位按摩						
	艾　灸						
健康指导		/	/	/			
签　　名		责任护士签名：			上级护士或护士长签名：		

三、对本病中医护理方案的评价

实用性强□　　　实用性较强□　　　实用性一般□　　　不实用□

改进意见：

四、评价人

（责任护士）姓名：＿＿＿　技术职称：＿＿＿　完成日期：＿＿＿　　护士长签字：＿＿＿

第三十八节　肺胀（慢性阻塞性肺疾病稳定期）中医护理效果评价表

医院：　　　科室：　　　　　入院日期：　　　　出院日期：　　　　住院天数：

患者姓名：　　　性别：　　　年龄：　　　ID：　　　文化程度：　　　纳入中医临床

路径：是□　否□

证候诊断：肺肾气虚证□　　肺脾气虚证□　　肺肾气阴两虚证□　　　其他□

一、护理效果评价

主要症状	主要辨证施护方法	中医护理技术	护理效果
咳嗽咳痰□	1. 体　　位□ 2. 有效咳嗽□ 3. 胸部叩击□ 4. 振动排痰□ 5. 其他护理措施：	1. 耳穴贴压□　　应用次数：___次，应用时间：___天 2. 拔火罐□　　　应用次数：___次，应用时间：___天 3. 足部中药泡洗□　应用次数：___次，应用时间：___天 4. 中药离子导入□　应用次数：___次，应用时间：___天 5. 中药雾化□　　应用次数：___次，应用时间：___天 6. 其他：　　　应用次数：___次，应用时间：___天 （请注明，下同）	好□　较好□ 一般□　差□
喘息、气短□	1. 体　　位□ 2. 氧　疗□ 3. 呼吸功能锻炼□ 4. 放松术□ 5. 其他护理措施：	1. 耳穴贴压□　　应用次数：___次，应用时间：___天 2. 穴位按摩□　　应用次数：___次，应用时间：___天 3. 穴位贴敷□　　应用次数：___次，应用时间：___天 4. 艾灸□　应用次数：___次，应用时间：___天 5. 其他：　　应用次数：___次，应用时间：___天	好□　较好□ 一般□　差□
自汗、盗汗□	1. 皮肤护理□ 2. 其他护理措施：	1. 耳穴贴压□　　应用次数：___次，应用时间：___天 2. 穴位贴敷□　　应用次数：___次，应用时间：___天 3. 其他：　应用次数：___次，应用时间：___天	好□　较好□ 一般□　差□
腹胀、纳呆□	1. 口腔清洁□ 2. 腹部按摩□ 3. 活动指导□ 4. 饮食指导□ 5. 其他护理措施：	1. 耳穴贴压□　　应用次数：___次，应用时间：___天 2. 穴位贴敷□　　应用次数：___次，应用时间：___天 3. 穴位按摩□　　应用次数：___次，应用时间：___天 4. 艾灸□　应用次数：___次，应用时间：___天 5. 其他：　　应用次数：___次，应用时间：___天	好□　较好□ 一般□　差□
其他：□（请注明）	1. 2. 3.		好□　较好□ 一般□　差□

二、护理依从性及满意度评价

评价项目		患者对护理的依从性			患者对护理的满意度		
		依从	部分依从	不依从	满意	一般	不满意
中医护理技术	耳穴贴压						
	拔火罐						
	穴位贴敷						
	穴位按摩						
	中药离子导入						
	中药雾化						
	中药泡洗						
	艾灸						
健康指导		/	/	/			
签名		责任护士签名:			上级护士或护士长签名:		

三、对本病中医护理方案的评价

实用性强□   实用性较强□   实用性一般□   不实用□

改进意见：

四、评价人

（责任护士）姓名：____ 技术职称：____ 完成日期：____   护士长签字：____

第三十九节　混合痔中医护理效果评价表

医院：　　科室：　　入院日期：　　出院日期：　　住院天数：

患者姓名：　　性别：　　年龄：　　ID：　　文化程度：　　纳入中医临床

路径：是□　否□

证候诊断：风伤肠络证□　湿热下注证□　气滞血瘀证□　脾虚气陷证□　其他：

一、护理效果评价

主要症状	主要辨证施护方法	中医护理技术	护理效果
便血□	1. 观察出血情况□ 2. 活动指导□ 3. 皮肤护理□ 4. 其他护理措施：	1. 中药熏洗□　　　应用次数：＿＿次，应用时间：＿＿天 2. 其他：＿＿　　应用次数：＿＿次，应用时间：＿＿天 （请注明，下同）	好□　较好□ 一般□　差□
疼痛□	1. 疼痛评估□ 2. 体位□ 3. 放松疗法□ 4. 其他护理措施：	1. 穴位按摩□　　应用次数：＿＿次，应用时间：＿＿天 2. 耳穴贴压□　　应用次数：＿＿次，应用时间：＿＿天 3. 中药熏洗□　　应用次数：＿＿次，应用时间：＿＿天 4. 其他：＿＿　　应用次数：＿＿次，应用时间：＿＿天	好□　较好□ 一般□　差□
肿物脱出□	1. 观察肿物脱出情况□ 2. 体位□ 3. 痔核回纳方法□ 4. 其他护理措施：	1. 中药熏洗□　　应用次数：＿＿次，应用时间：＿＿天 2. 中药外敷□　　应用次数：＿＿次，应用时间：＿＿天 3. 其他：＿＿　　应用次数：＿＿次，应用时间：＿＿天	好□　较好□ 一般□　差□
便秘□	1. 观察排便频次□ 2. 其他护理措施：	1. 中药保留灌肠□　应用次数：＿＿次，应用时间：＿＿天 2. 穴位按摩□　　应用次数：＿＿次，应用时间：＿＿天 3. 艾灸□　　　　应用次数：＿＿次，应用时间：＿＿天 4. 耳穴贴压□　　应用次数：＿＿次，应用时间：＿＿天 5. 刮痧□　　　　应用次数：＿＿次，应用时间：＿＿天 6. 其他：＿＿　　应用次数：＿＿次，应用时间：＿＿天	好□　较好□ 一般□　差□
肛周潮湿、瘙痒□	1. 皮肤护理□ 2. 其他护理措施：	1. 中药熏洗□　　应用次数：＿＿次，应用时间：＿＿天 2. 中药外敷□　　应用次数：＿＿次，应用时间：＿＿天 3. 其他：＿＿　　应用次数：＿＿次，应用时间：＿＿天	好□　较好□ 一般□　差□
其他：□（请注明）	1. 2. 3.		好□　较好□ 一般□　差□

二、护理依从性及满意度评价

评价项目		患者对护理的依从性			患者对护理的满意度		
		依从	部分依从	不依从	满意	一般	不满意
中医护理技术	艾　灸						
	穴位按摩						
	耳穴贴压						
	中药保留灌肠						
	中药熏洗						
	中药外敷						
	刮　痧						
健康指导		/	/	/			
签　　名		责任护士签名:			上级护士或护士长签名:		

三、对本病中医护理方案的评价

实用性强□　　　实用性较强□　　　实用性一般□　　　不实用□

改进意见:

四、评价人

(责任护士) 姓名: ____ 技术职称: ____ 完成日期: ____ 护士长签字: ____

第四十节 积聚（肝硬化）中医护理效果评价表

医院 科室： 入院日期： 出院日期： 住院天数：

患者姓名： 性别： 年龄： ID： 文化程度： 纳入中医临床

路径：是□ 否□

证候诊断：湿热内阻证□ 肝脾血瘀证□ 肝郁脾虚证□ 脾虚湿盛证□ 肝肾阴虚证□

脾肾阳虚证□ 其他：

一、护理效果评价

主要症状	主要辨证施护方法	中医护理技术	护理效果
胁痛□	1. 评估疼痛□ 2. 避免诱因□ 3. 体　位□ 4. 肝病治疗仪□ 5. 其他护理措施：	1. 中药离子导入□　应用次数：____次，应用时间：____天 2. 药熨法　□　　应用次数：____次，应用时间：____天 3. 穴位贴敷□　　应用次数：____次，应用时间：____天 4. 其他：____　　应用次数：____次，应用时间：____天 （请注明，下同）	好□ 较好□ 一般□ 差□
腹胀□	1. 监测腹围、体重□ 2. 饮食护理□ 3. 排便护理□ 4. 其他护理措施：	1. 穴位贴敷□　　应用次数：____次，应用时间：____天 2. 药熨法　□　　应用次数：____次，应用时间：____天 3. 艾　　灸□　　应用次数：____次，应用时间：____天 4. 耳穴贴压□　　应用次数：____次，应用时间：____天 5. 其他：____　　应用次数：____次，应用时间：____天	好□ 较好□ 一般□ 差□
黄疸□	1. 观察皮肤、尿色□ 2. 排便护理□ 3. 皮肤护理□ 4. 其他护理措施：	1. 中药保留灌肠□　应用次数：____次，应用时间：____天 2. 中药全结肠灌洗□ 应用次数：____次，应用时间：__天 3. 中药熏洗□　　应用次数：____次，应用时间：____天 4. 其他：____　　应用次数：____次，应用时间：____天	好□ 较好□ 一般□ 差□
纳呆□	1. 饮食护理□ 2. 口腔护理□ 2. 生活起居□ 3. 其他护理措施：	1. 穴位按摩□　　应用次数：____次，应用时间：____天 2. 艾　　灸□　　应用次数：____次，应用时间：____天 3. 其他：____　　应用次数：____次，应用时间：____天	好□ 较好□ 一般□ 差□
其他：□（请注明）	1. 2. 3.		好□ 较好□ 一般□ 差□

二、护理依从性及满意度评价

评价项目		患者对护理的依从性			患者对护理的满意度		
		依从	部分依从	不依从	满意	一般	不满意
中医护理技术	穴位贴敷						
	中药保留灌肠						
	中药离子导入						
	耳穴贴压						
	艾　灸						
	穴位按摩						
	中药全结肠灌洗						
	中药熏洗						
	药熨法						
健康指导							
签　　名		责任护士签名：			上级护士或护士长签名：		

三、对本病中医护理方案的评价

实用性强□　　　实用性较强□　　　实用性一般□　　　不实用□
改进意见：

四、评价人

（责任护士）
姓名＿＿＿　技术职称＿＿＿　完成日期＿＿＿　护士长签字：＿＿＿

第四十一节 急性非淋巴（髓）细胞
白血病中医护理效果评价表

医院： 科室： 入院日期： 出院日期： 住院天数：

患者姓名： 性别： 年龄： ID： 文化程度： 纳入中医临床

路径：是□ 否□

证候诊断：邪盛正虚证□ 邪热炽盛证□ 痰瘀互结证□ 其他：

一、护理效果评价

主要症状	主要辨证施护方法	中医护理技术	护理效果
疲乏无力□	1. 活动与休息□ 2. 评估皮肤、黏膜及血象□ 3. 氧 疗□ 4. 其他护理措施：	1. 耳穴贴压□ 应用次数：＿＿次，应用时间：＿＿天 2. 穴位贴敷□ 应用次数：＿＿次，应用时间：＿＿天 3. 其他：＿＿ 应用次数：＿＿次，应用时间：＿＿天 （请注明，下同）	好□ 较好□ 一般□ 差□
发热□	1. 体温监测□ 2. 高热护理□ 3. 生活起居□ 4. 其他护理措施：	1. 穴位按摩□ 应用次数：＿＿次，应用时间：＿＿天 2. 中药熏洗□ 应用次数：＿＿次，应用时间：＿＿天 3. 中药湿敷□ 应用次数：＿＿次，应用时间：＿＿天 4. 其他：＿＿ 应用次数：＿＿次，应用时间：＿＿天	好□ 较好□ 一般□ 差□
骨痛□	1. 活动与休息□ 2. 保持肢体功能位□ 3. 局部冷敷□ 4. 其他护理措施：	1. 穴位按摩□ 应用次数：＿＿次，应用时间：＿＿天 2. 耳穴贴压□ 应用次数：＿＿次，应用时间：＿＿天 3. 其他：＿＿ 应用次数：＿＿次，应用时间：＿＿天	好□ 较好□ 一般□ 差□
出血□	1. 评估出血情况□ 2. 鼻腔护理□ 3. 口腔护理□ 4. 皮肤护理□ 5. 其他护理措施：	1. 耳穴贴压□ 应用次数：＿＿次，应用时间：＿＿天 2. 其他：＿＿ 应用次数：＿＿次，应用时间：＿＿天	好□ 较好□ 一般□ 差□
其他□（请注明）	1. 2. 3.		好□ 较好□ 一般□ 差□

二、护理依从性及满意度评价

评价项目		患者对护理的依从性			患者对护理的满意度		
		依从	部分依从	不依从	满意	一般	不满意
中医护理技术	耳穴贴压						
	穴位贴敷						
	穴位按摩						
	中药熏洗						
	中药湿敷						
健康指导		/	/	/			
签　　名		责任护士签名：			上级护士或护士长签名：		

三、对本病中医护理方案的评价

实用性强□　　　实用性较强□　　　实用性一般□　　　不实用□

改进意见：

四、评价人

（责任护士）

姓名____ 技术职称____ 完成日期____ 护士长签字：____

第四十二节 面瘫病（面神经炎）中医护理效果评价表

医院：　　　科室：　　　入院日期：　　　出院日期：　　　住院天数：
患者姓名：　　性别：　　年龄：　　ID：　　文化程度：　　纳入中医临床
路径：是□ 否□
证候诊断：风寒袭络证□ 风热袭络证□ 风痰阻络证□ 气虚血瘀证□ 其他：

一、护理效果评价

主要症状	主要辨证施护方法	中医护理技术	护理效果
口眼歪斜□	1. 观察评估□ 2. 面肌训练□ 3. 其他护理措施：	1. 红外线照射□　　应用次数：___次，应用时间：___天 2. 中药湿敷□　　应用次数：___次，应用时间：___天 3. 中药熏洗□　　应用次数：___次，应用时间：___天 4. 穴位按摩□　　应用次数：___次，应用时间：___天 5. 其他___　　应用次数：___次，应用时间：___天 （请注明，下同）	好□ 较好□ 一般□ 差□
眼睑闭合不全□	1. 观察评估□ 2. 眼部护理□ 3. 其他护理措施：	1. 穴位按摩□　　应用次数：___次，应用时间：___天 2. 穴位注射□　　应用次数：___次，应用时间：___天 3. 其他___　　应用次数：___次，应用时间：___天	好□ 较好□ 一般□ 差□
颜面麻木□	1. 面部湿热敷□ 2. 面肌训练□ 3. 其他护理措施：	1. 中药湿敷□　　应用次数：___次，应用时间：___天 2. 耳穴贴压□　　应用次数：___次，应用时间：___天 3. 穴位贴敷□　　应用次数：___次，应用时间：___天 4. 穴位按摩□　　应用次数：___次，应用时间：___天 5. 中药熏洗□　　应用次数：___次，应用时间：___天 6. 其他：___　　应用次数：___次，应用时间：___天	好□ 较好□ 一般□ 差□
面部抽搐□	1. 观察评估□ 2. 其他护理措施：	1. 艾灸□　　应用次数：___次，应用时间：___天 2. 穴位按摩□　　应用次数：___次，应用时间：___天 3. 中药熏洗□　　应用次数：___次，应用时间：___天 4. 其他：___　　应用次数：___次，应用时间：___天	好□ 较好□ 一般□ 差□
其他：□（请注明）	1. 2. 3.		好□ 较好□ 一般□ 差□

二、护理依从性及满意度评价

评价项目		患者对护理的依从性			患者对护理的满意度		
		依从	部分依从	不依从	满意	一般	不满意
中医护理技术	穴位按摩						
	穴位注射						
	穴位贴敷						
	艾　灸						
	中药熏洗						
	耳穴贴压						
	中药湿敷						
	红外线照射						
健康指导		／	／	／			
签　名		责任护士签名：			上级护士或护士长签名：		

三、对本病中医护理方案的评价

实用性强□　　　实用性较强□　　　实用性一般□　　　不实用□

改进意见：

四、评价人

（责任护士）

姓名＿＿　技术职称＿＿＿　完成日期＿＿＿　护士长签字：＿＿＿

第四十三节　呕吐（急性胃炎）中医护理效果评价表

医院：　　　科室：　　　　入院日期：　　　出院日期：　　　住院天数：

患者姓名：　　性别：　　年龄：　　ID：　　文化程度：　　纳入中医临床

路径：是□　否□

证候诊断：饮食伤胃证□　风寒袭胃证□　暑湿伤胃证□　浊毒犯胃证□　湿浊中阻证□

　　脾胃虚弱证□　其他：

一、护理效果评价

主要症状	主要辨证施护方法	中医护理技术	护理效果
呕吐□	1. 观　　察□ 2. 饮　　食□ 3. 其他护理措施：	1. 穴位贴敷□　应用次数：＿＿次，应用时间：＿＿天 2. 穴位按摩□　应用次数：＿＿次，应用时间：＿＿天 3. 耳穴贴压□　应用次数：＿＿次，应用时间：＿＿天 4. 艾　　灸□　应用次数：＿＿次，应用时间：＿＿天 5. 穴位注射□　应用次数：＿＿次，应用时间：＿＿天 6. 中药封包□　应用次数：＿＿次，应用时间：＿＿天 7. 其他：＿＿　　应用次数：＿＿次，应用时间：＿＿天	好□　较好□ 一般□　差□
胃脘疼痛□	1. 活　　动□ 2. 观　　察□ 3. 其他护理措施：	1. 穴位贴敷□　应用次数：＿＿次，应用时间：＿＿天 2. 穴位按摩□　应用次数：＿＿次，应用时间：＿＿天 3. 耳穴贴压□　应用次数：＿＿次，应用时间：＿＿天 4. 艾　　灸□　应用次数：＿＿次，应用时间：＿＿天 5. 药　　熨□　应用次数：＿＿次，应用时间：＿＿天 6. 拔火罐□　应用次数：＿＿次，应用时间：＿＿天 7. 中药封包□　应用次数：＿＿次，应用时间：＿＿天 8. 红外线照射□　应用次数：＿＿次，应用时间：＿＿天 9. 其他：＿＿　　应用次数：＿＿次，应用时间：＿＿天	好□　较好□ 一般□　差□
脘腹胀满□	1. 活　　动□ 2. 观　　察□ 3. 其他护理措施：	1. 穴位注射□　应用次数：＿＿次，应用时间：＿＿天 2. 穴位贴敷□　应用次数：＿＿次，应用时间：＿＿天 3. 艾　　灸□　应用次数：＿＿次，应用时间：＿＿天 4. 其他：＿＿　　应用次数：＿＿次，应用时间：＿＿天	好□　较好□ 一般□　差□
其他：□（请注明）	1. 2. 3.		好□　较好□ 一般□　差□

二、护理依从性及满意度评价

评价项目		患者对护理的依从性			患者对护理的满意度		
		依从	部分依从	不依从	满意	一般	不满意
中医护理技术	穴位贴敷						
	穴位注射						
	艾灸						
	耳穴贴压						
	穴位按摩						
	药熨法						
	拔火罐						
	中药封包						
	红外线照射						
健康指导		/	/	/			
签　　名		责任护士签名：			上级护士或护士长签名：		

三、对本病中医护理方案的评价

实用性强□　　　实用性较强□　　　实用性一般□　　　不实用□

改进意见：

四、评价人

（责任护士）姓名：＿＿＿　技术职称：＿＿＿　完成日期：＿＿＿　　　护士长签字：＿＿＿

第四十四节 青盲（视神经萎缩）中医护理效果评价表

医院：   科室：   入院日期：   出院日期：   住院天数：

患者姓名：   性别：   年龄：   ID：   文化程度：   纳入中医临床

路径：是□ 否□

证候诊断：肝郁气滞证□ 肝肾不足证□ 气血两虚证□ 气滞血瘀证□ 其他：

一、护理效果评价

主要症状	主要辨证施护方法	中医护理技术	护理效果
视物模糊□	1. 安全管理□ 2. 服药护理□ 3. 其他护理措施：	1. 穴位注射□　　应用次数：____次，应用时间：___天 2. 中药泡洗□　　应用次数：____次，应用时间：___天 3. 耳穴贴压□　　应用次数：____次，应用时间：___天 4. 艾　灸□　　应用次数：____次，应用时间：___天 5. 中药离子导入□ 应用次数：____次，应用时间：___天 6. 其他：____　　应用次数：____次，应用时间：___天 （请注明，下同）	好□　较好□ 一般□　差□
心烦郁闷□	1. 情志护理□ 2. 其他护理措施：	1. 耳穴贴压□　　应用次数：____次，应用时间：___天 2. 其他：____　　应用次数：____次，应用时间：___天	好□　较好□ 一般□　差□
眼干涩□	1. 休息□ 2. 日常护理□ 3. 其他护理措施：	1. 中药熏蒸□　　应用次数：____次，应用时间：___天 2. 穴位按摩□　　应用次数：____次，应用时间：___天 3. 其他：____　　应用次数：____次，应用时间：___天	好□　较好□ 一般□　差□
其他：□（请注明）	1. 2. 3.		好□　较好□ 一般□　差□

二、护理依从性及满意度评价

评价项目		患者对护理的依从性			患者对护理的满意度		
		依从	部分依从	不依从	满意	一般	不满意
中医护理技术	穴位注射						
	耳穴贴压						
	中药泡洗						
	中药熏蒸						
	穴位按摩						
	艾　灸						
	中药离子导入						
健康指导		/	/	/			
签　　名		责任护士签名：			上级护士或护士长签名：		

三、对本病中医护理方案的评价

实用性强□　　　实用性较强□　　　实用性一般□　　　不实用□

改进意见：

四、评价人

（责任护士）姓名：____　技术职称：____　完成日期：____　护士长签字：____

第四十五节　乳腺癌中医护理效果评价表

医院：　　科室：　　入院日期：　　出院日期：　　住院天数：

患者姓名：　　性别：　　年龄：　　ID：　　文化程度：　　纳入中医临床

路径：是□　否□

证候诊断：气滞痰凝证□　冲任失调证□　毒热蕴结证□　气血两虚证□　气阴两虚证□

瘀毒互结证□　其他：

一、护理效果评价

主要症状	主要辨证施护方法	中医护理技术	护理效果
肢体肿胀□	1. 症状评估□ 2. 抬高患肢与心脏同一水平□ 3. 患肢握拳活动____次/天 4. 气压式血液循环驱动仪治疗□ 5. 其他护理措施：	1. 中药外敷□　应用次数：____次，应用时间：____天 2. 中药湿敷□　应用次数：____次，应用时间：____天 3. 其他：____　应用次数：____次，应用时间：____天 （请注明，下同）	好□　较好□ 一般□　差□
疼痛□	1. 采用《疼痛评估量表》评估□ 2. 转移注意力□ 3. 放松疗法□ 4. 其他护理措施：	1. 耳穴贴压□　应用次数：____次，应用时间：____天 2. 中药外敷□　应用次数：____次，应用时间：____天 3. 其他：____　应用次数：____次，应用时间：____天	好□　较好□ 一般□　差□
心烦易怒□	1. 沟通交流□ 2. 家庭支持□ 3. 音乐疗法□ 4. 其他护理措施：	1. 耳穴贴压□　应用次数：____次，应用时间：____天 2. 其他：____　应用次数：____次，应用时间：____天	好□　较好□ 一般□　差□
恶心、呕吐（化疗期间）□	1. 呕吐物观察□ 2. 口腔护理□ 3. 其他护理措施：	1. 耳穴贴压□　应用次数：____次，应用时间：____天 2. 艾　灸□　应用次数：____次，应用时间：____天 3. 穴位按摩□　应用次数：____次，应用时间：____天 4. 其他：____　应用次数：____次，应用时间：____天	好□　较好□ 一般□　差□
四肢麻木（化疗期间）□	1. 安全护理□ 2. 四肢保暖□ 3. 气压式血液循环驱动仪治疗□ 4. 其他护理措施：	1. 穴位按摩□ 应用次数：____次，应用时间：____天 2 中药泡洗□ 应用次数：____次，应用时间：____天 3. 其他：____应用次数：____次，应用时间：____天	好□　较好□ 一般□　差□

其他： □（ 请 注 明）	1. 2. 3.		好□　较好□ 一般□　差□

二、护理依从性及满意度评价

评价项目		患者对护理的依从性			患者对护理的满意度		
		依从	部分依从	不依从	满意	一般	不满意
中医护理技术	中药外敷						
	中药湿敷						
	耳穴贴压						
	穴位按摩						
	艾　灸						
	中药泡洗						
健康指导		/	/	/			
签　　名		责任护士签名：			上级护士或护士长签名：		

三、对本病中医护理方案的评价

实用性强□　　　　实用性较强□　　　　实用性一般□　　　　不实用□

改进意见：

四、评价人

（责任护士）

姓名____ 技术职称____　完成日期____　护士长签字：____

第四十六节　肾风（局灶节段性肾小球硬化）
中医护理效果评价表

医院：　　　　科室：　　　　入院日期：　　　　出院日期：　　　　住院天数：

患者姓名：　　　性别：　　　年龄：　　　ID：　　　文化程度：　　　纳入中医临床

路径：是□　否□

证候诊断：风伏肾络证□　湿热蕴结证□　肾络瘀阻证□　肾虚湿瘀证□　气阴两虚证□

　脾肾阳虚证□　其他：

一、护理效果评价

主要症状	主要辨证施护方法	中医护理技术	护理效果
泡沫尿（蛋白尿）□	1. 泡沫尿观察□ 2. 休息与活动□ 3. 预防感染□ 4. 其他护理措施：□	1. 艾　　灸□ 应用次数：____次，应用时间：____天 2. 其他：____ 应用次数：____次，应用时间：____天 （请注明，下同）	好 □　较好□ 一般□　差□
水　肿□	1. 观察水肿消涨、并发症□ 2. 皮肤护理□ 3. 体　位□ 4. 保持出入量平衡□ 5. 利尿/攻下逐水等中药护理□ 6. 其他护理措施：	1. 中药外敷□ 应用次数：____次，应用时间：____天 2. 中药泡洗□ 应用次数：____次，应用时间：____天 3. 中药熏蒸□ 应用次数：____次，应用时间：____天 4. 其他：____ 应用次数：____次，应用时间：____天	好 □　较好□ 一般□　差□
血　尿□	1. 辨尿色、性状□ 2. 活血化瘀等中药护理□ 3. 其他护理措施：	1. 其他：____ 应用次数：____次，应用时间：____天	好 □　较好□ 一般□　差□
头晕、血压增高□	1. 血压监测□ 2. 休息□ 3. 降压药护理□ 4. 其他护理措施：	1. 耳穴贴压□ 应用次数：____次，应用时间：____天 2. 穴位按摩□ 应用次数：____次，应用时间：____天 3. 其他：____ 应用次数：____次，应用时间：____天	好 □　较好□ 一般□　差□
尿量异常少尿、无尿、多尿、夜尿□	1. 尿量、排尿次数观察□ 2. 出入量记录□ 3. 生命体征监测□ 4. 并发症护理（如高钾、心衰）□ 5. 其他护理措施：	1. 艾　　灸□ 应用次数：____次，应用时间：____天 2. 中药全结肠灌洗□ 应用次数：____次，应用时间：____天 3. 其他：____ 应用次数：____次，应用时间：____天	好 □　较好□ 一般□　差□
腰膝酸软□	1. 舒适体位□ 2. 休息与活动□ 3. 其他护理措施：	1. 耳穴贴压□ 应用次数：____次，应用时间：____天 2. 艾　　灸□ 应用次数：____次，应用时间：____天 3. 中药外敷□ 应用次数：____次，应用时间：____天 4. 其他：____ 应用次数：____次，应用时间：____天	好 □　较好□ 一般□　差□
其他：□（请注明）	1. 2. 3.		好 □　较好□ 一般□　差□

二、护理依从性及满意度评价

评价项目		患者对护理的依从性			患者对护理的满意度		
		依从	部分依从	不依从	满意	一般	不满意
中医护理技术	中药外敷						
	穴位按摩						
	中药泡洗						
	中药熏蒸						
	中药全结肠灌洗						
	艾　灸						
	耳穴贴压						
健康指导		／	／	／			
签　　名		责任护士签名：			上级护士或护士长签名：		

三、对本病中医护理方案的评价

实用性强□　　　实用性较强□　　　实用性一般□　　　不实用□

改进意见：

四、评价人

（责任护士）

姓名＿＿＿　技术职称＿＿＿　完成日期＿＿＿　护士长签字：＿＿＿

第四十七节　吐酸病（胃食管反流病）
中医护理效果评价表

医院：　　　　科室：　　　　入院日期：　　　　出院日期：　　　　住院天数：

患者姓名：　　　性别：　　　年龄：　　　ID：　　　文化程度：　　　纳入中医临床

路径：是□　否□

证候诊断：□肝胃郁热证　□胆热犯胃证　□中虚气逆证　□气郁痰阻证　□瘀血阻络证

　　　　　□其他：

一、护理效果评价

主要症状	主要辨证施护方法	中医护理技术	护理效果
烧心、反酸、嘈杂□	1. 病情观察□ 2. 体　位□ 3. 口腔护理□ 4. 其他护理措施：	1. 穴位贴敷□　应用次数：＿＿次，应用时间：＿＿天 2. 耳穴贴压□　应用次数：＿＿次，应用时间：＿＿天 3. 穴位按摩□　应用次数：＿＿次，应用时间：＿＿天 4. 艾　　灸□　应用次数：＿＿次，应用时间：＿＿天 5. 穴位注射□　应用次数：＿＿次，应用时间：＿＿天 6. 其他：＿＿　应用次数：＿＿次，应用时间：＿＿天 （请注明，下同）	好□　较好□ 一般□　差□
胸骨后灼痛□	1. 疼痛观察□ 2. 胃脘部按摩□ 3. 其他护理措施：	1. 艾　　灸□　应用次数：＿＿次，应用时间：＿＿天 2. 穴位按摩□　应用次数：＿＿次，应用时间：＿＿天 3. 其他：＿＿　应用次数：＿＿次，应用时间：＿＿天	好□　较好□ 一般□　差□
嗳气、胃脘胀满□	1. 病情观察□ 2. 其他护理措施：	1. 穴位按摩□　应用次数：＿＿次，应用时间：＿＿天 2. 穴位贴敷□　应用次数：＿＿次，应用时间：＿＿天 3. 耳穴贴压□　应用次数：＿＿次，应用时间：＿＿天 4. 穴位注射□　应用次数：＿＿次，应用时间：＿＿天 5. 其他：＿＿　应用次数：＿＿次，应用时间：＿＿天	好□　较好□ 一般□　差□
其他：□（请注明）	1. 2. 3.		好□　较好□ 一般□　差□

二、护理依从性及满意度评价

评价项目		患者对护理的依从性			患者对护理的满意度		
		依从	部分依从	不依从	满意	一般	不满意
中医护理技术	穴位贴敷						
	穴位注射						
	艾 灸						
	穴位按摩						
	耳穴贴压						
健康指导		/	/	/			
签 名		责任护士签名：			上级护士或护士长签名：		

三、对本病中医护理方案的评价

实用性强□　　实用性较强□　　实用性一般□　　不实用□

改进意见：

四、评价人

（责任护士）

姓名＿＿＿　技术职称＿＿＿　完成日期＿＿＿　护士长签字：＿＿＿

第四十八节　尪痹（类风湿关节炎）中医护理效果评价表

医院：　　　科室：　　　入院日期：　　　出院日期：　　　住院天数：
患者姓名：　　性别：　　年龄：　　ID：　　文化程度：　　纳入中医临床
路径：是□　否□
证候诊断：风湿痹阻证□　寒湿痹阻证□　湿热痹阻证□　痰瘀痹阻证□　气血两虚证□
肝肾不足证□　其他：

一、护理效果评价

主要症状	主要辨证施护方法	中医护理技术	护理效果
晨僵□	1. 关节保暖□ 2. 关节锻炼□ 3. 其他护理措施：	1. 穴位按摩□　　　应用次数：＿＿次，应用时间：＿＿天 2. 艾灸□　　　应用次数：＿＿次，应用时间：＿＿天 3. 中药泡洗□　　应用次数：＿＿次，应用时间：＿＿天 4. 中药离子导入□　应用次数：＿＿次，应用时间：＿＿天 5. 中药熏洗□　　应用次数：＿＿次，应用时间：＿＿天 6. 其他：＿＿　　应用次数：＿＿次，应用时间：＿＿天 （请注明，下同）	好□　较好□ 一般□　差□
关节肿痛□	1. 保持功能位□ 2. 局部保暖□ 3. 避免关节负重□ 4. 其他护理措施：	1. 穴位贴敷□　　应用次数：＿＿次，应用时间：＿＿天 2. 中药离子导入□　应用次数：＿＿次，应用时间：＿＿天 3. 中药药浴□　　应用次数：＿＿次，应用时间：＿＿天 4. 其他：＿＿　　应用次数：＿＿次，应用时间：＿＿天	好□　较好□ 一般□　差□
关节畸形□	1. 安全评估□ 2. 其他护理措施：	1. 艾灸□　　　应用次数：＿＿次，应用时间：＿＿天 2. 中药泡洗□　　应用次数：＿＿次，应用时间：＿＿天 3. 中药离子导入□　应用次数：＿＿次，应用时间：＿＿天 4. 穴位贴敷□　　应用次数：＿＿次，应用时间：＿＿天 5. 其他：＿＿　　应用次数：＿＿次，应用时间：＿＿天	好□　较好□ 一般□　差□
疲乏无力□	1. 活动指导□ 2. 其他护理措施：	1. 艾灸□　　　应用次数：＿＿次，应用时间：＿＿天 2. 穴位贴敷□　　应用次数：＿＿次，应用时间：＿＿天 3. 其他：＿＿　　应用次数：＿＿次，应用时间：＿＿天	好□　较好□ 一般□　差□
其他：□（请注明）	1. 2. 3.		好□　较好□ 一般□　差□

二、护理依从性及满意度评价

评价项目		患者对护理的依从性			患者对护理的满意度		
		依从	部分依从	不依从	满意	一般	不满意
中医护理技术	中药泡洗						
	中药离子导入						
	艾　　灸						
	穴位按摩						
	穴位贴敷						
	中药熏洗						
	中药药浴						
健康指导		／	／	／			
签　　名		责任护士签名：			上级护士或护士长签名：		

三、对本病中医护理方案的评价

实用性强□　　　实用性较强□　　　实用性一般□　　　不实用□
改进意见：

四、评价人

（责任护士）姓名：＿＿＿　技术职称：＿＿＿　　完成日期：＿＿＿　护士长签字：＿＿＿

第四十九节　胃癌中医护理效果评价表

医院：　　科室：　　入院日期：　　出院日期：　　住院天数：

患者姓名：　　性别：　　年龄：　　ID：　　文化程度：　　纳入中医临床

路径：是□　否□

证候诊断：脾气虚证□　胃阴虚证□　血虚证□　脾肾阳虚证□　热毒证□　痰湿证□

血瘀证□　肝胃不和证□　其他：

一、护理效果评价

主要症状	主要辨证施护方法	中医护理技术		护理效果
胃脘痛□	1. 活　动□ 2. 饮食护理□ 3. 松弛疗法□ 4. 其他护理措施：	1. 穴位贴敷□ 2. 耳穴贴压□ 3. 艾　灸□ 4. 其他：____ （请注明：下同）	应用次数：____次，应用时间：____天 应用次数：____次，应用时间：____天 应用次数：____次，应用时间：____天 应用次数：____次，应用时间：____天	好□　较好□ 一般□　差□
吞酸、嗳气□	1. 体　位□ 2. 饮　食□ 3. 胃黏膜保护剂/抑酸剂护理□ 4. 其他护理措施：	1. 穴位按摩□ 2. 耳穴贴压□ 3. 艾　灸□ 4. 其他：____	应用次数：____次，应用时间：____天 应用次数：____次，应用时间：____天 应用次数：____次，应用时间：____天 应用次数：____次，应用时间：____天	好□　较好□ 一般□　差□
腹胀□	1. 体　位□ 2. 活　动□ 3. 饮食护理□ 4. 其他护理措施：	1. 中药外敷□ 2. 艾　灸□ 3. 其他：____	应用次数：____次，应用时间：____天 应用次数：____次，应用时间：____天 应用次数：____次，应用时间：____天	好□　较好□ 一般□　差□
便溏□	1. 皮肤护理□ 2. 饮食护理□ 3. 其他护理措施：	1. 穴位按摩□ 2. 耳穴贴压□ 3. 艾灸（回旋灸）□ 4. 其他：	应用次数：____次，应用时间：____天 应用次数：____次，应用时间：____天 应用次数：____次，应用时间：__天 应用次数：____次，应用时间：____天	好□　较好□ 一般□　差□
便秘□	1. 饮食护理□ 2. 排便指导□ 3. 摩揉腹部□ 4. 其他护理措施：	1. 穴位按摩□ 2. 耳穴贴压□ 3. 中药导管滴入□ 4. 其他：____	应用次数：____次，应用时间：____天 应用次数：____次，应用时间：____天 应用次数：____次，应用时间：____天 应用次数：____次，应用时间：____天	好□　较好□ 一般□　差□
其他：□（请注明）	1. 2. 3.			好□　较好□ 一般□　差□

二、护理依从性及满意度评价

评价项目		患者对护理的依从性			患者对护理的满意度		
		依从	部分依从	不依从	满意	一般	不满意
中医护理技术	中药外敷						
	穴位贴敷						
	艾　灸						
	耳穴贴压						
	穴位按摩						
	中药导管滴入						
健康指导		/	/	/			
签　　名		责任护士签名:			上级护士或护士长签名:		

三、对本病中医护理方案的评价

实用性强□　　实用性较强□　　实用性一般□　不实用□

改进意见:

四、评价人

(责任护士)

姓名____ 技术职称____ 完成日期____ 护士长签字:____

第五十节　消渴病痹症（糖尿病周围神经病变）中医护理效果评价表

医院：　　　科室：　　　　入院日期：　　　　出院日期：　　　住院天数：

患者姓名：　　性别：　　　年龄：　　　ID：　　　文化程度：　　纳入中医临床

路径：是□　否□

证候诊断：气虚血瘀证□　　阴虚血瘀证□　　寒凝血瘀证□　痰瘀阻络证□　肝肾亏虚

证□　　其他：

一、护理效果评价

主要症状	主要辨证施护方法	中医护理技术	护理效果
肢体麻木、挛急、疼痛□	1. 局部观察□ 2. 疼痛观察□ 3. 其他护理措施：	1. 中药泡洗□　　应用次数：＿＿次，应用时间：＿＿天 2. 穴位按摩□　　应用次数：＿＿次，应用时间：＿＿天 3. 穴位贴敷□　　应用次数：＿＿次，应用时间：＿＿天 4. 耳穴贴压□　　应用次数：＿＿次，应用时间：＿＿天 5. 中药离子导入□　应用次数：＿＿次，应用时间：＿＿天 6. 艾　　灸□　　应用次数：＿＿次，应用时间：＿＿天 7. 其他：＿＿　应用次数：＿＿次，应用时间：＿＿天 （请注明，下同）	好□　较好□ 一般□　差□
肢体痿软□	1. 肢体功能锻炼□ 2. 其他护理措施：	1. 艾　　灸□　　应用次数：＿＿次，应用时间：＿＿天 2. 穴位贴敷□　　应用次数：＿＿次，应用时间：＿＿天 3. 其他：＿＿　　应用次数：＿＿次，应用时间：＿＿天	好□　较好□ 一般□　差□
腰膝酸软□	1. 监测血糖□ 2. 其他护理措施：	1. 艾　　灸□　　应用次数：＿＿次，应用时间：＿＿天 2. 穴位按摩□　　应用次数：＿＿次，应用时间：＿＿天 3. 耳穴贴压□　　应用次数：＿＿次，应用时间：＿＿天 4. 其他：＿＿　　应用次数：＿＿次，应用时间：＿＿天	好□　较好□ 一般□　差□
其他：□（请注明）	1. 2. 3.		好□　较好□ 一般□　差□

二、护理依从性及满意度评价

评价项目		患者对护理的依从性			患者对护理的满意度		
		依从	部分依从	不依从	满意	一般	不满意
中医护理技术	中药泡洗						
	穴位按摩						
	耳穴贴压						
	艾　灸						
	中药离子导入						
	穴位贴敷						
健康指导		/	/	/			
签　　名		责任护士签名：			上级护士或护士长签名：		

三、对本病中医护理方案的评价

实用性强□　　　实用性较强□　　　实用性一般□　　　不实用□

改进意见：

四、评价人

（责任护士）姓名：____ 技术职称：____ 完成日期：____ 护士长签字：____

第五十一节　消渴目病（糖尿病视网膜病变）中医护理效果评价表

医院：　　科室：　　入院日期：　　出院日期：　　住院天数：

患者姓名：　　性别：　　年龄：　　ID：　　文化程度：　　纳入中医临床

路径：是□　否□

证候诊断：气阴两虚，络脉瘀阻证□　　肝肾阴虚，目络失养证□　　阴阳两虚，血瘀痰凝证□　　其他：

一、护理效果评价

主要症状	主要辨证施护方法	中医护理技术	护理效果
视物模糊□	1. 安全护理□ 2. 症状观察□ 3. 其他护理措施： （请注明，下同）	1. 耳穴贴压□　　应用次数：____次，应用时间：____天 2. 中药离子导入□　应用次数：____次，应用时间：____天 3. 其他：____　应用次数：____次，应用时间：____天	好□　较好□ 一般□　差□
目睛干涩□	1. 用眼卫生□ 2. 其他护理措施：	1. 穴位按摩□　　应用次数：____次，应用时间：____天 2. 中药熏蒸□　　应用次数：____次，应用时间：____天 3. 中药雾化□　　应用次数：____次，应用时间：____天 4. 中药湿敷□　　应用次数：____次，应用时间：____天 5. 中药离子导入□　应用次数：____次，应用时间：____天 6. 耳穴贴压□　　应用次数：____次，应用时间：____天 7. 其他：____　应用次数：____次，应用时间：____天	好□　较好□ 一般□　差□
头晕耳鸣□	1. 安全指导□ 2. 症状观察□ 3. 其他护理措施：	1. 耳穴贴压□　　应用次数：____次，应用时间：____天 2. 其他：____　应用次数：____次，应用时间：____天	好□　较好□ 一般□　差□
其他：□（请注明）	1. 2. 3.		好□　较好□ 一般□　差□

二、护理依从性及满意度评价

评价项目		患者对护理的依从性			患者对护理的满意度		
		依从	部分依从	不依从	满意	一般	不满意
中医护理技术	耳穴贴压						
	中药离子导入						
	中药湿敷						
	中药熏蒸						
	中药雾化						
	穴位按摩						
健康指导		/	/	/			
签　　名		责任护士签名：			上级护士或护士长签名：		

三、对本病中医护理方案的评价

实用性强□　　　实用性较强□　　　实用性一般□　　　不实用□

改进意见：

四、评价人

（责任护士）姓名：＿＿＿　技术职称：＿＿＿　完成日期：＿＿＿　　护士长签字：＿＿＿

第五十二节 紫癜风（过敏性紫癜）中医护理效果评价表

医院：　　科室：　　入院日期：　　出院日期：　　住院天数：
患者姓名：　　性别：　　年龄：　　ID：　　文化程度：　　纳入中医临床路径：是□　否□
证候诊断：风盛血热证□　阴虚火旺证□　气虚不摄证□　湿热蕴结证□　其他：

一、护理效果评价

主要症状	主要辨证施护方法	中医护理技术	护理效果
皮肤紫癜□	1. 皮肤护理□ 2. 观察皮肤紫癜情况□ 3. 其他护理措施：	1. 耳穴贴压□ 应用次数：＿＿次，应用时间：＿＿天 2. 中药熏洗□ 应用次数：＿＿次，应用时间：＿＿天 3. 其他：＿＿ 应用次数：＿＿次，应用时间：＿＿天 （请注明，下同）	好 □ 较好□ 一般□ 差 □
关节肿痛□	1. 卧床休息□ 2. 患肢抬高□ 3. 安全防护□ 4. 其他护理措施：	1. 耳穴贴压□ 应用次数：＿＿次，应用时间：＿＿天 2. 其他：＿＿ 应用次数：＿＿次，应用时间：＿＿天	好 □ 较好 □ 一般□ 差 □
腹痛□	1. 卧床休息□ 2. 腹痛的性质、时间伴随症状□ 3. 记录便色质量□ 4. 其他护理措施：	1. 耳穴贴压□ 应用次数：＿＿次，应用时间：＿＿天 2. 穴位按摩□ 应用次数：＿＿次，应用时间：＿＿天 3. 其他：＿＿ 应用次数：＿＿次，应用时间：＿＿天	好 □ 较好□ 一般□ 差 □
咽痛□	1. 观察口腔黏膜□ 2. 中药含漱、频饮□ 3. 其他护理措施：	1. 耳穴贴压□ 应用次数：＿＿次，应用时间：＿＿天 2. 中药雾化□ 应用次数：＿＿次，应用时间：＿＿天 3. 其他：＿＿ 应用次数：＿＿次，应用时间：＿＿天	好 □ 较好□ 一般□ 差 □
发热□	1. 病情观察□ 2. 物理降温□ 3. 其他护理措施：	1. 耳穴贴压□ 应用次数：＿＿次，应用时间：＿＿天 2. 中药雾化□ 应用次数：＿＿次，应用时间：＿＿天 3. 其他：＿＿ 应用次数：＿＿次，应用时间：＿＿天	好 □ 较好□ 一般□ 差 □
其他：□（请注明）	1. 2. 3.		好 □ 较好□ 一般□ 差 □

二、护理依从性及满意度评价

评价项目		患者对护理的依从性			患者对护理的满意度		
		依从	部分依从	不依从	满意	一般	不满意
中医护理技术	耳穴贴压						
	中药雾化						
	中药熏洗						
	穴位按摩						
健康指导							
签名		责任护士签名：			上级护士或护士长签名：		

三、对本病中医护理方案的评价

实用性强□　　实用性较强□　　实用性一般□　　不实用□

改进意见：

四、评价人

（责任护士）

姓名____ 技术职称____ 完成日期____ 护士长签字：____

第六章 中医护理技术规范及
意外情况预防与处理

第一节 药浴法

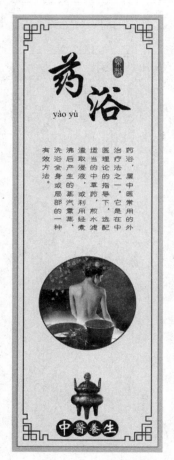

药浴疗法，俗称药浴，属中医常用的外治法之一。它是在中医理论指导下，选配适当的中草药，煎水滤渣取浸液，或利用经煮沸后产生的蒸汽熏蒸、洗浴全身或局部的一种有效方法。

药浴疗法源远流长，历史悠久。在中国湖南长沙马王堆汉墓出土的《五十二病方》中，就有药浴方剂的记载。早在3000多年前的商殷时期，就盛行用药物进行沐浴以防病治病。我国现存最早的中医经典著作《内经》中更有药浴的详尽描述。东汉时期《伤寒论》也有关于药浴的记载。及至晋，陈延之的《小品方》中应用药浴疗法治疗疾病已有很大发展。唐代的中医学有了较大的发展，许多医著中有大量关于药浴的记载，如《千金方》中不但有药物局部浴、全身浴的记载，也有冷水浴法。金元四大家之一的张从正，以汗、吐、下、之法攻祛百病，他将熏洗的药浴列入了汗法的范畴。清代的《医宗金鉴》从外科角度对药浴进行了概括。

新中国成立以后，随着社会的发展，科技的进步，中医药浴这一传统外治法和整个中医事业得到了迅速发展；药浴设备和剂型也得到改进。

全身浸浴以家用澡盆、池、缸最为常用，质地通常有搪瓷，瓷砖、铝、铁、木等，以木质为最佳，其次为陶、搪瓷，金属最不好用，如受条件所限不许使用时，应尽量选铝铜质者，铁质最多，最好不用。局部浸浴常用家庭中的盆、缸、罐等。

剂型方面，根据病症选择加入不同的药物或其他成分，才具有针对性强的治疗作用。常用的有植物类、矿物类、动物类、食品类和其他一些特殊的物质如化学药物也可。

药浴疗法即可防病，又可治病，应用范围相当广泛。不仅可用于外科如疮疡肿毒、皮肤病及毒虫咬伤；还可用于失眠、头痛、眩晕、中风、关节疼痛、腹痛、胁痛、泄泻、水肿、带状疱疹、带下病、遗精等各种病症；药浴还有护肤美容美发、防病保健的效果，对痤疮、雀斑、色素斑、扁平疣等疾病具有良好的疗效。

一、沐足

中药沐足是将中药煎汤后置于沐足器中直接作用于双足，并不断按摩足趾，足心，以促进血液循环，刺激神经末梢及穴位，以防病治病，增强体质为目的的一种治疗方法。

（一）治疗/护理目标

1. 缓解慢性疲劳综合征，通过促进血液循环，刺激神经末梢及穴位，达到保健强身的目的。

2. 局部治疗可用于手足癣、香港脚等。

（二）操作重点步骤

1. 评估患者的病情、活动能力、有无感觉迟钝/障碍，体质和沐足部位皮肤情况，对热的敏感和耐受程度、心理状况。

2. 沐足器。检查其性能是否完好、安全，沐足时可以用市面上卖的专用沐足器，若没有，也可以用脸盆、木盆、水桶或者木桶代替。

3. 准备药液。按医嘱和病情为患者选择药物配置。

（1）肾性水肿：中药煎剂主要药物的组成为桂枝、毛冬青、川芎、红花。

（2）高血压病症状：邓铁涛教授提供的高血压沐足方是由怀牛膝、川芎、天麻、钩藤、夏枯草、吴茱萸、肉桂等组成。

（3）下肢血液循环不良（包括下肢静脉血栓、下肢静脉曲张）：中药煎剂主要药物组成有桂枝、赤芍、透骨草、马鞭草。

（4）神经性耳聋的失眠：中药煎剂主要药物组成由牛膝、当归、磁石等。

（5）中药后的肢体麻木肿痛：中药舒筋络洗剂由桂枝、细辛、透骨草、乳香、没药等药物。

（6）预防糖尿病周围神经病变：糖尿病足。中药煎剂选用艾叶、红花、木瓜、当归、川牛膝、花椒。

4. 水温。浴足药液温度适宜（温度以 38～42℃为宜），糖尿病患者、足部皲裂患者，药液温度适当降低，慎防烫伤。沐足时水量应该以双足放入沐足器中时，沐足液能浸没脚踝以上 10cm 为宜。

5. 协助患者双足浸入中药沐足液中，沐足过程中可多按摩双足足趾和足心。常选的穴位有然谷、涌泉、阿是穴及足跟底部。

6. 注意事项。防烫伤。糖尿病患者、足部皲裂者，药液温度适当降低，慎防烫伤。因此沐足之前，应该先试温，待温度合适方可沐足。

7. 中药沐足过程中严密观察患者的病情变化。患者出现头晕、乏力、心慌等症状时，立即停止沐足，并报告医师，配合处理。

8. 治疗频次。中药沐足时间一般为 20～30min。一般可以每日 1 次或每日 2 次。

9. 操作完毕，清洁局部皮肤，协助患者整理衣着并安置舒适体位。

（三）成效标准

1. 患者/家属对所作的解释和操作表示理解和满意。

2. 患者能够根据知道准确、安全地进行沐足，无发生意外情况。

3. 能有效缓解慢性疲劳综合征，促进局部血液循环，达到保健强身的目的。

4. 手足癣、香港脚等症状得以缓解。

5. 影响成效的因素。适应征症状、药液配置、水温、水量、按摩部位、按摩手法及沐浴时间等。

【中药沐足操作流程及要点说明】

操作流程　　　　　　　　　　要点说明

```
┌─────────────────────────────────┐
│ 核对                             │
│   患者姓名、性别、年龄、住院号/ID号 │
│   医嘱、诊断、中药、用法、用量     │
└─────────────────────────────────┘
              ↓
┌─────────────────────────────────┐      ┌──────────────────────────────┐
│ 评估                             │      │ 禁忌                         │
│ 1.患者当前主要症状、临床表现、既往 │      │ 1.患有心、肺、脑及精神障碍等严重疾 │
│ 史、及药物过敏史。               │  →   │ 病的患者禁用                  │
│ 2.体质、浴足部位皮肤情况、对热的敏 │      │ 2.凡足部有烧伤、烫伤、脓疱疮或皮肤 │
│ 感程度和耐受程度、心理状况       │      │ 病、糖尿病足有皮肤破损者不宜浴足， │
│ 3.进食情况                       │      │ 皮肤破损或感染者禁用          │
└─────────────────────────────────┘      │ 3.空腹饭后半小时内不宜浴足    │
              ↓                           │ 4.消化道出血及月经过多者、有出血倾 │
┌─────────────────────────────────┐      │ 向者禁用                      │
│ 告知                             │      │ 5.极度疲劳及严重醉酒者禁用    │
│ 1.沐足的目的及过程               │      └──────────────────────────────┘
│ 2.沐足的温度、时间及其他注意事项， │
│ 防止烫伤                         │
└─────────────────────────────────┘
              ↓
┌─────────────────────────────────┐
│ 准备                             │
│ 1.操作者:洗手,戴手套             │
│ 2.环境:安静整洁、温度适宜        │
│ 3.用物:沐足器、一次性塑料罩、水温 │
│ 计、容器盆、中药煎剂或中药免煎颗粒 │
│ 、热水、冷水、毛巾等             │
│ 4.患者:取合适体位,暴露沐足部位,注 │
│ 意保暖                           │
└─────────────────────────────────┘
              ↓
┌─────────────────────────────────┐      ┌──────────────────────────────┐
│ 实施                             │      │ 1. 治疗过程中观察患者神志及有无意 │
│ 1.检查沐足器的性能是否完好、安全  │      │ 外情况,出现不适时,应停止沐足并报 │
│ 2.按医嘱配置药液:将中药煎剂或中药 │      │ 告医生,配合处理              │
│ 免煎颗粒倒入容器盆中加热水，调节水 │  →   │ 2.如患者皮肤有皲裂、沐足温度不宜过 │
│ 温至38-42℃,取恒温沐足器套上一次性 │      │ 高                            │
│ 塑料袋,将已配好的中药沐足液倒入沐 │      │ 3.浴足药液温度适宜,一般以38-42℃ │
│ 足器中                           │      │ 为宜,糖尿病患者的温度适当降低,以 │
│ 3.协助患者双足浸入中药沐足液中,浴 │      │ 免药液温度过高,烫伤皮肤。     │
│ 足液以浸过双足踝关节为宜,接上电源, │      │ 4.使用后的沐足器要进行清洁消毒 │
│ 选择浴足模式、调节时间           │      └──────────────────────────────┘
│ 4.保持药液温度,询问患者有无不适  │
└─────────────────────────────────┘
              ↓
┌─────────────────────────────────┐
│ 记录                             │
│ 1.患者的一般情况和沐足局部情况   │
│ 2.所用药液名称、剂量             │
│ 3.患者的反应及病情变化           │
│ 4.异常情况、处理措施及结果       │
└─────────────────────────────────┘
```

二、全身药浴

全身药浴法是将药物煎汤进行全身性熏洗、浸渍以促进经络疏通、气血调和，从而达到防病治病强身健体目的的一种从而达外治方法。传统医学多用于全身性皮肤瘙痒及周身关节疼痛、肢体麻木等现代研究还用于美容美肤，缓解慢性疲劳综合征以及提高综合免疫力等。临床上常用于全身性皮肤病、关节麻痹，中风后遗症所致四肢麻木屈升不利等。

（一）治疗/护理目标

1. 缓解各种皮肤病所指的皮肤瘙痒等症状。

2. 缓解周身关节疼痛、四肢麻木等症状。

3. 预防保健，缓解慢性疲劳综合症。

4. 美容美肤。

（二）操作重点步骤

1. 评估患者的一般情况，如：活动能力、有无感觉迟钝/障碍，体质和皮肤情况，对热的敏感和耐受程度、心理状况、配合程度，女性患者注意评估经、带、胎、产情况。

2. 根据患者的具体情况调节浴室的温度，稳妥放好坐架，以保证安全。

3. 准备药液。按医嘱为患者配置药液，药液温度适宜（温度以 38～42℃ 为宜），尤其对年老体弱的患者，药液温度适当降低，慎防烫伤。将过滤后的药液倒入浴盆内。

4. 协助患者脱去衣服，用浴巾裹身进入浴室，解去浴巾，扶患者进入浴盆坐架上，用罩单未注全身和浴盆，仅露出头面，使药液蒸汽熏蒸全身；待药液温度适宜时将四肢及躯体浸泡于药液中，用软毛巾协助患者浸洗，活动四肢关节。

5. 药浴过程中严密观察患者的病情变化，注意面色、呼吸、脉搏、询问患者有无不适，及时调节药液温度浸泡时间一般为 20～40min，若患者出现头晕，乏力、心慌等症状时应及时停止药浴，并报告医师，配合处理。

6. 药浴结束后用温水冲去皮肤上的药液，擦干，协助患者穿好衣服，送回病房休息。

（三）成效标准

1. 患者家属对所做的解释和操作表示理解和满意。

2. 操作熟练，规范完整，无发生意外情况。

3. 达到预期治疗目标及效果。

4. 能在一定程度上缓解皮肤瘙痒、周身关节酸痛等症状。

5. 影响成效的因素。适应症、药液选择、药液温度、药浴时间等。

（四）意外情况的处理及预防

1. 烫伤。按烧伤处理。

2. 摔伤。按损伤处理。

3. 低血糖、低血压。立即停止治疗，喝糖水或热水，平卧，更换衣服，保暖。

4. 出现全身皮疹、呕吐等意外情况，要停止浸浴

（五）相关链接

糯稻根须煎水沐浴止小儿虚汗：糯稻根须具有益胃生津，退虚热、止盗汗、清肺健脾

的功效，煎水沐浴可改善小儿病后失调的自汗、盗汗小儿体质虚弱引起的虚汗。小儿进食、运动后 30min 内不宜进行沐浴。糯稻根须煎剂自然冷却至适宜温度，不可加入冷水，沐浴后避免当风。热证者禁用。

1. 部位。全身。
2. 中医证型。适用于表虚不固、营卫不和证。

【全身药浴操作流程及要点说明】

<table>
<tr><th>操作流程</th><th>要点说明</th></tr>
<tr><td>核对
患者姓名、性别、年龄、住院号 /ID 号
医嘱、诊断、药物</td><td></td></tr>
<tr><td>评估
1.患者当前主要症状、临床表现、既往史、及药物过敏史。
2.年龄、体质、全身皮肤情况、活动能力、对热的敏感程度和耐受程度、有无感觉迟钝 / 障碍
3.心理状况</td><td>1.饥饿、体弱、年老、精神欠佳者及儿童慎用
2.皮肤有破损，溃烂者慎用
3.月经期、孕妇、产后不足 2 周，阴道出血等禁用全身药浴
4.饭前、饭后 30min 内不宜全身药浴</td></tr>
<tr><td>告知
1.操作的目的、方法、可能引起的不适
2.操作的配合要点</td><td>1.全身药浴的水位应在膈肌以下，避免胸闷心慌
2.不宜空腹及饱腹状态下全身药浴
3.药浴后可出现出汗、面赤、心慌等表现</td></tr>
<tr><td>准备
1.环境:关闭门窗、浴室内温度适宜
2.用物:浴巾、毛巾、拖鞋、衣裤、坐架等
3.患者:脱去外衣，注意保暖</td><td>1.尽量在浴室内进行
2.药液置于能加温的浴缸内</td></tr>
<tr><td>实施
1.遵医嘱配置药液于浴盆内
2.协助患者坐于浴盆坐架上，使药液蒸汽熏蒸全身;药液温度适宜时将四肢及躯体浸泡于药液中
3.药浴过程中、随时测药温，调节药温
4.观察并询问患者有无不适，并活动筋骨
5.浴毕温水冲去药液，擦干
6.协助穿衣取舒适体位
7.浴缸用后应注意清洁消毒</td><td>1.室温 22–26℃，水温 40–43℃为宜防止烫伤或受凉
2.观察面色、脉搏、呼吸以防虚脱或休克的发生
3.患者出现头晕、乏力、心慌等症状时，立即停止药浴并报告医师，配合处理
4.沐浴后避免当风</td></tr>
<tr><td>记录
1. 药浴后的客观情况:皮肤颜色,肤温
2. 异常情况及处理措施
3. 所用药液的名称、剂量</td><td></td></tr>
</table>

384

三、坐浴

中药坐浴是将中药煎汤，或外用消毒液稀释后如1：5000的高猛酸钾溶液，进行坐浴，以达到祛风除湿、清热解毒、杀虫止痒、止痛消炎、活血散瘀等治疗目的一种外治方法。

（一）治疗/护理目标

1. 消除或缓解妇科慢性疾病如带下、阴痒等临床症状。
2. 消除或缓解肛周皮肤瘙痒、湿疹等症状。
3. 促进肛门疾患术后的伤口愈合。
4. 治疗痔疮（内外痔疮）、痔疮疼痛等。

（二）操作重点步骤

1. 评估适应症、治疗目的、患者对热的敏感和耐受程度，患者全身情况是否有高血压病史、会阴和肛周部位皮肤情况。妇女应评估月经史（妇女月经期、孕妇禁用坐浴）。治疗目的的不同，选择的坐浴液、时间和疗效评估的内容和方式都不同。

2. 关闭门窗，注意保暖及营造一个安静隐蔽的环境。所用的物品需清洁消毒，且专人专用，避免交叉感染。坐浴浴盆可以用市面上卖的专门坐便器，直接用木盆或脸盆也可。

3. 准备药液。按医嘱配制药液或选用院内制剂。药液温度适宜，以38~43℃为宜。

4. 将煎好的药液趁热倒入盆内，上盖一带孔的木盖；协助患者脱去内裤，撤去木盖，让患者坐于盆内浸泡。

5. 坐浴过程中密切观察患者的反应。坐浴时出现皮肤瘙痒、红肿或出现皮疹时及时停止坐浴，报告医生进行处理。当药液偏凉时，应重新加温或添加热药液，注意防止烫伤及晕厥。

6. 治疗频次。每次坐浴20~30min痔手术后出现红肿时，坐浴时间不宜过长，一般以5min为宜，每日1~2次。

7. 浴闭，擦干臀部。如需换药，则上药后覆盖无菌敷料，更换干净的内裤，安置舒适卧位。

（三）成效标准

1. 患者/家属对所做的解释和护理表示理解和满意。
2. 过程安全无不良反应。
3. 达到预期的目标及效果。
4. 痔疮疼痛、肛周皮肤瘙痒、湿疹等症状得到一定程度的缓解。
5. 加快肛周疾患术后的伤口愈合，有效缓解妇科疾患。
6. 影响成效的因素。适应症、药液配置、药液温度、坐浴时间等。

（四）意外情况的处理预防

1. 烫伤。老年人或皮肤感觉障碍的患者坐浴时应适当降低水温，并注意多巡视。
2. 坐浴过程中随时间询问患者的反应。如患者出现头晕、乏力、心慌等症状时应立即停止坐浴，扶其卧床休息。

（五）相关链接

中药坐浴与中药熏洗有所不同，中药熏洗侧重于熏和洗，中药坐浴则强调浸泡，故更适宜于治疗肛门疾病。须指出的是进行中药坐浴法治疗，除了需根据患者的病情，准确地予以辩证处方外，还需掌握所用药液的温度与坐浴的时间，因患者对温度的耐受力不同，一般以自觉舒适为度，可先熏后坐浴，坐浴时间以 20~30min 为宜，必要时也可中途加热或掺加热水，以保持一定的温度。

【中药坐沐操作流程及要点说明】

操作流程   要点说明

核对
1.患者姓名、性别、年龄、住院号/ID 号
2.医嘱、诊断、药物、时间、剂量

↓

评估
1.主要临床表现、既往史、及药物过敏史、月经史
2.患者的体质和坐浴部位的皮肤情况、活对热的耐受程度
3.患者心理状况、环境等

→ **禁忌**
1.妇女的月经期、孕妇禁用坐浴
2.皮肤溃疡、水肿者禁用坐浴
3.对所用药物过敏者禁用坐浴

↓

告知
1.操作的目的及过程
2.可能引起的不适、并发症及注意事项

→ 坐浴皮肤可出现轻度发红及发热

↓

准备
1.操作者:洗手、戴口罩
2.环境:关闭门窗、温度适宜
3.物品:中药药液 250ml、盆、坐浴架、水温计、干净衣服、屏风
4.患者:取合适体位,暴露臀部,保暖

→
1.将药液倒入盆中再倒入 2000ml 开水冲开均匀混合,待液温降至 38-43℃
2.将配制好药液放在坐浴椅上
3.坐浴前排尽大小便

↓

实施
1.体位:协助患者取合适体位,松开裤子,暴露臀部
2.暴露肛门、协助患者坐浴、使会阴、肛周伤口完全浸入药液中,时间 20-30min
3.询问患者对热的感觉和耐受情况
4.坐浴完毕协助清洁局部皮肤、擦干
5.协助患者着衣、整理床单位、清理用物

→
1.冬天注意保暖,以防感冒
2.温度适宜,防止烫伤
3.所用物品需清洁消毒、且专人专用,避免交叉感染
4.坐浴过程中随时询问患者的反应,如患者出现头晕、乏力、心慌等症状时应立即停止坐浴,扶其卧床休息

↓

记录
1.患者的一般状况和坐浴局部皮肤情况
2.坐浴时间
3.患者的反应及病情变化
4.异常情况、处理措施及效果

第二节　拔罐法

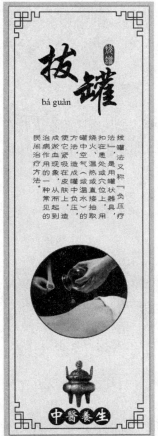

拔罐法又称"负压疗法"，是用罐状器具，扣在患处或穴位上，用烧火、温热或直接抽取罐中空气（或温水）的方法，造成罐中负压，使它紧吸在皮肤上，造成淤血现象，从而起到治病作用的一种常见的民间治疗方法。

拔罐治疗时，罐中形成负压，使局部毛细血管充血，甚至破裂，红细胞破裂，表皮淤血出现自身溶血现象，随即产生一种类组胺的物质，随体液周流全身，刺激各个器官，增强其功能活动，提高机体免疫力。并使治疗部位皮肤相应的内脏及组织，代谢旺盛，细胞吞噬活动增强，促进集体恢复其功能，疾病痊愈。

拔罐疗法在我国古代称"角法"。早在马王堆汉墓出土的《五十二病方》中，即有以兽角罐治疗痔疾的记载，公元281～361年间，晋代葛洪著的《肘后方》中就提到"角法"，可以认为是中国拔罐的起源。到了公元1765年，清代医学家赵学敏所著的《本草纲目拾遗》，其书中对拔罐疗法的应用地区、出处、用具形状、适应证、使用方法及优点都做了详尽的记述。

拔罐疗法可分为火罐法、水罐法、竹罐法、推罐法。其中火罐法应用广泛，在世界上许多国家都在应用，常用于医院、社区、家庭护理中。经过漫长的历史演变，拔罐法的临床应用范畴，及罐具、罐法、配伍等方面均有相当大的发展。

罐具的材质：从兽角发展为竹罐、木罐、铜罐、铁罐、铝罐、陶罐、瓷罐、玻璃罐，乃至近年来研制的橡胶罐、塑料罐、有机玻璃罐、电热罐、磁疗罐、红外线罐、紫外线罐、激光罐、离子透入罐等。

罐具的型号：由常用的几个型号（直径1～4cm），发展为小至可用于耳穴、耳道、鼻道，大至可容纳整个人体的型号。

罐具的形状：由只能用于较平坦部位的平口罐发展为可用于人体各部位如指、趾、耳道、鼻孔、上肢、下肢、手、足、躯干，以至于容纳整个人体的各种适当的形状。

临床上常用的有以下几种罐具。

（1）竹筒火罐：取坚实成熟的竹筒，一头开口，一头留节作底，罐口直径分3cm、4cm、5cm 3种，长短8～10cm。口径大的，用于面积较大的腰背及臀部。口径小的，用于四肢关节部位。对于日久不常用的竹火罐，过于干燥，容易透进空气。临用前，可用温水浸泡几分钟，使竹罐质地紧密不漏空气然后再用。

（2）陶瓷火罐：使用陶土，作成口小肚圆而大的形状，再涂上黑釉或黄釉，经烧制而成。有大、中、小和特小的几种，陶瓷罐，里外光滑，吸拔力大，经济实用。

（3）玻璃火罐：是用耐热硬质玻璃烧制的。形似笆斗，肚大口小，罐口边缘略突向外，分1、2、3种型号，清晰透明，便于观察，罐口光滑吸拔力好。

（4）抽气罐：用青、链霉素药瓶或类似的小药瓶，将瓶底切去磨平而成，切口须光洁，瓶口的橡皮塞须保留完整，便于抽气时应用。现有用透明塑料制成的，不易破碎，上置活塞，便于抽气。

拔罐法广泛用于临床实践中，适应病症包括发烧、感冒、原发性高血压、胸痹、胃脘痛、颈椎痛、腰椎病、记性扭伤、坐骨神经痛、肩周炎、失眠、头痛、中风、三叉神经痛等。

一、拔火罐法

拔火罐法是以罐为工具，利用燃烧热力，排出罐内空气形成负压，使罐吸附在皮肤穴位上，造成局部淤血现象，达到温通经络、祛风散寒、消肿止痛、吸毒排脓目的的一种技术操作。

（一）治疗/护理目标

1. 缓解风寒湿痹而致的腰背酸痛、虚寒性咳喘等症状。

2. 缓解疮疡症状，对蛇毒咬伤进行急救排毒等。

（二）操作重点步骤

1. 评估患者病情，既往史、意识、活动能力、有无感觉迟钝/障碍，患者体质及实施拔罐处的皮肤有无破损和伤口、对疼痛的耐受程度、心理状况。初诊、年老体弱、小儿和有过敏史、晕针史的患者，均宜采用卧位。

2. 拔罐部位、体位。选择肌肉较丰满的部位，骨骼凹凸不平和毛发较多处不宜拔罐。根据所拔部位选取卧位或坐位。

3. 罐具选择。根据所拔部位的大小及治疗需要选择不同材质，型号，形状，数目的罐具。

4. 拔罐方法。一手持止血钳夹95%酒精棉球（酒精棉球应避免过湿，以不滴酒精为宜）点燃，另一手持火罐，将燃烧的酒精棉球深入罐内中下端，绕瓶壁1~2周后迅速抽出，迅速将罐口扣在选定部位（穴位）上，留罐5~10min。注意用火安全防止烫伤，拔罐时动作要稳、准、快。

5. 起罐时间。施术部位产生淤血，留罐5~10min即可起罐。

6. 起罐方法。一手夹持罐体，另一手拇指按压罐口皮肤，待空气进入罐内，即可顺利起罐，起罐时勿强拉，以免损伤皮肤。起罐后，如局部出现小水泡，可不必处理，可自行吸收。如水泡较大，消毒局部皮肤后，用无菌注射器吸出液体，覆盖消毒敷料。

7. 拔罐过程中要随时询问患者感觉，检查罐口吸附情况，局部皮肤以紫红色为度，患者感觉疼痛、过紧，应及时起罐。

8. 拔罐时间间隔。拔火罐法可隔日或每日一次，有时用于急性病症，如腹泻、重症风湿等，也可每日2次。

9. 寒冷季节拔玻璃或陶瓷罐时，应预先将罐在火上烘烤，当罐与皮肤温度相近时再拔。

10. 在上次拔罐出现的淤血现象尚未消退之前，不宜在原处拔罐。

11. 拔罐时注意不要使患者受冷受风，以免感冒。

12. 拔罐后 4～6h 内避免沐浴、游泳。

（三）成效标准

1. 患者/家属对所作的解释和操作表示理解和满意。

2. 取穴准确，操作做到准、稳、快，以达到拔罐目的。

3. 操作过程安全，无发生意外情况。

4. 罐内负压有效，能紧吸皮肤。

5. 取罐后皮肤有罐斑但不至烫伤疼痛等。

6. 患者临床症状得到改善。

7. 影响拔罐治疗效果的因素。拔罐数目，拔罐部位，拔罐手法，起罐时间，适应证选择。

（四）意外情况的预防及处理

1. 局部不适、晕罐。拔罐时应注意询问患者的感觉，观察局部和全身的情况。局部发热、发紧、发酸、痛较明显或灼热，应取下重拔；有晕罐先兆如头晕、恶心、面色苍白、四肢厥冷、呼吸急促、脉细数等症状时，应取下罐，使患者平卧，轻者饮温开水，静卧片刻即可恢复，重者应立即做相应的处理。

2. 烫伤。如局部出现小水泡，可不必处理，待自行吸收；如水泡较大，应消毒局部皮肤后，用无菌注射器吸出液体，覆盖无菌敷料。

3. 紫色瘀斑。局部可出现与罐口相当大小的紫色瘀斑，数日后可消失。

4. 疼痛。由于罐内负压过大造成患者留罐处感觉疼痛、过紧，应及时起罐或适当放气。

（五）相关链接

拔罐法在临床主要用于以下病症：

1. 感冒。取穴风门、合谷、肺俞、大椎。风寒型加列缺；鼻塞加印堂；风热型加尺泽、曲池；咽喉肿痛折加孔最、天突；或取穴背部督脉及两侧膀胱内侧循行线。

2. 咳嗽。取穴天突、尺泽、合谷、列缺、定喘、肺俞。风寒束肺加大椎、曲池、风门；分风热犯肺加鱼际、曲池、大抒；燥热伤肺加外观、脾俞；痰湿阻肺加脾俞、丰隆、足三里；肝火灼肺加肝俞、阳陵泉；肺肾阴虚加肾俞、膏肓；脾肾阳虚加脾俞、肾俞、气海、关元、足三里。

3. 哮喘。取穴天突、膻中、肺俞。喘甚加定喘；发热加大椎；痰多加丰隆；气虚喘加脾俞、肾俞、气海、关元。

4. 颈椎病。取穴大椎、大抒、肩中俞、肩外俞。

5. 肩周炎。取穴肩髃、肩外俞、肩髎、曲恒、肩贞、天宗、阿是穴。

6. 腰痛。取穴肾俞、腰阳关、居髎。或取穴背部膀胱经腧穴。

7. 痛经。取穴次髎、关元、三阴交。气滞血淤者加气海、太冲；寒湿凝滞者加肾俞、大赫；气虚血弱者加脾俞、膈俞、足三里；肝肾不足者加肝俞、肾俞、太溪。

【拔火罐法操作流程及要点说明】

<table>
<thead>
<tr><th>操作流程</th><th>要点说明</th></tr>
</thead>
<tbody>
</tbody>
</table>

核对
1. 患者姓名、性别、年龄、住院号/ID号
2. 医嘱、诊断、拔罐部位、时间

评估
1. 患者病情、既往史、意识、活动能力、有无感觉迟钝/障碍
2. 患者体质及实施拔罐处的皮肤情况
3. 患者的心理状态及对疼痛的耐受程度

禁忌
1. 高热抽搐及凝血机制障碍者
2. 皮肤溃疡、水肿及大血管处
3. 孕妇腹部、腰骶部均不宜拔罐

告知
1. 操作目的及过程
2. 可能出现的不适、并发症及注意事项

1. 局部可出现与罐口相当大小的紫色瘀斑,数日后可消失
2. 治疗过程中局部可能出现水泡或烫伤

准备
1. 操作者:洗手,戴口罩
2. 环境:无易燃物品、温度适宜
3. 物品:火罐、95%酒精棉球、止血钳、火柴、灭火瓶(内盛少许水)、大毛巾、屏风等
4. 患者:取合理体位,暴露拔罐部位,保暖

1. 根据拔罐部位情况选用大小适宜的火罐,检查罐口周五是否光滑,有无缺损裂缝
2. 95%酒精棉球干湿适宜,棉球过于干火力不足,过湿时点燃后的酒精滴则变成火球,易发生意外

实施
1. 体位:协助患者取合理体位,暴露拔罐部位
2. 拔罐:一手持火罐,另一手持止血钳夹95%酒精棉球点燃,深入罐内中下端,绕瓶壁1~2周后迅速抽出,迅速将罐口扣在选定部位(穴位)上,留罐5~10min
3. 观察:随时检查罐口吸附情况,局部皮肤以紫红色为度。患者感觉疼痛、过紧,应及时起罐
4. 起罐:一手夹持罐体,另一手拇指按压罐口皮肤,待空气进入罐内,即可顺利起罐
5. 协助患者着衣,整理床单位,清理用物

1. 若应拔的部位有皱纹,或火罐稍大,不易吸附,可做一薄面饼,置于所拔部位,以增加局部面积,即可拔稳
2. 采取合理体位,选择肌肉较丰满的部位,骨骼凹凸不平和毛发较多处不宜拔罐
3. 注意用火安全防止烫伤,拔罐时动作要稳、准、快。起罐时切勿强拉
4. 使用过的火罐,均应消毒备用
5. 起罐后,如局部出现小水泡,可不必处理,待自行吸收;如水泡较大,应消毒局部皮肤后,用无菌注射器吸出液体,覆盖无菌敷料

记录
1. 患者的一般情况和拔罐局部皮肤情况
2. 拔罐时间
3. 患者的反应及病情变化
4. 异常情况、处理措施及效果

二、平衡火罐法

平衡火罐法是拔罐疗法的一种，是平衡针灸学的重要组成部分，是以阴阳学说为基础，以神经传到学说为途径，以自身平衡为核心，运用不同的拔罐手法作用于人体的一种非药物治疗的自然平衡疗法。其原理在于拔火罐可有效激发经气，疏通经络使各经脉气血运行通畅，反射性地引起中枢神经向应激态转变，起到调节和改善机体疲劳，肾气平稳，肝脾调和的目的。平衡火罐选择背部是因背俞穴主治脏腑病，从肺俞至膀胱俞包括五脏六腑，可调节脏腑气机，并通过经络传导至脑，提高机体功能。平衡火罐通过改良性刺激及火罐的温热效应，调理全身脏腑，疏通经络，从而达到调理肝脾肾的疗效。目前临床常用于慢性疲劳综合征的保健性治疗。

（一）治疗护理目标

1. 缓解风湿痹痛、各种神经麻痹，以及一些急慢性疼痛。

2. 用于治疗感冒、咳嗽、哮喘等肝脏功能絮乱方面的病症。

3. 调理全身脏腑，疏通经络，从而达到调理肝脏脾肾的目的。

（二）操作重点步骤

1. 评估患者病情、既往史、意识、活动能力、有无感觉迟钝/障碍，患者体质及实施拔罐处的皮肤情况、对疼痛的耐受程度、心理状况。

2. 告知患者/家属操作的目的、步骤、可能引起的不适。

3. 罐具选择。根据所拔部位的大小及治疗需要选择不同材质，型号，形状，数目的罐具。

4. 检查罐口边缘是否光滑，有无缺口裂缝。

5. 拔罐部位。选择肌肉较丰满的部位，骨骼凹凸不平和毛发较多处不宜拔罐。

6. 拔罐手法。平衡火罐法中运用了多种手法，包括闪罐法、走罐法、留罐法。

闪罐法：是指将罐吸拔在应拔部位后随即用腕力取下，反复操作至皮肤潮红为止的拔罐法。此法的兴奋作用强，适用于肌肉痿软、局部麻木或功能减退的虚弱病症。

走罐法：操作前先在罐口或吸拔部位上涂上一层润滑剂作为介质，再以闪火法或滴酒法将罐吸附在所选部位的皮肤上，然后，医者用左手扶住并拉紧皮肤，右手扶住罐底，用力在应拔部位上下或左右来回推拉旋转移动，移动时，将罐具前进方向的半边略提起，以另半边着力，一般腰背部宜沿垂直方向上下推拉，四肢宜沿长轴方向来回推拉，胸胁部宜沿着肋骨方向平行推拉，肩部、腹部宜用罐具自转或在应拔部位旋转移动。反复操作多次，至所拔部位皮肤红润、充血、将罐起下。此法适用于面积较大，肌肉丰厚部位，如脊背、腰臀、大腿等部位的酸痛、麻木、风湿痹痛等症。

留罐法：指将罐吸拔住后，在应拔部位留置一段时间，直至皮肤潮红、充血或瘀血为度，一般留罐10～15min，吸力强的可留罐时间短些，吸力弱的可以留罐时间长些。

按顺序进行操作：

（1）闪罐：在背部两侧膀胱经分别闪罐3个来回，一个从上而下，一个从下而上。

（2）揉罐：闪罐至火罐温热时，将火罐沿督脉及膀胱经走向揉背部3次。

（3）推罐：涂少量润滑油于背部，沿督脉及膀胱经走向推罐3个来回，推罐吸力适中，顺序：先中间、后两边，以皮肤起红晕为度。

（4）抖罐：沿背部两侧膀胱经分别抖罐3个来回。

做各种手法时要视患者皮肤情况及耐受度而定，避免造成患者皮肤过度摩擦。

7. 起罐时间。所有手法完成，留罐 10~15min 后，即可起罐。

8. 起罐手法。一手夹持罐体，另一手拇指按压罐口皮肤，待空气进入罐内，即可顺利起罐，起罐时勿强拉，以免损伤皮肤。起罐后，如局部出现小水泡，可不必处理，可自行吸收。如水泡较大，消毒局部皮肤后，用无菌注射器吸出液体，覆盖消毒敷料。

9. 拔罐间隔。可隔日1次或每日1次。

（三）成效标准

1. 患者/家属对所作的解释和操作表示理解和满意

2. 取穴准确，正确运用各种手法、罐内负压有效，能紧吸皮肤。

3. 操作过程安全，无发生意外情况。

4. 取罐后皮肤有罐斑但不至于烫伤疼痛等。

5. 缓解风湿痹痛、各种神经麻痹等急性病症，感冒、咳嗽、哮喘等临床症状得到改善。

6. 影响成效的因素：拔罐部位、拔罐手法、拔罐数量、留罐时间、适应证的症状。

（四）相关链接

1. 平衡火罐法的取位原则。

（1）取中为主：躯体为主，四肢为辅。

（2）胸、腹、盆腔内器官的治疗，以背、腰、骶为主；胸部疾病以取后背为主（华佗夹脊穴，膀胱经）。

（3）根据疾病的发病阶段取位；急性病或慢性病急发，取健侧；反之，慢性病或急性病的恢复期，取患侧。

2. 平衡火罐法的补泻原则。

（1）顺时针为补，逆时针为泻。

（2）顺经络为补，逆经络或垂直为泻。

【平衡火罐操作流程及要点说明】

操作流程	要点说明

核对
1. 患者姓名、性别、年龄、住院号/ID号
2. 医嘱、诊断、拔罐部位

评估
1. 患者病情、既往史、意识、活动能力、有无感觉迟钝/障碍
2. 患者体质及实施拔罐处的皮肤情况
3. 患者的心理状态及对疼痛的耐受程度

禁忌
1. 高热抽搐及凝血机制障碍者
2. 皮肤溃疡、水肿及大血管处
3. 孕妇腹部、腰骶部均不宜拔罐

告知
1. 操作目的及过程
2. 可能出现的不适、并发症及注意事项

1. 局部可出现与罐口相当大小的紫色瘀斑，数日后可消失
2. 治疗过程中局部可能出现水泡或烫伤
3. 拔罐后嘱患者多喝温开水

准备
1. 操作者：洗手，戴口罩
2. 环境：无易燃物品、温度适宜
3. 物品：火罐、95%酒精棉球、止血钳、火柴、小口瓶（内盛少许水）、润滑油、大毛巾、屏风
4. 患者：取合理体位，松开衣服，暴露拔罐部位，保暖

1. 根据拔罐部位情况选用大小适宜的火罐
2. 检查罐口周五是否光滑，有无缺损裂缝

实施
1. 拔罐
（1）闪罐：在背部两侧膀胱经分别闪罐3个来回，一个从上而下，一个从下而上
（2）揉罐：闪罐至火罐温热时，将火罐沿督脉及膀胱经走向揉背部3次
（3）推罐：涂少量润滑油于背部，沿督脉及膀胱经走向推罐3个来回，推罐吸力适中，顺序：先中间、后两边，以皮肤起红晕为度
（4）抖罐：沿背部两侧膀胱经分别抖罐3个来回
2. 抹净背部，操作过程中，注意询问病人感觉。根据不同的病种，在大椎穴及背部坐罐5min。可取穴：心俞（双）、肝俞（双）、脾俞（双）、肺俞（双）、肾俞（双）等
3. 随时检查罐口吸附情况，局部皮肤紫红色为度。患者感觉疼痛、过紧，应及时起罐
4. 起罐：一手夹持罐体，另一手拇指按压罐口皮肤，待空气进入罐内，即可顺利起罐
5. 协助患者整理衣着，整理床单位，清理用物

1. 应采取合理体位，选择肌肉较丰满的部位，骨骼凹凸不平和毛发较多处不宜拔罐。避开有水泡、疤痕和伤口的位置拔罐，防止烫伤
2. 点火用的酒精棉球要夹紧，酒精要拧干，以防脱落烫伤病人皮肤
3. 拔罐时动作要稳、准、快，起罐时切勿强
4. 吸附及推罐的力度要视病人皮肤情况而定，避免造成病人皮肤过度摩擦
5. 起罐后，如局部出现小水泡，可不必处理，待自行吸收；如水泡较大，应消毒局部皮肤后，用无菌注射器吸出液体，覆盖无菌敷料
6. 冬天拔火罐时要注意保暖
7. 使用过的火罐，均应消毒备用

记录
1. 患者的一般情况和拔罐局部皮肤情况
2. 拔罐时间
3. 患者的反应及病情变化
4. 异常情况、处理措施及效果

第三节 灸 法

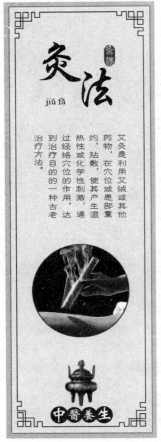

灸疗法，亦称灸法。它是利用艾绒或其他药物，在穴位或患部熏灼、贴敷，使其产生温热性或化学性刺激，通过经络穴位的作用，达到治疗目的的一种古老治疗方法。它具有调理气血、扶正祛邪、温通经脉、消肿化瘀、拔毒止痛、去腐生肌等功效。

长沙马王堆出土的《足臂十一脉灸经》和《阴阳十一脉灸经》是论述灸法的最早著作。《黄帝内经》记载的灸法内容就更多了，《素问·异法方宜论》就灸法的起源进行了论述。两晋时期名医荀洪著《肘后方》，也收集了一些急症的灸法。唐代许多名医皆弃针而言灸，到了宋代以后，有关灸法的医著日渐增多。灸法的种类很多，尤以艾灸历史较为悠久。《诗经·王风》有关于采艾的记载。晋唐时期发明了艾灸和药物相结合的各种灸法。如加药艾灸、隔物灸等。针对不同肩情，艾柱中所加药物不同，隔垫的药物也不同。据古医书记载，隔物材料主要有蒜、姜、盐、韭、豆豉、附子、巴豆、黄土、蚯蚓、蟾蜍等。

现常用的灸法种类很多，如艾柱灸、艾条灸、瘢痕灸、隔物（姜、蒜、盐、附子饼、豆豉饼等）灸、买按灸、温针灸、温灸器灸法、灯草灸、热敏灸等。

随着灸法广泛而深入的研究，其适应证也越来越广泛。如寒凝气滞、经络痹阻引起的胃脘痛、腹痛、泄泻、痢疾、胁痛等；外感风寒表证和中焦虚寒如感冒、咳嗽、呃逆、呕吐等；脾肾阳虚、元气暴脱之证如心悸、失眠、眩晕、头痛、中风、遗精早泄、阳痿等；气虚下陷、脏器下垂之证如脱肛、胃下垂、子宫脱垂、崩漏、带下、胎位不正等。

不同灸法的特点、治疗目的和效果：

艾条灸的特点是在不接蚀皮肤的前提下，通过艾的药理作用与热的物理作用，达到温经散寒、调理气血、疏导瘀积、扶阳固脱的治疗功效。

艾柱灸的特点是通过直接或间接接触皮肤，使艾的药力直透穴位，起效更快，有促进气血运行，提高机体抗病驱邪能力的功效。以虚证、寒证、和阴证为主适用于慢性久肩，以及阳气不足之证。

温针灸的特点是针刺与艾灸结合使用，加强针灸结合疗效，使经气更加活泼，适用于风、寒、湿痹等经络闭塞不通的痛证，如风湿性关节炎、肢体麻木、瘫痪等。对泄泻、慢性肠炎、胃下垂等均有较好疗效。

雷火灸的特点是以芳香走窜的药物作为引经药，进一步产生祛风散寒、活血通络、利湿的功效，达到温经通络、流畅气血、祛安除湿的治疗目的。

热敏灸的特点是所选取的穴位具有热敏化的效果，可激发透热、扩热、传热、局部不

（微）热部热、表面不（微）热深部热、非热觉等热敏灸感和经气传导，解除或缓解凡是出现穴位热敏化的疾病（包括热证、寒证，或是虚证、实证）的症状。

铺蒜灸的特点是施灸范围最大、一次灸疗时间最长，取穴多用大椎至腰俞间督脉段，可灸全段或分段。具有调节机体免疫功能（提高细胞免疫和抑制体液免疫）的作用。主要用于治疗类风湿性关节炎、脊柱炎、慢性肝炎及顽固性哮喘等。

一、艾条灸

艾条灸法是用纯净的艾绒制成艾条，点燃后在人体某穴位或患处熏烤的一种技术操作，具有回阳救逆、调理肠胃、化湿止痒、祛腐拔毒等功效。根据实际操作方法的不同，艾条灸又包括温和灸、回旋灸、雀啄灸和实按灸等。

艾条灸或艾灸的是通过艾绒制作的艾条的药效来发挥作用，目前艾条有纯艾绒或艾叶制作的艾条，也有添加了某种中药成分的艾条。

（一）治疗/护理目标

1. 解除或缓解各种虚寒性病症的临床症状。

2. 通过艾灸，以达到温通经络、调和气血、消肿散结、祛湿散寒、回阳救逆、防病治病、保健强身的目的。

（二）操作重点步骤

1. 评估患者病情、当前主要临床表现、既往史及有无感觉迟钝/障碍，患者体质及实施艾条灸处的皮肤情况、对热的敏感和耐受程度、心理状况。

2. 施灸体位。根据取穴选择合适的体位，体质虚弱或精神紧张者应采用卧位。暴露施灸部位，注意遮挡和保暖。

3. 施灸部位。先灸头部、腰背部，后灸胸腔、四肢。

4. 施灸方法。遵医嘱或根据病情，选用相应的灸法。

艾条灸法一般分为悬起灸和实按灸两大类。

（1）悬起灸是将艾条悬放在距离穴位一定高度上进行熏烤，而不使艾条点燃端直接接触皮肤。悬起灸一般用无药艾条，有时也可用药物艾条进行熏烤。又分为温和灸、回旋灸、雀啄灸。

②温和灸：将艾条燃着的一端与施灸处的皮肤保持3cm左右距离，使患者局部温热而无灼病，每穴灸5～7mm，以皮肤出现红晕为度。对昏迷或局部知觉减迫者，操作者要将食指、中指分开后置于施灸部位两侧，通过操作者的手指来测量患者局部的受热温度，以利随时调节施灸的距离，掌握施灸的时间，防止灼伤。这种灸法的特点是，温度较恒定和持续，对局部气血阻滞有散开的作用，主要用于局部疼痛的灸疗。

③回旋灸：又称熨热灸。即将点燃的艾条一端接近施灸部位，距皮肤3cm左右，平行往衷回旋施灸，一般灸20～30min。这种灸法的特点是，温度呈渐凉渐温互相转化，除对局部病痛的气血阻滞有消散作用外，还能对经络气血的运行起到促进作用，故对灸点远端的病痛有一定的治疗作用。

③雀啄灸：将艾条点燃的一端对准穴位2～3cm处，似鸟雀啄米状，一上一下地施灸，多随呼吸的节奏进行雀啄，一般可灸5min。这种灸法的特点是，温度突凉突温，对

唤起穴位和经络的功能有较强的作用，因此适用于灸治远端的病痛和内脏疾病。

③实接灸：将点燃的灸条隔布或棉纸数层实按在穴位上，使热气透入皮肉深部，火热减后重新点火按灸，称为实按灸。

5. 施灸时间。每穴灸疗时间根据不同施灸方法有所不同，一般采用每日灸或隔日灸。

6. 随时观察局部皮肤情况，询问患者有无灼痛感，及时调整距离，防止灼伤，施灸过程中应及时将艾灰弹入弯盘中，防止灼伤皮肤和烧坏衣物。

7. 注意观察患者全身情况或病情变化，了解患者的心理和生理感受。

8. 施灸完毕，立即熄灭文火，将艾条插入小口瓶中。用纱布清洁局部皮肤，协助患者整理衣着，整理床单位，取舒适体位，酌情通风换气。

9. 记录，患者的一般情况和施灸局部皮肤情况，异常情况的处理措施及效果，

（三）成效标准

1. 患者/家属对所作的解释和操作表示理解和满意。

2. 取穴准确，正确运用各种手法。

3. 艾灸过程安全，无发生意外情况。

4. 起到一定的温通经络、调和气血、消肿散结、保健强身作用。祛湿散寒、回阳救逆、防病治病、保健强身的作用。

5. 在一定程度上缓解了各种虚寒证的临床症状。

6. 影响艾条灸成效的因素。施灸体位、部位、施灸方法、施灸时间、施灸药物。

（四）相关链接

艾灸在临床的应用。

1. 拔除尿管后的小便淋沥。

（1）部位：关元、气海、中级、水道。

（2）中医证型：一般适用于所有中医证型，尤以寒湿证、虚证效果好。寒湿证：小便不利，面浮足肿，患者下肢先肿，按之凹陷，兼有胸闷纳少，肢冷神身重腰酸，便溏，舌胖大，苔白，脉沉迟弱。

虚证：小便不利，兼有腰膝酸软无力，四肢不温，面色㿠白，舌质淡嫩，脉沉细弱。

2. 膀胱痉挛（膀胱刺激征）。

（1）部位：关元、气海。

（2）中医证型：一般适用于所有中医证型，尤其以肾阳虚衰、中气不足更为显效。肾阳虚衰、中气不足证尿频、尿急，尿道涩痛，伴见腰膝酸软，面包姚白，舌淡苔白，脉弱。

3. 癃闭。

（1）部位：中极、关元、气海。

（2）中医证型：风寒湿阻、气虚血瘀。风寒湿阻证：小便不利或点滴不通，小腹胀满，口渴但不欲饮，舌淡，苔白腻，脉浮缓。

气虚血瘀证：小便不利或尿如细线，或点滴不通，小腹胀满隐痛，舌紫暗，有瘀斑或瘀点，脉涩或细数。

4. 恶心呕吐。

（1）部位：中脘穴。

（2）中医证型：脾胃阳虚、寒湿证。

虚证：呕吐，饮食稍多即吐，时吐时止，兼有面色㿠白，倦怠乏力，四肢不温，大便溏薄，舌淡，脉濡。

寒湿证：呕吐兼有恶心，恶寒发热，舌苔薄白，脉浮缓者。

5. 顽固性呃逆。

（1）部位：天突穴。

（2）中医证型：脾胃虚寒（温和灸 5~7min）。

6. 胃脘痛。

（1）部位：中脘穴。

（2）中医证型：脾胃虚寒（凡属肝气犯胃、胃阴不足、湿热中阻者不宜施灸）。

脾胃虚寒证胃脘剧痛，得温痛减，伴有呕吐清水，四肢厥冷，面色青白，舌淡，苔薄白，脉沉迟，

7. 眩晕。

（1）部位：百会。

（2）中医证型：气血亏虚、风痰上扰证（凡属肝阳上亢、肝肾阴虚者不宜施灸）。

气血亏虚证：眩晕，动则尤甚，或突然站立则眼黑欲倒，兼有气短乏力，面色㿠白，舌淡，脉细弱。

风痰上扰证：头晕耳鸣，首重如蒙，胸闷恶心，纳少，痰多易咳，舌苔白腻，脉濡滑。

8. 四肢痿软。

（1）部位：

①上肢：合谷、手三里、曲池、手五里。

②下肢：梁门、髀关、伏兔、梁丘、足三里、丰隆、解溪。

（2）中医证型：虚证、寒湿证（施灸部位宜先上后下，先头部、胸背，后腹部、四肢）。

虚证：肢体痿软无力，逐渐加重，食少，便溏，面浮而色不华，神疲乏力，舌苔薄白，脉细。

寒湿证：肢体困重，痿软无力，或兼有微肿麻木，以下肢为常见，胸脘痞闷，苔白腻，脉濡缓。

9. 崩漏。

（1）部位：隐白，大敦（灸隐白醒脾益气，统摄血行；灸大敦疏肝达木，调节血量）。

（2）中医证型：所有中医证型，尤其以脾虚型更为显效。

脾虚证：经血非时而下，量多如崩，或淋漓不断，色淡质稀，神疲体倦，气短懒言，不思饮食，四肢不温，或面浮肢肿，面色淡黄，舌淡胖，苔薄白，脉缓弱。

【艾条灸操作流程及要点说明】

| 操作流程 | 要点说明 |

核对
1. 患者姓名、性别、年龄、住院号 /ID 号
2. 医嘱、诊断、施灸部位、时间

↓

评估
1. 患者当前主要临床表现、既往史、体质情况及有无感觉迟钝 / 障碍
2. 患者体质及针刺取穴部位的皮肤情况
3. 患者的心理状况及对疼痛的耐受程度

→ **禁忌**
1. 凡属实热证或阴虚发热者,不宜施灸
2. 颜面部、大血管处、孕妇腹部及腰骶部不宜施灸

↓

告知
1. 操作目的及过程
2. 可能出现的不适、针刺意外情况及注意事项

↓

准备
1. 操作者:洗手,戴口罩
2. 环境:无易燃物品,温度适合
3. 物品:艾条、火柴、小口瓶、弯盘,必要时备屏风、毛毯等
4. 患者:取合理体位,暴露施灸部位,保暖

→ 1. 治疗过程中局部皮肤可能出现烧灼、热烫的感觉或烫伤、水泡等情况
2. 艾条可出现较淡的中药燃烧气味

↓

实施
1. 定穴:遵医嘱确定施灸部位及施灸方法
2. 施灸:手持艾条,将的一端对准施灸穴位,使患者感到温热但无灼痛为度,随时弹去艾灰,灸至局部皮肤出现红晕,每处 5–15min
3. 观察:观察局部皮肤及病情变化,询问患者有无不适,防止艾灰脱落,造成烧伤或毁坏衣物
4. 灸毕:将艾条放进小口瓶内彻底熄灭,清洁局部皮肤
5. 整理:协助患者着衣,取舒适卧位,整理床单,清理物品

→ 1. 施灸部位,宜先上后下,先灸头项、胸背,后灸腹部、四肢
2. 对于昏厥、局部知觉减退的病人或小儿等,操作者可将食、中两指置于施灸部位的两侧通过操作者手指的感觉来测知病人局部的受热程度
3. 施灸过程中,随时询问患者有无灼痛感,调整距离,防止烧伤,及时弹去艾灰,如局部皮肤产生烧灼、热烫的感觉,应立即停止治疗
4. 施灸后皮肤出现微红灼热,属于正常现象。如局部出现小水疱,无需处理,可自行吸收。如水疱较大,消毒局部皮肤后,用无菌注射器吸出液体,覆盖无菌敷料,保持干燥,防止感染

↓

记录
1. 患者的一般情况和局部皮肤情况
2. 患者的反应及病情变化
3. 异常情况、处理措施及效果

二、艾炷灸

艾炷灸是将纯净的艾绒(或加人中药)搓捏成圆锥状如麦粒大或如华截枣核大小,直接或间接置于穴位或者病变部位上施灸的一种技术操作方法。具有调和气血、温里回阳、消瘀散结、祛湿散寒等功效。

艾炷的做法是将纯净的艾绒放到平板上,用手指搓捏成大小不等的圆锥形的(小者

398

麦粒大，中者半个枣核大，大者半个橄榄大）。

（一）治疗/护理目标

1. 解除或缓解各种虚寒性病证的临床症状。

2. 通过艾柱灸，以达到温道经络、调和气血、消肿散结、祛湿散寒、固阳救逆、防病治病、保健强身的目的。

（二）操作重点步骤

1. 评估患者病情、当前主要症状、临床表现、既往史及有无感觉迟钝/障碍，患者体质及实施艾炷灸处的皮肤情况、对热的敏感和耐受程度、心理状况。

2. 施灸体位。协助患者取合理体位，暴露施灸部位，按医嘱确定施灸穴位，注意保暖。

3. 施灸方法。临床上分直接灸和间接灸两大类。

（1）直接灸：是将艾炷直接放在皮肤上点燃施灸的方法，又称着肤灸。临床上可分为化脓灸和非化脓灸。

①化脓灸：亦称瘢痕灸，属于烧灼灸法，用黄豆大或枣核大的艾炷直接放在穴位上点燃施灸，每壮艾炷必须燃尽，除去灰烬后方可继续易炷再灸。艾蛀烧灼局部组织，施灸部位往往被烧破，甚至呈焦黑色，使其产生无菌性化脓现象（灸疮）。

本法适于虚寒证，实热和虚热证不宜用，头面颈项不宜用，每次用穴不宜多。如用麦粒大的艾炷烧灼穴位，痛苦较小，可连续灸 3 ~ 7m，灸后无箫膏药敷治，称为麦粒灸，适于气血两亏者。临床上适于治疗哮喘、肺痨、瘰疬等慢性顽疾。

施灸前要注意患者体位的平正和舒适，以及所灸穴位的准确性。

局部消毒后，可涂以大蒜液或凡士林，增加艾炷对皮肤的黏附力。

点燃艾炷后，患者一般会因烧灼感到剧痛，为了减轻疼痛，可轻轻拍打局部，有的可将 0.2% 盐酸普鲁卡因 1 ~ 2ml 注射入施灸穴位皮内或皮下，无痛后再灸，或用中药外涂局麻无痛施灸。具体方法是取川乌、细辛、花椒各 30g，蟾酥 18g，用 75% 酒精 300mL 浸泡 24h 后，取棕红色上清液，用消毒棉球涂于施灸穴位，1 ~ 8min 达局部麻醉后即可施灸。灸完一壮后，用纱布蘸冷开水抹净所灸穴位，再依前法灸之。

灸完所需壮数后施灸部位往往被烧破，甚至呈焦黑色，在施灸穴位上贴敷药饼或药膏，每天换 1 次。

数天后即现灸疮，停灸后 3 ~ 4 周灸疮结痂脱落，伴有瘢痕。

②非化脓灸：亦称无瘢痕灸，属于温热灸法，点燃艾炷，当患者感到烫时，即用镊子将艾炷夹去或压灭。当艾炷燃剩 2/5 而患者感到微有灼痛时即可易炷。连续灸 5 ~ 7 壮，局部出现红晕为止。灸后不发灸疮，无瘢痕，易为患者接受。

（2）间接灸是将艾炷与皮肤之间用药物制品衬隔而施灸的一种方法，又称隔物灸。常用的有：

①隔姜灸：将生姜切成 0.2 ~ 0.3cm 厚的薄片，用针在其中间穿几个孔，置于穴位上，把艾炷放在姜片上点燃施灸。适于风寒咳嗽、虚寒腹痛、呕吐、泄泻、风寒湿痹等。

②隔蒜灸：用独头大蒜切成 0.2 ~ 0.3cm 厚的薄片，中间以针刺成数孔，置于穴位上，把艾炷放在蒜片上点燃：每穴每次可灸 5 ~ 7 壮，隔 2 ~ 3d 1 次。适于痈疽未溃、瘰疬、肺痨等。如用大蒜捣成泥糊状，均匀铺于脊柱（大椎至腰俞）上，约 0.2cm 厚，周

围用棉皮纸封固，然后用艾炷置其上，点燃施灸，则称为铺蒜灸法，适于治虚劳顽痹。

③隔盐灸：施灸部位多为脐部又称"神阙灸"，将干燥食盐研细末，撒满脐窝，略高脐约0.1cm，在盐上面置放较大艾炷施灸（为防止盐受热爆裂，可在盐上放一薄片生姜），待患者感到灼痛再更换艾炷。一般每次施灸5~7壮，每天或隔天1次，适于寒证吐泻、腹痛、癃闭、四肢厥冷等，有回阳救逆作用。

④隔附子饼灸：以附子片或附子药饼作间隔物。药饼的制法是将附子研成细末，以黄酒调和，制成直径约3cm、厚约0.8cm的附子饼，中间以针刺数孔，放在应灸穴位或患处，上置艾炷，点燃施灸，直至灸完所规定的壮数为止。适于治疗风寒湿痹、疮疽初起之病症。

⑤隔豆豉饼灸：将淡豆豉研为细末，过筛，量疮之大小，以适量药末入黄酒做饼，软硬适中，厚约0.6cm，放于疮孔周围，上置艾炷灸之，勿使皮破，每日1次，以愈为度。适于外科疮疡初起、瘰疬、乳痈初起，各种痛症，疖肿未化脓者。

⑥隔胡椒饼灸：以白胡椒末适量，加面粉和水制成厚约0.8cm，直径约2cm的圆饼，使中央呈凹陷形，置适量药末（如丁香、麝香、肉桂等）于内填平，上置艾炷，点燃施负。灸完所规定的壮数，以觉温热舒适为度。适于气虚下陷，脏器下垂之症。

4. 施灸时间。间接灸用小艾炷，每穴灸3~7壮；中、大艾炷，每穴灸5~7壮。体质强壮者，宜大艾炷，壮数较多；体质虚弱者，宜小艾炷，壮数较少。阳虚、寒证，宜大艾炷，壮数多，阴虚、热证，宜小艾炷，壮数少。肌肉丰厚处宜大、中文炷，多灸；肌肉薄处宜小艾炷，少灸。艾炷灸可每日或隔日进行1次。

5. 随时观察局部皮肤及病情变化，询问患者有无灼痛感，病人稍有灼痛感即应更换艾炷或将文火熄灭。对昏迷、知觉减退或小儿者，应密切观察，掌握温度，防止烫伤皮肤。

6. 施灸时，严防艾火烧坏病人的衣服、被褥等物，避免火灾。

7. 灸毕，熄灭艾火。

8. 记录患者的一般情况和施灸局部皮肤情况，异常情况的处理措施及效果。

（三）成效标准

1. 患者/家属对所作的解释和操作表示理解和满意。

2. 取穴准确，正确运用各种方法。

3. 艾炷灸过程安全，无发生意外情况。

4. 本疗法以轻微烫伤、灸后不起泡为度，无发生感染。

5. 在一定程度上缓解了一些虚寒证的临床症状。

6. 短时间内可起到温通经络、调和气血、消肿散结、祛湿散寒、回阳救逆的作用。

7. 影响成效的因素。施灸部位，施灸方法，施灸时间，施灸壮数等。

（四）相关链接

艾炷上尖下圆，呈圆锥形，分为大、中、小3种。大艾炷如蚕豆大，中艾炷如枣核大，小艾炷如麦粒大。

何为一壮：每燃烧一个艾炷，称为一壮。施灸时壮数与艾炷大小，应根据病情需要、施灸部位和方法以及，患者体质等情况灵活掌握。

艾炷灸临床运用同艾条灸。

【艾炷灸操作流程及要点说明】

400

操作流程　　　　　　　　　　　　　　要点说明

核对
1. 患者姓名、性别、年龄、住院号 /ID 号
2. 医嘱、诊断、艾炷部位、时间 / 壮数

↓

评估
1. 患者当前主要临床表现、既往史、药物过敏史
2. 患者体质及实施艾炷灸处的皮肤情况
3. 患者的心理状况及对疼痛的耐受程度

禁忌
1. 凡属实热证或阴虚发热者,不宜施灸
2. 颜面部、大血管处、孕妇腹部及腰骶部不宜施灸

↓

告知
1. 操作目的及过程
2. 可能出现的不适、并发症及注意事项

1. 治疗过程中局部皮肤可能出现烫伤、水泡等情况
2. 艾绒可出现较淡的中药燃烧气味

↓

准备
1. 操作者:洗手,戴口罩
2. 环境:无易燃物品,温度适合
3. 物品:艾炷,火柴,凡士林、棉签、弯盘。间接灸时,酌情准备姜片或蒜片或附子饼等
4. 患者:取合理体位,暴露施灸部位,保暖

↓

实施
1. 定穴:遵医嘱确定施灸部位及施灸方法
2. 施灸:直接灸是在施灸穴位部位涂少量凡士林,上置大小适宜的艾炷,点燃,至燃剩 2/5 左右时,用镊子取出余下的艾炷,更换新炷再灸,一般灸 5~7 壮。隔姜灸是施灸部位涂少量凡士林,取鲜姜一片(当中刺数孔),置于应灸部位,其上围起艾炷,点燃,施灸壮数按医嘱而定
3. 观察:随时询问患者感觉,观察艾炷燃烧情况,以局部皮肤出现红晕而不起泡为度
4. 灸毕:用镊子取出艾炷,将剩余未燃尽的艾炷置于有水弯盘中
5. 整理:清洁局部皮肤,协助患者着衣,取舒适卧位,清理物品

1. 施灸前应对患者说明施灸要求,消除恐惧心理
2. 施灸部位,宜先上后下,先灸头项、胸背,后灸腹部、四肢
3. 施灸过程中,随时询问患者有无灼痛感,防止烧伤,及时更换艾炷
4. 施灸后皮肤出现微红灼热,属于正常现象。如局部出现小水疱,无需处理,可自行吸收。如水疱较大,消毒局部皮肤后,用无菌注射器吸出液体,覆盖无菌敷料,保持干燥,防止感染
5. 对于昏迷,反应迟钝或局部皮肤感觉消失的患者,应注意勿灸过量,避免灼伤皮肤

↓

记录
1. 患者的一般情况和局部皮肤情况
2. 艾炷灸方法、时间、壮数
3. 患者的反应及病情变化
4. 异常情况、处理措施及效果

三、温针灸

温针灸是针刺与艾灸结合使用的一种方法，可增强针刺的疗效，又称针柄灸。针刺得气后，将毫针留在适当的深度，取 1~2cm 长的艾条一段，套在针柄上端，或用艾绒捏在针柄上，点燃艾条施灸，使热力通过针体传入穴位内，达到治疗目的。本疗法具有温经通络、温中和胃、温里助阳等功效。适用于寒性病证，比如胃痛、痛经、寒疝、腹痛、痢疾、呕吐、风湿性关节炎、肩周炎、腰背痛、痹证等。

（一）治疗/护理目标

1. 解除或缓解各种虚寒性病证的临床症状。

2. 通过温针灸，以达到温通经络、调和气血、消肿散结、祛湿散寒、回阳救逆、防病治病、保健强身的目的。

（二）操作重点步骤

1. 评估患者病情、当前主要症状、临床表现、既往史及有无感觉迟钝/障碍，患者体质及施灸处的皮肤情况、对疼痛的耐受程度、心理状况。

2. 施灸部位。人体除了眼、耳、鼻等部位不用温针灸外，其他穴位，均可依据病情选择用温针灸法。

3. 施灸方法。

（1）取穴进针：根据医嘱或针灸处方选穴，按毫针法进针，进针后先行针刺补泻手法后留针。

（2）置艾、点火：留针后取约 2cm 长艾卷套在针柄上，艾卷距皮肤 2cm 左右，使用的接灰板要防燃烧，从艾绒团的下方点燃灸之。

4. 施灸时一般可连续灸 2~3 壮，灸完即止。

5. 实施温针灸过程中，注意询问患者感觉，及时调整针刺的深度、更换艾绒团，防针刺部位烫伤。

6. 艾灸完毕后除去残灰，稍等片刻再拔针。

7. 准确记录。

（三）成效标准

1. 患者/家属对所作的解释和操作表示理解和满意。

2. 取穴准确，正确运用各种手法。

3. 治疗过程安全，无发生意外情况。

4. 各种虚寒疼痛、胃寒泄泻等症状得到缓解。

5. 影响成效的因素。施灸部位，施灸方法，施灸时间，施灸壮数。

（四）相关链接

温针灸常选择肌肉丰厚、容易固定毫针的部位。当然，选择温针灸的部位最重要的是要考虑治疗目的。

1. 腰骶都，背部、腹部的穴位。适于腰背部疼痛、腹痛、胃病、呕吐、痢疾、寒疝的病人。具体如下：

（1）腰背部疼痛：可以取肾俞、腰阳关、阳陵泉、委中、命门。

（2）腹痛：可以取腹部任脉的中脘、天枢、神阙，再配足三里、合谷。

（3）胃痛：取中脘、足毛里、内关、公孙、梁门。

（4）呕吐：取合谷、大椎、间使、内关、中脘。

（5）痢疾：取天枢、气海、上巨虚。

（6）寒疝：取期门、气海、神阙、大教、局部阿是穴。

2. 腹部的募穴。募穴是指脏腑之气之汇聚于胸腹部的腧穴，称为"募穴"，又称为"腹募穴"。"募"，有聚集、汇合患。募穴均位于胸腹部有关经脉上，其位置与其相关

脏腑所处部位相近，五脏、心包络及六腑各有募穴 1 个，共 22 个：

如肺经为中府，心经为巨阙，肝经为期门，脾经为章门，肾经为京门，心包经为膻中，胃经为中脘，胆经为日月，大肠经为天枢，膀胱经为中极，小肠经为关元，三焦经为石门穴等。募穴多用以诊断和治疗本脏腑病证。

3. 四肢穴位。多用于四肢痹证的治疗。

（1）肩部，取肩髃、肩镠、秉风、阿是穴。

（2）肘部：取曲池、尺泽、阿是穴。

（3）腕都取阳溪、阳池、腕骨、阿是穴。

（4）髀部：取环跳、居髎、阿是穴。

（5）股部，取秩边、阿是穴。

（6）膝部：取犊鼻、阳陵泉、膝阳关、阿是穴。

（7）踝都：取申脉、解溪、阿是穴。

【温针灸操作流程及要点说明】

操作流程	要点说明

核对

1. 患者姓名、性别、年龄、住院号/ID 号
2. 医嘱、诊断、温针灸部位、时间

评估

1. 患者当前主要临床表现、既往史及有无感觉迟钝/障碍
2. 患者体质及实施温针灸处的皮肤情况
3. 患者的心理状况及对热敏感和疼痛的耐受程度

禁忌

1. 凡属实热证或阴虚发热者,不宜施灸
2. 颜面部、大血管处、孕妇腹部及腰骶部不宜施灸

1. 施灸后皮肤出现微红灼热,属于正常现象,治疗过程中局部皮肤可能出现烫伤、水泡等情况
2. 艾绒可出现较淡的中药燃烧气味

告知

1. 操作目的及过程
2. 可能出现的不适、并发症及注意事项

准备

1. 操作者:洗手,戴口罩
2. 环境:无易燃物品,温度适合
3. 物品:艾炷,火柴,皮肤消毒液、棉签、镊子、毫针、"E"字形硬纸片等
4. 患者:取合理体位,暴露施灸部位,保暖

实施

1. 定穴:遵医嘱确定施灸部位及施灸方法
2. 进针。消毒局部皮肤,按医嘱选择相应的进针方法,通过提、插、捻、转手法调节针感,得气后留针,用 5cm85cm 的纸片套住针根周围
3. 置艾。将艾绒搓团裹于针柄上点燃施灸,艾绒燃尽后可换炷再灸,可连灸数壮。
4. 随时观察患者,询问患者感觉,防止烧伤皮肤或毁坏衣物及晕针、晕灸等意外
5. 起针。施灸完毕用镊子起针,棉签轻压针孔片刻,核对毫针数。
6. 协助患者着衣,取舒适卧位,整理床单位,清理物品

1. 施灸部位,宜先上后下,先灸头项、胸背,后灸腹部、四肢
2. 施灸过程中,随时询问患者有无灼痛感,观察有无针刺意外发生,防止烧伤
3. 如局部出现小水疱,无需处理,可自行吸收。如水疱较大,消毒局部皮肤后,用无菌注射器吸出液体,覆盖无菌敷料,保持干燥,防止感染

记录

1. 患者的一般情况和局部皮肤情况
2. 温针灸时间
3. 患者的反应及病情变化
4. 异常情况、处理措施及效果

四、雷火灸

雷火灸法是中药粉末（主要包括沉香、木香、乳香、茵陈、干姜、羌活、廯香没药、草乌、川乌、雄黄等）加上艾绒制成艾条，施灸于穴位上的一种灸法。本疗法始于《本草纲目》。《针灸大成》认为此法"治闪挫骨间痹痛及寒湿气痛而畏刺者"。

"雷火灸"疗法以芳香走窜的药物作引经药，使其具有祛风，散寒，利湿，通络作用的药力，渗透人穴位，产生温经通络，流畅气血，祛寒除湿的目的。

芳香药是以芳香辟浊、化湿醒脾为主要功效的药物，叫芳香化湿药。本类药物气味芳香，性偏温燥，多人膀胱、脾、小肠经。有利水掺湿、利尿逼淋、利湿退黄等功效。

引经药是指药物对机体某部分的选择性作用，即某些药对某些脏腑经络有特殊的亲和作用，因而对这些部位的病变起着主要或者特殊的治疗作用。六经引经药：太阳经——羌活；陌明经——白芷、葛根；少阳经——柴胡；太阴经——苍术；少阴经——细辛；厥阴经——吴茱萸。

（一）治疗/护理目标

1. 解除或缓解各种虚寒性病证的临床症状。

2. 通过运用温通经络、调和气血、消肿散结、祛湿散寒、回阳救逆等法，以达到防病治病、保健强身的目的。

（二）换作重点步骤

1. 评估患者病情、当前主要症状、临床表现、既往史及有无感觉迟钝/障碍，患者体质及实施番火灸处的皮肤情况、对热敏感和疼痛的耐受程度、心理状况。

2. 取穴。根据病症选定穴位，选穴方法闾"针刺法"，明确施灸部位及施灸方法。

3. 施灸方法。

拧开灸具顶部，揭开灸具底部，拿起药艾条从底部向前推至露出约5cm，取大头针插在灸具两边针孔固定药艾，撕开药艾前端包装纸，点燃药艾。

将燃着的药艾一端在施灸部位上方2~3cm处施灸，灸至局部皮肤发红，深部组织发热为度。

雷火灸法有补法和泻法之分。临床可根据不同病情而选用之。补法常用于风寒湿痹、虚寒腹痛泄泻等。泻法常用于实证之痛症，腰背痛，湿浊阻滞之呕吐等。

补法有：

（1）雀啄法：雷火灸火头对准应灸处，采用像鸡啄米、雀啄食似的上下移动方法。多用于泄邪气时，在患部和穴位上使用。

（2）小回旋法：雷火灸火头对准应灸的部位或穴位，作固定的小回旋转，该法采用顺时针方向旋转，多用于泻法，若采用反时针方向旋转，多用于补法。

（3）螺旋形灸法：雷火灸火头对准应灸部位中心点，逐渐由小而大，可旋至碗口大，反复使用由小而大的操作方法，按顺时针螺旋形方法旋转，多用于泻法；若采用反时针方向进行螺旋形反复旋转，多用于补法。

（4）横行灸法：超越病灶部位，灸时移动方向，左右摆动，距离皮肤1~2cm，多用于泻法，距离皮肤3~5cm，多用于补法。

（5）纵行灸法：超越病灶部位，灸时上下移动火头，距离皮肤1～2cm，多用于泻法；距离皮肤3～5cm，多用于补法。

（6）斜向灸法：超越病灶部位，灸条火头斜形移动，距离皮肤1～2cm，多用于泻法；距离皮肤3～5cm，多用于补法。在治疗鼻炎等多种疾病上常采用。如印堂穴移到迎香穴，必、须采用斜向灸法。

（7）拉辣式灸法：操作者用左手三指平压躯干软组织，向中心线外侧移动，雷火灸距离皮肤2cm，保持红火，随着操作者的手在患者皮肤上熏烤。在躯干部操作者平压肢体软组织，向远端移动，雷火灸距离皮肤2cm，保持红火，随着操作者的手在患者皮肤上熏堵。每个方位每次拉动距离不少于10cm，拉动次数为3～5遍为佳。

（8）摆阵法：用温灸斗：一孔式、两孔式等，根据病情可摆横阵、竖阵、斜阵、平行阵、丁字阵等。

泻法：以上的补法时间延长，超过了0.5h，药量增大，渗透加深，就会起到泻法的作用，尤其是超过1h以后的温灸法就会变成泻法。

4. 得气。

（1）补法得气：冒火灸距离皮肤3～8cm。施灸时间在5～10min，皮肤惶惶地呈现淡红色红晕或肌肉软组织呈现柔软，皮肤温度增加，此为补法得气。

（2）泻法得气：雷火灸距离皮肤1～2cm。悬灸时间在0.5～1min，皮肤出现红晕或皮温急剧增加，患者有刺痛感呈现，此法为泻法得气。得气后为1壮，必须用手触摸被灸处皮肤，降低皮温后再重新反复施灸。

5. 施灸过程中注意观察局部患者皮肤及病情变化，询问患者有无灼痛感，随时调整施灸的距离，防止艾灰脱落，造成烧伤皮肤或毁坏衣物。

6. 灸毕，将灸火彻底熄灭，用纱布清洁局部皮肤。

（三）成效标准

1. 患者/家属对所作的解释和操作表示理解和满意。

2. 取穴准确，正确运用各种手法。

3. 雷火灸过程安全，无发生意外情况。

4. 各种急性痛证、虚寒症状得到缓解。

5. 影响成效的因素。施灸部位、施灸手法、补泻手法、施灸时间、药物选择、药量选择等。

【雷火灸操作流程及要点说明】

操作流程　　　　　　　　　　　要点说明

核对
1. 患者姓名、性别、年龄、住院号 /ID 号
2. 医嘱、诊断、艾炷部位、时间 / 壮数

评估
1. 患者当前主要症状、临床表现、既往史及有无感觉迟钝 / 障碍
2. 患者体质及实施艾炷灸处的皮肤情况
3. 患者的心理状况及对疼痛的耐受程度

禁忌
1. 凡属实热证或阴虚发热者, 不宜施灸
2. 颜面部、大血管处、孕妇腹部及腰骶部不宜施灸

告知
1. 操作目的及过程
2. 可能出现的不适、并发症及注意事项

1. 治疗过程中局部皮肤可能出现烫伤、水泡等情况
2. 艾绒可出现较淡的中药燃烧气味

准备
1. 操作者:洗手,戴口罩
2. 环境:无易燃物品,温度适合
3. 物品:治疗碗装水、中药艾条两根、大头针、灸具两只、酒精灯、打火机、刮灰板、止血钳
4. 患者:取合理体位,暴露施灸部位,保暖

实施
1. 定穴:遵医嘱确定施灸部位及施灸方法
2. 打开灸具顶部,揭开灸具底部,拿起药艾条从询问向前推至露出约 5cm,取大头针在灸具两边针孔插入固定药艾
3. 撕开药艾前端包装包装纸,点燃药艾
4. 将药艾对准施灸部位,距离皮肤 2-3cm 施灸
5. 雷炎灸常用的基本手法有:
(1)补法:横向或纵向距离皮肤 3cm 灸 5 – 6min
(2)平补平泻法:顺时针打圈,距离皮肤 2 – 5cm 灸 5 – 6min
(3)泻法:用雀啄灸法距离皮肤 2cm,点刺穴位 7 次
6. 灸毕:使艾条彻底熄灭,清洁局部皮肤
5. 整理:清洁局部皮肤,协助患者着衣,取舒适卧位,清理物品

1. 施灸过程中,随时询问患者有无灼痛感调整距离。应保持保持施灸部位表面皮肤有温热感,但不可灼伤皮肤。灸至局部皮肤发红,深部组织发热为度
2. 施灸过程中随时刮灰,保持红火,保持药艾温度,并防止艾灰脱落灼伤皮肤
3. 艾药条燃至灸具口时,用止口钳取出大头针,拉开底盖用拇指推出药条,再用大头针固定继续使用
4. 治疗结束时取出大头针,盖好灸盖,火自动熄灭

记录
1. 患者的一般情况和局部皮肤情况
2. 艻炷灸方法、时间、壮数
3. 患者的反应及病情变化
4. 异常情况、处理措施及效果

五、热敏灸

热敏灸是以经络理论为指导，采用艾条温和灸"热敏化穴"，激发经络传感，促进经气运行，使气至病所，从而提高临床疗效的一项全新的艾灸疗法。热敏灸治疗方法主要是在为患者进行艾灸前，先寻找热敏化穴位，即灸疗的最佳选穴，然后进行施灸，从而在艾热刺激下激发热敏化穴位灸性感传，乃至气至病所，达到"小刺激大反应"的作用，使临床疗效大幅度提高。

中医所说的热敏化是指穴位在艾热的刺激下激发透热、扩热、传热、局部不（微）热远部热、表面不（微）热深部热、非热觉等热敏灸感和经气传导。热敏化穴位是指在文热的刺激下能产生热敏化现象的穴位。

（一）治疗/护理目标

解除或缓解凡是出现穴位热敏化的疾病（包括热证、寒症，或是虚证、实证）的症状。

（二）操作重点步骤

1. 评估患者病情、当前主要症状、临床表现、既往史及有无感觉迟钝/障碍，患老体质及实施热敏灸处的皮肤情况、对热敏感和疼痛的耐受程度、心理状况。

2. 施灸体位。协助患者取适当体位，暴露施灸部位，注意遮挡和保暖。

3. 施灸方法。遵医嘱或根据病情，采用回旋法、雀啄法、温和灸法等手法探查疾病的热敏化穴位。

先行回旋灸 1~3min 温通局部气血，继以雀啄灸 1~2min 加强施灸部位的热敏化程度，循经往返灸 2~3min 疏通经络，激发经气，再施以温和灸发动灸性感传、开通经络。只要出现 1 种以上（含 1 种）灸感反应则表明该穴位已发生热敏化。

4. 施灸时间。找到热敏点后，定点温和灸 10~18min。每日 1 次。

5. 随时观察局部皮肤询问患者有无灼痛感，及时调整距离，防止灼伤；施灸过程中应及时将艾灰弹人弯盘中，防止灼伤皮肤和烧坏衣物。施灸完毕，立即将艾条插入小口瓶中熄灭艾火。

6. 注意观察全身情况或病情变化，了解患者的心理和生理感受。

7. 灸毕，用纱布清洁局部皮肤，协助患者整理衣着，整理床单位，取舒适体位，酌情通风换气。

（三）成效标准

1. 患者/家属对所作的解释和操作表示理解和满意。

2. 取穴准确，正确运用各种手法。

3. 治疗过程安全，无发生意外情况。

4. 穴位热敏化的疾病（包括热证、寒证或是虚证、实证）的症状得到缓解。

5. 影响治疗成效的因素。施灸部位、施灸方法、施灸时间、热敏化穴位敏感度。

（四）相关链接

通过艾条温灸达到穴位热敏化时，常产生以下热感。通过热感的传导，传导之处，病症随之而缓解，施灸部位产生的热、胀、痛等感觉发生深透远传，所到之处，病症随之缓解。

（1）透热：灸热从经穴皮肤表面直接向深部组织穿透，甚至直达胸膜胺脏器。

（2）扩热：灸热以施灸点为中心向周围扩散。

（3）传热：灸热从施灸点开始循经脉路线向远都传导，甚至直达病所。

（4）局部不（微）热远部热：施灸部位不（或微）热，而远离施灸部位的病所处甚热。

（5）表面不（微）热深部热：施灸部位的皮肤不（或微）热，而皮肤下深部组织甚至胸腹腔脏群甚热。

（6）其他非热觉：施灸（悬灸）部位或远离施灸部位产生酸、胀、压、重、痛、麻、冷等非热觉。

【热敏灸操作流程及要点说明】

操作流程	要点说明
核对 1.患者姓名、性别、年龄、住院号/ID号 2.医嘱、诊断、艾炷部位、时间/壮数	
评估 1.患者当前主要症状、临床表现、既往史及有无感觉迟钝/障碍 2.患者体质及实施艾炷灸处的皮肤情况 3.患者的心理状况及对热敏感和疼痛的耐受程度	**禁忌** 颜面部、大血管处、孕妇腹部及腰骶部不宜施灸
告知 1.操作目的及过程 2.可能出现的不适、并发症及注意事项	1.治疗过程中局部皮肤可能出现烫伤、水泡等情况 2.艾绒可出现较淡的中药燃烧气味
准备 1.操作者:洗手,戴口罩 2.环境:无易燃物品,温度适合 3.物品:艾条,火柴,小口瓶,弯盘,必要时备屏风、毛毯等 4.患者:取合理体位,暴露施灸部位,保暖	1.选穴原则:先选强敏化腧穴,后选弱敏化腧穴;先选躯干部,再选四肢部;先选近心穴,后选远心穴;远近搭配,左右搭配,前后搭配 2.施灸剂量:最佳剂量以每穴完成灸感四相过程为标准,灸至感传完全消失为止
实施 1.定穴:采用回旋法、雀啄法、温和灸法等手法探查疾病的热敏化腧穴 2.施灸:先行回族灸1~3min温通局部气血,继以雀啄灸1~2min加强施灸部位的热敏化程度,循经往返灸2~3min疏通经络,激发经气,再施以温和灸发动灸性感传、开通经络。只要出现1种以上(含1种)灸感反应灸则表明该穴位已发表热敏化 3.观察:随时询问患者感觉,观察艾炷燃烧情况,以局部皮肤出现红晕而不起泡为度 4.整理:清洁局部皮肤,协助患者着衣,取舒适卧位,清理物品	3.施灸过程中,随时询问患者有无灼痛感,调整距离,防止烧伤,及时弹去艾灰。如局部皮肤产生烧灼、热烫的感觉,应立即停止治疗 4.施灸后皮肤出现微红灼热,属于正常现象。如局部出现小水疱,无需处理,可自行吸收。如水疱较大,消毒局部皮肤后,用无菌注射器吸出液体,覆盖无菌敷料,保持干燥,防止感染 5.对于昏迷,反应迟钝或局部皮肤感觉消失的患者,应注意勿灸过量,避免灼伤皮肤
记录 1.患者的一般情况和局部皮肤情况 2.治疗时间 3.患者的反应及病情变化 4.异常情况、处理措施及效果	

六、铺蒜灸

铺蒜灸又称长蛇灸、蒜泥铺灸，是我国浙江地区的针灸工作者从传统的和民间的方法中挖掘和总结出来的一种灸疗方法。取穴多用大报至腰俞间督脉段及膀胱经，可灸全段或分段。是目前灸疗中施灸范围最大、一次灸疗时间最长的灸法，本法具有调节机体免疫功能的作用。

（一）治疗/护理目标

1. 提高细胞免疫和抑制体液免疫的功能。

2. 通过铺蒜灸，以达到治疗类风湿性关节炎、脊柱炎、慢性肝炎及顽固性哮喘的目的。

（二）操作重点步骤

1. 评估患者病情、当前主要症状、临床表现、既往史及无感觉迟钝/障碍，患者体质及实施铺蒜灸处的皮肤情况、对热敏感和疼痛的耐受程度、心理状况。

2. 协助患者取合理体位，暴露施灸部位，按医嘱确施灸部泣及施灸方法，注意保暖。

3. 施灸部位。多刖大椎至腰俞间督脉段及膀胱经，可灸全段或分段。

4. 施灸介质：将剥好的蒜瓣捣成蒜泥样。

5. 施灸方法。脊柱穴常规消毒后，涂上蒜汁，在脊板正中线撒上斑蝥粉，粉上再辅以蒜泥 1 条约 1cm 椁，蒜泥条上铺艾绒，形成似三角长蛇形艾炷，点燃艾炷头、身尾 3 点，让其自然烧灼。待艾炷燃尽后，再铺上艾绒复灸。

6. 施灸时间。每次灸 2~3li，每周 1~2 次。

7. 灸毕，移去蒜泥，擦千穴区皮肤，灸后皮肤出现潮红，须严防感染。

8. 施灸过程中，随时询 1 问患者感觉，尽量不出水泡，潮红皮肤给予涂氧化锌油，以保护皮肤。

（三）成效标准

1. 患者/家属对所作的解释和操作表示理解和满意。

2. 铺蒜灸过程安全，无发生意外情况。

3. 细胞免疫功能得以提高。

4. 缓解了诸如类风湿性关节炎、脊柱炎、慢性肝炎及顽固性哮喘等的临床症状。

5. 影响成效的因素。施灸的部位、施灸的时间、施灸的壮数。

（四）意外情况的处理及预防

同艾条灸法。

【铺蒜灸操作流程及要点说明】

| 操作流程 | 要点说明 |

核对
1. 患者姓名、性别、年龄、住院号/ID号
2. 医嘱、诊断、治疗部位、时间/壮数

↓

评估
1. 患者当前主要症状、临床表现、既往史及有无感觉迟钝/障碍
2. 患者体质及实施铺蒜灸处的皮肤情况
3. 患者的心理状况及对疼痛的耐受程度

→
禁忌
1. 高血压、发热、局部皮肤疾患者禁用
2. 老人、小儿及孕妇等禁用

↓

告知
1. 操作目的及过程
2. 可能出现的不适、并发症及注意事项

→ 治疗过程中局部皮肤可能出现烫伤、水泡等情况。治疗部位4h内注意保暖,避免风寒

↓

准备
1. 操作者:洗手,戴口罩
2. 环境:无易燃物品,温度适合
3. 物品:斑蝥粉、蒜泥、纯艾绒、消毒医用纱布、镊子、氧化锌、火柴、棉签、弯盘,必要时备屏风、毛毯等

→ 斑蝥粉:按麝香粉50%、斑蝥粉20%,丁香粉、肉桂粉各15%的比例,混匀装瓶,密封备用

↓

实施
1. 定穴:脊柱(大椎至腰俞)、膀胱经、督脉
2. 施灸:脊柱穴区常规消毒后,涂上蒜汁,在脊柱正中线撒上斑蝥粉,粉上再铺以蒜泥1条,蒜泥条上铺艾绒,形成似三角长蛇形艾炷,艾炷头、身、尾3点,让其自然烧灼。待艾炷燃尽后,再铺上艾绒复灸,每次灸2-3灶。灸毕,移去蒜泥,用湿热纱布轻轻擦干穴区皮肤。
3. 观察:随时询问患者感觉,灸后皮肤出现潮红,尽量不出水泡,皮肤涂氧化锌油,以保护皮肤,须严防感染,直至结痂脱落愈合,一般不留瘢痕
4. 整理:清洁局部皮肤,协助患者着衣,取舒适卧位,清理物品

→
1. 治疗时间以暑夏三伏天为宜
2. 斑蝥粉1-1.8g,蒜泥条宜5cm宽、2.5cm高,艾炷为3cm宽、2.5cm高的艾绒(200g),下宽上尖
3. 施灸过程中,随时询问患者有无灼痛感,防止烧伤
4. 施灸后皮肤出现微红灼热,属于正常现象。如局部出现小水疱,无需处理,可自行吸收。如水疱较大,消毒局部皮肤后,用无菌注射器吸出液体,覆盖无菌敷料,保持干燥,防止感染
5. 对于昏迷,反应迟钝或局部皮肤感觉消失的患者,应注意勿灸过量,避免灼伤皮肤
6. 老年人采用俯卧位时要注意观察呼吸情况,操作时间不超过15-20min

↓

记录
1. 患者的一般情况和局部皮肤情况
2. 治疗时间
3. 患者的反应及病情变化
4. 异常情况、处理措施及效果

第四节 熏洗法

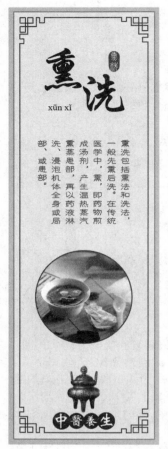

熏洗疗法包括熏法和洗法，一般先熏后洗。在传统医学中，"熏"为熏蒸之意，即将药物煎成汤剂，产生温热蒸汽熏蒸患部；"洗"为淋洗、泡洗之意，即药液熏蒸后，待液温降至合适温度再以药液淋洗浸泡机体全身或局部，或患处。熏洗疗法中还有一种先熏后浴的方法，用于全身泡浴，称之为淋洗熏洗法，即将药物煎成汤剂所产生温热蒸汽熏蒸患部，待液温降至合适温度再以药液淋洗浸泡机体全身或局部，或患处。熏洗疗法使药物有效成分通过皮肤的细胞、汗腺、毛囊、黏膜吸收和渗透进入人体，结合经络的沟通作用、脏腑的调节作用以及局部的刺激作用达到治疗的目的。

熏洗法根据治疗形式和使用部位的不同，可分为全身熏洗（药澡水）、局部熏洗两种。局部熏洗法又可为手部熏洗法、足部熏洗法、眼熏洗法、坐浴熏洗法等。

熏洗法属于中医"外治"法的范畴，为历代医学所重视并普遍使用。熏洗法是以中药性味功能和脏腑经络学理论为依据，选用一定的方药，经过不同加热方法，利用中草药的热力和蒸气作用与皮肤、肉理，起到开泄腠理、清热解毒、消肿止痛、杀虫止痒、温经活络、活血化瘀、疏风散寒、祛风除湿、协调脏腑功能等作用。

我国中药熏洗疗法的历史源远流长，奠基与秦代，发展与汉唐，充实于宋明，成熟于清代。早在3000多年前的商殷时期，宫廷中就盛行用药物进行沐浴，以防治疾病。在我国现存的古医书《五十二病方》中就有洗浴法、熏浴法的记载。张仲景《金匮要略》曰："蚀与下部则咽干，苦参汤熏洗之。"晋代葛洪，《肘后备急方》有"渍之"，"淋洗"的论述。唐代时期药浴配方的数目、用药水平、应用的广泛性都达到了空前的水平。宋代《太平圣惠方》有熏洗方163首。金元时期张从正把熏洗疗法列入治病之大法。清代的吴尚先的《理瀹骈文》在药浴种类上论述了熏、洗、沐、浴、喷、浸、渍、浇等八法。熏洗疗法的应用范围很广，涉及内、外、妇、儿、骨伤、五官、皮肤科等数百种疾病。包括：

内科疾病：感冒、咳嗽、哮喘、肺痈、中风、高血压、头痛、呕吐、腹胀、便秘等。

外科疾病：疔疮、疖肿、痈疽、乳痈、痔疮、肛裂、软组织损伤等。

妇科疾病：闭经、痛经、带下病、外阴瘙痒、宫颈糜烂、盆腔炎、子宫脱垂等。

骨伤科疾病：骨折、脱臼、肩周炎、骨质增生等。

皮妇科疾病：湿疹、皮肤瘙痒、手足癣、银屑病、扁平疣等。

五官科、眼科疾病：结膜炎、麦粒肿、巩膜炎、泪囊炎、鼻窦炎、唇炎、耳疮等。

熏洗常用到的工具有浴盆、木桶、水缸、坐浴盆、小喷壶、洗眼杯、布单或毯子。

一、局部熏洗

局部熏洗法是将药物煎汤，趁热在患处熏蒸、淋洗或浸浴，以达到疏通腠理、温经散寒、活血化瘀、祛风除湿、清热解毒、杀虫止痒等作用的一种外治方法。

（一）治疗护理目标

1. 缓解患者的关节疼痛、肿胀、屈伸不利、皮肤瘙痒等症状。

2. 减轻眼科疾病所引起的眼结膜红肿、痒痛、糜烂等。

3. 促进肛肠疾患的伤口愈合。如外痔肿痛、肛旁脓肿、内痔脱出、痔疮发炎、痣切除或瘘管手术后。

4. 治疗妇女会阴部瘙痒、带下过多等症状。

5. 美肤美容。

6. 应用于骨折后期。

（二）操作重点步骤

1. 评估当前主要症状、临床表现、既往史及药物过敏史，患者体质、心理状况及熏洗部位皮肤情况。

2. 协助患者取适宜体位（多取坐位），暴露熏洗部位，必要时屏风遮挡。

3. 药液选择

（1）眼科疾患可选择菊花、银花、蒲公英、黄芪、连翘、桔梗、薄荷等煎汤熏洗。

（2）四肢疾患可选用羌活、独活、威灵仙、虎杖、桃树枝、桑树枝、槐树枝、草乌、透骨草等煎汤先熏后洗。

（3）肛门疾患可选用马齿苋、石榴皮、五倍子、生槐花、生地榆、蒲黄、蒲公英等煎汤熏洗坐浴。

4. 药温。熏洗药液温度不宜过高，一般为 50 到 70 度为宜，以防烫伤。

5. 局部熏洗方法选择。

眼部熏洗法。将药液趁热倒入治疗碗，盖上带孔的多层纱布，协助患者取端坐位，头部向前倾，眼部对准碗口开展熏腾，待药液温度适宜时，应用镊子夹取纱布蘸药液淋洗眼部，稍凉即换，每次 15 到 30 分钟。也可用洗眼杯盛温热药汤，患者先低头，使洗眼杯紧贴患眼，接着紧持洗眼杯随同抬头，不断开阖眼睑，转动眼球，使眼部与药液接触。如患眼分泌物较多，应用新鲜药液多洗几次。洗毕，用毛巾轻轻擦干眼部，然后闭目休息 5 到 10 分钟。用无菌纱布敷盖患眼，胶布固定或戴上眼罩。

四肢熏洗法。上肢熏洗时，将药液趁热倒入盆中，幻肢架在盆上，用浴巾或布单围盖后熏腾，待温度适宜时，将幻肢浸泡在药液中泡洗约10min。下肢熏洗时，将药液趁热倒入木桶或铁桶中，桶内置一只小木凳，略高出药液面，患者坐在椅子上，将幻肢放在桶内小木凳上，用布单将桶口及腿盖严，进行熏蒸。待药液温度适宜时，取出小木凳，将药液浸泡在药液中，时间为1到20分钟。根据病情需要，药液可浸至踝关节或膝关节部位。熏洗完毕，用干毛巾擦干皮肤，注意避风。

坐浴法。将药液趁热倒入盆中，上置带孔木盖，协助患者脱去内裤，坐在木盖上熏腾，待药液温度适宜时（38~43°），拿去木盖，坐入盆中泡洗或用纱布淋洗。药液偏凉时，更换药液，每次熏洗20~30min，每天一次。

6. 熏洗过程中，观察患者的反应，及时了解患者生理及心理感受。若出现异常，应及时停止，协助患者卧床休息。

7. 注意事项。伤口部位进行熏洗时，应按照无菌技术规范进行；包扎部位进行熏洗时，应揭去敷料，熏洗完毕后，更换消毒敷料；所用物品需清洁消毒，用具一人一份，避免交叉感染；餐后半小时内不宜熏洗，年老，心、肺、脑病，体质虚弱，水肿患者熏洗时间不宜过长，以免虚脱；颜面部熏腾者，操作后半小时才能外出，以防感冒。

8. 操作完毕，清洁局部皮肤，协助患者整理衣着，取舒适卧位，清理用物。

（三）成效标准

1. 患者、家属对操作效果满意。

2. 过程安全，无发生意外情况。

3. 关节疼痛、肿胀症状及妇女会阴部瘙痒、带下过多等症状缓解，促进肛肠疾患的伤口愈合。

4. 影响成效的因素。适应症、药液配置、药液温度、熏洗时间等。

（四）意外情况的处理及预防

老年人或感觉不良的患者熏洗时应适当降低水温，并注意多巡视。

【局部熏洗操作流程及要点说明】

操作流程　　　　　　　　　　　　　　要点说明

核对
1.患者姓名、性别、年龄、住院号/ID 号
2.医嘱、诊断、熏洗部位、药物

评估
1.当前主要症状、临床表现、既往史、及药物过敏史
史
2.患者体质及熏洗皮肤情况
3.女性患者经、带、胎、产情况

禁忌
发热、急性炎症、昏迷、精神病患者、恶性肿瘤、黄疸、有出血倾向、气血两亏、严重心脏病、哮喘发作、孕妇及月经期

告知
1.操作目的、过程及注意事项

温度适宜,防止烫伤

准备
1.物品:治疗盘、药液、盛放药液容器(根据熏洗部位不同,也可备坐浴椅、有孔木盖浴盆及治疗碗等)、水温计,必要时备屏风及换药用品,或条件和需要备中草药熏蒸治疗机
2.环境:关闭门窗、浴室内温度适宜
3.患者:取合适体位,松开衣服,暴露熏洗部位,注意保暖

1.冬季注意保暖,暴露部位尽量加盖衣被
2. 熏洗药液温度不宜过高 , 一般为50~70℃,以防烫伤
3.根据熏洗部位不同选用合适物品
4.伤口部位进行熏洗时,应按照无菌技术规程进行
5.包扎部位进行熏洗时,应揭去敷料,熏洗完毕后,更换消毒敷料
6.所用物品需清洁消毒,用具一人一份,避免交叉感染
7.餐后半小时不宜熏蒸,年老、心、肺、脑病、体质虚弱,水肿患者讯熏洗时间不宜过长,以防虚脱
8.颜面部蒸腾者,操作后半小时才能外出,以防感冒
9.操作过程中随时间观察和询问患者的反应

实施
1.按医嘱配制药液,确定熏蒸部位
2.体位。助患者取适宜体位(多取坐位),暴露熏蒸部位,必要时屏风遮挡
3.药液选择。根据医嘱和患者的症状选择合适的药物配置药液
4.温度和时间选择

记录
1.熏蒸后的客观情况、并签名
2.异常情况、处理措施及效果
3.所用药物的名称、剂量

二、全身熏洗

全身熏洗法时将药物煎汤，趁热在患处熏蒸、淋洗或浸浴，以达到疏通腠理、温经散寒、活血化瘀、祛风除湿、清热解毒、杀虫止痒、等作用的一种外治方法。一般宜在密闭房间中，将配置好的药物放入锅中煮沸，待蒸汽加热使室内气温达到40℃左右即可进行治疗，一般熏蒸 15～20min 后，待室温降低，再用药液洗浴。

（一）治疗/护理目标

1. 是局部组织内的药物浓度及局部体温高于其他部位，促进局部血液循环，从而起到消炎、退肿、止痛、化瘀、祛风、除湿、散寒的目的。

2. 通过局部对药物的吸收对全身起到调节作用。

（二）操作重点步骤

1. 评估患者当前主要症状、临床表现、既往史及药物过敏史，以及患者体质、心理状况及熏洗局部皮肤情况。

2. 体位。协助患者取适宜体位（多取卧位），暴露熏洗部位，必要时屏风遮挡。

3. 药物选择

（1）风寒感冒：可选荆芥、防风、白芷、柴胡、羌活、独活、生姜等。

（2）皮肤疾患：可选用连翘、黄柏、苦参片、牛膝、川椒、菊花、黄岑、蒲公英、紫花地丁等。

4. 药温。药液温度以 38～43℃为宜，蒸汽热度适中，以免烫伤或灼伤患部，但药液也不可过冷。

5. 将配好药液置于浴盆中，协助患者卧于浴盆内，为避免药液蒸汽走散要加盖被单。冬季注意保暖，夏季宜避风寒，以免感冒加重病情。

6. 治疗频次。饭前饭后半小时内、过度疲劳者不宜进行，以防低血糖虚脱昏倒或影响消化功能。临睡前不宜进行全身热水药浴，以免兴奋，影响睡眠。一般熏洗时间为 20～30min。

7. 注意事项。恶性肿瘤、严重心脏病、重症高血压、呼吸困难、及出血倾向的患者禁用熏洗法；急性传染性疾病、年老体弱、严重心血管疾病、严重贫血、活动性肺结核等，禁用全身熏洗法。对于年老和心、肺、脑等病患者，不宜单独洗浴，应有家属助浴，洗浴时间不可过长，尤其是全身热水浴。

8. 某些需延长时间熏洗的疾病，可用洗净的鹅卵石烧红，放入盆内，加强蒸发。

9. 熏洗过程中保持熏洗液温度适中，随时观察患者的面色和生命体征，询问患者的反应，如有不适或一旦发生晕厥，应及时扶出浴盆，平卧休息，平时给病人喝些白开水或糖水，补充体液和能量。或用冷水洗脚，使下肢血管收缩，头部供血充足。

10. 全身药浴后应慢慢从浴盆中起身，以免出现体位性低血压，造成一过性脑部缺血，眩晕。熏洗后，要立即拭干皮肤，避免当风。

11. 协助患者穿衣，取舒适体位，清理用物。

（三）成效标准

1. 患者/家属对操作效果满意。

2. 过程安全，无发生意外情况。

3. 根据病情选择合适的方法和药物。

4. 短时间内即可起到一定的消炎、退肿、止痛、化瘀、祛风、除湿、散寒的作用。

5. 影响成效的因素。适应症、药液配置、药液温度、熏洗时间等。

（四）常见的不良反应及预防

老年人或感觉不良的患者熏洗时应适当降低水温，并注意多巡视。

【熏洗法操作流程及要点说明】

操作流程	要点说明
核对 1.患者姓名、性别、年龄、住院号/ID号 2.医嘱、诊断、熏洗部位、药物	**禁忌** 恶性肿瘤、严重心脏病、重症高血压、呼吸困难及有出血倾向的患者禁用熏洗法；急性传染性疾病、年老体弱、严重心血管疾病、严重贫血、活动性肺结核等，禁用全身熏洗法
评估 1.当前主要症状、临床表现、既往史、及药物过敏史 2.患者体质及熏洗皮肤情况 3.女性患者经、带、胎、产情况	
告知 1.操作目的、过程及注意事项	温度适宜，防止烫伤
准备 1.物品:治疗盘、药液、盛放药液容器(有孔木盖浴盆等)、水温计,必要时备屏风及换药用品,或按条件和需要备中草药熏蒸治疗机 2.环境:关闭门窗、调节室温 3.患者:取合适体位,松开衣服,暴露熏洗部位,注意保暖	
实施 1.按医嘱配制药液,确定熏蒸部位 2.体位。助患者取适宜体位(多取卧位),暴露熏洗部位,必要时屏风遮挡。 3.药液选择。根据医嘱或患者症状选择合适的药物配置药液 4.温度和时间选择。药液温度以38–43℃为宜,一般熏洗时间为20–30min 5.清洁局部皮肤,擦干;协助患者着衣,取舒适卧位,整理床单位 6.清理物品	1.熏洗时,为避免药液蒸汽走散要加盖被单。冬季注意保暖,夏季宜避风寒,以免感冒加重病情。熏洗后要立即拭干皮肤,避免当风 2.熏洗药液温度不宜过高,一般为50–70℃,以防烫伤 3.饭前饭后半小时内、过度疲劳者不宜进行,以防低血糖虚脱昏倒或影响消化功能。临睡前不宜进行全身热水药浴,以免兴奋,影响睡眠 4.所用物品需清洁消毒,用具一人一份,避免交叉感染 5.操作过程中随时间观察和询问患者的反应
记录 1.熏蒸后的客观情况、并签名 2.异常情况、处理措施及效果 3.所用药物的名称、剂量	
评估 1.患者当前主要临床表现、既往史及有无感觉迟钝/障碍 2.患者体质及头面部的皮肤情况 3.患者的心理状况及对疼痛的耐受程度	

第五节　贴敷法

贴敷疗法是将各种不同的药物制成一定的剂型，贴敷于某些穴位或特定的部位上，利用药物对机体的刺激和药理作用，起到活血止痛、清热解毒、消肿散结、祛痰解痉、软坚散结、祛除邪气、疏通经络、调和阴阳、健脾开胃、调整气血、改善脏腑功能、从而达到调整机体和治疗疾病的目的的方法。

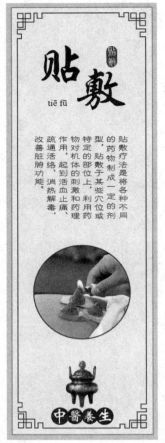

本疗法源远流长。在远古时期，先民就以学会用泥土、草根、树皮外敷伤口止血。马王堆出土的《五十二病方》载有许多外敷方剂用以治疗创伤、外病等。在《周礼．天官》中就记载了治疗疮疡常用的外敷药物法药物腐蚀法等。晋唐之后贴敷疗法和其他学科相互渗透与结合，如把敷药法和经络穴位的特殊功能结合起来，创立了穴位敷药法，大大提高了疗效。如晋代葛洪《肘后备急方》载有鸡子白、醋、猪脂水、蜜、酒等作为外敷药的调和剂，南北朝龚庆宣《刘娟子鬼遗方》用猪胆汁外敷治疗痈肿；宋代《太平圣惠方》以地龙粪研饼外敷治疗小儿头热、鼻塞不通；明代《普济方》用生附子研末和葱涎为泥，敷涌泉穴，治疗鼻渊等，说明本法相延甚久。清代《急救广生集》以较为完整的理论体系成为贴敷疗法成熟的标志。人们利用贴敷疗法与日常生活用品结合起来，制造出药物背心、内衣、腰带、护膝等药物保健品。

贴敷疗法主要用于治疗疖疮痈肿、急性炎症和某些神经系统病症。包括外科的疖、痈、疽、疮、流注、跌打损伤、烫伤等；内科的哮喘、肺痈、高血压、面瘫、头痛、盗汗、自汗等；儿科的时行感冒、高热、百日咳、腮腺炎等；以及皮肤科和妇科、骨伤科的各种病症都可选用贴敷疗法。

一、贴药（发泡疗法）

贴药法是将药物黏附于患者体表局部或穴位上的一种操作方法，发泡疗法是贴药法的一种，其是将药物敷贴与患处或穴位上使局部皮肤发红、灼、疼痛、起泡的治疗方法，也称"天灸疗法"。其药物剂型有膏贴、散贴、饼贴、叶贴、花贴、皮贴、药膜贴等。通过发泡疗法达到活血化瘀、消肿止痛、行气消瘀、提脓去腐的目的。利用药物较强的刺激作用，达到祛邪通络、清热解毒、消肿止痛之功。

（一）治疗/护理目标

1. 解除或缓解各种疮疡疔肿、跌达损伤、慢性咳嗽、慢性腹泻等寒性病症的临床症状。

2. 适用于内外妇儿骨伤科等多种病疾。

（二）操作重点步骤

1. 评估患者病情、当前主要症状、临床表现、既往史、药物过敏史、患者体质、贴药部位的皮肤情况、心理状况及对疼痛的耐受程度。

2. 根据贴药部位，协助患者取合适体位，暴露贴药部位、必要时盖上毛毯，或用屏风遮挡。

3. 再次核对所用药物，清洁局部皮肤，必要时剔去毛发（范围大于贴药面积）；换药的患者，揭去原来的敷贴，若有药膏的痕迹，可用松节油等擦拭。

4. 根据病情选择大小合适的膏药，将膏药剪去四角，呈半圆形在酒精灯上加热至软化后（烘烤药膏不宜过热，以免烫伤皮肤或使药膏外溢，掺有麝香等辛香药物时更应注意以免失去药效）揭开呈圆形，必要时按医嘱掺入药粉，混合均匀，先用药膏接触患者皮肤，当温度适宜时贴于患处。必要时以胶布或绷带固定。

5. 贴药时间一般根据病情而定。肿疡起以消散、退肿、化毒为原则，宜用厚型膏药，贴敷时间长；溃疡以提脓祛腐、排毒生肌为原则宜用薄型膏药，须每日更换；如脓液过多，可日换数次。溃疡生肌收口时所贴药膏，不可去之过早，以免创面不慎受伤，再次感染，复至溃烂。成人贴药时间以 30~60min 为宜，最长敷药时间不可超过 2h，小孩贴药时间酌减。

6. 发泡疗法 6~8h 后皮肤逐渐起泡，待水泡胀满后，正确处理水泡。服帖药膏时若周围皮肤出现过敏反应，如皮肤发红、水泡、丘疹、痛痒等，应取下药膏，通知医生，及时处理。

7. 记录患者发泡局部的效果及护理措施。

（三）成效标准

1. 患者/家属对所做的解释和护理操作表示满意。

2. 贴药方法正确。

3. 达到预期的目标和效果。

4. 疮疡控制，痈肿消散、跌打损伤、慢性咳嗽、慢性腹泻等寒性病症的临床症状得到缓解。

5. 影响成效的因素。适应症、药物选择、贴药部位、贴药时间等。

（四）意外情况的处理及预防

1. 烫伤。如果灸后出现小泡，涂上万花油，可自行吸收。大者可按烫伤处理，经局部消毒后用灭菌针头刺破水泡下沿，将其液体挤干，外涂烫伤膏，并盖上消毒纱布。

2. 感染。由于发泡后处理不规范或患者自行刺破，水泡破裂引起感染。处理：待水泡胀满后，经常规消毒，用无菌注射器在泡下方抽出液体，用酒精消毒针眼，盖上无菌纱布。

（五）相关链接

天灸贴药是将具有中医特色的子午流注时间治疗学特定中药结合在特定部位上治疗某些疾病的一种治疗方法。

1. 适应症。天灸贴药对巩固治疗效果，增强机体功能和抗病能力非常有利，特别是对过敏性鼻炎、哮喘、虚证感冒、慢性结肠炎、虚寒胃寒、慢性支气管炎等疾病有显著的疗效。

2. 注意事项。贴药后皮肤出现红晕属正常现象，如贴药时间过长引起水泡，避免抓破感染，必要时图烫伤软膏，治疗期间，戒食易化脓的食物，如牛肉、烧鹅、鸭、生鸡、虾、花生、芋头等。贴药后交代患者2h内贴药部位勿湿冷水。

【发泡疗法操作流程及要点说明】

操作流程　　　　　　　　　　　　　　　要点说明

核对
1.患者姓名、性别、年龄、住院号/ID号
2.医嘱、诊断、贴药部位、药物
→ 严格执行查对制度

评估
1.患者当前主要症状、临床表现、既往史及药物过敏史
2.患者体质及贴药部位的皮肤情况
3.患者的心理状况及对疼痛的耐受程度
→ 禁忌
1.消渴病患者禁用此法
2.皮肤过敏者慎用
3.皮肤损伤早期、溃疡、炎症、水泡、水肿等禁用

告知
1.操作目的及过程
2.可能出现的不适及并发症和注意事项
→ 1. 局部贴药后可出现药物颜色油渍等污染衣物
2. 对于不同的药物可能出现皮肤过敏现象
3.不同药物的气味也将产生刺激

准备
1.操作者;洗手、戴口罩
2.物品:治疗盘、药物、油膏刀、无菌棉垫或纱块、绵纸、胶布或绷带,另备皮肤消毒液、无菌注射器、酒精、无菌纱布(处理水泡用)
3.环境:整洁安静、温度适宜
4.患者:取合适体位,松开衣服,暴露贴药部位,注意保暖

实施
1.按医嘱确定贴药穴位,清洁局部皮肤
2.根据贴药面积取大小合适的棉纸,用油膏刀将药物均匀的平摊于棉纸上,厚薄适中
3. 将摊药物的棉纸四周反折后敷于相应部位,以免药物受热溢出污染衣被,加盖纱布或棉垫
4.6-8h 后皮肤逐渐起泡。待水泡胀满后,经常规消毒,用无菌注射器在泡下方抽出液体,用酒精消毒针眼,盖上无菌纱布
5.整理:协助患者着衣,整理床单位,清理物品
→ 1.贴药前要清洁局部皮肤,如胶布及贴药痕迹,剃去较长的毛发
2.药饼不易过湿,范围不宜过大、时间不宜过长,贴药后仔细观察局部反应如疼痛较甚,即使无泡产生,亦可取下药饼
3.若为膏剂,则加热使之烊化,贴于相应部位
4.发泡后应减少活动。泡内液体抽吸干净,一般隔日更换敷料,严格无菌操作,预防感染。告知患者不要自行刺破
5.虚弱体质、年老及寒证者贴药后宜热熨外敷或配合温灸
6. 一般成人贴药时间以 30～60min 为宜,小孩或皮肤较敏感者贴药时间酌减

记录
1.患者的发泡局部皮肤情况
2.处理措施及效果

二、敷药

敷药法是将药物研成细末（新鲜中草药则洗净处理后置研钵内捣烂），加适量赋形剂调成糊状后敷贴于患处或穴位的一种治疗方法。敷药的赋形剂可根据病情的性质和阶段的不同，分别采用水、酒、醋、蜜、饴糖、植物油、鸡蛋清、葱汁、姜汁、茶汁、凡士林等。敷药法具有通筋活络、活血化瘀、消肿止痛、清热解毒和祛瘀生新等作用。

（一）治疗/护理目标

1. 缓解因各种疮疡、跌打损伤等病症引起的局部肿胀、红、热、疼痛以及慢性咳喘、腹泻等病症。

2. 达到通筋活络、清热解毒、活血化瘀、消肿止痛的目的。

（二）操作重点步骤

1. 评估患者当前主要症状、敷药部位皮肤情况，药物过敏史。

2. 根据敷药部位，协助患者取舒适卧位，暴露敷药部位，垫一次性治疗巾，以免污染床单，必要时盖上毛毯或屏风遮挡。

3. 准备药物。再次核对所用药物，需临时调制药物时，将药物倒入治疗碗内，用敷药法调成糊状，如用新鲜中草药，应先洗净切碎，然后置于研钵内捣烂，加少量食盐搅拌均匀。

4. 首次敷药患者，用盐水棉球擦洗皮肤上的药剂，观察创面情况及敷药效果。

5. 根据敷药面积，取大小合适的棉纸或薄胶纸，用药膏刀将所需药物均匀地摊平与棉纸上，厚薄适中。

6. 将棉纸四周反折后敷于患处（防止药物受热后溢出污染衣服），上盖敷料或棉垫，用胶布或绷带固定。

7. 若为疮疡，敷药面积应超过脓肿范围，一是放置毒邪扩散，二是通过药物作用，以约束毒邪和拔毒排脓。

8. 操作完毕，协助患者着衣，整理床单位，清理用物，洗手，记录所敷药物、部位、时间、反应等，并签名。

（三）成效标准

1. 患者/家属对所做的解释和护理操作表示满意。

2. 达到预期的目标及效果。

3. 红肿热痛等急性症状缓解。

4. 影响成效的因素。适应症、药物选择、敷药部位、敷药时间等。

（四）意外情况的处理及预防

1. 皮肤过敏反应。局部瘙痒、出现红疹、水泡等，应停止敷药，并遵医嘱给予抗过敏处理。

2. 中毒反应。头晕、口麻、恶心呕吐等，常出现在大面积使用外敷中药的患者，出现时应立即停药并报告医生动态观察。

3. 烫伤。局部起水泡，按烫伤护理。

（五）相关链接

特效敷药部位的注意事项：敷药用于疮疡初起消散时，宜敷满整个病变部位，敷药面积应超过肿势范围；如毒已结聚或溃疡后余肿未消，宜敷于患处四周，中间不用敷布，有利于脓毒外泄；乳痈敷药时，应使乳头露出，以免乳汁溢出污染敷料。敷药时，可根据"上病下取、下病上取、中病旁取"的原则，按照经络循行走向选择穴位，然后敷药，可收到较好的疗效。

【敷药法操作流程及要点说明】

操作流程	要点说明
核对 1.患者姓名、性别、年龄、住院号/ID号 2.医嘱、诊断、敷药部位、药物	
评估 1.患者当前主要症状及药物过敏史 2.敷药部位的皮肤情况	**禁忌** 皮肤破损或严重水肿的部位,对药物过敏者禁用
告知 1.操作目的及过程 2.可能出现的不适及并发症和注意事项	1.服药过程中可能出现红疹、水泡、瘙痒、疼痛等过敏现象 2.一般敷药4-6h,最少要2h 3.局部敷药后可能出现药物颜色等污染衣服
准备 1.操作者:洗手、戴口罩 2.物品:中药粉/散、蜂蜜、开水、不锈钢锅、药膏刀、治疗盘、玻璃纸、胶布、棉花、一次性治疗巾、绷带、电磁炉 2.环境:整洁安静、温度适宜 3.患者:取合适体位,暴露敷药部位,注意保暖	
实施 1.将药粉/散倒入治疗碗内,加蜂蜜、开水,用药膏刀调匀(或将开水倒入锅内,加蜂蜜,煮滚后再加入药散,搅拌均匀) 2.将药物在玻璃纸上摊开,药物周围用棉花围绕 3.药物由护士试温然后给患者试温,询问患者感觉温度合适后,贴敷于患处 4.加一次性治疗巾,以胶布或绷带固定,松紧适宜、美观、牢固 5.协助患者着衣,取舒适卧位,整理床单位	1.摊药面积应大于治疗部位,厚度约1-2cm,厚薄应均匀 2.服药的温度因人而异,注意试温,防止烫伤 3.敷药过程中,如出现红疹、水泡、瘙痒、疼痛等过敏现象,应停止治疗,去除药物并清洁皮肤。报告医生处理 4.调药时注意掌握好药物的干湿程度,以既不至于流淌,又不至于脱落适宜
记录 敷药后的客观情况,及时记录并签名	

三、涂药

涂药法是将中草药制成散剂，调成糊状，用手、棉签、毛笔或擦药棒将药物直接涂于患处的一种外治方法。其剂型有水剂、酊剂、油剂、膏剂等。

（一）治疗/护理目标

患处涂药后可达到祛风除湿、解毒消肿、止痒镇痛等治疗效果。

（二）操作重点步骤

1. 评估患者主要症状、临床表现、既往史和药物过敏史，涂药部位的皮肤情况。

2. 协助患者取合适体位，暴露需要上药的部位，患处酌情铺一次性中单注意保暖。必要时用屏风遮挡患者。

3. 清洁皮肤，将药物用棉签均匀地涂于患处，治疗面积较大时，可用镊子夹棉球蘸取药物涂布，蘸药干湿度适宜，涂药厚薄均匀，必要时用无菌纱块覆盖，胶布或绷带固定。

4. 注意消毒隔离，避免交叉感染。

5. 遇有毛发部位，应将毛发剃光，涂药后如药糊干燥，应及时除去，再涂新药糊。

6. 涂药部位一般不用敷料包扎，特殊部位亦可用敷料覆盖包扎。

7. 清理用物

（三）成效标准

1. 患者/家属对所作解释和操作表示理解和满意。

2. 根据不同剂型，正确涂药。

3. 达到预期的目标和效果。

4. 涂药后瘙痒、疼痛、痛肿等症状得到一定的缓解。

5. 影响成效的因素。适应症、药物选择、涂药部位、涂药时间等。

（四）意外情况的处理及预防

皮肤过敏：观察局部皮肤反应，如有丘疹、痒感、或局部肿胀等过敏现象，立即停止用药，并将药物拭净或清洗，报告医生，配合处理。

（五）相关链接

1. 云南白药加鸡蛋清外涂，具有消肿止痛、收敛的功能，可改善上颌窦根治术后引起面颊肿胀。用云南白药 1g 鸡蛋清半个均匀涂抹于面颊，每天 3～5 次。

2. 生姜涂擦外敷缓解化疗引起的的局部疼痛：生姜外用具有解表通络的作用，通过涂擦外敷可以活血通络、扶正祛邪、减轻化疗性局部疼痛。生姜切片，沿静脉走向或疼痛部位涂擦，涂擦之皮肤出现微红为度，或切几片生姜外敷于沿静脉走向或疼痛部位的皮肤，用胶布粘贴固定，外敷 10～20min。

【涂药法操作流程及要点说明】

操作流程　　　　　　　　　　　　要点说明

```
┌─────────────────────────────────────┐
│ 核对                                 │
│ 1.患者姓名、性别、年龄、住院号/ID 号  │
│ 2.医嘱、诊断、涂药部位、药物         │
└─────────────────────────────────────┘
                  ↓
┌─────────────────────────────────────┐
│ 评估                                 │
│ 1.当前主要症状、临床表现、既往史及药物过敏 │      ┌─────────────────────────────────┐
│ 史。                                 │─────→│ 禁忌                            │
│ 2.涂药部位的皮肤情况。               │      │ 婴幼儿颜面部禁用;有过敏史的药物禁 │
│ 3.对疼痛的耐受程度。                 │      │ 用                              │
└─────────────────────────────────────┘      └─────────────────────────────────┘
                  ↓
┌─────────────────────────────────────┐      ┌─────────────────────────────────┐
│ 告知                                 │─────→│ 可能出现药物颜色、油渍等污染衣服的 │
│ 1.操作目的、步骤、可能出现的不适     │      │ 情况                            │
└─────────────────────────────────────┘      └─────────────────────────────────┘
                  ↓
┌─────────────────────────────────────┐
│ 准备                                 │
│ 1.操作者;洗手、戴口罩、必要时戴手套  │
│ 2.物品:药物、治疗包、棉签、盐水棉球、镊子、胶 │
│ 布、绷带或一次性中单等,必要时备屏风 │
│ 3.环境:整洁安静、温度适宜           │
└─────────────────────────────────────┘
```

要点说明右侧：

1.涂药次数以病情、药物而定,水剂、酊
剂、用后需将盖盖紧,防止挥发
2.混悬液需摇匀后再涂药
3.霜剂则应反复擦抹,使之渗入肌肤
4.涂药不宜过多、过厚以防毛孔闭塞
5.刺激性强的药物,不可涂于面部
6.毛发长的部位应将毛发剃去再涂药
7.观察局部皮肤反应,如有丘疹、痒感、
或局部肿胀等过敏现象, 立即停止用
药,并将皮肤拭净或清洗,报告医生,配
合处理。
8.30min 后巡视患者一次, 观察药物反
应情况

```
┌─────────────────────────────────────┐
│ 实施                                 │
│ 1.取合适体位,暴露需要上药的部位,患处酌情铺 │
│ 一次性中单注意保暖。必要时用屏风遮挡患者 │
│ 2.清洁皮肤,将药物用棉签均匀地涂于患处。 │
│ 3.治疗面积较大时,可用镊子夹棉球蘸取药物涂 │
│ 布,蘸药干湿度适宜,涂药厚薄均匀,必要时用无 │
│ 菌纱块覆盖,胶布或绷带固定           │
│ 4.注意消毒隔离,避免交叉感染。       │
│ 5.清理用物                          │
└─────────────────────────────────────┘
                  ↓
┌─────────────────────────────────────┐
│ 记录                                 │
│ 患者涂药后的客观情况,及时记录并签名 │
└─────────────────────────────────────┘
```

四、湿敷

湿敷法是将无菌纱布用药液浸透，敷于局部以达到疏通腠理、清热解毒、消肿散结等目的的一种外治方法。

（一）治疗护理目标

减轻患者局部疼痛、肿胀、瘙痒等症状。

（二）操作重点步骤

1. 评估患者主要症状、临床表现、既往史和药物过敏史，湿敷部位的皮肤情况。

2. 协助患者取合适体位，暴露需要湿敷的部位，注意保暖。必要时用屏风遮挡患者。

3. 准备药液。根据不同病症，将配置好的外用湿敷方药加入适量的水蒸煮 20～30min 即可。

4. 治疗频次。待凉后用纱布 4～8 层置药液中浸透，挤去多余药汁，以不滴淋为度，敷于患处，保持湿润及温度（宜 38～43℃为宜）。每 1～2h 换药一次若皮肤渗药不多，也可 3～4h 换药一次。

5. 观察局部皮肤情况，询问患者有无不适。

6. 擦干局部药液，取下弯盘、一次性中单，协助患者着衣，整理床单位。

7. 清理物品。

（三）成效标准

1. 患者/家属对所作解释和操作表示理解和满意。

2. 过程安全，无发生意外情况。

3. 达到预期的目标和效果。

4. 局部疼痛、肿胀、瘙痒等症状得以缓解。

5. 影响成效的因素。适应症、药物选择、湿敷部位、湿敷时间等。

（四）意外情况的处理及预防

1. 皮肤过敏反应。局部瘙痒、出现红疹、水泡等，应停止敷药，并遵医嘱给予抗过敏处理。

2. 中毒反应。头晕、口麻、恶心呕吐等，常出现在大面积使用外敷中药的患者，出现时应立即停药并报告医生动态观察。

（五）相关链接

1. 湿敷法的适应症。皮疹渗出较多或脓性分泌物较多的急性皮肤炎症及筋骨关节损伤等。

2. 湿敷法的禁忌证。大创性皮肤病，表皮剥脱松解症，疮、疡脓肿迅速扩散者不宜湿敷。

3. 虎杖煎剂擦洗并湿敷。虎杖具有较强清热解毒利湿、活血、祛腐生肌功效，用虎杖煎剂擦洗并湿敷射线照射区域皮肤，可预防和治疗皮炎。每次擦洗或局部外敷 15～20min，每天 3 次到 5 次。

【湿敷法操作流程及要点说明】

操作流程　　　　　　　　　　　要点说明

```
┌────────────────────────────────┐
│ 核对                            │
│ 1.患者姓名、性别、年龄、住院号/ID号  │
│ 2.医嘱、诊断、湿敷部位、药物         │
└────────────────────────────────┘
              │
              ▼
┌────────────────────────────────┐          ┌──────────────────────────────────┐
│ 评估                            │          │ 禁忌                              │
│ 1.当前主要症状、临床表现、既往史及药物过敏史 │───────▶│ 疮疡脓肿迅速扩散者不宜湿敷          │
│ 2.患者湿敷部位皮肤情况            │          └──────────────────────────────────┘
│ 3.患者体质及心理状况             │
└────────────────────────────────┘
              │
              ▼
┌────────────────────────────────┐
│ 告知                            │
│ 操作过程可能出现的不适、并发症及注意事项 │
└────────────────────────────────┘
              │
              ▼
┌────────────────────────────────┐
│ 准备                            │
│ 1.操作者:洗手、戴手套             │
│ 2.物品:治疗盘、遵医嘱配制药液、敷布数块(无菌纱 │
│   布做成)、镊子、弯盘、橡胶单、一次性中单、纱布等 │
│ 3.患者:取合适体位,暴露湿敷部位、注意保暖 │
│ 4.环境:整洁安静、温度适宜          │
└────────────────────────────────┘
              │
              ▼
```

┌────────────────────────────────┐   ┌──────────────────────────────────┐
│ 实施   │   │ 1.操作前向患者做好解释工作,以取得   │
│ 1.遵医嘱配制药液,药液温度适宜并倒入容器内 │   │ 合作。注意保暖,防止受凉   │
│ 敷布在药液中浸湿后,敷于患处   │   │ 2.注意消毒隔离,避免交叉感染   │
│ 2. 定时用无菌镊子夹取纱布浸药后淋药于敷布 │───────▶│ 3.药液温度宜在 38~42℃,最好不超过 │
│ 上,保持湿润及温度   │   │ 50℃,相对湿度以不滴水为宜   │
│ 3.观察局部皮肤情况,询问患者有无不适 │   │ 4.治疗过程中观察局部皮肤反应,如出   │
│ 4.擦干局部药液,取下弯盘、一次性中单、橡胶单, │   │ 现苍白、红斑、水泡、痒痛或破溃等症状   │
│ 协助患者着衣,整理床单位   │   │ 时,立即停止治疗,报告医生,配合处理   │
│ 5.清理物品   │   └──────────────────────────────────┘
└────────────────────────────────┘
              │
              ▼
┌────────────────────────────────┐
│ 记录   │
│ 1.患者的一般情况和湿敷局部皮肤情况   │
│ 2.湿敷时间   │
│ 患者的反应及病情变化   │
│ 异常情况、处理措施及效果   │
└────────────────────────────────┘

五、换药

换药法是对疮疡、跌打损伤、烫伤、烧伤、痣瘘等病症的创面进行清洗、上药、包扎等,已达到清热解毒,提脓祛腐,生肌收口、镇痛止痒等目的的一种处理方法。

（一）治疗/护理目标

保持伤口清洁,促进伤口愈合。

426

（二）操作重点步骤

1. 评估患者伤口情况，药物过敏史、既往史、根据伤口情况选择相应的外用药。

2. 先换无菌的清洁伤口，再换清洁伤口，最后换感染/污染的伤口。

3. 备齐换药物品、药物、辅料等用物，将患者送到换药室，或推换药车置患者床前。

4. 揭去伤口敷料。揭开创面敷料，用松节油拭去胶布痕迹，取下外层敷料，内面向上放入弯盘，再用镊子轻轻顺着伤口长轴方向揭去内层敷料，以免伤口雷凯或出血。若内层敷料粘住伤口，可用生理盐水湿润后揭去，以免损伤肉芽组织和新生上皮组织。

5. 清理伤口。采用双手持镊法操作，右手镊子接触伤口，左手镊子从治疗碗中加取无菌物品，递给右手，两镍不能相碰。现以75%酒精棉球由创缘向外消毒皮肤2次，勿使酒精流入伤口。再用生理盐水清洗伤口分泌物。然后根据不同伤口，敷以生理盐水纱布，凡士林纱布或适当放置引流物。

6. 覆盖无菌敷料并固定。用75%酒精棉球消毒创面周围皮肤后，用无菌敷料覆盖伤口，用胶布粘贴固定，胶布粘贴方向应与肢体或躯干长轴垂直，不能贴呈放射状。胶布不易固定时可用绷带包扎。

7. 操作毕，协助患者穿好衣服，取舒适卧位，如切口有引流物应卧向患侧，以利引流。

（三）成效标准

1. 患者/家属对所做的解释和操作表示理解和满意。

2. 换药方法正确，达到治疗/护理目标。

3. 观察及时，记录准确。

4. 辅料外观干结，伤口愈合良好。

5. 影响成效的因素。适应症，药物选择，换药频次、换药手法、无菌原则。

（四）注意事项

1. 严格无菌操作，凡接触伤口的器械、药品及敷料均应无菌；用过的换药物品，均视为已污染的用品，未经消毒处理，不能再用于另一伤口，以免交叉感染。

2. 换药应安排在晨间护理之前，避免在患者进餐、治疗、睡眠、家属来探视时进行。

换药顺序应是；先清洁后污染，先缝合后开放，先换感染轻的伤口后换感染重的伤口。特殊感染的伤口，换药应在最后，由专人负责。一般清洁伤口术后3天换药一次，感染上口隔日换一次，分泌物较多的伤口1日1～2次。

操作应仔细。认真，动作轻巧，尽量减少患者的痛苦。拆线时不可将接头两端同时剪断，以防皮线遗留皮下；较多、较深的伤口初次换药，以防严重损伤或大面积烧伤患者换药时，可遵遗嘱给予镇静止痛剂。

撒药需撒布均匀，散剂调敷应注意干湿适宜。

换药时勿将棉球或其他引流物遗留在脓腔内，以免造成伤口不愈合。脓腔伤口必须保持引流通畅。

【换药法操作流程及要点说明】

操作流程　　　　　　　　　　要点说明

核对
1.患者姓名、性别、年龄、住院号/ID号
2.医嘱、诊断、换药部位、药物

↓

评估
1.伤口情况,临床表现及药物过敏史
2.换药部位皮肤情况,患者心理状态

禁忌
1.评估伤口的面积、深浅,是否有脓液、坏死组织
2.根据伤口情况,结合药物过敏史选择适当的外用药
3.对汞剂过敏者禁用丹药,如红灵丹

↓

告知
操作目的、过程及可能引起的不适

1.换药可能引起疼痛、少量出血及可能出现敷料过敏等不适
2.有胶布过敏者,选用低致敏胶布,如:绸面胶布

↓

准备
1.操作者:洗手、戴口罩、戴手套
2.物品:治疗盘、生理盐水、75%酒精、棉球、纱布、手套。酌情准备:棉垫、绷带、一次性治疗巾、探针、剪刀等
3.环境:整洁安静,温度适宜
4.患者:取合适体位,暴露换药部位,注意保暖及保护隐私

1.伤口较深且有脓液者,备用过氧化氢溶液
2.坏死组织较多者,备祛腐油纱
3.有炎症、感染者,备消炎油纱
4.伤口较大、腐肉已除、炎症已消毒,备生肌油纱
5.痔瘘换药需要带棉签,每次便后清洗肛门方可换药

↓

实施
1.去除旧敷料,敷料难以揭开时先用生理盐水充分浸润后再去除
2.清洗伤口周围:用75%酒精棉球由伤口边缘向外周擦拭,粘着于皮肤上的胶布痕迹用松节油擦净,再用75%酒精擦拭除去松节油
3.清洗伤口:用拧干的盐水棉球去伤口之渗液轻柔的去除附着的坏死组织、脓液等
4.上药:根据伤口的情况,使用凡士林纱块或其他外用药固定敷料,酌情包扎
5.协助患者穿衣,取舒适卧位
6.整理:按医疗废物处理条例处理用物,脱手套,洗手

1.伤口较深且有脓肿者,先用过氧化氢溶液清洗伤口再用清水棉球清洗或用注射器清洗
2.坏死组织较多者,上药时用祛腐油纱
3.有炎症、感染者,上药时用消炎油纱
4.伤口较大,腐肉已除、炎症已消者,上药时用生肌油纱
5.外敷药必须贴紧创面,包扎固定时应注意松紧度,以上下移动1cm为宜,固定关节时注意保持功能位置

↓

记录
观察患者换药后的客观情况,及时记录并签名

第六节 热熨法

热熨法是根据中医辨证施治的原理，选择适当的中药和适当的敷料，经过热加工后，在人体局部或一定穴位来回移动，使药力和热力同时自体表毛窍透入经络、血脉的一种药物外治法。热熨法常选用温经散寒，祛风止痛、行气活血的中药，加热后用布包裹，热熨患处，具有温经通络、活血行气、散寒止痛、祛瘀消肿之功效。

中医热熨法有着悠久的历史，广泛应用于临床。与灸法、熏法相比，熨法可能是更古老的一种外治疗法，与昂胡时代，我们的祖先在与大自然作斗争中就创造了原始医学。人们在烘火取暖的基础上，发现用兽皮、树皮包上烧热的石块或沙土作局部取暖可消除某些病毒，通过反复实践和改进，逐渐产生了热熨法。熨法虽无专著，但历代医嘱著中记述甚多。最早见于马王堆出土的《五十二病方》，西汉《史记·扁鹊仓公列传》中记载了扁鹊指导学生对病人进行针刺、热熨以治疗尸厥的内容，是有文字记载的最早的中医护理技术。《伤寒论》《千金要方》《外台秘要》等医著中有用熨法治疗眩晕、腰痛、跌仆气绝、风疹、脱肛、阴囊中痛等疾病的方药。清代叶天士改汤剂平胃散为炒熨治下痢。而外治专家吴尚先则称熨脐是治疗中焦疾病的第一捷法。至现代，全国各地的中医杂志不断有熨法临床治验的报道。

常用的熨法有中药熨法、盐熨法、铁屑加醋热熨法、坎离法纱热熨法、麦熨法、蚕沙熨法、葱熨法、砖熨法、瓶熨法等。具有使用器具简单，操作方便，适用范围广，见效快的特点。

凡熨法应使用到的工具有治疗盘、药物、凡士林、棉签、加热器具、温度计、布袋、大毛巾等，必要时备屏风。

热熨法适用于：①各种损伤及劳损，如挫伤、扭伤、肌肉劳损；②关节病变，如关节强直、挛缩、肩周炎、腱鞘炎、滑囊炎等；③外伤或手术后遗症，如瘢痕、粘连、浸润等，及愈合不良的伤口和慢性溃疡等；④神经炎、周围性面神经麻痹、神经痛、神经性皮炎、皮肤硬结症、湿疹、疖疮、肌炎、骨髓炎等；⑤胃脘痛、腹痛、虚寒泄泻、胃肠神经官能症、胃炎、胆囊炎等；⑥慢性盆腔炎、不孕症等。

一、吴茱萸热熨

吴茱萸是芸香科落叶灌木或乔木吴茱萸的干燥近成熟果实。主产于贵州、广西、湖南、浙江、四川等地，八月至十一月果尚未开裂时采收，晒干或烘干。可生用或炒制用。吴茱萸性味辛、苦、热，有小毒，有散寒止痛、疏肝降逆、祝阳止泻的功效。

吴茱萸热熨法是将吴茱萸用粗的海盐炒热后装入布袋热熨患处的一种治疗方法。吴茱

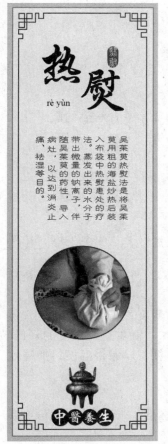

热熨
rè yùn

中醫養生

吴茱萸热熨法是将吴茱萸用粗的海盐炒热后装入布袋中热熨患处的疗法。蒸发出来的水分子伴入布袋，微量的钠离子导入病灶，带出吴茱萸的药性，随吴茱萸的药性到达病灶，以达到消炎止痛，祛湿等目的。

萸一般要加粗盐炒热后使用，水分子受热后就会从盐分子里蒸发出来，蒸发出来的水分子带出微量的钠离子，伴随着吴茱萸的药性，在热量的作用下，导入病灶，以达到消炎止痛、去湿、化淤的目的。用炒过的药物加粗盐热敷病灶时，大量的带有钠离子的水分子会慢慢的涌出来黏附在药物上，与中药所含功效一起导入病灶，以达到治疗的目的。

（一）治疗/护理目标

1. 散寒止痛、温中止呕、祝阳止泻等。

2. 有效改善各种风寒湿型筋骨痹痛、跌打损伤、腹胀痛及尿潴留等症。

（二）操作重点步骤

1. 评估患者的病情、当前主要症状、热熨部位局部皮肤情况，患者对热的敏感性和耐受性。药熨前嘱患者排空小便，冬季注意保暖。

2. 配置药物。

吴茱萸制法：根据医嘱，将药物倒入锅中，用适量白酒或食醋搅拌均匀后，用文火炒至 60 至 70℃（药熨温不宜超过 70℃，年老者、婴幼儿及感觉障碍者，药袋温度不宜超过 50℃，以免烫伤）装入布袋内，用大毛巾裹好，保温（约保持在 45℃），备用。

3. 备齐用物，携至床旁，再次核对；解释治疗目的，方法，以取得患者的配合；根据病情取合适体位，并暴露药熨部位；注意保暖，视情况给予遮挡。

4. 操作前试温，药熨温度以 60 至 70℃为宜，不宜超过 70℃，年老者、婴幼儿及感觉障碍者，药液温度不宜超过 50℃，以免烫伤。

5. 药熨。用棉签在药熨处涂抹一层凡士林。将温度合适的药袋置于患处或相应穴位处。用力来回推熨。力量要均匀。开始时用力要轻，速度可稍快；随着药袋温度的降低，力量可增大，同时速度要减慢。药物温度过低时，及时更换药袋，以保持温度，加强效果；药熨过程中要注意观察局部皮肤情况，防止烫伤。

6. 治疗频次。每次 15 至 30 分钟，每日 1 至 3 次。

7. 药效。一般一包吴茱萸可以用 3 至 5 天，以药味消失为标准，3 至 5 天后即可更换一包新的吴茱萸，以保持药效。

8. 药熨后擦净局部皮肤，协助患者着衣，取舒适卧位。

9. 整理用物，归还原处，洗手、记录，并签名。

（三）成效标准

1. 患者/家属对所做解释和操作表示理解和满意。

2. 吴茱萸热熨法操作正确。

3. 达到预期目标及效果。

4. 急性疼痛、恶心呕吐、腹冷泄泻得到解除；跌打损伤、风湿痹痛等症状得到缓解。

5. 影响成效的因素。适应症、药物选择、药熨部位、药熨手法、药熨时间等。

（四）意外情况的处理及预防

1. 烫伤。按烫伤处理。

2. 预防。开始时熨器热度不宜过高，应采用起伏放置式熨烙，或者加厚垫布。

（五）相关链接

1. 四子散组方。方子 60 克，莱菔子 60 克，吴茱萸 30 克。将四子散用电子瓦熨加热

30 分钟，使温度达到 60 至 70℃，装入 6 * 10 厘米的布袋中，来回热熨关节痛处 20 分钟，每天 2 次，1 周为 1 个疗程。

四子散方中的白芥子有通行经络、散寒、消肿止痛的疗效；莱菔子长于利气、散风寒；苏子能下气定喘、温中开郁；吴茱萸，取其辛而大热之性，用其温中下气、除湿解郁、开腠理、逐风寒之功。四种药物相配，达到祛风除湿、温经散寒、调和气血、通经止痛的作用。

2. 川朴和吴茱萸组方。川朴味苦、辛，味温，含挥发油、厚朴酚、四氢厚朴酚、异厚朴酚、木兰箭毒碱等，具有宽中理气，化湿开郁的功效。

【吴茱萸热熨法操作流程及要点说明】

操作流程　　　　　　　　　　　要点说明

```
核对
1.患者姓名、性别、年龄、住院号/ID 号
2.医嘱、诊断、热熨部位
        ↓
评估
1.当前主要症状、临床表现、既往史及药物过敏史
2.热熨部位皮肤情况
3.患者耐受程度、心理状况
        ↓
告知
1.操作目的及过程
2.可能出现的不适、并发症及注意事项
        ↓
准备
1.操作者:洗手、戴口罩
2.物品:吴茱萸果实和粗盐(1:1 比例),热熨敷布
袋、恒温煲、勺子、方盘、治疗巾等
3.环境:安静整洁、关门窗
4.患者:取合适体位,松开衣服,暴露热熨部位、注
意保暖
        ↓
实施
1.将吴茱萸、精盐放入恒温煲中加热,至表面温度
为 45℃,置于热敷布袋中
2.协助患者平卧,将装有吴茱萸的布袋在操作者
前臂内侧试温后,再置于患者热熨的部位试温,询
问病人温度是否适宜,将吴茱萸敷在患处做来回
往返或旋转移动
3.观察热熨部位,如出现烫伤症状,应报告医生及
时处理
4.协助患者着衣,取舒适卧位,整理床单位
5.清理物品
        ↓
记录
热熨后的客观情况及药浴效果,及时记录并签名
```

禁忌
热性病、高热、神昏、谵语、精神分裂症患者，及有出血性疾病（如血小板减少性紫癜、过敏性血小板减少性紫癜、月经过多、崩漏）感觉障碍等患者，以及身体大血管处，皮肤破损处，腹部有性质不明包块处等,禁用吴茱萸热熨法

热熨时间一般为 20min

热熨时,尤其要防止局部烫伤。力度要轻,移动速度要快,随着温度下降,逐渐加大力度,放慢速度
热熨后,患者可在室内散步,半小时内不得外出,要注意避风,防止着凉

二、盐疗（熨）法

《本草纲目》记载：盐能"令肌肤柔韧"，"可治疮，坚肌骨，去皮肤风毒，长肉补皮肤，定痛止痒。盐熨法是将颗粒大小均匀的大青盐或海盐 500～1000g 炒热，装入纱布袋内，待温度适宜时在患处或人体的某些特定部位来回运转的一种治疗方法。类似于现代医学临床治疗方法中的热敷疗法。盐疗（熨）法主要利用温热的作用，达到温通筋络、温运脾胃、理气止痛等功效。临床多用于慢性虚寒性胃痛、腹泻、癃闭；痿痹瘫痪、筋骨疼痛；肾阳不足、耳鸣头晕等。

（一）治疗／护理目标

1. 驱湿散寒，温运脾胃，解除或缓解各种虚寒性病症的临床症状。

2. 通过盐疗，达到温通经络、腠理疏松、行气活血、防病保健、治病强身的目的。

3. 患者感觉舒适。

（二）操作重点步骤

1. 评估患者的病情、当前主要症状、盐疗部位局部皮肤情况，患者对热的敏感性和耐受性。

2. 准备药物。将粗盐倒入锅中，用文火炒至 60～70℃，装入布袋内，用大毛巾裹好保温、备用。

3. 体位部位。根据病情协助患者取舒适、合理的体位，并暴露药熨部位；同时注意保暖，视情况给予遮挡。

4. 温度适宜。盐熨温度以盐表面温度 60～70℃ 为宜。热熨袋温度不宜超过70℃，年老者、婴幼儿不宜超过 50℃。

5. 治疗方法。用棉签在药熨处涂一层凡士林，将盐袋放到患处或相应穴位用力来回推熨，力量要均匀，开始用力要轻，速度可稍快，随着药袋温度的降低，力量可增大，同时速度要减慢。盐袋温度过低时，及时更换药袋。以保持温度，加强效果；药熨过程中要注意观察局部皮肤情况，防止烫伤。

6. 治疗频次。每次 15～30min，每日 1～2 次。

7. 药效。一个药袋可持续用 3 天左右，3 天后即应更换药袋，以保持药效。

8. 药熨后擦净局部皮肤，协助患者着衣，取舒适卧位。

9. 整理用物，归还原处，洗手、记录，并签名。

（三）成效标准

1. 患者／家属对所作的解释和操作表示理解和满意。

2. 准确找到穴位，正确运用各种手法。

3. 盐疗过程安全，无烫伤，舒适无着凉。

4. 达到温通经络、行气活血、趋势散寒的作用，缓解患者寒湿痹证，淤血阻络之各种痛证，脾胃虚寒之泄泻、呕吐、呃逆、便秘、癃闭等。

5. 影响成效的因素。适应证、药物选择、药熨部位、药熨手法、药熨时间等。

（四）常见不良反应及预防

1. 烫伤。如局部出现小水疱，可不必处理，待自行吸收；如水泡过大，应消毒局部

432

皮肤后，用无菌注射器吸出液体，覆盖无菌敷料。

2. 皮肤过敏反应。局部瘙痒，出现红疹、水泡等，应立即停止敷药，并遵医嘱进行抗过敏处理。

3. 身体有自觉症状。如有心慌、头晕等应停止治疗。

【盐疗（熨）法操作流程及要点说明】

操作流程   要点说明

操作流程	要点说明
核对 1.患者姓名、性别、年龄、住院号/ID号 2.医嘱、诊断、热熨部位、方法	**禁忌** 热性病、高热、神昏、谵语、精神分裂患者，及有出血性疾病（如血小板减少性紫癜、过敏性血小板紫癜、月经过多、崩漏）、感觉障碍等患者，以及身体大血管处、皮肤破损处、局部无知觉处，孕妇腹部和骶部，腹部有性质不明包块者等，禁用盐疗（熨）法
评估 1.评估 2.当前主要症状、临床表现、既往史及过敏史 3.热熨部位及局部皮肤情况及知觉的敏感度 4.患者对热的敏感性及耐受性、心理状况、合作程度	
告知 1.操作目的及过程 2.可能出现的不适、并发症及注意事项	热熨时间一般为20min
准备 1.操作者:洗手、戴口罩 2.物品:粗盐(500g)、热敷布袋、恒温煲(微波炉)、温度计、勺子、治疗盘、治疗巾、凡士林、棉签等，必要时备大毛巾 3.环境:安静整洁，关门窗 4.患者:取合适体位，松开衣服，暴露热熨部位，注意保暖	1.注意室温适宜，空气新鲜，注意避风，以免感受风寒 2.热熨前嘱患者排空小便
实施 1.将粗盐放入恒温煲(微波炉)中加热，至表面温度为60~70℃，置入热敷布袋中，保温 2.协助患者取合适体位，遵医嘱确定热熨部位，并在热熨处涂一层凡士林 3.将装有粗盐的布袋在操作者的前臂内侧试温后，再置于患者热熨的部位试温，询问病人温度是否适宜，然后将药袋放到患处或相应穴位来回推熨或回旋运转 4.观察热熨部位，如出现烫伤症状，应报告医师及时处理 5.热熨后擦净局部皮肤，协助患者着衣，取舒适卧位	1.热熨时尤其要防止局部烫伤。用力均匀，开始时用力要轻，速度可稍快，随着药袋温度的降低，力量可增强，同时速度要减慢 2.热熨袋的温度不宜超过70℃，年老者、婴幼儿不宜超过50℃ 3.热熨过程中要观察患者情况，如有头晕、心慌应停止治疗 4.热熨后，患者可在室内散步，半小时内不得外出，要注意避风保暖，不过度疲劳，饮食宜清淡
记录 热熨后的客观情况及药浴效果，及时记录并签名	

三、蜡疗

蜡疗是将固体医用石蜡加热溶解后作为导热体，半凝固状态下表面酸痛油、肉桂粉等一些温经活络的药物后，将蜡敷于患处产生刺激或温热作用，具有温热作用，具有温中散寒，消肿定痛，改善运动功能促进组织愈合的功效。适用于各种损伤及劳损、关节病变、外伤或手术后遗症、神经炎、周围性面神经麻痹、虚寒泄泻、慢性盆腔炎、不孕症等，效果明显。此法操作易行，设备简单，取材容易，效果明显，是一种常用的温热疗法。

我国在清代以前用的是黄蜡，黄蜡疗法最早见于《肘后备急方》，《疡医大全》详述其法，《医宗金鉴》及《雅外篇》也有记载，后来随着石油化工产业的发展，石蜡和地蜡产生了。

（一）治疗/护理目标

1. 改善局部血液循环，温通经络，消肿止痛等。

2. 缓解患者的关节疼痛、肿胀、屈伸不利等症状，如腰腿痛、肩颈痛等。

（二）操作重点步骤

1. 评估患者的病情、当前主要症状、蜡疗部位局部皮肤情况，患者对热的敏感性和耐受性。

2. 制法。将蜡放入电饭煲内加热，直至溶解，石蜡加温过程中，应注意防水及通风，应避免蒸馏水珠流入锅内，否则水与蜡相混，导热系数不同，治疗时会导致烫伤。将溶解的蜡用勺子舀入垫有玻璃纸的方盘内，约半凝固后，取出。蜡块的厚度应适宜，约 1～2cm，太厚则不易冷却，而太薄则易影响疗效。

3. 温度。蜡块的温度要因人而异，但应以蜡不会滴出蜡水为原则，防止烫伤。

（三）成效标准

1. 患者/家属对所作的解释和护理表示满意。

2. 操作规范、熟练，无发生烫伤。

3. 外敷过程中未脱落，保证疗效。

4. 敷蜡时能置于相应穴位上。

5. 患者感觉局部舒适，疼痛减轻或消肿，达到预期目标及效果。

（四）情况的处理及意外预防

1. 皮肤过敏反应。局部瘙痒，出现红疹、水泡等，应立即停止敷药，并遵医嘱进行抗过敏处理。

预防：治疗过程中，注意观察，发现对石蜡过敏者，如过敏性皮炎，即应停用本疗法，并对症处理；皮肤破损者，可盖一层纱布，避免伤口与石蜡直接接触。

2. 烫伤。按烫伤处理。

预防：①因小儿不合作，且皮肤细嫩，容易发生烫伤，因此，应特别注意，且治疗温度应稍低于成年人。②石蜡加温过程中，应注意防水及通风，应避免蒸馏水珠流入锅内，水与蜡相混，导热系数不同，治疗时会导致烫伤。

【蜡疗操作流程及要点说明】

操作流程	要点说明

核对
患者姓名、性别、年龄、住院号/ID号
医嘱、诊断、蜡疗部位

评估
1.当前主要症状、临床表现、既往史及过敏史
2.热熨部位及局部皮肤情况及知觉的敏感度
3.患者对热的敏感性及耐受性、心理状况、合作程度

禁忌
高热、化脓、厌氧菌感染、恶性肿瘤、结核、脑动脉硬化、心肾功能衰竭、出血性疾病、皮肤病、周围循环衰竭、严重水肿部位、经深部放射性治疗的患者及1岁以下婴儿禁用蜡疗

告知
操作目的、热熨作用及过程
可能出现的不适、并发症及注意事项

蜡疗部位可能出现红、肿、痒等症状
蜡疗时间一般为20min
年老、体弱、反应迟钝者温度宜稍低

准备
1.物品:白固体蜡、玻璃纸、电饭煲、勺子、方盘、胶布、绷带、一次性治疗巾等
2.患者:取合适体位,松开衣服,暴露蜡疗部位,注意保暖

实施
1.将蜡放入电饭煲内加热,直至其溶解
2.将溶解的蜡用勺子舀入垫有玻璃纸的方盘内、用量适宜,约半凝固后,取出
3.将蜡块在操作者的前臂内侧试温后,再给患者试温,询问患者,待其感觉温度适宜,可将蜡块紧贴皮肤敷上
4.加一次性治疗巾,以胶布或绷带固定,松紧适宜、美观、牢固
5.观察敷药部位,如出现红、肿、痒等症状,应报告医生协助处理
6.协助患者着衣,取舒适卧位,整理床单位
7.清理物品

蜡块的厚度适宜,约1-2cm,太厚则不宜冷却,而太薄则影响疗效
蜡块的温度要因人而异,但以腊不会出蜡水为原则,防止烫伤
蜡疗部位毛发较多时,可外涂凡士林
根据需要在石蜡上加少许附加药,如酸痛油、肉桂粉、风痛灵等
蜡疗过程中,出现过敏,应停止操作
用过的蜡其性能（可塑性和黏稠性)降低,重复使用时每次要加入15%-25%新蜡;应用于创面或体腔部位的蜡,不能再重复使用

记录
敷药后的客观情况及热熨效果,及时记录并签名

第七节　坐药法

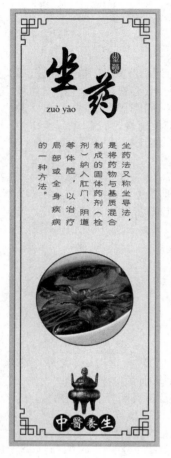

坐药法又称坐导法，是将药物与基质混合制成的固体药剂（栓剂）纳入肛门、阴道等体腔，以治疗局部或全身疾病的一种方法。此法使见于东汉末年张仲景的《伤寒杂病论》，其中载有蜜煎导方，用以治疗津枯便秘。唐代孙思邈的《千金翼方》载有用鲜槐实捣汁，以免浸汁，剪成黄豆大，纳入肛门内，以治疗痔疮；又以鲤鱼肠放于火上炙香，以棉裹之，塞入肛门内，以诱虫出……，吴尚先《理渝骈文》一书，记载坐浴疗法的内容更多。

栓剂在用药局部可使药物分散于黏膜表面而发生局部消炎、收敛、杀虫、止痒、抑菌、去腐生肌等作用，消除或缓解妇科慢性疾病如带下、宫颈糜烂、阴痒、痛经等临床症状。又可通过粘膜表面吸收入血，而起到全身作用。适用于念珠菌性阴道炎、子宫颈炎及宫颈糜烂、阴缩、阴痒、黄带、滴虫性阴道炎、滞产、子宫脱垂、痔疮、蛲虫病等。

坐药法所用药物主要有由药物制成的栓剂、丸剂、散剂等。

一、坐药法

坐药法又称坐导法，是将药物置于阴道或肛门内的一种治疗方法，可达到清热解毒、杀虫止痒、行气活血的目的。常用于妇科疾病。

（一）治疗/护理目标

消除或缓解妇科慢性疾病如带下、宫颈糜烂、阴痒、痛经等临床症状。

（二）操作重点步骤

1. 评估患者当前主要症状、既往史、孕产史、是否带经期、药物过敏史、患者体质、坐药部位的皮肤黏膜情况、卫生知识及心理状况。

2. 根据病情需要，配制适当药物。一般多将药物制成栓剂、丸剂、或散剂。

3. 或将药物纳入肛门内，或纳入阴道内，或直接坐在药物上，视疾病性质及部位而定。

4. 检查带线棉球或纱布符合要求后，将带线棉球或纱布块蘸上药粉，用镊子轻轻纳入阴道深部或子宫颈处，留线头于阴道外，退出窥阴器。施用阴道坐药时，须先用药液将阴道冲洗干净，或先用消毒棉花或消毒纱布将阴道分泌物拭净，然后再上药。

5. 检查药物棉球有无脱出，线头是否留在阴道外，了解患者有无不适。

6. 擦干会阴，撤去橡胶单（妇检垫）、治疗巾，脱手套。协助患者着衣，安排舒适卧位。

（三）成效标准

1. 患者/家属对所做的解释和护理表示满意。

2. 过程安全，无意外情况发生。

3. 达到预期目标及效果。

4. 患者舒适，阴痒等症状缓解。

5. 影响成效的因素。适应证、药物选择、坐浴部位、坐浴时间。

（四）意外情况的处理及预防

1. 阴道流血。如治疗过程中发现月经期阴道流血立即停止坐药。

2. 脱落。如为药片、丸或栓剂在晚上睡前或休息时上药，以免活动时脱落。

3. 过敏反应。如局部出现红疹、灼热、疼痛等即停止用药并清洗干净。

（五）相关链接

1. 坐药疗法传统的药物制作。

（1）药棉球法：将药物分别研制成细末，煮沸消毒后，根据不同配方混合均匀，装入消毒之药棉球内。每个棉球内约装入药末 1～2g，外用彩线缠牢，并留出 15～20cm 长的线头，备用。

（2）绢袋法：将薄软绸布或细软花布缝制成 5cm 长的小绢袋，消毒后，装入根据不同配方混匀之消毒药末，以彩线扎口并留出 15～20cm 长的线头备用。

2. 患者自行坐药的指导。嘱患者先洗手，用肥皂，温开水洗净外阴，取下蹲或仰卧双腿屈曲位，手持药片、丸或栓剂，用食指由前面自阴道口将药物置入阴道内，推进至食指完全伸入、药物达阴道深部为止。

3. 坐药法不同适应证的药物选择。

（1）带下：藿香 60g、葫芦茶 200g、矮地茶 200g，分别切碎，混合水煎，共煎 3 次，混合 3 次药液，浓缩至膏状备用。

（2）宫颈糜烂：黄柏 9g、血竭 9g、雄黄 9g、明矾 12g、苦参 15g、白芨 15g、制乳香 15g、制没药 15g，研磨成细末，用蜂蜜调拌，做成扁圆形药饼，阴干备用。

（3）阴痒：陈大蒜 9g、苦参 6g、蛇床子 6g、白糖 3g，将药物焙干研细，装入空心胶囊备用。

【坐药法操作流程及要点说明】

| 操作流程 | 要点说明 |

核对
1. 患者姓名、性别、年龄、住院号/ID号
2. 医嘱、诊断、药物

↓

评估
1. 当前主要症状、临床表现、月经婚育史、既往史及药物过敏史
2. 患者体质及坐药部位的皮肤黏膜情况
3. 患者年龄、心理状况

→ **禁忌**
未婚者禁用;妊娠期和月经期停止使用

↓

告知
1. 操作目的及过程
2. 可能出现的不适、并发症及注意事项

→ 阴道纳药后可产生有色阴道分泌物,污染内裤,要勤换内裤注意卫生,也可垫卫生垫,防止污染

↓

准备
1. 操作者:洗手、戴口罩
2. 物品:治疗盘、遵医嘱配制中药、带线棉球或纱布块、冲洗液和容器、窥阴器、镊子、盐水棉球、橡胶单(妇检垫)、治疗巾、卫生纸、屏风
3. 环境:关闭门窗,调节室温
4. 患者:解释,排空膀胱,取膀胱截石位,保暖遮挡

→ 检查带线棉球或纱布块是否符合要求

↓

实施
1. 嘱患者排空膀胱,躺妇检床上,脱掉一侧裤腿,取膀胱截石位
2. 臀下垫橡胶单(妇检垫)、治疗巾、冲洗、消毒外阴
3. 戴手套,上窥阴器,用盐水棉球擦洗阴道、宫颈
4. 将带线棉球或纱布块蘸上药粉,用镊子轻轻纳入阴道深处或子宫颈处,留线头于阴道外,退出窥阴器
5. 检查药物棉球有无脱出,线头是否留在阴道外,了解患者有无不适
6. 擦干会阴,撤去橡胶单(妇检垫)、治疗巾,脱手套。协助患者着衣,安排舒适卧位
7. 清理物品,分类放置

→
1. 执行无菌操作,防止交叉感染
2. 药物棉球要放置在阴道深处,以防脱出
3. 遵医嘱定时更换药物,一般每天更换一次,取出时可轻轻牵拉线头
4. 如患者自行取出时,取下蹲位,轻拉线头即可。片、丸、栓、剂可直接置入,不再取出
5. 行经期停止坐药待月经干净4d后继续治疗。治疗期间,需注意外阴及内裤的清洁,禁止性生活

↓

记录
1. 记录坐药后的客观情况,并签名
2. 异常情况、处理措施及效果

第八节　刮痧法

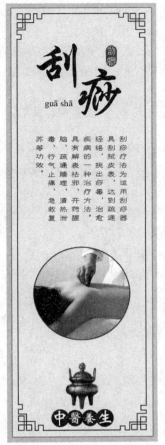

刮痧疗法为运用刮痧器具刮拭皮表，达到疏通经络，挑出痧毒，治疗疾病的一种治疗方法。具有解表祛邪、开窍醒脑、疏通腠理、清热泻毒、行气止痛、急救复苏等功效刮痧疗法包括刮痧法、撮痧法、挑痧法3种。

刮痧疗法在我国历史悠久。其形成最早可追溯到旧石器时代；湖南长沙马王堆汉墓出土的春秋战国时期到古老帛书《五十二病方》，是迄今为止我国最古老的医学书籍，书中介绍的砭石疗法的记载可认为是刮痧疗法的萌芽；秦汉时期的《黄帝内经》中有关砭石疗法的记载可认为是刮痧疗法的雏形阶段，宋代以后，对痧病病症及刮痧疗法有了进一步的认识；明代许多著名医籍中也记载有痧症及刮痧疗法，如《证治准绳》、《寿世保元》、《景岳全书》等清代郭志邃在《痧胀玉衡》中说："毒是痧之一症，缓者或可延迟，急者命悬此刻。刮痧法，背脊颈骨上下又胸前胁肋两背肩臂痧，用铜钱蘸香油划之。"吴尚先在《理瀹骈文》载："阳痧腹痛，莫妙以调羹蘸香油刮背，盖五脏之系，咸在于背，刮之则邪之随降病自松解。"《七十二种痧症救治法》一书也有详尽叙述。由于刮痧疗法操作简单，容易掌握，深受大家欢迎。

刮痧常用工具有汤匙、铜钱、硬币、陶器片、嫩竹板、牛羊角等。

刮痧疗法的适应范围十分广泛，不仅适应于痧症，凡内科、儿科、妇科、皮肤科、眼科和耳鼻喉科等临床多种常见病均可治疗。如感冒、咳嗽、哮喘、腹痛、便秘、不寐、中风、落枕、月经不调、鼻渊、喉痹等等。

一、刮痧

刮痧法是指用边缘钝滑的器具，如牛角刮板、瓷匙、砭石等物的钝面蘸取植物油或清水在患者体表一定部位反复刮动，使局部皮下出现痧斑或痧痕的一种治疗方法可疏通腠理，使脏腑秽浊之气通达于外，促使周身气血流畅逐邪外出，从而达到治疗疾病的目的。

（一）治疗/护理目标

1. 缓解或解除外感湿邪所致高热头痛、恶心呕吐、腹痛腹泻等症状。

2. 通过刮痧，起到解表祛邪、开窍醒脑、疏通腠理、行气活血、祛湿化浊、调整阴阳平衡，提高抗病能力的作用。

3. 缓解或解除绞肠痧、中暑、瘟疫、感冒、食物中毒等症。

（二）操作重点步骤

1. 评估患者的临床表现、既往史、对疼痛的耐受程度及心理状况、有无感觉迟钝/障碍，患者体质及实施刮痧处的皮肤情况。

2. 刮具。根据病情选择合适的刮具，刮痧常用工具有汤匙、铜钱、硬币、陶器片、嫩竹板、牛羊角等。选好后要检查刮具边缘，确定光滑无缺损，以免划伤皮肤。

3. 刮痧的部位。常用的刮痧部位有头部（眉心、太阳穴、鼻梁处）、颈项部（后项、颈部两侧）、胸部（肋间隙、脊柱两旁）及四肢部等。暴露刮痧部位，铺治疗巾或垫纸巾，冬季要注意保暖，必要时屏风遮挡。

4. 体位。常用的体位：胸腔、下肢内侧、前侧部多选用仰卧位或仰靠坐位；头部、颈部、背部、上肢和下肢外侧部多选用俯卧位或伏坐位及坐位。

5. 手法。手持刮具、蘸水、油或药液，在选定的部位，使刮痧用具始终保持45°~90°，从上到下，从内向外单一方向刮擦皮肤，不要来回刮动，如刮背部，则应在脊椎两侧沿肋间隙呈弧线由内向外刮，每次8~10条，每条6~15cm。

6. 操作中，应保持刮痧板的湿润，刮擦数次后，操作者感觉刮具涩滞时须及时沾湿再刮，直至局部皮下出现红色或紫红色痧为止，一般一个部位刮擦20次左右。

7. 随时询问患者有无不适，观察病情及局部皮肤颜色变化，调节手法力度。刮痧手法要求用力均匀，不要忽轻忽重。刮痧过程中如见冷汗不止、脉象沉浮、吐泻不止等情况，应停止刮痧，并及时抢救。防止发生意外。

8. 操作完毕，清洁局部皮肤或用手掌按摩，协助患者整理衣着并安置舒适卧位。

9. 记录患者的一般情况和刮痧局部皮肤情况，异常情况的处理措施及效果。

（三）成效标准

1. 患者/家属对所作解释和操作表示理解和满意。

2. 操作过程安全，无意外情况发生。

3. 达到预期目标或标准。

4. 高热头痛、恶心呕吐、腹痛腹泻等症状得到一定的缓解。

5. 能有效解除肠痧、中暑、瘟疫、感冒、食物中毒等急症。

（四）意外情况的处理及预防。

晕刮：出现头晕，面色苍白、心慌、出冷汗、四肢发冷、恶心欲吐或神昏扑倒等。

预防：空腹、过度疲劳患者忌刮；低血压、低血糖、过度虚弱和神经紧张特别怕痛的患者轻刮。

处理：迅速让患者平卧；让患者饮温开水或糖水；迅速用刮板刮拭患者的百会穴（重刮）、人中穴（棱角轻刮）、内关穴（重刮）、足三里穴（重刮）、涌泉穴（重刮）。

（五）相关链接

砭石刮痧法是用边缘钝滑的砭石做工具进行刮痧，砭石有奇异的能量场，作用于人体，可改善局部血液循环，降低肌张力，缓解肌痉挛。将它作为治疗工具，在患者体表的一定部位反复刮动，刺激经络，能起到疏风散寒、温通气血、舒筋活络、化瘀止痛的功效。砭石刮痧操作方法与刮痧疗法相同。

【刮痧操作流程及要点说明】

440

操作流程	要点说明

核对
1.患者姓名、性别、年龄、住院号/ID号
2.医嘱、诊断、刮痧部位、时间

禁忌
1.体形过于消瘦者、局部皮肤有病变者
2. 有严重的心血管疾病、肝肾功能不全、全身浮肿者
3.孕妇的腹部、腰骶部
4.眼睛、口唇、舌体、耳孔、鼻孔、乳头、肚脐、前后二阴等部位
5.急性扭伤、创伤的疼痛部位或骨折部位
6.有接触性皮肤传染病者
7.有出血倾向者(如糖尿病晚期、严重贫血、白血病、再生障碍性贫血和血小板减少)
8.过度饥饱、过度疲劳、醉酒者,不可大面积刮痧
9.小儿囟门未闭合时头部禁刮

评估
1.患者病情、既往史、活动能力、有无感觉迟钝/障碍
2.患者体质及实施刮痧处皮肤情况
3.患者的心理状况及对疼痛的耐受程度

告知
操作目的及过程,指导患者配合
可能出现的不适,并发症及注意事项等

准备
1.操作者:洗手,戴口罩
2.环境:安静整洁、温度适宜
3.物品:刮具、纱布、治疗巾、治疗碗内盛少量清水或刮痧油,必要时备浴巾、屏风等
4.患者:取合适体位,暴露刮痧部位,保暖

检查刮具边缘有无缺损

实施
1.按医嘱确定体位及暴露刮痧部位,铺治疗巾
2.检查刮具,蘸湿刮具在选定部位与皮肤保持使刮痧用具始终保持45°～90°,从上到下,从内向外单一方向进行刮擦,如皮肤干涩,随时蘸擦再刮直至皮肤红紫,禁用暴力
3.刮擦过程中随时询问患者有无不适,观察病情及局部皮肤颜色变化,调节手法力度。
4.刮痧完毕,清洁局部皮肤

1.保持空气新鲜,注意保暖,以防复感风寒而加重病情
2.操作中用力要均匀,勿损伤皮肤忌来回刮
3.随时观察病情,发现异常,应立即停止,取平卧位。报告医生,配合处理
4.嘱患者刮痧后保持情绪稳定,饮食宜清淡忌生冷油腻之品
5.刮痧后,避免风直吹刮痧部位,出痧后30min内忌洗凉水澡,两次刮痧间隔以痧退为标准
6.出痧后注意休息,适当饮温开水或淡盐水或淡糖水
7.使用过的刮具,应清洁消毒后备用

记录
1.患者的一般情况和刮痧局部皮肤情况
2.刮痧时间
3.患者的反应及病情变化
4.异常情况、处理措施及效果

第九节　按摩法

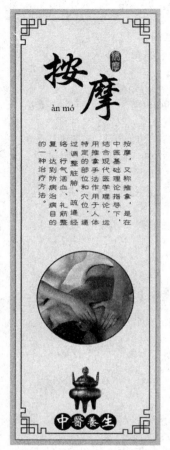

按摩，又称推拿，是在中医基础的理论下，结合现代医学理论，

运用推拿手法作用于人体特定的部位和穴位，通过调整脏腑、疏通经络、行气活血、理经整复，达到防病治病目的的一种治疗方法。它包括了穴位按摩、背部按摩、开天门、小儿捏脊疗法等。

按摩疗法已经有 2000 多年的历史，是人类最古老的一种疗法。自 300 多万年以前就产生了按摩术，成书于战国时代的《皇帝内经》就有关于按摩的记载；到春秋战国秦汉时代，按摩法已经成为祖国医学治疗疾病的重要手段，当时已有按摩专注问世；魏晋隋唐时期，按摩疗法为统治阶级所重视，按摩法在当时已极具规模；宋元时代，按摩术已用于内科疾患的治疗；至明代，还形成了小儿推拿的独特体系。近 40 年以来，按摩治疗广泛应用于临床各科、各种病症，尤其是治疗痛症能收到良好的效果。而且按摩疗法操作简便、不良反应少见，不但适用于护理临床，也可以在家庭、社会中普遍开展。

常见的按摩手法有按法、摩法、推法、拿法、揉法、捏法、颤法、打法、滚法。

1. 按法：利用指端、指腹或指掌，在患者身体适当部位，有节奏地一起一落按下，叫做按法。通常使用的，有单手按法、双手按法。临床上，在两肋下或腹部，通常应用单手按法或双手按法。北部或肌肉丰厚的地方，还可使用单手加压按法，也就是左手在下，右手轻轻用力压在左手指背上的一种方法；也可以右手在下，左手压在右手指背上。

2. 摩法：用手指指腹或手掌在患者身体的适当部位，给以柔软的抚摸，叫做摩法。摩法多配合按法和推法，有常用于上肢和肩端的单手摩法，也有常用于胸部的双手摩法。

3. 推法：向前用力推动叫推法。临床常用的，有单手或双手两种推摩方法。因为推与摩不能分开，推中已包括有摩，推摩常配合一起用。两臂两腿肌肉丰厚处，多用推摩。手指可用推摩，手指面积太小，操作时，一般多用于左手握住患者腕部，右手食拇二指捏住患者一个手指进行推磨，或者只用右手拇指在患者手指上推摩。小儿推拿方法，实际上用的就是推摩法。推摩的手法是多样的。把两手集中在一起，是拇指对拇指，食指对食指，两手集中一起往前推动，叫做双手集中推摩法，这种方法，是推摩法中常见的一种手法。

4. 拿法：用双手把适当部位的皮肤，稍微用力拿起来，叫做拿法。临床常用的有在腿部或肌肉丰厚处的单手拿法。如患者因情况紧张、恼怒，突然发生气闷，胸中堵塞，出现类似昏厥的情况，可在锁骨上方肩背相连的地方，用单手拿法，把肌肉抓起来放下，放

442

下在抓起，以 2 次/S 速度，连拿 20 次，稍微休息，在连拿 20 次，则使通畅，气息自渐调和。

5. 揉法：用手贴着患者皮肤，作轻微的旋转活动的揉拿，叫做揉法。揉法分单手揉和双手揉。太阳穴等面积小的地方，可用手指揉法，对于背部面积大的部位，可用手掌揉法。有单手加压揉法，比如揉小腿处，左手按在患者腿肚处，右手则加压在左手背上，进行单手加压揉法。肌肉丰厚的小腿肚上，则可使用双手揉法。揉法具有消瘀散去积，调和血行的作用，对于局部痛点，使用揉法十分合适。

6. 捏法：在适当部位，利用手指把皮肤和肌肉从骨面上捏起来，叫做捏法。捏法和拿法，有某些类似之处，但拿法要用手的全力，捏法则着重在手指上。拿法用力要重些，捏法则用力要轻些。捏法是按摩中常用的基本手法，它常常与揉法配合进行。捏法，实际包括了指尖的挤压作用，捏法能使皮肤、肌腱活动能力加强，能改善血液和淋巴循环。

7. 颤法：是一种震颤而抖动的按摩手法。动作要迅速而短促，均匀为合适。要求每秒钟颤动 10 次左右为宜，也就是 1 分钟达到 600 次左右为宜。颤法与"动"分不开，所以又叫颤动手法。将大拇指垂直地点在患者痛点，全腕用力颤动，带动拇指产生震颤性的抖动，叫单指颤动法。用拇指与食指，或食指与中指，放在患者疼处或眉头等处，利用腕力进行颤动叫双指颤动法。

8. 打法：打法又叫叩击法。临床上多配合按摩后进行。打法手劲要轻重有度，柔软而灵活。手法合适，能给患者以轻松感，否则就是不得法。打法主要用的是双手。常用手法有侧掌切击法，平掌拍击法，横掌叩击法和竖拳叩击法等。

9. 滚法：滚法是依靠腕关节的伸屈动作来促使手掌背部在人体体表进行来回"滚动"的方法。滚法操作时，几乎有一半以上的掌背直接抵压于人体体表，并作腕关节屈伸运动，所以它不但刺激力量强，而且作用面积也较大，能够使其作用力渗透到体表深层而直达病所，通过穴位的"得气"感应而起到疏通经络、行气活血、调整阴阳、濡润筋骨等作用，并能对肌肉痉挛、强直和粘连等病态直接发挥明显的改善作用。

推拿法适用范围广泛。临床用于头痛、牙痛、胃脘痛、关节错位、腰肌劳损、失眠、跌打顿挫、颈腰椎病、风湿痹痛、恶心呕吐、肩周炎等内外骨科病症，以及关节麻木、感觉迟钝等神经系统病症等。

一、穴位按摩

穴位按摩是在中医基本理论指导下，运用手法作用于人体体表的特定部位或特定部位或穴位而产生作用，并由体表深入体内，通过局部刺激，疏通经络、滑利关节、舒经整复、活血祛瘀，调动机体抗病能力，从而达到防病治病、保健强身目的的一种技术操作。能够治疗内、外、妇、儿各科的多种疾病。

（一）治疗/护理目标

1. 缓解各种原因引起的软组织的特殊疼痛和功能障碍。

2. 通过穴位按摩，达到保健强身的目的。

（二）操作重点步骤

1. 评估患者性别、年龄、诊断、体质、疼痛的部位、引起疼痛的原因、对疼痛的耐受程度，根据医嘱，确定按摩的手法、力度、频率等。

2. 取穴。根据患者的症状、发病部位、年龄及耐受性，选用适宜的穴位进行按摩，常见疾病按摩部位和穴位如下：

（1）头面部：去印堂、太阳、头维、攒珠、睛明、鱼腰、丝竹空、瞳子髎、承泣、迎香、地仓、颊车、下关、翳风、风池等。

（2）颈项部：取穴风池、风府、肩井、天柱、大椎等。

（3）胸腹部：取穴天突、华盖、膻中、中脘、下脘、气海、关元、中极、天枢、大横等。

（4）腰背部：取穴肺俞、肾俞、心俞、膈俞、华佗夹脊、大肠俞、腰阳关等。

（5）肩部及上肢部：取穴肩髃、肩贞、手三里、天宗、曲池、极泉、小海、内关、合谷等。

（6）臀及下肢部：取穴环跳、居髎、风市、委中、昆仑、足三里、阳陵泉、梁丘、血海、膝眼等。

3. 按摩。根据医嘱选用适宜的手法和作用力进行按摩。常用的按摩手法有按法、摩法、推法、揉法、捏法、颤法、打法、滚法。

作用力：是指按摩手法轻重不同所能起到的局部的作用及患者的感觉舒适度。不同"作用力"的操作要求：

（1）均匀：是指手法操作时力量和速度要一致，不要忽轻忽重，忽快忽慢。

（2）柔和：是指手法操作时力量不可粗暴，要轻柔和缓。

（3）深透：是指手法操作的力量深达病所，不能浮于表皮。

（4）有力：是指强刺激，手法要重，必须达到要求的力量限度。

（5）持久：是指手法操作时要持续一定的时间，以利于治疗。一般 10～15min/s。

（6）小儿按摩法除了上述操作要求外还要遵循轻重适宜、轻而不浮、快而补重、重而不板等原则。

4. 按摩时间。一般宜在病人疼痛难忍时施术；如急性损伤有皮下出血者则应在伤后 24～48 小时后才能按摩治疗。给患者施术时选择 2～3 个穴位，每个穴位施术 3～5min，以局部穴位透熟为度。穴位按摩可以 1～2/d。根据患者病情可以选择每日按摩或隔日按摩。

5. 注意事项。腰、腹部进行按摩前，嘱患者排空膀胱。

6. 操作过程中及时询问患者对手法治疗的反应，及时调整手法，必要时停止动作。

7. 操作后协助患者整理衣着，安排舒适卧位，整理床单位，清理用物。

（三）成效标准

1. 患者/家属对护士的解释及操作表示理解和满意。

2. 异常情况得到及时观察与处理。

3. 特殊疼痛和功能障碍缓解。

4. 影响成效的相关因素。适应证、按摩部位、按摩手法、按摩时机及按摩时间、频率、周期等。

（四）相关链接

1. 穴位按摩的适应症。

（1）骨外科疾病：颈椎病、落枕、斜颈、腰椎间盘脱出、肩周炎、漏肩急性腰扭伤、四肢关节伤筋、软组织扭伤等。

颈椎病：常见的按摩部位为颈项部，常选的穴位有：风府、风池、肩井、天宗、肩外俞、劲根等。

落枕：常见的按摩部位为颈项部，常选的穴位有：风府、风池、肩井、天宗、肩外俞及受累部位。

斜颈：常见的按摩部位为颈项部，常选的穴位有：缺盆、肩井、风池、翳风、内关、合谷等。

腰椎间盘脱出：常见的按摩部位为腰部，常选的穴位有：阿是穴、腰阳关、大肠俞、环跳、居髎、承扶、承山、委中、阳陵泉、绝骨等。

肩周炎、漏肩：常见的按摩部位为肩部，常选的穴位有：肩井、肩髃、秉风、天宗、臂臑、曲池等。

急性腰扭伤：常见的按摩部位为腰部，常选的穴位有：肾俞、大肠俞、命门、三焦俞、秩边、委中等。

（2）普外科疾病：术后肠粘连、胆囊炎、慢性前列腺炎慢性阑尾炎、下肢静脉曲张、乳痈等、

（3）内科疾病：胃脘痛、失眠、头痛、感冒、久泻、中风后遗症、尿潴留等。

胃脘痛：常见的按摩部位为腹部，常选的穴位有：中脘、气海、天枢、肝俞、脾俞、胃俞、三焦俞、肩井、足三里、内关等。

失眠：常见的按摩部位为头部及肩部，常选的穴位有：印堂、神庭、睛明、攒竹、太阳、百会、角孙、风池、肩井、中脘、气海、关元等。

头痛：常见的按摩部位为头面部和颈项部，常选的穴位有：印堂、神庭、头维、睛明、鱼腰、太阳、百会、角孙、风池、风府、天柱等。

（4）妇科疾病：月经不调、痛经、闭经、慢性盆腔炎、产后耻骨分离症等。

痛经：常见的按摩部位为腹部或腰骶部，常选的穴位有：气海、关元、血海、三阴交、肝俞、脾俞、肾俞、八髎等穴。

月经不调：常见的按摩部位为腹部，常选的穴位有：关元、气海、子宫、冲门、期门等穴位及胁肋部或督脉穴。

慢性盆腔炎：常见的按摩部位为腹部及督脉、肝经所在部位，常选的穴位有：隔俞、肝俞、脾俞、胃俞、关元俞、胞俞、带脉、中极、命门、阴陵泉、足三里、三阴交等。

（5）儿科疾病：小儿发热、腹泻、疳积、惊风、便秘、脱肛、肠套叠、哮喘、遗尿、夜啼、小儿麻痹后遗症等。

疳积：常见的按摩部位为腹部及手指，常选的穴位有：中脘、天枢、足三里、四横纹等。

遗尿：常见的按摩部位为腰部、腹部，常选的穴位有：三关、外劳、百会、丹田、肾俞、腰骶部、三阴交等。

（6）五官科疾病：鼻炎、耳聋、耳鸣、斜视、近视等。

2. 穴位按摩的禁忌症。

（1）未确诊的急性脊柱损伤。

（2）各种骨折、骨质疏松、骨结核。

（3）严重心、脑、肺疾病。各种出血性疾病。

（4）烧伤、烫伤、皮肤破损及瘢痕等部位。

（5）各种急性传染病。

（6）妇女月经期、孕妇腰腹部。

（7）各种恶性肿瘤的局部。

（8）各种感染性化脓性疾病和结核性关节炎。

【穴位按摩操作流程及要点说明】

操作流程　　　　　　　　　　　　要点说明

核对
患者姓名、性别、年龄、医嘱、部位、住院号/ID号

评估
患者当前主要症状、临床表现、既往史、体质、按
摩部位皮肤情况、对疼痛的耐受程度、心理状况 → 严格掌握按摩的适应症与禁忌症

告知
患者按摩的目的,操作过程,并指导患者配合 →
1. 通过按摩可以缓解疾病的临床症状,达到保健强身的目的
2. 保健时局部会出现酸痛的感觉,如有不适,及时告知

准备
1. 操作者:洗手、戴口罩、修剪指甲
2. 物品:浴毯、浴巾、枕头,必备介质、屏风
3. 环境:注意遮挡,保护隐私部位,保暖
4. 患者:合理体位,松开衣服,暴露穴位按摩部位 →
1. 操作者修剪指甲,以防损失患者皮肤
2. 进行腰腹部按摩时,嘱患者排空膀胱

实施
1. 再次核对,确定按摩部位及方法
2. 根据患者的症状、发病部位、年龄及耐受性,选用适宜的手法和刺激强度,进行按摩
3. 操作过程中观察患者对手法的反应,若有不适,应及时调整手法或停止操作,以防发生意外
4. 操作后协助患者整理衣着,安排舒适卧位,整理床单位,清理用物 →
1. 操作的原则:力随行走,利用反作用力
2. 操作的要求:持久、有力、均匀、柔和、深透
3. 操作的要领:手法由易到难;力量由轻到重,由浅到深;频率由慢到快

记录
1. 观察患者的一般状况,局部皮肤的情况
2. 实施按摩后的效果
3. 异常情况、处理措施及效果

二、背部按摩

背部按摩是指对背、臀、颈和上臂组织有节奏地运用各种按摩手法以疏通经络、行气活血、理筋整复、促进局部及全身血液循环的技术操作。

（一）治疗/护理目标

1. 达到保健强身的目的。

2. 久病卧床患者舒适护理。

3. 疼痛患者的舒缓治疗。

4. 有效预防压疮的发生。

5. 教育家属掌握背部按摩的适应证、禁忌证以及操作要点。

6. 增进患者与家属或医患之间的情感交流。

（二）操作重点步骤

1. 评估患者皮肤情况以及对按摩力度的耐受程度，各关节活动的最大范围。

2. 协助患者取俯卧位，胸前、裸关节下垫一个薄枕头。

3. 操作前操作者温暖双手，给患者涂抹按摩介质。按摩介质可以选用爽身粉、滑石粉、凉水、蛋清等，以及橄榄油等按摩精油。

4. 取穴。主要是从臀部上方开始至颈部以下的整个背部、腰部及臀部，其中要重点按摩这个范围内的骨隆突处。

5. 按摩。总的来说可以分为两步：全背按摩和局部按摩。

（1）全背按摩：掌推背部，掌根着力，从臀部至肩边按边推，由内到外，五指协同做轻微的捏拿，反复3遍。

①首先从臀部上方即骶尾骨处开始，双手用按法和揉法按摩骶尾骨处。

②然后用推法沿脊柱两旁向上按摩至肩部。

③在肩部，用按法和揉法按摩肩胛骨和大椎。

④两手做环形动作移到靠近外侧，用揉法按摩两侧肩峰，再从肩两边用推法向下按摩至腰部、髋部。

⑤在髋部，用按法和揉法按摩髋部两侧骶骨。

（2）局部按摩：在容易受压处做离心方向按摩，由轻到重，再由重到轻。

①用双手拇指指腹从骶尾骨开始，沿脊柱用按法按摩每一节脊椎，直至第7颈椎即大椎处。

②用手掌大鱼际在受压处重点按摩，用按法和揉法，顺序是骶尾部—两侧髋部—大椎—两侧肩胛骨—两侧肩峰。

③掌按肩髋，一掌按于肩胛骨上，另一掌按于对侧骶骨后方，同时用力按压，两侧交替，反复3遍。

④防压疮患者背部按摩的重点部位。即容易受压的部位，主要有骶尾部、两侧髋部、大椎、两侧肩胛骨处、两侧肩峰处。

6. 按摩手法。背部按摩所用到的手法主要有按法、揉法、推法。

7. 治疗频次。一般是每次都要将全部步骤做 3 遍，可以一日 1 次或隔日 1 次。

8. 操作过程中观察患者对手法的反应，若有不适，应及时调整手法或停止操作，以防发生意外。

9. 操作后协助患者整理衣着，安排舒适卧位，整理床单位，清理用物。

（三）成效标准

1. 患者/家属对护士的解释及操作表示理解和满意。

2. 有效预防压疮的发生，无损伤组织。

3. 异常情况得到及时观察与处理。

4. 家属能掌握教育的要点。

5. 影响成效的因素。按摩部位、按摩体位、按摩穴位数目、按摩手法、按摩时间、适应证等。

（4）注意事项

背部按摩为套路化操作，可根据具体情况而有所改变，脊柱部位宜采用手法。

【背部按摩操作流程及要点说明】

操作流程	要点说明

核对
患者姓名、性别、年龄、医嘱、部位、住院号/ID号

评估
患者当前主要症状、临床表现、既往史、体质、按摩部位皮肤情况、对疼痛的耐受程度、心理状况

→ 严格掌握按摩的适应症与禁忌症

告知
患者按摩的目的,操作过程,并指导患者配合

→ 1. 通过按摩可以缓解疾病的临床症状,达到保健强身的目的
2. 保健时局部可能会出现酸痛的感觉,如有不适,及时告知

准备
1. 操作者:洗手、戴口罩、修剪指甲
2. 物品:浴毯、浴巾、枕头,必备介质、屏风
3. 环境:注意遮挡,保护隐私部位,保暖
4. 患者:合理体位,松开衣服,暴露穴位按摩部位

→ 1. 操作者修剪指甲,以防损失患者皮肤
2. 进行腰腹部按摩时,嘱患者排空膀胱

实施
1. 再次核对,确定按摩部位及方法
2. 根据患者的症状、发病部位、年龄及耐受性,选用适宜的手法和刺激强度,进行按摩
3. 按摩顺序
(1)用按法和揉法按摩骶尾骨处
(2)用推法沿脊柱两旁向上按摩至肩部
(3)用按法和揉法按摩肩胛骨和大椎
(4)用揉法按摩两侧肩峰,再从肩两边用推法 向下按摩至腰部、髋部
(5)用按法和揉法按摩髋部两侧骶骨
(6)用按法按摩每一节脊椎及在受压处做重点 按摩
4. 操作过程中观察患者对手法的反应, 若有不适,应及时调整手法或停止操作,以防发生意外
5. 操作后协助患者整理衣着,安排舒适卧位,整理床单位,清理用物

→ 1. 操作的原则:力随行走,利用反作用力
2. 操作的要求:持久、有力、均匀、柔和、深透
3. 操作的要领:手法由易到难;力量由轻到重,由浅到深;频率由慢到快

记录
1. 观察患者的一般状况,局部皮肤的情况
2. 实施按摩后的效果
3. 异常情况、处理措施及效果

三、开天门

开天门是指运用各种推拿手法，作用于头面部的穴位上，刺激末梢神经，使机体产生感应，疏通经络，促进血液循环，加强机体代谢功能的技术操作，具有开窍宁神、平肝熄风、升阳固脱、疏风解表、通络明目、止痛等作用，可平衡阴阳，缓解头晕、头痛、偏头痛、神经衰弱、失眠、高血压等病症。即使无病通过按摩也可以增强体质，起到预防保健作用。

现代医学常常把开天门的治疗方法运用于失眠、头痛、高血压、神经衰弱等临床诊断的病人。流行于社区护理，以及日常预防保健。

（一）治疗/护理目标

开窍宁神、平肝熄风、升阳固脱；疏风解表、通络明目、止痛，以解除患者头晕、头痛、偏头痛、神经衰弱、失眠等症状。

（二）操作重点步骤

1. 评估操作者、操作时机、患者体质、头部皮肤情况，心理状况及身体耐受能力等，若女性患者需了解月经情况。操作者需具备一定水平的医学知识，掌握一定的操作技能，熟悉相关中医知识；操作对象体质多为阴虚、血虚以及血瘀体质的人群。开天门一般选择在症状明显、强烈时，可以用于不同年龄阶段、不同性别的人群。

2. 取穴。正确取穴，根据患者症状、年龄及耐受性，选用适宜、或补或泻等手法，进行按摩。开天门常用部位是头面部，常采用仰卧位。头面部常用穴位有：上星、印堂、头维、攒竹、丝竹空、百会、太阳、风池、肩井、风府。

3. 手法。

（1）推上星：印堂→上星36次。

（2）推头维：印堂→头维36次。

（3）抹眉：攒竹→丝竹空36次。

（4）梳理太阳经：双手指端交替梳推头额10～20次。

（5）叩印堂：36次（中指端弯着叩）。

（6）叩百会：36次。

（7）揉太阳：顺、逆时针各10次。

（8）轻拍头部：前额→左太阳穴→前额→右太阳穴→前额→额顶，共3min。

（9）按压双侧风池及肩井穴5～10次。

补泻手法：根据刺激强度，轻刺激的手法为补，重刺激的手法为泻；按手法频率快慢来看，频率快的手法为泻，频率慢的手法为补；以手法操作的时间来讲，操作时间较长的手法为补，操作时间较短的手法为泻。

4. 注意事项。选择开天门时根据性别、年龄的不同，在手法与时间上有相应的区别，一般小儿气血未充，肌肤娇嫩，手法宜轻；体质强壮者可稍重；体质柔弱者、年老者稍轻；妇女经、带、胎、产者手法宜轻。

5. 治疗频次。开天门一般可日行 1 次，每次 20～30min；症状重者可每日 1 次，症状轻者可每 3 日 1 次。

6. 操作过程中及时询问患者对手法的治疗反应，及时调整手法。

7. 操作后协助患者整理衣着，安排舒适卧位，整理床单位，清理用物。

（三）成效标准

1. 患者/家属对所作解释及操作表示理解和满意。

2. 在操作过程中，患者有局部酸胀感；操作后局部有温热感，头脑感觉轻松，眼前有豁亮感。

3. 影响成效的因素。适应症、按摩部位、按摩手法、按摩时间、按摩周期及取穴。

（四）相关链接

开天门常用穴位的定位。

（1）上星—前发际正中直上 1 寸。

（2）印堂—两眉头连线的中点。

（3）头维—额角发际直上 0.5 寸。

（4）攒竹—眉头凹陷中。

（5）丝竹空—眉梢处凹陷中。

（6）百会—后发际直上 7 寸（两耳尖直上、头顶正中）。

（7）太阳—眉梢与目外眦之间后约 1 寸凹陷处。

（8）风池—胸锁乳突肌与斜方肌之间、平风府穴处。

（9）肩井—大椎穴与肩峰连线的中点处。

（10）风府—后发际正中直上 1 寸。

【开天门操作流程及要点说明】

操作流程　　　　　　　　　　　　　要点说明

核对
1.患者姓名、性别、年龄、住院号/ID号
2.医嘱、诊断、穴位

↓

评估
1.患者当前主要临床表现、既往史及有无感觉迟钝/障碍
2.患者体质及头面部的皮肤情况
3.患者的心理状况及对疼痛的耐受程度

禁忌
高热、或有出血倾向、或局部皮肤溃疡、疖肿、破损者均不宜采用本法

↓

告知
操作目的及过程,并指导注意事项

1. 通过按摩可以缓解疾病的临床症状,达到保健强身的目的
2.按摩时局部会出现酸痛的感觉,如有不适,及时告知

↓

准备
1.操作者:洗手,戴口罩
2.环境:安静、舒适
3.物品:治疗盘、治疗巾、摩擦介质、手消毒液
4.患者:取合适体位暴露针刺部位,保暖

操作前修剪指甲,以防损伤皮肤

↓

实施
1.确定穴位、手法及顺序
2.按摩体位:婴儿俯卧大人大腿前侧,头部稍高于骶尾部,背腰骶尾部充分暴露,注意室内保暖
3.操作者温暖双手,选择按摩介质:小儿常用的介质有爽身粉、滑石粉、凉水、蛋清等,以及橄榄油等按摩精油
4.手法:双手掌上下推、擦,以皮肤温热为度
拇指桡侧缘顶住骶尾部皮肤,食、中指前按,三指同时用力提拿皮肤,双手交替捻动向前,两手交替进行,随推随捏,随捏随推,一直到肩部为止。
操作时,可捏3下提拿1下

操作要求:
1.操作时用力要均匀、柔和、持久,禁用暴力
2.操作时捏起皮肤多少及提拿用力大小要适当,而且不可拧转。捏的太紧,不容易向前捻动推, 捏少了则不易提起皮肤,捻动向前时需做直线前进,不可歪斜

↓

记录
1.患者按摩部位的皮肤情况
2.患者治疗后的效果

四、小儿捏脊

捏脊疗法，又称"捏脊疗法"，是利用拇、食指在患者脊椎两侧运用点捏、按压、捏拿等手法以起到调和阴阳，健脾和胃，调理脏腑，疏通经络，行气活血作用的技术操作。由于捏脊疗法多用于小儿，所以称小儿捏脊。既可以预防保健，也可以用于疾病的治疗康复，临床上常用于治疗小儿疳积、厌食、腹泻、呕吐等症。

疳积是疳证和和积滞的总称。积滞与疳证有轻重程度的不同，积滞是指小儿伤于乳食，损伤脾胃，而至脾胃运化失司，积聚留滞于中。疳证是因喂养不当，或多种疾病的影响，导致脾胃受损，津气耗伤而形成的，以全身虚弱羸瘦为主要表现得营养缺乏性疾病，往往是积滞的进一步发展。

（一）治疗/护理目标

1. 预防保健。

2. 治疗康复。缓解疳积、厌食、腹泻、呕吐等症状。

3. 教育家属掌握小儿捏脊的适应征、注意事项以及操作要点。

（二）操作重点步骤

1. 评估适应证（小儿疳积、厌食、腹泻、呕吐等症）患儿年龄、配合情况以及是否存在因哭闹而坠床的危险性。

2. 取穴。临床常用的是督脉的穴位，自长强穴起，止于大椎穴。

3. 按摩体位多为婴儿俯卧大人大腿前侧，头部稍高于骶尾部，骶尾部充分暴露，注意室内保暖。

4. 操作者温暖双手，选择按摩介质：小儿常用的介质有爽身粉、滑石粉、凉水、蛋清等，以及橄榄油等按摩精油。

5. 手法：双手掌上下推、擦，以皮肤温热为度。

6. 拇指桡侧缘顶住骶尾部皮肤，食、中指前按，三指同时用力提拿皮肤，双手交替捻动向前，两手交替进行，随推随捏，随捏随推，一直到肩部为止。操作时，可捏3下提拿1下。

7. 捏脊手法有"补""泻"、"平补平泻"之分

（1）补法：从骶尾捏至肩部，反复3~5次。

（2）泻法：从肩部至骶尾，与"补法"的方向相反，反复3~5次。

（3）平补平泻：第一趟从骶尾部捏至肩部止，第二趟从肩部至骶尾部止，第三趟又从骶尾部捏至肩部止。然后按揉肾俞8~10秒，收手。

8. 治疗频次。小儿捏脊法单次治疗时间以反复从长强穴捏至大椎穴5次为度，5~10min；每日一次，连续6日为一个疗程，休息1日，再做第二个疗程。注意事项。患儿脏腑柔嫩，血气未充，手法要轻柔。操作时捏起皮肤多少及提拿用力大小要适当，而且不可拧转。捏的太紧，不容易向前捻动推，捏少了则不易提起皮肤，捻动向前时，需做直线前进，不可歪斜。对于高热或有出血倾向，或局部皮肤溃疡、疖肿、破损者，均不宜采用本法。

9. 操作过程中及时观察小儿的面色及局部皮肤的情况及时调整手法和力度。

10. 操作后清洁局部皮肤，协助患者整理衣着，安排舒适卧位，整理床单位，清洁用物。

（三）成效标准

1. 操作熟练，正确运用补泻手法。
2. 有效缓解疳积、厌食、腹泻、呕吐等症状。
3. 家属对操作效果表示满意。
4. 影响成效的因素。适应证、按摩部位、取穴、按摩手法、按摩介质、按摩时间等。

【小儿捏脊流程及要点说明】

操作流程　　　　　　　　　　　　要点说明

```
核对
1.患者姓名、性别、年龄、住院号/ID号
2.医嘱、诊断、穴位
```
↓
```
评估
1.患者当前主要临床表现、既往史及有无感觉迟
钝/障碍
2.患者体质及头面部的皮肤情况
3.患者的心理状况及对疼痛的耐受程度
```
↓
```
告知
操作目的及过程,并指导注意事项
```
↓
```
准备
1.操作者:洗手,戴口罩
2.环境:安静、舒适
3.物品:治疗盘、治疗巾、摩擦介质、手消毒液
4.患者:取合适体位暴露针刺部位,保暖
```
↓
```
实施
1.确定穴位、手法及顺序
2.按摩体位:婴儿俯卧大人大腿前侧,头部稍高于
骶尾部,背腰骶尾部充分暴露,注意室内保暖
3.操作者温暖双手,选择按摩介质:小儿常用的介
质有爽身粉、滑石粉、凉水、蛋清等,以及橄榄油
等按摩精油
4.手法:双手掌上下推、擦,以皮肤温热为度
拇指桡侧缘顶住骶尾部皮肤,食、中指前按,三指
同时用力提拿皮肤,双手交替捻动向前,两手交
替进行,随推随捏,随捏随推,一直到肩部为止。
操作时,可捏3下提拿1下
```
↓
```
记录
1.患者按摩部位的皮肤情况
2.患者治疗后的效果
```

要点说明栏：

```
禁忌
高热、或有出血倾向、或局部皮肤溃疡、
疖肿、破损者均不宜采用本法
```

```
1. 通过按摩可以缓解疾病的临床症状,
达到保健强身的目的
2.按摩时局部会出现酸痛的感觉,如有
不适,及时告知
```

```
操作前修剪指甲,以防损伤皮肤
```

```
操作要求:
1.操作时用力要均匀、柔和、持久,禁用
暴力
2.操作时捏起皮肤多少及提拿用力大小
要适当,而且不可拧转。捏的太紧,不容
易向前捻动推,捏少了则不易提起皮
肤,捻动向前时需做直线前进,不可歪斜
```

第十节 针刺法

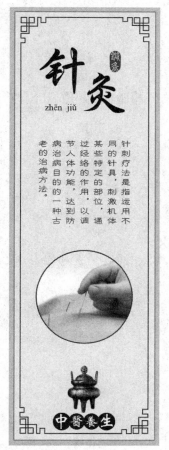

针灸 zhēn jiǔ

中醫養生

针刺疗法是指运用不同的针具,刺激机体某些特定的部位,通过经络的作用,以调节人体功能,达到防病治病目的的一种古老的治病方法。老的治病方法。

针刺疗法是指运用不同的针具,刺激机体某些特定的部位,通过经络的作用,以调节人体功能,达到防病治病目的的一种古老的治病方法。它具有和阴阳、通经络、调虚实、驱邪气等功效。

针刺疗法起源于中国,已有数千年的历史。早在新石器时代,人们就知道云石头刺割一定的部位以治疗疾病。人类最早用来治病的器械是砭石。夏、商、周时代,随着青铜器的广泛应用,就有了青铜针的出现。春秋战国时期,我国第一部医学典籍《黄帝内经》一书中,就有"九针"的记载从晋至唐,是针灸的隆盛时期。晋人黄甫谧《针灸甲乙经》的刊行,是继《黄帝内经之后》,对针灸学的又一次总结,也是我国第一部针灸学专著。此外,《千金方》《外台秘要》等论著,对针灸学的发展也起到了一定的推动作用。明代杨继洲的《针灸大成》,是继《黄帝内经》《针灸甲乙经》之后的再次发挥和总结。新中国成立以后,我国的针灸事业得到了迅速发展。

随着社会经济文化的发展和医疗实践的广泛深入,古老的针刺疗法也逐步发展和完善,针具也由石针、骨针、竹针而逐步为钢针、银针、金针、合金针、不锈钢针等所替代。

目前毫针的制作材料有不锈钢、金、银、铜、合金等,也有陶针、蜡针、猪鬃、芒针、火针、皮针、电针等,以不锈钢使用最广。毫针的规格主要以针身的直径和长度区分。一般临床以粗细 28 ~ 30 号(0. 32 ~ 0. 38mm)和长短为 1 ~ 3 寸(25 ~ 75mm)者最为常用。短针多用于耳针及浅刺中,长针多用于肌肉丰厚部穴位的深刺和某些穴位作横向透刺之用。

针刺疗法适用病症广泛。其中包括中风、感冒、咳嗽、呃逆、呕吐、眩晕等内科病症;月经不调、痛经、闭经、带下病等妇科病症;乳痈、肠痈等外科病症;还有颈痛、腰背痛及坐骨神经痛等骨科病症。

一、毫针

毫针法是指在中医基本理论指导下,用不同的针具,运用不同的进针、运针方法,刺激人体不同部位(穴位,如经穴、奇穴和阿是穴等),已达到调节经气、调理阴阳、扶正祛邪之功效的针刺疗法。是我国传统针刺术中使用最多、应用范围最广的一种疗法。

（一）治疗/护理目标

1. 解除或缓解各种急、慢性疾病的临床症状。

2. 通过疏通经络，调节脏腑气血功能，促进机体的阴阳平衡，以达到治疗疾病的目的。

3. 激发人体免疫功能以及对血液、神经、器官和组织进行调节。

（二）操作重点步骤

1. 评估患者当前主要临床表现、既往史、局部皮肤情况，有无感觉迟钝/障碍，对疼痛的耐受程度、心理状况等，做好告知内容。

2. 穴位选择

选穴原则：按照针灸处方的原则和针灸配方的规律选取穴位。

定取穴位：可按骨度法、体表标识法、同身寸法等逐穴进行准确定位。

骨度分寸度量取穴法：此法将人体各部位分别规定为固定长度，以此作为量取穴位的标准。

头面部：头部前发际至后发际为12寸，眉心至前发际为3寸，大椎至后发际为3寸，两耳后完骨间为9寸，两头维穴之间为9寸。

胸腹部：天突至岐骨为9寸，岐骨至脐中为8寸，脐中至耻骨联合上缘为5寸，两乳头之间为8寸。

侧胸部：肘窝横纹至11肋为12寸，11肋至股骨大转子为9寸。

背部：两肩胛骨内侧缘至后正中为3寸。

上肢：腋前纹至肘横纹为9寸，肘横纹至腕横纹为12寸。

下肢：耻骨上缘至股骨内上踝上缘为18寸，胫骨内侧踝下缘至踝尖为13寸，股骨大转子至犊鼻穴为19寸，犊鼻穴至外踝尖为16寸，臀横纹至委中穴为14寸，髀关穴至髌骨上缘为12寸。

体表标识法：根据人体体表的自然标志进行取穴，充分利用人体体表特征。

如第7颈椎下取大椎；脐中取神阙；两眉之间取印堂；两乳头连线中点取膻中；两手虎口交叉，食指尖按桡骨茎突凹陷处取列缺；两手自然下垂，中指所指处取风市；屈肘横纹处取曲池；握拳横纹后取后溪。

手指同身寸取穴法：

①中指同身寸法：是以患者中指中节侧面两头横纹之间的距离定为1寸，适用于四肢取穴。

②拇指同身寸法：以拇指第一节指头关节的宽度定位1寸，适用于四肢取穴。

③横纹同身寸法：又名一夫法，即患者食、中、无名、小指并拢，以中指横纹为准，四肢衡量为3寸，适用于四肢及胸腹部取穴。

3. 毫针选择。质量优良的毫针，一般要求针尖端正光洁，针身光滑挺直，针尖不可有剥蚀伤痕,针柄牢固不松动,便于捏持。根据穴位周围皮下脂肪和肌肉层厚度的不同选取不同规格的毫针:一般肌肉丰富部位的毫针可选择粗长的,肌肉浅薄部位的毫针宜选择细短的。

4. 进针。

(1)持针。用右手持针操作,主要以拇、食、中三指挟持针柄,如持毛笔,左手拇指或食指按穴位旁,以固定穴位。

(2)进针。根据穴位周围皮下脂肪和肌肉层厚度的不同,护士需要选用不同长度的毫针,以及不同的进针角度、深度和方法。

(3)针刺的角度。是指针身与皮肤表面所构成的夹角,一般有直刺、斜刺和横刺三种。直刺(针身与皮肤表面成90°刺入)适用于人体大部分穴位;斜刺(针身与皮肤表面成45°左右倾斜刺入)适用于肌肉较浅薄处或内有重要脏器或不宜于直刺、深刺的穴位;平刺即横刺、沿皮刺(是针身与皮肤表面呈12°左右沿皮刺入)适用于皮薄肉少部位的穴位,如头部的穴位等。

(4)针刺的深度。是指针身刺入人体内的深浅。一般以既有针感又不伤及脏器为原则,根据患者的病情、年龄、体质、部位以及四季气候的不同等情况来决定。如年老气衰、小儿气稚、形体瘦小,头部、面部,春夏之季宜浅刺;年轻力壮、气血旺盛、形体肥大,四肢、臀、腹,秋冬之季宜深刺。

总之,针刺的角度、方向和深度三者密不可分,相辅相成。一般深刺多用直刺,浅刺多用斜刺、横刺。

进针方法。临床常用的进针方法有指切法、夹持法、舒张法、提捏法等。

①指切法:适用于短针的进针。方法是用左手拇指或食指指端按在穴位位置旁边,右手持针,紧靠左手指甲面将针刺入选定的穴位。

②夹持法:适用长针及穴位处于肌肉和皮下脂肪丰满处的进针。方法是用左手拇、食两指夹持棉球,夹住针身下端,将针尖固定在所刺穴位皮肤表面位置,右手捻动针柄,将针刺入。

③舒张法:适用于穴位处于皮肤松弛或有皱褶处的进针。方法是用左手食、拇指将所刺穴位部位的皮肤向两侧撑开,使皮肤绷紧,右手持针,使针从左手拇、食二指的中间刺入。

④提捏法:主要适用于皮肉浅薄部位的进针,如印堂穴等。方法是用左手拇、食二指将针刺部位的皮肤捏起,右手持针,从捏起的上端将针刺入。

5. 运针(或称行针)。针刺入穴位并得气后,护士常需要运用补泻手法和不同的运针方法,达到治疗目的。

(1)补泻手法:

①补法:多用于慢性病、体质弱者等虚证。方法是进针慢而浅,提插轻,捻转幅度小,留针后不捻针,出针后多揉按针孔。

②泻法：多用于急性病、体制强者等实证。方法是进针快而深，提插重，捻转幅度大，留针时间长，并反复捻针，出针时不按针孔。

③平补平泻法：适用于一般患者。方法是进针深浅适中，刺激强度适宜，提插和捻转的幅度中等，进针和出针用力均匀。

（2）运针方法

①提插运针：针刺人穴位一定深度后，右手持针将针身提到浅层，再由浅层插到深层，反复上下提插，幅度以 1～1Scm，频率60 次/m，n，时间 3～Sm，n 为宜。

②捻转运针：与针刺人穴位一定深度后，将针身左右来回旋转捻动，捻转角度不要超过 360°，更不能向一个方向捻转，以 180°为宜。

6. 留针，针刺人穴位得气后，调节针感，留针，记录留针数。留针过程密切观察患者情况，如出现意外，立即报告处理。

7. 起针。治疗完毕，起针、检查针数，记录治疗后的客观情况。

（三）成效标准

1. 患者/家属对所作的解释和操作表示理解和满意。

2. 取穴准确，运用各种手法，得气感强。

3. 针刺过秤安今，无意外情况发生。

4. 能激发一定的人体免疫功能，调节气血、疏通经络。

5. 影响成效的闲素，穴位选取、毫针选择、进针、运针、留针时间。

（四）意外情况的处理及预防

1. 晕针。针刺过程中，患者出现头晕目眩、汗出肢冷、面色苍白、胸闷欲呕、晕厥时，称为晕针。

预防：对初诊、精神过度紧张及体弱者，应先做好解释，消除对针刺的顾虑，选择舒适卧位，手法宜轻。

处理：随时注意患者的神色，以便及早发现晕针先兆。一旦发生晕针应立即停止针刺，报告医生，将针全部起出，嘱患者平卧，头位稍低，注意保暖。

2. 血肿。针刺部位出现皮下出血并引起肿痛，称为血肿。

预防：仔细检查针具，熟悉解剖部位，针刺时避开血管，起针后立即用无菌棉球按压针刺部位。

处理：微量皮下出血而致的小块青紫，一般不需处理，可自行消退。局部肿胀疼痛较剧、青紫面积较大时，冷敷止血，24h 后改热敷或在局部轻轻揉按，促进局部淤血消散。

3. 弯针。是指进针后针身在体内发生弯曲的现象。

预防：手法指力均匀，刺激不宜突然加强。体位舒适，勿随意更换体位。防止外物碰撞、压迫。

处理：针身轻度弯曲，可将针身缓慢退出；若针身弯度较大，应顺着弯曲方向将针退出；若有体位改变引起弯针者，应协助患者恢复原来体位，使局部肌肉放松，再行退针，切忌强行拔针。

4. 滞针。针刺后出现针下异常紧涩，捻转、提插、出针均感到困难而且患者感到剧痛的现象，称为滞针。

预防：精神紧张者，应先做好解释，消除顾虑，操作时捻针幅度不宜过大，避免单向连续捻转。整理针具时，对不符合质量要求的，应剔去。

处理：对惧针者，应先做好解释，消除顾虑，发生撒针时先与患者交谈，分散其注意力，在发生滞针的穴位附近进行循按，轻弹针柄再起针。

5. 折针。即断针，指进针、运针、留针、起针的过程中，针身折断在患者体内。

预防：进针前严格检查针具，需定期；针刺时，勿将针身全部刺人，应留部分在体表。

处理：立即出针，不可强行刺人、行针。发现折针时，嘱患者切勿移动体位，以防断针向深处陷入。如残端尚在体外，可用手指或镊子取出；若残端已没入皮下，需经外科手术取出。

6. 气胸。针刺时误伤肺脏，空气进入胸腔，发生气胸。

预防：凡对胸背部及锁骨附近部位的穴位进行针刺治疗时，应严格掌握进针角度及深度，留针时间不宜过长。"腰如井，背如饼"，指的是胸壁和背部可针刺的组织轻薄，不宜深刺，否则易引起气胸。

处理：出现气胸时，立即报告医生，绝对卧床休息，采取半坐位，避免咳嗽，重症者应及时配合医生行胸腔减压穿刺术、给氧、抗休克等抢救措施。

（五）相关链接

毫针法根据补泻手法的不同而有适用子虚证、实证区别。一般而言，补法用于虚证，泻法用于实证。因此在临床应用中要分清虚证、实证，护理上也要遵循辨证施护的原则。

虚证：由于虚证有气血阴阳虚证等多种证候的不同，所以临床表现极不一致，很难概括全面常见有：面色苍白或萎黄，精神萎靡，身疲乏力，心悸气短，形寒肢冷或五心烦热，自汗盗汗，大便溏泄或滑脱，小便频数或失禁，舌质淡嫩，少苔或无苔，脉虚无力等。应遵循补虚扶正的护治原则。

实证：由于病因和病邪停积部位的差异，实证各自有着不同的证候表现。其代表症状主要为：发热，腹胀痛拒按，胸闷烦躁，呼吸气粗，痰涎蜜盛，大便秘结，小便不利，神昏谵语，脉实有力，舌苔厚腻等。应遵循泻实驱邪的护治原则。

【毫针法操作流程及要点说明】

操作流程	要点说明

核对
1. 患者姓名、性别、年龄、住院号/ID 号
2. 医嘱、诊断、针刺部位、留针时间

↓

评估
1. 患者当前主要临床表现、既往史及有无感觉迟钝/障碍
2. 患者体质及针刺取穴部位的皮肤情况
3. 患者的心理状况及对疼痛的耐受程度

↓

告知
1. 操作目的及过程
2. 穴位"得气"感觉表现
3. 可能出现的不适、针刺意外情况及注意事项

↓

准备
1. 操作者:洗手,戴口罩
2. 环境:符合无菌操作条件,温度适宜
3. 物品:毫针、皮肤消毒液、棉签、棉球、镊子、弯盘,必要时备毛毯、屏风、手消毒液
4. 患者:取合理体位,暴露针刺部位,保暖

↓

实施
1. 遵医嘱选择穴位
2. 消毒局部(穴位)皮肤,术者手指消毒
3. 选择合适毫针（常用针粗细 28–32 号、针长 0.5–5 寸）
4. 进针。根据针刺部位,选择进针方法、手法,正确进针。
5. 运针、留针。通过提插、捻转毫针,询问患者感觉,"得气"后调节针感,留针 10–20min,告知患者注意事项,并观察有无不适。
6. 起针。一手捻动针柄,另一手拇(食)指按压针孔周围皮肤,将针退至皮下,迅速拔出。起针后根据审判上泻手法要求决定是否按揉针孔。
7. 检查针数,防遗漏。
8. 整理床单位,协助患者取舒适卧位,清理物品
9. 操作后核对

↓

记录
1. 患者的针刺局部皮肤情况
2. 留针时间,针数
3. 患者的反应及病情变化
4. 异常情况、处理措施及效果

要点说明

禁忌
1. 患者在疲乏、饥饿或精神高度紧张时不宜针刺
2. 皮肤有感染、溃疡、瘢痕或肿痛部位不宜针刺
3. 有出血倾向及高度水肿者不宜针刺
4. 孕妇的下腹、腰骶部及合谷、三阴交、昆仑、至阴等通经活络的穴位不宜针刺
5. 小儿囟门未合时,头顶部的穴位不宜针刺

1. 如出现酸麻、胀痛、沉、紧、涩等感觉属正常针感,即为"得气"
2. 如出现疼痛、血肿、弯针、折针等情况不必惊慌,医护人员会妥善处理

1. 严格无菌技术操作
2. 按穴位深浅和患者胖瘦选择毫针,检查针俩有无松动、针尖有无弯曲带钩等情况
3. 正确运用进针方法、进针角度和浓度,勿将针身全部刺入,以防折针。胸胁、腰背部的穴位,不宜直刺、深刺,以免刺伤内脏
4. 刺激强度因人而异,急性病、体质强者宜强刺激,慢性病、体质弱者宜弱刺激
5. 患者局部产生酸、麻、胀、重等感觉或向远处传导即为"得气"
6. 针刺过程中,应密切观察患者反应,如出现头晕、目眩、面色苍白、胸闷、欲呕等晕针现象及时报告医师并处理
7. 针刺后交代患者不能随意活动针刺部位,以防出现弯针等意外
8. 起针时要核对穴位和针数,以免毫针遗留在患者身上

460

二、水针

水针又称穴位注射，是在穴位内进行药物注射的一种技术操作方法。它是将针刺及药物对穴位的渗透刺激作用和药物的药理作用结合在一起，发挥综合效能达到治疗疾病的目的。

（一）治疗/护理目标

1. 解除或缓解各种急、慢性疾病的临床症状。

2. 通过活血通络、解痉止痛、定喘安神起到治疗疾病的目的。

（二）换作重点步骤

1. 评估患者当前主要临床表现、既往史、药物过敏史以及局部皮肤情况、有无感觉迟钝/障碍、对疼痛的耐受程度、心理状况，做好告知。

2. 穴位选择。选穴原则同针刺法，一般每次 2～4 穴不宜过多，以精为要。按一般针刺治疗时的处方原则，根据不同疾病，选择相应主治穴位。胸腹腰背部可选用触诊时阳性反应明显的俞穴、募穴；亦可选沿经络分布所触到的压痛点。

3. 针具选择。根据使用药物的剂量大小及针刺的深度选用不同的注射器和针头，常用注射器为 lmL、2mL、5mL、10mL、20mL，常用针头为 4～6 号普通的长注射针头，牙科用 5 号长针头，封闭用长针头。

4. 药物剂量。作小剂量注射时不能过量，可用原药物剂量的 1/5～1/2。具体部位，具体分析。头面及耳穴用药量要少，四肢及腰背部骨肉丰厚处用量要大，刺激性较小的药物用量较大，刺激性较大的药物用量较小。

5. 注射。按照肌肉注射法消毒皮肤，排气、进针。运用提插手法调节针感，得气后回抽无血，将药液缓慢注入。一般疾病用中等速度推注；慢性病体弱者用轻刺激将药物缓惶推人；急性病体壮者用强刺激将药物快速注入。如需注射较多药液时，可将注射针头由深部逐渐提到浅居，边提边推药，或将注射针交换几个方向推药。

6. 注射中、注射后询问患者感觉、用药效果。如发生意外情况（如肢体活动功能障碍、肌肉挛缩畸形、骨髓炎、神经麻痹、感染致跛足、腓深神经损伤、深静脉炎等），需及时报告医生，对症处理。

（三）成效标准

1. 患者/家属对所作的解释和操作表示理解和满意。

2. 取穴准确，达到治疗目的。

3. 治疗过程安全，无发生并发症。

4. 注射时，得气感强。

5. 能缓解疼痛、痉挛、咳喘等症状，起到活血通络、安神等作用。

6. 影响成效的因素。针具选择、穴位选择、药物种类、药物剂量、注射方法、注射时间。

（四）意外情况的处理及预防

出现意外情况的可能，肢体活动功能障碍、肌肉挛缩畸形、骨髓炎、神经麻痹、感染致跛足、腓深神经损伤、深静脉炎等，临床多对症处理。

（1）在选穴时，应避免选用肌肉浅薄、针感特别强烈的穴位；要避开大动、静脉和神经干选穴，若注射时患者有触电感，则要退针或改变方向，然后再注入药物，以免损伤神经。颈项、胸背部穴位注射时不宜过深，以防误伤重要脏器；孕妇的下腹部，腰骶部和三阴交、合谷等穴位，一般不宜作穴位注射，以免引起流产。

（2）避免将药液注入关节腔、脊髓腔和血管内。

（3）穴位注射后出现的局部酸胀不适感，一般可在 4~8h 内自行消失；如局部反应较重，用艾条温和灸，多能缓解；如局部红肿，伴有发热和其他全身症状，应及时查明原因对症处理，年老体弱患者，注射部位不宜过多，药量应酌情减少，以防晕针。

（4）发生药物过敏反应接药物过敏对症处理。应以预防为主，药液选择应注意药物的性能、药理作用、剂量、配伍禁忌、副作用和过敏反应，某些中草药制剂亦可能引起过敏反应，使用时应该注意。凡能引起过敏反应的药物，必须先作皮试，阴性者方可使用。

（五）相关链接

水针法在临床主要用于治疗各类型的腰腿痛、肩背痛、关节痛及软组织扭、挫伤等，针对不同病症，其选穴和药物的选择也会有相应变化。

1. 腰骶部疼痛。常选大肠俞、关元俞、白环俞、秩边、肾俞、脾俞，每次取 2 个穴位，以手按压应有明显痛感或酸胀感，注入 10% 葡萄糖 20mL，隔日 1 次，5~7 次为一个疗程。

2. 膝关节痛。阴市、梁丘、血海、鹤顶穴、足二里，每次取 1 个穴位，注入 10% 葡萄糖 10mL 或 5% 当归液 2mL。3 日 1 次，5~7 次为一个疗程。

3. 肩背部痛。秉风、天宗、阿是穴、肩髎、肩骸、臂臑，每次取 2 个穴位，注入 10% 葡萄糖 5~10mL，2~3d1 次，5~7 次为一个疗程。

【水针法操作流程及要点说明】

操作流程　　　　　　　　　　　　　要点说明

核对
1. 患者姓名、性别、年龄、住院号/ID号
2. 医嘱、诊断、药物、针刺部位、时间

禁忌
1. 疲乏、饥饿或精神高度紧张时慎用
2. 局部皮肤有感染、溃疡、瘢痕或有出血倾向及高度水肿者禁用
3. 孕妇的下得、腰骶部和三阴交、合谷等禁针
4. 药物过敏者禁用

评估
1. 患者当前主要临床表现、既往史、药物过敏史
2. 患者体质及针刺取穴部位的皮肤情况
3. 患者的心理状况及对疼痛的耐受程度

告知
1. 操作目的及过程
2. 穴位"得气"感觉表现
3. 可能出现的不适、针刺意外情况及注意事项

1. 注射部位出现疼痛、酸胀的感觉属正常感觉
2. 注射部位避免着水、以免感染

准备
1. 操作者：洗手，戴口罩
2. 环境：符合无菌操作条件，温度适宜
3. 物品：吸入药物的注射器等置于治疗盘内，皮肤消毒液，棉签，手消毒液
4. 患者：取合理体位，暴露针刺部位，保暖

实施
1. 遵医嘱选择穴位
2. 消毒局部(穴位)皮肤
3. 进针注射：注射器排尽空气后，一手拇指及中指绷紧局部皮肤，针尖对准穴位，迅速刺入皮下，上下提插得气后，回抽无血，将药液缓慢注入。若药液较多，可先推入部分药液后，将针头稍微提起后再注入余药
4. 拔针：药液注射完毕后将针头拔至皮下再快速拔出针头，用干棉签轻压针孔片刻，防出血
5. 注射过程中，应密切观察患者病情，询问患者的感觉
6. 协助患者取舒适卧位，用物分类处理
7. 操作后核对

1. 注意药物配合禁忌。凡可引起过敏的药物，均需做皮试，结果阴性者方可注射
2. 按医嘱进行操作，熟练掌握穴位的定位和注射的浓度，选择合适的针头，注射的药量遵医嘱而定
3. 注射时避开血管丰富部位，避免药物注入血管内，患者有触电感时针体往外退出少许后再进行注射。
4. 躯干部穴位注射不宜过深，防止刺伤内脏；背部脊柱两侧穴位针尖可斜向脊柱，避免直刺而引起气胸
5. 如出现晕针、弯针、折针等意外，应立即处理

三、皮肤针（梅花针）

皮肤针又称梅花针、七星针，是以 5～7 枚钢针集成一束，固定在针柄的一端，形如小锤，用之叩刺局部皮肤或穴位的一种技术操作。具有多针、浅刺、刺激面大、疼痛较轻微等特点。

（一）治疗/护理目标

1. 通过叩刺皮部，疏通经络，激发、调节脏腑气血功能，以达到治疗疾病的目的。

2. 缓解和治疗各种功能性和器质性疾病，如皮肤病、脱发症等。

（二）操作重点步骤

1. 评估患者当前主要临床表现、既往史，局部皮肤有无破损和伤口，对疼痛的耐受程度、全身有无出血倾向、心理状况。

2. 叩刺部位。可分为循经叩刺、穴位即刺和局部即刺 3 种。

（1）循经叩刺：是沿经脉循行路线进行针刺的一种方法，最常用的是项背腰骶部的督脉及膀胱经，因督脉能调节一身之阳气，所以其治疗范围颇广。另外，上肢可按手三阴、三阳经，下肢按足三阴、三阳经进行循经叩刺。

（2）穴位叩刺：是根据穴位主治叩刺的一种方法，较常用的是各种特定穴，华佗夹脊穴，阿是穴，背俞穴，募穴，四肢的郄穴，原穴，络穴，如出现敏感点，条索状物，结节等，应作重点叩刺。

（3）局部叩刺：即是患部叩刺，如扭伤局部瘀血肿痛，顽癣，斑秃等，可在局部进行叩刺。

3. 皮肤消毒。局部皮肤用 75% 酒精消毒，避免使用碘剂消毒液，以防局部皮肤色素沉着。

4. 检查针具。临床上一般使用一次性皮肤针，如使用消毒用具应检查针柄是否固定，针尖是否有倒钩，并注意消毒日期。

5. 叩击。

（1）叩击手法一般以右手持针，以无名指、小指固定针柄末端于小鱼际处，中指、拇指将针柄左右固定，食指按压针柄中端。治疗时用手腕弹力，上下叩打。针尖需垂直上下，用力均匀，避免斜刺或钩刺。

（2）叩击强度，一般分为轻刺激、中度刺激和重度刺激。轻刺激时，叩打腕力较轻，冲力较小，患者稍有疼痛感，皮肤局部潮红，此为补法；中度刺激时，叩打腕力稍大，冲力较大，患者有轻度疼痛感，局部皮肤潮红，但不出血，此为平补平泻；重度刺激时，叩打腕力较重，冲力大，患者有明显疼痛感，但能忍受，皮肤明显发红，可有轻度出血，此为泻法。

6. 叩击过程中观察患者面色、表情、皮肤情况，有无不适感。如有异常，立即停止治疗，并采取恰措施处理。

7. 叩击完毕，局部用 75% 酒精消毒。

（三）成效标准

1. 患者/家属对所作的解释和操作表示理解和满意。

2. 叩刺部位及叩刺方法正确，体位合理舒适，刺激强度适中。

3. 叩刺过程安全，无意外情况发生。

4. 皮肤癌痒等急性症状得到缓解，慢性病症如脱发情况得以控制，新发再生

5. 影响成效的因素：叩刺部位、叩击手法、叩击强度、叩击时间。

（四）相关链接

1. 皮肤针的常用刺激部位。

（1）背腰骶部：在脊柱两侧，自胸椎起至骶部止，沿着足太阳膀胱经和华佗夹背穴，自上而下各纵刺3～4行。

（2）胸部：在胸骨都，沿胸骨边自上而下印刺2～3行。然后沿肋部走行方向自后向前，沿肋间隙叩刺，每个肋间隙叩刺一行。

（3）腹部：自肋弓至脐区域，横行或沿肋弓弧形叩刺5～7行，脐至耻骨、腹股沟韧带区沿肋神经分布区自外向内斜行叩刺3～5行。

（4）头部：眉毛上缘至前发际，自右至左、自左至右叩刺2～4行；头顶至后发际，与前后正中线平行，由前至后在两侧叩刺5～7行。

（5）面部：两头太阳区呈放射状叩刺1～3行，眼睑及口唇部可环绕眼及口叩刺1～2行，面颊部、下额部呈弧形叩刺1～3行。

（6）颈部：颈前区可平行于前正中线叩刺，颈后沿后正中线叩刺，两侧颈区可沿胸锁乳突肌叩刺。

（7）四肢：按十二经脉循行路线，每经叩刺1～2行，肘、膝、踝部可呈环形叩刺。

2. 皮肤针的适应证及取穴。

（1）头痛：可在头部、后项部沿督脉、膀胱经、胆经循经叩刺，重点叩百会、风池、太阳、上星等。

（2）胃痛叩打背部、胸膜都及足三里、中脘、内关穴，叩刺出血。

（3）腰痛：可在脊柱、腰眼部及环跳部叩刺。

（4）失眠，多梦：选夹脊穴，膀胱经穴，重点叩刺心俞、肝俞、脾俞、肾俞，头部叩刺安眠穴、神庭。四肢选神门、三阴交。

（5）眩晕：大椎－风池－百会穴，叩击出血。

（6）痛经：选腰骶部两侧，任脉，肾经，脾经循行的部位，重点叩刺气海、关元、肝俞、肾俞、千阴交等。

（7）月经不调：脊柱两侧、关元－中极、间使穴，叩刺出血。

（8）弱智儿童：叩刺头、颈、项都，华佗夹脊。

（9）缺乳，取背部第3～5胸椎旁开2寸，胸前两侧乳房周固数乳鼍部，两乳房做放射状叩打，乳晕部作环形叩打。用轻刺激法，每日1次，配合针刺少泽穴。

【皮肤针法操作流程及要点说明】

| 操作流程 | 要点说明 |

核对
1. 患者姓名、性别、年龄、住院号/ID号
2. 医嘱、诊断、药物、叩刺部位、时间

↓

评估
1. 患者当前主要临床表现、既往史、药物过敏史
2. 患者体质及针刺取穴部位的皮肤情况
3. 患者的心理状况及对疼痛的耐受程度

→ **禁忌**
局部皮肤有破溃、瘢痕或有出血倾向者慎用

↓

告知
1. 操作目的及过程
2. 可能出现的不适、针刺意外情况及注意事项

→ 1. 局部有出血点及疼痛属正常针感
2. 梅花针叩击后,局部皮肤表面出现针刺痕迹,并有结痂和出血点,数日后即可消失

↓

准备
1. 操作者:洗手,戴口罩
2. 环境:整洁安静,温度适宜
3. 物品:皮肤针、75%酒精、棉签、纱块、手消毒液

↓

实施
1. 遵医嘱选择穴位
2. 消毒局部(穴位)皮肤(75%酒精)
3. 检查针柄与针尖连接处有否松动,针尖有无弯曲带钩等情况
4. 手握针柄后端,食指伸直压在针柄中段,针尖对准穴位,使用腕力将针尖叩刺在皮肤上,并迅速弹起,反复进行,一般为70~90次/min。
5. 叩刺过程中观察患者面色、表情、局部皮肤情况,有无不适感
6. 叩刺完毕:局部用消毒液消毒(75%酒精)
7. 整理床单位,协助患者取舒适卧位,清理物品
8. 操作后核对

→ 1. 严格无菌技术操作
2. 叩刺躯干时,应注意保暖,避免受凉
3. 皮肤针针尖必须平齐、无钩、无锈、针柄与针尖连接处必须牢固,以防叩刺时滑动
4. 叩刺时用力均匀,针尖要垂直而下,垂直而起,避免斜、钩、挑,以减轻疼痛
5. 循经叩刺时,叩刺间隔为1cm,一般可叩刺8~16次
6. 叩刺后皮肤如有出血,须用消毒干棉球擦拭干净,保持清洁,以防感染

↓

记录
1. 患者的一般情况和局部皮肤情况
2. 患者的反应及病情变化
3. 异常情况、处理措施及效果

四、耳针（耳穴压豆）

耳针是采用针刺或其他物品（如菜籽等）刺激耳郭上的穴位或反应点，通过其疏通经络，调节脏腑气血功能，促进机体的阴阳平衡，以达到治疗疾病目的的一种操作方法。

（一）治疗/护理目标

1. 解除或缓解各种急、慢性疾病（如失眠、老年便秘、落枕、腰痛等）的临床症状。
2. 有效调节脏腑和器官的功能活动。

（二）重点步骤

1. 评估患者当前主要症状、临床表现、既往史及有无感觉迟钝/障碍，实施耳针处的皮肤有无破损和炎症，以及心理状况、对疼痛的耐受程度，女性患者的生青史、有无流产史，当前是否妊娠。

2. 取穴。用探棒或耳穴电测仪查耳穴阳性反应点，根据选穴原则确定穴位，做好标记。

3. 用具选择。针刺工具多采用皮内针，贴压工具多采用丸类如王不留行、绿豆、白芥子、磁珠等。

4. 耳廓消毒。用75%酒精由内向外、由上到下对耳廓消毒。

5. 体位和进针。一般采取坐位，如精神紧张或年老体弱可采用卧位。进针时，一手固定耳廓，另一手进针，其深度以刺入软骨，但不透过对侧皮肤，针能直立而不摇摆为度，不可穿破耳廓背面皮肤。

6. 针刺强度。强刺激常用于痛者体质强壮的急性病、实证、瘀证、疼痛等，此法为泻法。轻刺激法用于体质较差的慢性病、虚证等，此法为补法。中等刺激又称平补平泻，是常用的刺激法。

7. 针刺手法。单刺激刺入敏感点后，不需运用手法仅留针，适用于年迈体弱，久病及儿童患者。捻转法刺入耳穴后，再运用中等刺激手法，顺时针小幅度来回捻转，持续刺激 20～30a，常用于一般慢性病。提插法刺人耳廓后，用力将毫针垂直上下提插 10～20s，此法用于急性病和痛证。

8. 留针。一般为 30～60min，婴幼儿不留针，慢性及疼痛疾病留针时间可以长一些。

9. 起针。同毫针法。起针后，用无茵干棉球轻压针孔片刻，以防出血。涂以碘酒或75%酒精消毒，预防感染。

10. 每日或隔日 1 次，7～10 次为一个疗程，疗程间隔 3～5d。急性病时两耳同用，慢性时，每次一侧耳廓，两耳交替使用。

11. 告知患者留针或埋豆期间的注意事项，观察患者有无晕针。

（三）成效标准

1. 患者/家属对所作的解释和操体表示理解和满意。
2. 取穴准确，正确运用各种手法。
3. 治疗过程安全，无发生意外情况。
4. 能一定程度上缓解疾病症状，如颈、腰痛及失眠等得以改善。
5. 影响成效的因素：穴位选择、进针手法、强度，留针或埋豆的时间。

（四）意外情况的处理及预防

1. 眩晕（如晕针的表现）。患者在过于饥饿、疲劳、精神紧张状态下，不宜立即进行，操作前应适当休息，对身体虚弱、气虚血亏的患者，刺激时手法不宜过强，并应尽量选用卧位，对初次接受耳针疗法或精神紧张者做好解释工作。

2. 损伤皮肤。耳穴压豆法的材料应选用光滑质硬的种籽，如王不留行籽，不宜选用有尖角或不光滑的种籽，以免按压时损伤皮肤，应选用硬的种籽，如选用质软的种籽，则按压作用不大。防止胶布潮湿或污染，对胶布过敏者，可缩短贴压时间并加压肾上腺、风溪穴，按压时，钟勿揉搓，以免搓破皮肤，造成感染。耳廓冻伤或有炎症者应禁针及耳穴压豆，以免炎症扩散。

3. 刺激过强。选用磁珠贴耳时，采用磁体不宜过大过小，磁场强度不宜过强，有5%～10%的患者在行磁疗时出现头晕、恶心、乏力、局部灼热或刺痒等症状。若持续数分钟不缓解，将磁体取下，即可消失。

（五）相关链接

1. 埋豆。为使局部达到持续刺激，临床多采用菜籽、白芥子、王不留行籽、磁珠等物，附在耳穴部位，以小方块胶布固定，俗称"理豆"。

2. 耳穴压；豆注意事项。

（1）耳穴压贴期间，患者总感觉到局部热、胀、麻、痛或感觉循经络放射传导，此为"得气"，应密切观察局部皮肤情况。

（2）嘱患者局部皮肤不湿水，每4h按压一次，以提高疗效。

（3）一般耳穴压贴留3～5d，天气炎热、汗多可缩短时间。

（4）孕妇做耳穴压豆宜用轻刺激手法，对习惯性流产孕妇则应慎用。

（5）压豆后，患者自行按摩，以按压为主，切勿揉搓，以免搓破皮肤造成耳穴感染。

3. 耳针（耳穴压豆）常见适应证。

（1）头痛，取穴耳尖、神门、皮质下。阳明头痛（即前额痛为主）配额、胃；少阳头痛（即两颞都痛为主）配颞、交感、胆、外耳；太阳头痛（即枕部痛为主）配枕、膀胱；厥阴头痛（即头顶痛为主）配顶、肝；全头痛配额、颞、枕、顶、外耳。

（2）不寐，取穴神门、心、交感、皮质下、枕、脑十、神经衰弱区、神经衰弱点。心脾两虚型配脾、小肠，肝郁气滞型配肝、二焦；心虚胆怯型配交感、胆；心肾不交型配肝、肾；胃失和降型配交感、胃、脾。

辨证：

①心脾两虚型：不寐多梦，睡而易醒，兼有心悸，健忘，体倦神疲，饮食无味纳少，面色少华，舌淡苔薄，脉细弱。

②肝郁气滞型：少寐多梦，噩梦纷纭，兼有心烦易怒，胸胁胀满，或头痛，目赤，口苦，尿黄赤，舌红，苔黄，脉弦数。

③心虚胆怯型：不寐多梦，兼有易惊，胆怯，不能独自安卧，舌淡，脉弦细。

④心肾不交型：不寐，兼有心悸，头晕，耳鸣，五心烦热，口干咽燥，腰酸，或有梦遗，舌红，脉细数。

⑤胃失和降型：不寐，脘闷嗳气，腹胀不舒，或大便不爽，脘胀痛，舌苔腻，脉沉滑。

（3）便秘：取穴大肠、直肠、交感、三焦、脾、皮质下、肺、腹、内分泌。

（4）胃痛：胃、脾、交感、肾、肺、肝、神门、皮质下、三焦、胰胆。

（5）痛经：子宫、内分泌、卵巢、缘中、肾、肝、神门。

（6）颈椎病：颈椎、神门、肾、内分泌、肝、脾、肩、肘、枕小神经点。

【耳针法操作流程及要点说明】

<table>
<tr><td align="center">操作流程</td><td align="center">要点说明</td></tr>
</table>

核对
1. 患者姓名、性别、年龄、住院号/ID号
2. 医嘱、诊断、耳针部位、时间

↓

评估
1. 患者当前主要症状、临床表现、既往史及有无感觉迟钝/障碍
2. 患者体质及耳刺取穴部位的皮肤情况
3. 患者的心理状况及对疼痛的耐受程度
4. 女性患者的生育史,有无流产史,当前是否妊娠

→ 禁忌
耳部炎症、冻伤的部位,以及习惯性流产的孕妇禁用

↓

告知
1. 操作目的及过程
2. 可能出现的不适、针刺意外情况及注意事项

→ 局部会有热、麻、胀、痛感

↓

准备
1. 操作者:洗手,戴口罩
2. 环境:符合无菌技术操作条件,温度适合
3. 物品:针盒(短毫针等)或菜籽等,消毒液、棉签、探棒、胶布、镊子、手消毒液等
4. 患者:取合理体位

↓

实施
1. 遵医嘱选择穴位。手持探棒自耳轮后上方由上而下在选区 寻找耳穴的敏感点
2. 消毒局部(穴位)皮肤,消毒范围视耳郭大小而定,消毒时应自上而下、由内到外、从前到后
3. 一手固定耳廓,另一手进针,其浓度以刺入软骨,但不透过对侧皮肤为度,留针;用菜籽、小方块胶布固定在耳穴部位,酌情留置数日
4. 将留在皮肤外的针柄用胶布固定
5. 观察患者有否晕针、疼痛等不适情况
6. 留针结束,起针,用干棉球轻压针孔片刻,再用皮肤消毒液消毒,防止感染
7. 检查针数,防遗漏
8. 整理床单位,协助患者取舒适卧位,清理物品

1. 严格无菌技术操作,起针后如针孔发红,应及时处理
2. 在针刺中及留针期间,患者感到局部热、麻、胀、痛或感觉特经络放射传导为"得气",应密切观察有无晕针等不适情况
3. 疲乏、饥饿、精神高度紧张者及年老体弱者,高血压病人和动脉硬化病人,要适当休息,最好取平卧位,进针手法要轻,留针时间要短
4. 对治疗扭伤及肢体活动障碍者,埋针后待耳廓充血具有发热感觉时,嘱患者适当活动患部,并配合患部按摩、艾条炙等,以提高疗效
5. 留针期间,每隔4h左右用手指按压埋针处,进行压迫刺激,局部皮肤不湿水,以加强疗效
6. 一般耳穴压贴留3-5d,如天气炎热,汗多可缩短贴留时间

↓

记录
1. 患者的一般情况和局部皮肤情况
2. 患者的反应及病情变化
3. 异常情况、处理措施及效果

五、穴位埋线

穴位埋线，是在中医理论指导下，将羊肠线理人特定穴位，利用羊肠线对穴位的持续刺激作用激发经络气血、协调机体功能，以治疗疾病的一种医疗手段和方法。羊肠线以羊的小肠黏膜下层制成，有普通与铬制两种。现在穴位埋线多采用铬制的。

（一）治疗/护理目标

1. 疏通经络，调整脏腑气血功能，促进机体的阴阳平衡。

2. 缓解和解除各种急慢性疾病的症状，达到防病治病、减肥等目的。

（二）操作重点步骤

1. 评估患者当前主要临床表现、既往史、取穴部位的局部皮肤情况、有无感觉迟钝/障碍、对疼痛的耐受程度、心理状况等。

2. 选择合适的体位、穴位、羊肠线。

体位：临床上尽量采取仰卧位，尤其是年老、体弱及病重的，患者，以防晕针现象发生。

穴位：理线疗法的取穴配方主要有循经取穴、辨证取穴和经验取穴。

羊肠线：埋植用的羊肠线一般选用 0～2 号、0 号、1 号、2 号，剪成 0.5cm、1cm、1.5cm、2cm 长短不一，存放于 75% 酒精内漫泡备用。临用时用生理盐水浸泡致软。

针具：9 号、12 号腰椎穿刺针，针芯尖端磨平或 9 号注射银针头做套管，2 寸长毫针剪去针尖作针芯。

3. 消毒。严格无菌操作，皮肤消毒后实施埋钱。

4. 理线。取一段已经消毒好备用的羊肠线，放在腰椎穿刺针套管的前端或 9 号注射器针头的前端从针尾插入一段针芯。操作者左手拇指、食指绷紧或捏起进针部位的皮肤，右手持针，快速穿人皮肤，其进针角度和深度要根据患者的胖瘦及埋线部位而定，灵活采用直刺、斜刺或平刺。刺到所需深度，出现针感后，边推针芯，边退针管，将羊肠线埋植于皮下组织或肌层内，针孔处覆盖消毒纱布或贴创可贴。

5. 穴位埋线后的局部处理。穴位埋线完毕拔出穿刺针后或缝合皮肤后，局部用 75% 酒精棉球压迫片刻，以防出血，引起血肿。可用无菌敷贴贴敷穿刺点，3～5d 后可以撕下，以防感染。

（三）成效标准

1. 患者或家属对所作的解释和操作表示理解和满意。

2. 埋线部位、方法正确，局部皮肤没有出现感染。

3. 埋线后患者没有不适，起到一定的治疗作用，急性疼痛等得以缓解，慢性症状得以控制。

4. 影响成效的因素。埋线部位的选择、羊肠线长短的选择、理线手法、埋线频次。

（四）意外情况的处理及预防

1. 血肿。理线针刺部位出现皮下出血并引起肿痛，称为血肿。施术前，应仔细检查针具，熟悉解剖部位，针刺时避开血管，拔针后立即用棉球按压针刺部位。微量皮下出血致出现小块青紫时，一般不需处理，可自行消退。局部肿胀疼痛较剧、青紫面积较大时，予冷敷止血。

2. 感染。治疗后 3~4d 出现局部红肿、疼痛加剧，并可能伴有发烧。预防：严格消毒理线针具与器材，严格遵守无菌技术操作原则。处理：予局部热敷及抗感染处理。

3. 过敏。出现局部红肿、瘙痒、发热等反应，甚至切口处脂肪液化，羊肠线溢出。预防：为防止出现过敏现象，应做好评估，尤其是过敏史的评估，以及严格无菌操作。处理：密切观察伤口，及时报告医生，作抗过敏处理。

4. 神经损伤。如感觉神经损伤，会出现神经分布区皮肤感觉障碍，如运动神经损伤，会出现所支配的肌肉群瘫痪，如损伤了坐骨神经、腓总神经，会引起足下垂和足拇指不能背屈，应及时抽出羊肠线，并给予适当处理。预防：为防止刺伤神经，对位于神经根、神经干上的穴位应掌握刺激强度，刺激适当，则可增加疗效，为不伤及神经本身，最好有计划地轮换使用相应穴位，给予埋线。

（五）相关链接

1. 羊肠线属于异体蛋白，植入人体内的生物蛋白线在体内停留 15~30d 就会自然地被身体溶解或吸收，不需要再取出。埋线后，线体将会在人体内软化、分解、液化和吸收，对穴位产生的生理、物理及生化刺激可长达 15~30d 或更久，使人体局部微循环在这种良性刺激下不断得以调整和修复。

2. 穴位理线法的临床应用。

（1）小儿麻痹后遗症：

①上肢肩不能上举，取穴抬肩、举臂、肩贞、肩髃、臑腧，每次 2~3 穴。

②下肢痿瘫，取穴环跳、风市、前进、承山、血海、伏兔、三阴交、悬钟，每次 3~4 穴。

（2）支气管哮喘：取穴膻中、定喘、丰隆、肺俞，每次 1 穴。

（3）神经衰弱：取穴照海、安眠 2 穴。

（4）风湿性腰痛：取穴肾俞、腰眼、白环俞、中膂俞，每次 2 穴。

【穴位埋线操作流程及要点说明】

操作流程	要点说明

核对
1. 患者姓名、性别、年龄、住院号/ID号
2. 医嘱、诊断、埋线部位

评估
1. 患者当前主要临床表现、既往史、药物过敏史
2. 患者体质及针刺取穴部位的皮肤情况
3. 患者的心理状况及对疼痛的耐受程度

禁忌
1. 疲乏、饥饿或精神高度紧张时
2. 皮肤有感染、瘢痕或肿痛部位，有出血倾向及高度水肿者
3. 小儿囟门未闭合时的头顶穴位部位
4. 肺结核活动期、骨结核
5. 严重心脏病者或妊娠期

告知
1. 操作目的及过程
2. 可能出现的不适、并发症及注意事项

1. 针刺时可能出现疼痛、血肿、滞针、弯针等情况，患者不必紧张，医护人员会妥善处理
2. 如有酸麻、胀痛、沉、紧、涩等感觉，属正常针感

准备
1. 操作者：洗手，戴口罩
2. 环境：符合无菌操作条件，温度适合
3. 物品：治疗盘、一次性埋线包（内含剪刀、肠线、镊子、穿刺针、手套）、皮肤消毒液、棉签、弯盘，必要时备毛毯、屏风、手消毒液
4. 患者：取合理体位，暴露埋线部位，保暖

实施
1. 遵医嘱选择穴位
2. 消毒局部（穴位）皮肤
3. 选取羊肠线埋线：取一段已经消毒好备用的羊肠线，放在腰椎穿刺套管的前端或9号注射器针关的前端从针尾插入一段针芯。操作者左手拇指食指绷紧或捏起进针部位的皮肤，右手持针，快速穿入皮肤，其进针角度、深度要根据患者的胖瘦及埋线部位而定，灵活采用直刺、斜刺或平刺。刺到所需深度，当出现针感后，边推针芯，边退针管，将羊肠线埋植于皮下组织或肌层内，针孔处覆盖消毒或贴创可贴
4. 观察：询问患者有无不适感，观察埋线处有无红肿热痛，若有以上情况，应报告医生并配合抗感染或抗过敏处理
5. 交代患者卧床休息10-15min，埋线口6h内勿沾水
6. 整理床单位，协助患者取舒适卧位，清理物品

1. 埋线最好在皮下组织与肌肉之间，肌肉丰满的地方可埋入肌层，羊肠线不可暴露在皮肤外面
2. 根据不同部位，掌握埋线的深度，不要伤及内脏、大血管和神经干（不要直接结扎神经和血管），以免造成功能障碍和疼痛
3. 在一个穴位上作多次治疗时应偏离前次治疗的部位
4. 埋线中应密切观察患者的反应，发现病情变化，报告医师并配合处理

记录
1. 患者的一般情况和局部皮肤情况
2. 患者的反应及病情变化
3. 异常情况、处理措施及效果

第十一节 其他中药疗法

一、雾化

中药雾化疗法是在常温下能把水溶性中药雾化成 1 ~ 5um 的微细雾粒，以气雾状喷出，直接作用于病灶达到治疗效果的一种技术操作。其原理是应用超声波声能将药液变成细微的气雾或借助氧气高速气流，破坏液体表面张力，将药液喷到患处，起到清热解毒、消炎消肿的作用。

（一）治疗/护理目标

1. 缓解风热型过敏性鼻炎，急慢性鼻炎及鼻窦炎、急慢性咽喉炎所致的鼻塞及咽喉部不适，急慢性结膜炎、角膜炎而致的眼部不适及视矇等症状。

2. 患者得到安全，雾化适宜并感觉舒适的雾化治疗。

（二）操作重点步骤

1. 评估患者病情、用药目的、用药史、既往史、配合能力、意识、活动能力、呼吸情况、心理状况等

2. 告知患者治疗目的、操作方法、教会患者配合的技巧。

3. 按雾化治疗目的的要求准备药物（治疗前应询问有无药物过敏史，凡能引起患者药物过敏的药物禁用）和选择合适的雾化装置（超声雾化器、氧气雾化器），并检查其性能。

4. 药物准备及配置严格执行查对制度。

5. 根据雾化装置的不同选择正确的雾化方法。

超声波雾化：正确连接雾化器主件与附件，将药液加入雾化罐内（药液用生理盐水稀释至 30 ~ 50ml），将雾化罐放入已加好水的水槽内（水量以浸没雾化器底部的透声膜为准，约 250ml）；接通电源打开电源开关（指示灯亮），预热 3 ~ 5min；调整定时开关至所需时间；打开雾化开关，调节雾量；调节合适的雾化参数（时间、压力、流量等）将口含嘴放入患者口中，指导患者做深吸气，用鼻呼气，如此反复，直至药液吸完。

6. 雾化完毕，关闭雾化开关，再关电源开关；或取出雾化器，关闭氧气开关。

7. 观察患者用药后的反应及效果并记录。

8. 严格遵守消毒隔离制度，氧气雾化装置及口含嘴一人一套，防止交叉感染。雾化过程中注意用氧安全。

（三）成效标准

1. 患者自述鼻塞、鼻痒、咽痛、吞咽困难、声音嘶哑、眼痛、眼部痒涩症状缓解。

2. 患者/家属对所做的解释和操作表示理解和满意。

3. 护士操作规范、准确，达到预期目标和效果。

4. 整体操作过程安全，选择的雾化装置和设置的雾化参数合适、正确、无发生意外情况，护士有交代必要的注意事项。

5. 影响成效的因素。适应症、药物选择、药量选择、雾化时间。

（四）意外情况的处理及预防

1. 减压器/雾化器连接管脱落或漏气。雾化前要确保减压器插稳，雾化器连接管与减压器接紧，如不慎脱落应安抚患者，重新连接。

2. 雾化部位或吸入方法不正确。暂停雾化，向患者详细解释，指导患者正确的雾化部位及正确的雾化方法。行咽喉部雾化时，嘱患者含紧含嘴，作缓慢深呼吸，用口吸入，用鼻呼出；行鼻部雾化时，嘱患者将喷嘴对准鼻孔（离鼻孔 1～2cm），用鼻作缓慢深呼吸，用鼻吸入，用口呼出；行眼部雾化时，嘱患者将喷嘴对准眼睛（离眼睛 2～3cm），两眼交替进行。

（五）相关链接

1. 雾化吸入的方法。

（1）氧气雾化吸入：超声雾化吸入法是利用氧气雾化器（亦称射流式雾化器）产生的高速氧气气流使药液成雾状，随吸气进入呼吸道而发生疗效的方法。

（2）超声雾化吸入：超声雾化吸入法是应用超声波声能，将药液变成细微的气雾，直接作用于病灶的方法。超声波发生器输入的高频电能，使水槽底部晶体换能器发生超声波声能，作用于雾化罐内的液体，破坏了药液表面的张力和惯性，使之成为微细的雾滴，通过导管输送至人体病灶处，在局部达到治疗的目的。

2. 常用中药雾化剂及其作用。

（1）辛菊雾化剂：清热活血、排涕消炎通窍。主治急慢性鼻炎、鼻窦炎、过敏性鼻炎等。

（2）金喉雾化剂：消炎、抑菌、活血化瘀散结、化痰开音消肿。主治急慢性咽喉炎、声带息肉等。

（3）外障眼水：清热消炎、解毒泻火、消肿退红。主治急慢性结膜炎、角膜炎等

（4）鼻渊散：辛夷花、薄荷叶、滑石、大梅片。治疗慢性鼻窦炎。

（5）宽胸气雾剂：荜拨、延胡索、高良姜、檀香、冰片、细辛。治疗冠心病心绞痛。

（6）芸香气雾剂：芸香草、胡椒酮、乙醇、糖精、香精。治疗老年慢性支气管炎。

（7）降气化痰散：麻黄、远志、丹参、葶苈子、鱼腥草。治疗儿童呼吸道感染。

雾化器的种类。目前医学上用于临床的雾化器主要有四类：超声波雾化器、喷射式雾化器、微型自动喷雾式雾化器、旋转吸入器。超声雾化器和喷射式雾化器体积均较大在临床上主要用于局部气道湿化、抗炎、祛痰等治疗。微型自动喷雾式雾化器体积小，便于携带，喷出药物剂量可以预先固定，临床上主要用于治疗哮喘，如舒喘灵气雾剂、必可酮气雾剂等。旋转吸收器以往只装有色甘酸钠粉末气雾剂，现在国外亦有装入舒喘灵粉末气雾剂的，应用于治疗各型哮喘。

【中药雾化疗法操作流程及要点说明】

操作流程	要点说明

核对
1. 患者姓名、性别、年龄、住院号/ID号
2. 医嘱、诊断、雾化部位、药物、时间、浓度、剂量

评估
1. 患者病情、既往史、意识、呼吸情况、活动能力、过敏史
2. 患者生活自理能力、体质情况、自行排痰情况
3. 患者的心理状态及对操作的接受和配合程度

禁忌
严重缺氧、呼吸衰竭患者禁用

告知
1. 操作目的及操作过程,教会患者配合技巧
2. 可能出现的不适及注意事项

1. 雾化的部位、时间,雾化器的使用方法及雾化吸入方法
2. 如因压力过大导致连接管脱落,及时通知护士连接好
3. 出现喷喉时呛咳、喷鼻时呛鼻应及时调整雾化量,嘱患者缓慢吸入
4. 告知患者/家属病室内不能吸烟,注意防火

准备
1. 操作者:洗手、戴口罩、检查机器性能,配制药物
2. 环境:无易爆、易燃物品、温度适宜
3. 物品:雾化药品、氧气减压器、超声雾化器、一次性氧气雾化装置注射器必要时备砂轮
4. 患者:坐位或侧卧位必要时额下垫治疗巾,患者理解雾化治疗目的,能积极配合,体位合适

1. 检查中心氧气管道、减压器、雾化器的性能。必要时准备好吸痰装置
2. 用注射器吸好雾化的药液

实施
1. 体位:协助患者取合适体位,坐位或半卧位
2. 氧气雾化吸入者先安装:氧气雾化吸入时,将雾化药物倒入雾化器内,安装好氧气减压器,连接好雾化器将开关打开20°-45°或使用流量表氧气流量4-6L/min见雾化量适中即可;超声雾化疗法者水槽内加蒸馏水250mL或到浮标所需位置,接通电源,先开电源开关,预热3-5min,再开雾化开关,调整雾量,开始雾化治疗
3. 雾化治疗:①行咽喉部雾化时,嘱患者含紧口含嘴吸气,用口吸气、鼻呼气,作缓慢深呼吸;②行鼻部雾化时,嘱患者将喷嘴对准鼻孔(离鼻孔1-2cm),用鼻吸气、口呼气,作缓慢深呼吸;③行眼部雾化时,嘱患者将喷嘴对准眼睛(离眼睛2-3cm),勿解除到眼睑及角膜,两眼交替进行;雾化15-20min
4. 完毕:雾化完毕后撤离雾化器,将氧流量调回"0",分离连接管。超声雾化疗法先关雾化开关,在关电源开关
5. 整理:协助患者擦干面部,取舒适体位,整理床单位,清理用物

1. 氧气减压器与中心管道要插稳,防止掉落砸伤患者
2. 雾化连接管必须与氧气减压器接紧,防止氧流量大时脱落。患者勿自行调节氧气减压器
3. 氧气湿化瓶不能有水,以免瓶内液体进入雾化器稀释药物
4. 超声雾化吸入者各部件连接紧密,勿漏气漏水,水槽内水深须浸没罐底部的透水膜,水槽和雾化罐切忌加温水或热水,水槽内无水时不可开机
5. 行咽喉部雾化吸入治疗时,指导患者有痰要吐出,必要时协助排痰
6. 注意观察患者呼吸情况,非眼部雾化时药物勿喷到眼睛
7. 喷喉时出现呛咳、喷鼻时出现呛鼻时应及时调整雾化量,嘱患者缓慢吸入
8. 行咽喉部雾化时,雾化后协助患者漱口,10min内避免喝水

记录
1. 患者的一般情况
2. 雾化开始及结束时间
3. 患者的反应及病情变化
4. 异常情况、处理措施及效果

二、鼻腔冲洗

鼻腔冲洗法是指冲洗液通过冲洗装置缓慢流入鼻腔，经鼻前孔流向后鼻孔，再经另一侧鼻腔和口腔流出，将鼻腔内分泌物、痂冲出，用于治疗鼻腔、鼻窦疾病的一种常用方法。中药鼻腔冲洗法是用具有芳香化湿，通窍消肿化浊功效的中药制剂进行鼻腔冲洗，以达到减轻鼻黏膜充血、水肿，清洁鼻腔，促进创面愈合目的的一种技术操作方法。

（一）治疗/护理目标

1. 清洁鼻腔，湿润黏膜，减轻或缓解鼻部不适症状。

2. 鼻内镜手术后促进鼻腔粘膜愈合、结痂脱落，防止术腔粘连和窦口封闭等并发症发生。

3. 患者得到安全、压力和温度适宜的鼻腔冲洗治疗。

（二）操作重点步骤

1. 评估患者病情、既往史、过敏史、意识、活动能力、患者体质及鼻腔黏膜、心理状况，患者对该操作的理解和掌握程度。

2. 告知患者治疗目的、操作方法，教会患者配合的技巧。

3. 药物准备及配制按医嘱执行，严格执行查对制度。每次冲洗前先将鼻腔冲洗器用凉开水冲洗干净。

4. 协助患者取合适卧位，多取坐位；清理并检查鼻腔情况。

5. 操作者将冲洗液挂在高于患者头顶约50cm处，将鼻腔冲洗器橄榄头一端塞入一侧前鼻孔内，另一端放入鼻腔冲洗液中，挤压冲洗器的橡胶负压球，进行鼻腔冲洗，每侧鼻腔使用冲洗液300～500ml。（无鼻腔冲洗液可用生理盐水或呋喃西林代替）。冲洗液即进入鼻腔，从另一侧鼻腔或口腔流出。

6. 冲洗时，头前倾30°、低头并张嘴，颏下接弯盘，出水端应低于入水端。

7. 冲洗完毕，用清水把鼻腔冲洗器冲洗干净、风干、备用。

8. 教会患者自行冲洗方法及注意事项：

（1）冲洗液温度以38～40℃为宜；冬天应将药液瓶放在温水中加热至与体温接近，冲洗药液温度不宜过高或过低。

（2）冲洗液不宜悬挂过高，以免压力过大使分泌物冲入咽鼓管，导致中耳炎。

（3）冲洗时勿说话，以免发生呛咳，也不宜做吞咽动作。

9. 观察患者用药后的反应及效果并记录。

（三）成效标准

1. 患者自述鼻腔内分泌物、痂皮冲出，鼻腔不适症状减轻或缓解。

2. 患者/家属对所做的解释和操作表示理解和满意。

3. 患者配合自行操作熟练、准确、达到鼻腔冲洗的目的，并感谢患者的配合。

4. 操作过程安全，无发生意外情况，护士有交代必要的注意事项。

5. 影响成效的因素。适应症、药物选择、药量选择、冲洗时间。

（四）意外情况的处理及预防

1. 呛咳及打喷嚏。冲洗液流进鼻腔过急，或温度过低，冲洗时说话、吞咽，均可能引起呛咳、打喷嚏；故冲洗要缓慢，嘱患者冲洗时勿说话，不要做吞咽或擤涕动作，若出现咳嗽、打喷嚏应立即停止操作，休息片刻后再冲洗。

2. 鼻出血。冲洗前要评估患者鼻部情况，冲鼻时如出现鼻出血，应立即停止，报告医生并协助止血；冲洗完毕嘱患者勿用力擤鼻涕或吸涕，以免用力过大引起鼻咽腔出血。

3. 鼻腔、鼻咽腔感染。注意保持冲洗器清洁干燥，一人一冲洗装置；急性炎症时禁止冲洗。如发生鼻腔、鼻咽腔感染时应按医嘱正确使用药物，避免干燥、烟雾刺激。

4. 中耳炎。避免冲洗压力过大，冲洗液不宜悬挂过高（不可高于患者头部50cm）；冲洗应从鼻塞较重的一侧开始；冲洗时勿用力吸，冲洗完毕勿用力擤鼻涕或倒吸涕，以免用力过大引起中耳感染；如发生中耳感染应按医嘱正确使用抗生素、滴鼻药，积极治疗鼻腔疾病，擤鼻涕不能用力或同时压闭两侧鼻孔。

（五）相关链接

常用冲洗液有龙胆外洗液、清利塞鼻吸液、鼻窦炎冲洗液等中药制剂或中药汤剂，亦可用0.9%生理盐水、2.5%~3%硼酸钠溶液或2%过氧化氢溶液（双氧水），局部炎症严重者可适当加用抗生素冲洗，如庆大霉素、丁胺卡那霉素、双黄连等。对鼻塞严重者可先用麻黄素滴鼻液滴鼻后行冲洗。

鼻窦炎冲洗液主要成分为川连、白芷、菊花、川芎、藿香、黄芩、薄荷各50g，细辛30g、冰片10g、鱼腥草100g；制法：将薄荷、藿香、细辛、冰片用水浸泡2h后在蒸馏器中蒸馏，收取蒸馏液1000mL备用，蒸馏之残渣合并剩余之药水加水过面煮沸2次（第1次1h，第2次0.5h），合并过滤、浓缩成500mL。最后将浓缩液放冰箱24h，再过滤，加入原先的蒸馏液即可。（属院内制剂）

【中药鼻腔冲洗操作流程及要点说明】

操作流程

核对
1. 患者姓名、年龄、性别、床号、住院号/ID 号
2. 医嘱、诊断、冲洗液、浓度、剂量、冲洗次数

评估
1. 患者病情、既往史、意识、活动能力、有无感觉迟钝/障碍、药物过敏
2. 患者体质及鼻腔情况
3. 患者的心理状态及对该操作的理解和掌握程度

告知
1. 治疗目的及操作过程、配合方法
2. 可能出现的不适及并发症,注意事项

准备
1. 操作者:洗手、戴口罩
2. 环境:环境安静、温度适宜
3. 物品:治疗盘、冲洗液、输液架 1 个、输液器(减去过滤器及头皮针)或一次性灌肠袋 1 个、剪刀、纸巾、安尔碘、棉签、温度计、弯盘或脸盆、橄榄头
4. 患者:患者理解鼻腔冲洗目的,能积极配合,体位合适

实施
1. 体位:协助患者取坐位或站位,挽袖至肘上
2. 冲鼻:将冲洗管前端塞入患侧前鼻孔 1~2cm,嘱患者头前倾约 30°,低头并张嘴自然呼吸,下颏接弯盘(脸盆),打开冲洗器开关,使药液缓慢流入鼻腔,冲洗液经前鼻孔流向后鼻孔,再经另一侧鼻腔和口腔流出,将鼻腔内分泌物、痂皮冲出;换另外一侧鼻孔按同样方法进行冲洗;冲洗结束后嘱患者头前倾,轻轻擤鼻,以助排净鼻腔分泌物或痂皮
3. 整理:协助患者擦干脸部,清理用物

记录
1. 患者的鼻部情况及冲洗时间
2. 患者的反应及病情变化
3. 异常情况、处理措施及效果

要点说明

禁忌
1. 凡有急性炎症如中耳急性感染、鼻腔或鼻窦急性炎症或上呼吸道感染者禁用
2. 鼻出血时以及鼻部手术后 3d 内禁用

1. 冲洗时有轻度不适感
2. 冲洗时不宜说话、不宜做吞咽动作
3. 冲洗液有芳香中药味
4. 如出现头晕等不适示意,洗出液为鲜红色时不必惊慌,医护人员会妥善处理

1. 寒冷天气洗鼻液温度 38~40℃为宜,其余天气以 35~37℃为宜
2. 准备冲洗液不少于 500mL
3. 保证冲洗管道通畅
4. 冲洗液挂在距患者头部约 50cm 处并排气

1. 冲洗前询问患者哪侧鼻腔阻塞较重,应从较重的一侧开始冲洗;每侧鼻腔使用冲洗液不少于 250mL
2. 冲洗时嘱患者勿讲话,不要做吞咽或擤涕动作,若出现咳嗽、打喷嚏应立即停止操作,休息片刻后再冲洗
3. 冲洗时应保证冲洗导管的通畅,避免弯折导管影响冲洗压力和水流
4. 如出现头晕、面色苍白或冲洗出来有新鲜血时,应立即停止冲洗,立即报告医生并协助处理
5. 冲洗完毕嘱患者勿用力擤鼻涕或吸涕,以免用力过大引起鼻咽腔出血及中耳感染
6. 教会患者自行冲洗

三、负压鼻窦置换

中药负压鼻窦置换疗法是通过负压吸引，吸出鼻腔及窦腔内分泌物，形成窦腔负压，使药物进入鼻窦，以治疗慢性化脓性全鼻窦炎为目的的一种技术操作方法。

（一）治疗/护理目标

1. 患者得到安全、恰当的负压鼻窦置换治疗。

2. 鼻腔及窦腔内分泌物吸引干净、鼻部不适症状减轻或缓解。

3. 患者配合好，操作规范，为意外事件发生。

（二）操作重点步骤

1. 核对医嘱、评估患者病情、既往史、过敏史、意识、活动能力、理解接受能力。

2. 告知患者治疗目的、操作方法及配合技巧。

3. 指导患者摆好正确、适合、体位。病人一般取仰卧、肩下垫枕，头尽量后垂或头低垂位，使下颌部和两个外耳道口连线与水平线（即床面）垂直。

4. 沿两侧鼻孔贴壁缓慢滴入 1% 麻黄碱鼻液 3～5 滴，以利于窦口打开，2～3min 后指导患者擤尽鼻涕，根据医嘱滴入 2～3ml 药液（嘱患者张口呼吸）。

5. 将连接好吸引器的橄榄头塞入治疗测前鼻孔，用手指压紧另一侧鼻孔，并嘱患者连续发"开"、"开"、"开"音使软腭上举以关闭咽腔，同步开动吸引器（负压〈24kPa）进行间断吸引 6～8 次。双鼻孔交替进行，使鼻腔内分泌物吸出的同时，药液进入鼻窦。

6. 若幼儿不能合作者，其哭泣时软腭已自动上举，封闭鼻咽部，即不能发出"开""开""开"音，也可达到治疗目的。根据病情 1～2 天治疗一次。

7. 操作完毕指导患者休息 1～2min 再起床。患者起坐时嘱其吐出口及鼻腔内药液及分泌物，15min 内勿擤鼻及弯腰。

（三）成效标准

1. 患者无头痛、面色苍白、鼻出血等情况发生。

2. 患者对所作解释和操作过程表示理解和满意。

3. 护士操作规范、熟练、准确，达到预期目标。

4. 操作过程安全，无发生意外情况，护士有交代必要的注意事项。

5. 影响成效的因素。适应证、药物选择、药量选择、操作时间等。

（四）意外情况的处理及预防

1. 鼻出血。抽吸时间不能太长（吸引时间 1～2s 为宜），负压吸引器压力不宜过大，一般不超过 24kPa，以免压力过大引起鼻出血。

2. 头痛。注意观察抽出液的性质，患者有否头痛、面色苍白等症状。若有不适应立即停止操作并报告医生处理。

（五）中药负压鼻窦置换适应证及方药选择

鼻窦炎：选用方药有黄芪，党参、茯苓、辛夷、白芷、桔梗、苍耳子徐长卿、黄芩、甘草等。

【中药负压鼻窦置换疗法操作流程及要点说明】

操作流程　　　　　　　　　　　　要点说明

核对
1.患者姓名、性别、床号/ID号
2.医嘱、诊断、置换液种类、浓度、剂量

↓

禁忌
急性鼻炎、急性鼻窦炎、鼻出血、鼻息肉、鼻部手术伤口未愈、鼻前庭炎、高血压患者禁用此法

评估
1.患者主要症状、既往史、意识、活动能力
2.鼻部情况、包括鼻塞、鼻部疼痛,分泌物情况
3.患者心理状况及对操作的接受和配合程度

↓

告知
患者/家属鼻窦置换的目的、操作过程,指导患者配合技巧

↓

准备
1.操作者:洗手,戴口罩
2.物品:负压吸引器、橄榄头、治疗巾、一次性吸引引流管、棉签、灭菌手套1%盐酸麻黄素或麻苯滴鼻液,10%的生理盐水、药液如辛菊10ml
3.患者:摆好体位

1.检查吸引器性能
2.协助患者取仰卧位,肩下垫薄枕及治疗巾,头后仰与身体垂直或使额部、外耳道口与床垂直

↓

实施
1.连接吸引引流管与橄榄头,戴手套
2.以1%盐酸麻黄素或麻苯滴鼻液棉签收敛鼻粘膜5min
3.抽出混合药液,滴入鼻腔,每次将2-3ml
4.将连接好的橄榄头塞入治疗侧前鼻孔,用手指压紧另一侧鼻孔,并嘱患者连续发"开""开""开"音
5.开动吸引器,反复吸引鼻腔,每次持续1-2s,重复6-8次,一侧吸净后转吸另一侧鼻腔
6.吸完后,用纸巾擦干面部知道其休息1-2min后再起床。患者坐起时嘱其吐出鼻腔内分泌物,15分钟内勿擤鼻及弯腰
7.整理床单位,清理用物

1.嘱患者擤尽鼻涕,两侧前鼻孔朝上,以麻黄素或麻苯滴鼻液棉签收敛鼻粘膜,以利于窦口打开
2.嘱患者连续发"开""开""开"音是软腭上提,以关闭咽腔
3.一侧吸净后,再用清水冲洗橄榄头,再吸另一侧
4.抽吸时间不能太长,负压吸引器压力不宜过大,一般不超过24kPa,以免压力过大引起鼻出血
5.注意观察病情及抽出液的性质,患者有否头痛、面色苍白等症状。若有不适应立即停止操作并报告医生处理

↓

记录
1.患者的效果反应及病情变化
2.抽出液的情况并签名
3.交代患者注意事项

四、中药保留灌肠

中药保留灌肠试讲中药汤剂自肛门灌入直肠至结肠，保留在直肠或结肠内，通过肠粘膜吸收，以达到治疗各种慢性炎症的目的。

（一）治疗/护理目标

1. 灌入药液，保留在直肠或结肠内，通过肠粘膜吸收，减轻或缓解疾病症状。

2. 治疗大便不通、肠道寄生虫病、溃疡病及肛门局部病症。

（二）操作重点步骤

1. 操作前，嘱患者先排便，评估患者配合程度，了解目的及病变部位，以便采取适宜的卧位和肛管插入的深度。病人一般情况取左侧卧位或卧位，双膝屈曲；若为阿米巴痢疾则取右侧卧位，双腿屈曲；臀部抬高10cm，以利药液保留，臀下垫治疗巾，露出肛门。

2. 插入钢管前，手指应涂上石蜡油顺指针按摩一下肛门，已达到放松肛门的作用。

3. 肛门插入深度为15—20cm。插管动作要缓慢，嘱患者深呼吸使肛门括约肌放松，以防算上肠黏膜。保留欢唱，药液灌注速度不宜太快；直肠灌注，一般30~50滴/min为宜，宜要根据病情调节低速。高热津伤重症病人，速度宜快，一般可80~110滴/min；气血两亏及其他慢性病人，速度宜慢，以30~70滴/min为宜；外感病人使用解表剂时若已见到微寒热退者，可终止点滴。

缓慢注入药液后在诸如温水5~10ml。灌肠保留时间要在1h以上；滴注保留时间应在8~15小时。

4. 操作中，要量好温度，高热及实热症点滴液宜冷，以4℃左右为宜；虚寒性疾病点滴宜温以42℃为宜；其他病症调节要温在37~39℃为宜。钢管要细软，动作要柔，插入要深，压力为灌肠袋液面至肛门不超过30cm，药量因人而异，成人为200~300ml；小儿按年龄酌减，1岁以内用15~30ml，1~3岁用30~60ml，3岁以上用60~100ml，每日2~3次，一般7~20天一疗程。

5. 操作过程中注意与患者沟通，询问有无腹胀、腹痛及便意。

6. 拔管后嘱患者抬高臀部10cm平卧1h以上。

7. 灌肠时间以大便后或临睡前为佳。灌肠过程中如有便意，可嘱患者张口呼吸，同时按摩患者骶尾部。

8. 凡有痔疮发言、肛门疾患、肠道术后大便失禁及严重腹泻者不宜。女性患者以避开月经期，孕妇慎用。

（三）成效标准

1. 患者对所作的解释和操作表示理解和满意。

2. 达到预期的目标和效果。

3. 操作过程安全，无发生意外情况。

4. 便秘患者可解大便，肠道寄生虫病及肛门疾患得以缓解，寄生虫可排出，较快肛门愈合。

5. 影响成效的因素，适应症、药物选择、药液温度、药量选择、操作手法、灌肠时间。

（四）意外情况的处理及预防

1. 虚脱。灌肠过程中患者突然感恶心、头晕、面色苍白、全身出冷汗甚至晕厥、一旦发生应立即停止操作，嘱患者平卧休息，饮食量温开水，注意保暖。预防：灌肠液温度应高于体温，约39～42℃，不可过高或者过低，流速应根据患者的身体情况，耐受力调节。

2. 肠道粘膜损伤。表现为肛门疼痛，排便时加剧，伴局部压痛；损伤严重时可见肛门外出血或粪便带血；甚至排便困难。肛门疼痛何以发生肠出血者遵医嘱给予镇痛，止血等对症治疗。预防：插管前，向患者详细介绍目的意义，使之易于接受；插管前用石蜡油润滑肛管前端，减少插管时的摩擦力；操作时应顺应肠道解剖结构，手法轻柔，肛管插入不可过深，特备是有粘连性肠梗阻的患者；选择粗细合适，质地软的肛管；避免使用对肠黏膜有腐蚀作用药液。

（五）常见适应症以及中药方剂选择

1. 便秘。可以使用橄榄油、棉籽油150～200ml保留灌肠；此法多用于严重便秘或者肛门疼痛的患者。

2. 高热。

（1）通腑泄热方：大黄15～30g，芒硝9g，玄参15g，甘草9g，煎汤保留灌肠；此法多用于多种细菌感染引起的高热。

（2）梅连汤：乌梅20g，黄连10g，地骨皮15g。煎水做保留灌肠。

3. 虫积。

苦根水：苦根皮60g，加清水500ml煎汤，浓缩至200ml，保留灌肠，主治蛔虫和蛲虫。

【中药保留灌肠法操作流程及要点说明】

操作流程　　　　　　　　　要点说明

核对
1.患者姓名、性别、年龄、住院号/ID
2.医嘱、诊断、灌肠液种类、浓度、剂量

↓

评估
1.患者年龄、治疗目的、意识状态、心里状况、自理能力
2.主要症状、排便情况、有无管道造痔、肛门直肠疾患、既往史、能否配合

↓

告知
1.告知患者/家属需要灌肠的原因、操作过程及目的、指导患者配合
2.可能出现的不适、并发症及注意事项

↓

准备
1.操作者:洗手,戴口罩,戴手套
2.环境:关门窗,需要时备屏风
3.物品:中药、温开水、弯盘、治疗碗、止血钳、注射器(灌肠袋)、量杯、水温计、手套、治疗巾、垫枕、肛管、石蜡油、棉签、纱块、胶布、大便器、卫生纸
4.患者:排空大小便,取合适体位

↓

实施
1.按要求配置药液,调节药液温度至39-42℃
2.戴手套、垫治疗巾,脱裤至大腿上1/2处,助患者侧卧,用小枕垫高臀部10cm
3.置弯盘于臀部润滑肛管前端及肛门。接注射器、排气,用止血钳夹闭
4.置管:嘱患者深呼吸分开臀部,插入肛门15-20cm,胶布固定于臀部
5.缓慢注入灌肠液,询问患者有无不适
6.拔管:药物注完,将肛管夹闭轻轻缓慢拔出,置于弯盘内,用卫生纸轻轻按揉肛门片刻、交代注意事项
7.整理床单位,清理物品

↓

记录
灌肠溶液、灌肠后的效果及大便情况并签名

禁忌
1.肛门、直肠、结肠等手术患者
2.有痔疮、肛门患者、排便失禁及严重腹泻者
3.急腹症、消化道出血者
4.女性月经期、孕期、产褥期
5.有脑疝征象者
6.气虚、阴虚、极度衰弱、脱水者

1.在插肛管及灌肠过程中可做深呼吸
2.灌肠液应至少保留1h以上

1.适用于慢性结肠炎、慢性肾功能不全、带下病、慢性盆腔炎、盆腔包块、慢性痢疾等,遵医嘱适用不同灌肠液
2.根据患者病变部位选择体位,一般取左侧卧位,并抬高臀部

1.病变部位在直肠或乙状结肠,取左侧卧位便便在回盲部,取右侧卧位。肠道或盆腔疾病患者,宜在夜间睡眠前进行灌肠,并减少活动
2.操作过程中注入速度不可过快过猛,询问患者感受,有无腹胀、腹痛及便意
3.操作完毕,嘱患者卧床休息,尽量保留药液1h以上

483

五、离子导入

中药离子导入是以音频电疗机为工具，根据直流电场内同性电荷相斥，异性电荷相吸的原理，利用直流电场的作用，是药物离子经过皮肤或粘膜进入人体到达组织间隙，是药物直接作用于病变部位，达到消炎、镇痛、疏通经络、松解粘连。调节和改善局部血液循环的一种技术操作。

（一）治疗/护理目标

患者得到安全、适宜的离子导入治疗，达到缓解急慢性炎症而致的局部肿胀，疼痛不适症状的作用。

（二）操作重点步骤

1. 评估患者病情、既往史，意识，活动能力，诊断，症状，有无感觉迟钝障碍，患者体质，有无局部皮肤损伤和皮疹及过敏反应，对电刺激的耐受程度，心理状态。

2. 检查音频治疗仪性能，开启仪器开关，按要求安防电极板于治疗部位。使用松紧带或沙袋固定编辑版、防止电极板位置偏移、治疗部位需放置药液浸润的药物衬垫。

3. 根据仪器的型号，疼痛的性质和部位选择治疗对应的处方。在治疗前就应该搞清所用中药的有效成分，测定其能否电离及极性，明确配制方法。

4. 调节治疗频率。调节电流强度是要缓慢，边慢调，细调便询问患者感觉，以患者能耐受的强度为宜，防刺激过度，同时嘱患者无自行调节电流强度。

5. 治疗过程中随时询问患者感觉，检查电极板有无直接接触患者皮肤及松脱。做好保护措施，放置药物外渗弄湿病人衣服。

6. 治疗结束，先撤走电极板，再关闭电源；禁止直接关闭电源引起患者出现触电感。

（三）成效标准

1. 患者体味舒适，无发生意外情况。

2. 操作过程安全，电流强度大小适宜。

3. 操作完毕，局部保持干爽、整洁、舒适。

4. 药物准确作用于治疗部位，达到药物离子导入的目的。

5. 局部肌肉松松弛，疼痛缓解。

6. 电流强度电极板可以因人因体位改变大小，达到理想的治疗效果。

7. 属传统的物理治疗方法，无损伤，可以重复操作，每日可以进行两次治疗。

（四）意外情况的处理及预防

1. 局部皮肤　多次治疗后，局部皮肤出现瘙痒，脱屑，皮疹，皲裂等反应，可用青黛膏过皮炎平外涂，禁止搔抓。

2. 电灼伤　电极板滑脱于衬垫外而致直接接触皮肤时，如电流强度过大，可能会引起电灼伤。如有电灼伤课按烧伤出路，注意预防感染。

3. 刺痛、烧灼感。治疗过程中随时访问患者的感觉，如出现刺痛。灼痛感时，应及时检查电极板是否直接与皮肤接触，并及时调整电流量。

（五）相关链接

1. 直流电药物离子导入的治疗方法。

（1）衬垫法：治疗方法与直流电疗法基本相同，不同之处及注意事项如下：

①与作用的点击面积相同的滤纸或纱布用药液浸湿后，放在治疗部位的皮肤上，其上上面再放衬垫和电极；非作用电极下的滤纸或纱布用普通温水浸时即可，导入的极性要正确。

②尽量减少作用电极上的寄生离子。药物溶剂一般用蒸馏水、酒精或葡萄糖溶液；每个衬垫（包括纱布）最好只供一种药物使用。

有的药物为防止被电解产物所破坏，需采用非极化电极，即在用药液浸润的纱布上面一次放置衬垫、缓冲液浸润的滤纸，衬垫和铝片。青霉素导入前要做皮肤过敏试验。

③电水浴法：将药液放在水槽内，一般用炭质电极，治疗部位进入槽内；非作用（辅）电极用衬垫电极置于身体相应部位。也将四肢远端分别浸入四个水槽内，根据导入药液性质分别连阴极或阳极，称为四槽浴直流电流电药物导入法。治疗眼部疾病可采用眼杯法。眼杯固定于眼部，盛满药液，插入电极，电流强度每只眼 1~2mA

（3）体腔法：将要浸润的棉花塞入（耳道、鼻腔等）或将特制的体腔电极插入治疗部位（阴道，直肠等），向电极内灌注药液，辅电极至邻近部位的皮肤。常用的体腔法有耳道药物离子导入法、鼻粘膜离子导入法，牙齿离子导入法。直肠前列腺离子导入法、阴道离子导入法。

（4）体内电泳法：先将药物以不同的方式（如口服、注射、灌肠、导尿管导入等）输入体内，然后在体表相应部位放置电极进行直流电离子导入治疗。在直流电的作用下，体内药物离子朝一定方向移动，这样在治疗部位可以聚集较高浓度的药物。常用方法有直肠离子导入法、膀胱内离子导入法、胃内离子导入法、胸部离子导入疗法等。

（5）创面离子导入法：创面离子导入法可使药物在伤口内的浓度增高，并到达较深层组织、且有直流电的协同作用，疗效比其他给药方法好。治疗时，先将创面分泌物除去，然后用抗菌素或其他药物浸湿的无菌纱布敷于创面或填入窦道内，再放置主电极。辅电极置于创口对侧。例如，用庆大霉素治疗绿脓杆菌感染的创面、用锌离子导入法治疗营养不良溃疡等。

（6）穴位导入法：将 2~3cm 的圆形主电极放在穴位上，辅电极放在颈部或腰部

2. 临床常用的中药

（1）阳离子：黄连、黄岑、黄柏、大蒜萝芙木、钩藤、延胡索、洋金花、川乌、草乌、防己、牛膝、杜仲、远志、吴茱萸、马钱子、地榆、苍术。

（2）阴离子：穿心莲、毛冬青、威灵仙、淫羊藿、川穹、酸枣仁、五味子、桐树皮、陈醋、辛夷、苍耳子。

（3）中性离子：丹参。秦九、木瓜。

【中药离子导入操作流程及要点说明】

操作流程　　　　　　　　　　要点说明

核对
1.患者姓名、性别、年龄、住院号/ID号
2.医嘱、诊断、治疗部位、药物、时间

评估
1.患者病情、既往史、意识、活动能力、有无感觉迟钝/障碍
2.患者体质、有无局部皮肤破损和皮疹及过敏反应
3.患者的心理状况及对电刺激的耐受程度

禁忌
1.高热、妊娠、带有心脏起搏器的患者
2.局部皮肤有破损、皮疹、过敏反应

告知
1.治疗的目的及过程,配合技巧
2.可能出现的不适、并发症及注意事项

1.告诉患者治疗过程中出现蚁爬或蚁咬的感觉属于正常现象如出现刺痛或灼痛感觉应及时告知护士调整
2.如电极板直接与患者接触,应及时垫好纱块,调整导入带的松紧度

准备
1.操作者:洗手,戴口罩
2.环境:环境安全、温度适宜
3.物品:音频治疗仪、生理盐水、药物、纱块、注射器、导入带(根据治疗部位的大小准备)、砂轮
4.患者:取合适体位、暴露治疗部位、保暖

1.检查音频治疗仪的性能
2.纱块要大于电极板
3.用生理盐水稍稍打湿小纱块,以半湿为度再把药物用注射器抽吸后注到小纱块上,以湿透而不滴水为度

实施
1.治疗:先确定电源开关已关上将粗调拨至弱档,细调关掉,频率调制1.5,接好电源;然后将吸有药物的纱布块摊在电极板上并敷于病人的治疗部位,将导入带绑好;再打开电源开关,调定时为20min,一边慢慢细调一边询问患者感受,调至患者能耐受的强度为宜(一般在6-8档左右):然后把对呼叫仪放在患者随手可及之处者勿自行调电流强度
2.观察随时间询问患者感受,检查电极板有无脱落、直接接触患者皮肤,电刺激以患者能耐受为宜,过大或多小应及时调节
3.关机:先取下患者颈部导电板,再关细调,然后关电源开关,最后拔电源
4.整理:清洁局部皮肤,整理床单位,清理用物,清洁消毒治疗仪备用

1.导电板一定要垫好纱块,不能直接接触患者皮肤,以免灼伤
2.导入带松紧要适宜避免患者有勒紧感,又要防止导电板脱落
3.调节强度时要缓慢
4.治疗过程嘱患者勿说话,勿移动头颈部,避免导电板移位灼伤皮肤
5.治疗过程要随时间询问患者感受,及时调整电流强度

记录
1.患者的一般情况和局部皮肤情况
2.治疗时间
3.患者的反应及病情变化
4.异常情况、处理措施及效果

参 考 文 献

关于印发中风等 13 个病种中医护理方案的通知, 2013. 5. 20. 中华人民共和国国家中医药管理局, http: //www. satcm. gov. cn

关于印发促脉证（阵发性心房颤动）等 20 个病种中医护理方案（试行）的通知, 2014. 3. 20. 中华人民共和国国家中医药管理局, http: //www. satcm. gov. cn

张广清 . 2012. 中医护理技术规范 ［M］. 广东：广东科技出版社 .

常小荣 . 2009. 中医民间疗法 ［M］. 北京：人民军医出版社 .

彭刚艺 . 2011. 护理管理工作规范 ［M］. 广东：广东科技出版社 .

程绍鲁 . 2010. 熨烫疗法 ［M］. 北京：人民卫生出版社 .

张连荣，池金凤 . 2006. 护理质量与安全管理规范 ［M］. 北京：军事医学科学出版社 .

程爵棠，程功之 . 2009. 艾灸疗法治疗百病 ［M］. 北京：人民军医出版社 .

樊巧玲，王琦，等 . 2012, 中医学基础 ［M］. 北京：人民卫生出版社 .

郭强中，王蓉，陈敏军 . 2011. 雷火灸的研究进展 ［J］. 现代中西医结合杂志, 20 (18)：2338 – 2340.

郝玉芳，陈锋 . 2009. 中医护理学基础 ［M］. 北京：人民卫生出版社 .

刘雪琴，彭刚艺 . 2007. 临床护理技术规范 . 基础篇 ［M］. 广州：广东科技出版社 .

黄明春 . 2005. 耳穴治疗学 ［M］. 北京：科学技术文献出版社 .

刘革新 . 2010. 中医护理学 ［M］. 北京：人民卫生出版社 .

黄明河，林涛 . 1997. 中国民间传统疗法 ［M］. 广州：广东科技出版社 .

刘明军 . 2006. 中医外治技术 ［M］. 北京：中国中医药出版社 .

姬生勤，张灿宏 . 2008. 中医适宜技术临床基础与应用 ［M］北京：中国农业科学技术出版社 .

刘秀英 . 2205. 中医护理技术 ［M］. 北京：人民卫生出版社 .

谭兴贵，廖全清 . 2006. 中国民间特色疗法 ［M］. 长沙：湖南科技出版社 .

上海市卫生局 . 2004. 上海市中医病证护理常规 ［M］. 上海：上海中医药大学出版社 .

宋云娥，徐放明，陈日新 . 2010. 热敏灸的研究概况 ［J］. 江苏中医药, 42 (12)：80 – 81.

谭支绍 . 1991. 中医天灸疗法 ［M］. 南宁：广西科学技术出版社 .

王深明.2008.临床专科护理技术操作规程［M］.广州：广东科技出版社.

田玉凤.2007.实用专科护理操作技术［M］.北京：人民军医出版社.

吴惠平，罗伟香.2004.护理技术操作并发症及处理［M］.北京：中国医药科技出版社.

吴霞.2004.实用中医护理学［M］.北京：中国中医药出版社.

杨金生.2004.刮痧常用手法及应用［J］.中医杂志，45（11）：875－876.

席淑新.2006.眼耳鼻喉口腔科护理学［M］.第2版.北京：人民卫生出版社.

谢衡辉，古世喆.2002.新砭石疗法作用特点［J］.中国针灸，22（1）：55－56.

张俊龙.2004.中医特色疗法［M］.北京：科学出版社.

袁秀英.2004.中医护理学［M］.北京：人民卫生出版社.

张莉荣，何世银.1996.中西医结合护理学［M］.天津：天津科技翻译出版公司.

张毅敏，苏盛柱.2006.中医护理技术［M］.长沙：中南大学出版社.

中华中医药学会.中医护理操作规程［M］.北京：中国中医药出版社.